儿科疑难病例诊治思路详解

主 编 李玖军 赵成广 魏克伦 毛 健

U0389075

科学出版社

北 京

内 容 简 介

为了提高儿科临床医师对儿童疑难重症的诊治水平，降低小儿疾病的病死率及伤残率，中国医科大学附属盛京医院和中国人民解放军北部战区总医院儿科临床专家共同编撰了本书。书中精选 90 余例儿科各专业疑难罕见病例的完整临床资料，结合临床诊治过程深刻地讨论了这批疑难罕见病例的发病特点、诱因及病因、主要鉴别疾病、辅助筛查手段、临床易漏诊或误诊的原因，以及诊断获得突破的关键临床思路，并对相关疾病的国内外研究进展和诊断新指南做了重点介绍。为了增强读者的临床感性认识，在"诊治评述"后附有"典型图表"，展示了疾病的典型体征、典型的辅助检查结果等。为了方便读者参考查阅，提供了两套检索病例途径：按临床症状检索病例（目录）和按临床诊断检索病例（附录）。本书内容新颖，启发性及实用性强，对儿科基层医师和青年医师有重要的指导作用。

图书在版编目（CIP）数据

儿科疑难病例诊治思路详解 / 李玖军等主编. —北京：科学出版社，2021.2
ISBN 978-7-03-067019-9

Ⅰ.①儿… Ⅱ.①李… Ⅲ.①小儿疾病-疑难病-病案-汇编 Ⅳ.①R72

中国版本图书馆 CIP 数据核字（2020）第 233692 号

责任编辑：郝文娜 / 责任校对：张 娟
责任印制：赵 博 / 封面设计：吴朝洪

科 学 出 版 社 出版
北京东黄城根北街 16 号
邮政编码：100717
http://www.sciencep.com

北京画中画印刷有限公司 印刷
科学出版社发行 各地新华书店经销
*

2021 年 2 月第 一 版 开本：787×1092 1/16
2021 年 2 月第一次印刷 印张：24 3/4 彩插：3
字数：600 000

定价：158.00 元
（如有印装质量问题，我社负责调换）

编者名单

主　编　李玖军　赵成广　魏克伦　毛　健

副主编　刘雪雁　魏　兵　陈　宁　王　弘

　　　　　滕　旭　陈　睿

编　者（以姓氏笔画为序）

于明丽　王　弘　王　晔　王秀丽

王贤柱　王雪娜　毛　健　尹　璐

曲双双　吕红娇　朱万红　朱俊丞

刘雪雁　孙若文　孙晶晶　李　沫

李玖军　杨　明　杨凤华　吴　琼（小）

邹　凝　张　洲　张　涛　陈　丹

陈　宁　陈　睿　周　鹏　郑　悦

郑一鸣　郑笑十　赵成广　夏艳秋

郭廷宜　唐　诗　曹丽新　程　超

曾　月　滕　旭　裴　亮　廖世峨

潘佳丽　霍　亮　魏　兵　魏克伦

前　言

　　众所周知，儿科疾病的病死率及伤残率与小儿疑难重症的诊治水平密切相关。因此，提高我国儿科医师的诊治水平及对疑难重症疾病的诊治能力极为重要。

　　近年来，随着儿科医学的迅速发展和进步，我国小儿疾病的病死率及伤残率逐渐下降，但与部分发达国家相比仍有一定差距，特别在基层和偏僻地区更需不断提高对疑难重症患儿的诊治水平，以适应我国优生优育和儿科医学快速发展的需要。

　　本书总结了中国医科大学附属盛京医院和中国人民解放军北部战区总医院儿科各专业近年来收治的疑难罕见病例90余例，并对其全部临床资料及诊治过程进行了深刻的讨论与分析，既包括临床诊断与治疗经过，也介绍了疾病诊治相关的国内外新指南；既包括病例的多种辅助检查，也包括先进的精准医学。本书按系统精选病例，内容新颖、阐述全面、临床实用性强，对儿科基层医师、青年医师有着重要的指导作用。

　　由于编者能力水平有限，其中不妥之处恳请读者批评指正。

李玖军

中国医科大学附属盛京医院

2020 年 10 月

目　录

彩插

第1章

小儿危重症急救

病例1　发热，精神状态差，周身红疹伴水疱

［重症脓毒症，血流感染（社区获得性铜绿假单胞菌）］

【病例摘要】

患儿男，6 月龄，以"发热 3 天，精神状态差 1 天"为主诉入院。

患儿 3 天前接触感冒父亲后出现发热，热峰 39.2℃，无寒战、抽搐，口服布洛芬混悬液（美林）后热退再升，每日发热 4～5 次，恶心，无呕吐，无咳嗽、咳痰，无喘息及呼吸困难，于家中口服"阿奇霉素、感冒药物"后症状未见明显好转。于当地医院就诊，化验提示炎症指标较高，给予头孢美唑和炎琥宁静脉滴注 2 天。1 天前出现呻吟，精神状态差，皮肤呈灰白色，周身出现水痘样皮疹，心率快，加用毛花苷 C、呋塞米及甲泼尼龙，精神状态仍未见明显好转。为求进一步系统诊治来我院就诊，急诊以"发热原因待查"为诊断收入院。

因周身皮疹为水痘样，经会诊后转入感染科治疗，感染科给予亚胺培南和万古霉素抗感染治疗，4 小时后患儿出现高热 40℃、意识状态差、少尿、皮肤末梢发凉等症状，转入 PICU 治疗。

患儿系 G_1P_1，足月剖宫产，出生体重 3900g，出生时无窒息，生长发育与同龄儿无差别，疫苗按时按序接种。否认遗传代谢病家族史。否认传染病接触史。

入 PICU 时查体：T 39.1℃，P 164 次/分，R 40 次/分，BP 78/38mmHg；嗜睡，皮肤潮红干燥，周身皮肤可见散在突出于皮表的皮疹，伴有水疱破溃，皮疹下可触及硬肿块，矛盾呼吸状态，双肺可闻及痰鸣音，心率快，四肢末梢凉，CRT 5 秒。

辅助检查：入院后化验白细胞 $3.5×10^9$/L，血红蛋白 96g/L；血小板 $129×10^9$/L；CRP 112.00mg/L（0～8mg/L）；氨基末端 B 型利钠肽前体 3176pg/ml（≤300pg/ml）；IL-6 2111pg/ml（≤7pg/ml）；降钙素原 40.86ng/ml（<0.05ng/ml）；白蛋白 22.1g/L（35～53g/L）；肺 CT 示双肺透过度不均，散在少许炎症。

【诊治经过】

（一）病例特点

患儿为 6 月龄小婴儿，急性起病，主要表现以发热、皮疹及皮下硬结为主，感染症状迅速加重。发病第 3 天即出现嗜睡、血压下降、心率快、尿少、末梢循环差等休克表现。

（二）诊断及鉴别诊断

1. 入院诊断及诊断依据　①重度脓毒症：患儿有前驱感染史，有发热症状，同时伴有休克表现，化验显示感染指标明显升高，白细胞 $3.5×10^9$/L；CRP 112.00mg/L；IL-6 2111pg/ml；降钙

素原 40.86ng/ml。②脓毒性休克：患儿有前驱感染史，有发热症状，同时伴有休克表现及感染指标明显升高。③急性重症肺炎：患儿有前驱感染史，有发热症状，胸部 CT 示双肺散在炎症。

2. 疾病鉴别　患儿发热、皮疹，应与以下疾病相鉴别。

（1）麻疹：前驱期 3～5 天，典型表现口腔颊黏膜科氏斑（Koplik spot），发热 4 天后出现暗红色斑丘疹并相互融合，皮疹先出现于耳后、颈部，以后向下发展到躯干、四肢，3 天后开始消退，呈褪色色素沉着和糠麸样脱屑。需询问接触史，完善麻疹病原学相关检查可鉴别。

（2）水痘：无前驱期，发热 1 天后出现皮疹、全身不适常与皮疹同时出现，皮疹分批出现，发展迅速，分布呈向心性，同一部位可见各阶段皮疹，即丘疹、疱疹、结痂同时存在。同样需要接触史及病原学检查加以鉴别。

（3）风疹：前驱期半天或 1 天，低热或不发热，上呼吸道卡他症状轻。耳后和枕部淋巴结肿大，压痛。皮疹为淡红色小斑丘疹，先出现于面部，1 天内迅速遍及全身，2～3 天迅速消退，呈细小糠麸样脱屑，不留色素沉着。

（4）脓疱疮：由金黄色葡萄球菌或乙型溶血性链球菌引起，初为一个或数个小红点，迅速扩大成水疱。水疱液由草黄色浆液性转变成脓性，水疱周围红晕，脓疱干燥后成黄痂，去除疱膜或结痂即露出糜烂面。分布以头面、四肢暴露部位较多，有很强的接触传染性。脓液可培养出致病菌。

（三）治疗经过

入院后立即给予患儿气管插管、呼吸机辅助通气，生理盐水液体复苏，持续静脉滴注去甲肾上腺素及多巴胺改善循环状态。给予万古霉素、更昔洛韦、亚胺培南联合抗感染，丙种球蛋白辅助抗感染。血浆扩容，输注悬浮红细胞改善贫血及脏器支持治疗。

入院第 3 天，血压趋于稳定，停用去甲肾上腺素，逐渐下调多巴胺剂量。化验回报脑脊液细菌培养：铜绿假单胞菌生长；脑脊液常规：潘氏反应阳性，白细胞 119×10⁶/L，单核细胞 65.5%，多核细胞 34.5%；脑脊液生化：氯 125.9mmol/L（120～132mmol/L），糖 2.34mmol/L（2.5～4.5mmol/L），蛋白 0.88g/L（0.15～0.45g/L）。血细菌培养及药敏：铜绿假单胞菌生长（表 1-1-1）。入院第 4 天，撤离呼吸机改为鼻导管吸氧，并于同日停用多巴胺。入院第 6 天，仍有反复发热，并有稀水便、腹胀、腹部脐周有触痛。腹部 CT 可见肠管内积液、积气，肠管外可见炎性渗出，考虑为铜绿假单胞菌血行感染所致。给予患儿加用阿米卡星联合美罗培南治疗铜绿假单胞菌，同时停用万古霉素。入院第 9 天，仍有反复发热，停用阿米卡星，改用多黏菌素静脉输注及鞘内注射治疗。入院第 15 天起发热逐渐好转，热峰下降，发热间隔延长；患儿周身皮肤多处暗红色硬结部分可触及波动感，给予切开引流。入院第 20 天，感染指标降至正常，病情相对平稳，停用多黏菌素静脉滴注。入院第 23 天，停用美罗培南静脉滴注，改用头孢他啶抗感染治疗。入院第 27 天，患儿精神状态较前明显好转；入院 30 天，患儿血液中感染指标及脑脊液基本恢复正常。自入院 15 天起，周身皮疹下硬结先后出现软化与波动感，给予切开引流或穿刺抽吸，均有脓液引出。病灶清理后，患儿发热情况缓解迅速，感染指标持续下降。至入院 31 天，血液中感染指标及脑脊液复查均显示正常，准予出院。

表 1-1-1　铜绿假单胞菌对不同抗生素的敏感性

抗生素	MIC 值	参考范围	敏感性
阿米卡星	≤2.0	32	敏感
头孢他啶	2	16	敏感

续表

抗生素	MIC 值	参考范围	敏感性
环丙沙星	≤0.25	2	敏感
头孢哌酮/舒巴坦	≤8.0		敏感
头孢吡肟	2	16	敏感
亚胺培南	2	4	敏感
左氧氟沙星	1	4	敏感
美罗培南	≤0.25	4	敏感
替卡西林/克拉维酸	32	32	中介
妥布霉素	≤1.0	8	敏感
哌拉西林/他唑巴坦	8	32/4～64/4	敏感

（四）确定诊断

结合患儿病史、查体及各项辅助检查，尤其是脑脊液培养及血细菌培养均提示铜绿假单胞菌感染。

（五）最终诊断

①重症脓毒症，血流感染（社区获得性铜绿假单胞菌）；②脓毒性休克；③化脓性脑膜炎；④重症肺炎；⑤Ⅰ型呼吸衰竭；⑥腹腔感染；⑦中度贫血；⑧离子紊乱：低钾血症；⑨心肌损害。

【临床思路及诊治评述】

患儿首发症状为发热、皮疹，迅速出现休克症状，结合检查结果，诊断重症脓毒症、脓毒性休克成立。铜绿假单胞菌是一种令免疫受损的机会性感染病原体，一般影响肺部及泌尿道，或造成烧伤、伤口部位感染或血流感染，如脓毒血症。

1. 铜绿假单胞菌的致病特点　铜绿假单胞菌能产生多种致病物质，主要是内毒素、外毒素、蛋白分解酶和杀白细胞素等。其致病特点是引起继发感染，多发生在机体抵抗力降低时，如大面积烧伤，长期使用免疫抑制药等。临床上常见的有皮肤和皮下组织感染、中耳炎、脑膜炎、呼吸道感染、尿道感染、脓毒血症等。

2. 铜绿假单胞菌感染的临床表现　对于铜绿假单胞菌感染，重点在于早期识别，早期诊断。铜绿假单胞菌感染皮肤会出现典型皮肤损伤。皮肤可出现特征性坏疽性深部脓疱，周围环以红斑或皮肤表面红肿，其下出现硬结。皮疹出现后48～72小时，中心呈灰黑色坏疽或有溃疡，小血管内有菌栓形成。将渗液涂片进行革兰染色或培养易找到细菌。皮疹可发生于躯体任何部位，但多发于会阴、臀部或腋下，偶见于口腔黏膜，疾病晚期可出现肢端迁徙性脓肿。

此种皮疹早期可能与水痘相似，但水痘疱疹有如下特征：①先见于躯干、头部，后延及全身。皮疹发展迅速，开始为红斑疹，数小时内变为丘疹，再形成疱疹，疱疹时感皮肤瘙痒，然后干结成痂，此过程有时只需6～8小时。如无感染，1～2周后痂皮脱落，一般不留瘢痕。②皮疹常呈椭圆形，直径3～5mm，周围有红晕，疱疹浅表易破。疱液初为透明，后浑浊，继发感染可呈脓性，结痂时间延长并可留有瘢痕。③皮疹呈向心性分布，躯干最多，其次为头面部及四肢近端。数目由数个至数千个不等。④皮疹分批出现，同一部位可见斑疹、丘疹、疱疹和结痂同时存在。⑤口腔、外阴、眼结合膜等处黏膜可发生浅表疱疹，易破溃形成浅表性溃疡，有疼痛。

对于本例患儿，发病初期周身散在水疱与水痘典型皮疹类似（图 1-1-1），但同时还有散在红色皮下结节硬肿，表面无水疱，且硬肿范围明显大于水痘之常见皮疹大小。此外患儿细菌感染的中毒症状明显，存在休克表现，此时应高度怀疑铜绿假单胞菌感染并及时对症治疗。而后，皮肤硬肿中心出现破溃及坏疽，进一步印证诊断。

3. 铜绿假单胞菌感染的治疗　诊断铜绿假单胞菌感染后应立即给予抗感染治疗，铜绿假单胞菌天生对大部分抗生素有耐药性，而且能快速地产生耐药性突变。一般结合两种抗生素（氨基糖苷类抗生素，β-内酰胺类抗生素或喹诺酮类抗生素）进行抗菌治疗。一般治疗须由实验室药物敏感性协助治疗，而非只凭经验选择抗生素的种类。能有效对抗铜绿假单胞菌的抗生素包括：氨基糖苷类抗生素（庆大霉素、阿米卡星、妥布霉素）；喹诺酮类抗生素（环丙沙星及左氧氟沙星，但不包括莫西沙星）；头孢菌素（头孢他啶、头孢吡肟、头孢匹罗，但不包括头孢呋辛、头孢三嗪、头孢噻肟）；哌拉西林、替卡西林（铜绿假单胞菌本质上能抵抗所有其他的青霉素）；碳青霉烯类抗生素（多尼培南、美罗培南、亚胺培南，但不包括厄他培南）；氨曲南等。

【典型图表】

1. 水疱与水痘典型皮疹类似（图 1-1-1）。
2. 皮疹中心出现坏疽和溃疡（图 1-1-2）。

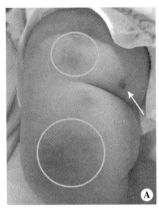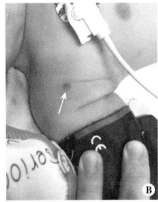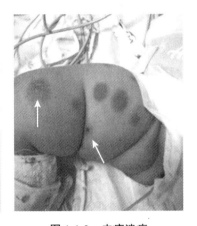

图 1-1-1　入院初期皮疹　　　　　　图 1-1-2　皮疹溃疡

A. 圈内皮肤表面红肿，其下出现硬结；B. 与水痘相似的疱疹（箭头）　　箭头示皮疹中心出现坏疽和溃疡

（邹　凝　李玖军）

参 考 文 献

[1] 王春新，陈洪敏. 铜绿假单胞菌败血症 1 例[J]. 中华儿科杂志，2007，45（2）：145.

[2] 李保强，张春梅，陆洁. 铜绿假单胞菌致皮肤坏疽 1 例[J]. 中国麻风皮肤病杂志，2010，26（3）：172.

[3] 钱忞. 小儿铜绿假单胞菌败血症伴皮肤黏膜损害 3 例病例分析[J]. 中国实用医药，2014，9（4）：186-187.

[4] 王永贵，苏庆军，陈建国. 铜绿假单胞菌 217 株临床分布与耐药性分析[J]. 基层医学论坛，2015，19（30）：4247-4248.

[5] 高歆婧，李雪梅，陈谨萍. 坏疽性臁疮 1 例[J]. 皮肤性病诊疗学杂志，2017，24（6）：417-418.

[6] 李军，李英娥，张克. 新生儿皮下坏疽并发多器官功能衰竭 1 例[J]. 沈阳部队医药，2003，16（3）：222.

[7] Alan S，Tezer H，Devrim I，et al. Ecthyma gangrenosum in a previously healthy pediatric patient[J]. J Pediatr Inf，2009，25（3）：25-27.

[8] Yan W，Li W，Mu C，et al. Ecthyma gangrenosum and multiple nodules：cutaneous manifestations of *Pseudomonas aeruginosa* sepsis in a previously healthy infant [J]. Pediatr Dermatol，2011，28（2）：204-205.

[9] Gargouri L，Maaloul I，Kamoun T，et al. Ecthyma gangrenosum：a manifestation of community-acquired *Pseudomonas aeruginosa* septicemia in three infants[J]. Archives de Pédiatrie，2015，22（6）：616-620.

病例 2　反复周身出血点，水肿

[甲基丙二酸血症伴同型半胱氨酸尿症 cb1C 型]

【病例摘要】

患儿女，1 岁 10 月龄，主因"反复血小板减低 10 个月，水肿 2 天"入院。

患儿 10 个月前周身出现针尖大小出血点，化验血常规提示血小板 $5×10^9$/L，于外院住院治疗，骨髓象检查考虑"特发性血小板减少性紫癜"，给予静脉应用丙种球蛋白治疗 3 天，复查血小板恢复正常。住院 1 周后出现发热，热峰 38.0℃，给予抗感染治疗（用药不详），复查血常规血小板降至 $2×10^9$/L，血红蛋白 87g/L，先后给予患儿输注甲泼尼龙及丙种球蛋白，并输注新鲜血小板治疗，血小板数目恢复不佳，且仍有反复发热。后转至我院，输注头孢甲肟 7 天，后改为头孢他啶及米卡芬净联合抗感染治疗 6 天，输注重组人血小板生成素 6 天，输注血小板 200ml，血小板升至正常，但发热未见好转，热峰 39.5℃，每日发热 2～3 次。化验提示：铁蛋白、乳酸脱氢酶明显升高，纤维蛋白原减低；复查骨髓穿刺结果：可见噬血细胞。诊断为噬血细胞综合征，后患儿退院。7 个月前患儿再次出现血小板降低，外院住院治疗 30 天，其间给予丙种球蛋白、糖皮质激素、重组人血小板生成素等治疗，血小板恢复正常准予出院。院外口服甲泼尼龙片（美卓乐），定期复查血常规，血小板波动于（31～107）$×10^9$/L。入院前 10 天复查血小板降至 $15×10^9$/L，于门诊先后使用丙种球蛋白治疗 5 天，甲泼尼龙治疗 3 天；入院前 2 天出现周身水肿，复查血小板升至 $26×10^9$/L，白蛋白降至 13.6g/L，再次入我院治疗。

患儿系 G_1P_1，足月顺产，否认出生后窒息抢救史，生长发育同正常同龄儿，3 个月时能抬头，6 个月时能独坐，1 岁左右能独立行走。家族中无类似病史。

入院查体：T 36.0℃，P 120 次/分，R 29 次/分，BP 86/52mmHg，Wt 10.0kg；神志清楚，一般状态可，贫血貌，颜面及周身皮下散在出血点；双侧颈部可触及数个黄豆粒大小的增大淋巴结，活动度可，压痛阴性；双瞳孔等大正圆，直径约 3.0mm，光反射灵敏，咽赤，扁桃体无肿大，颈软；双肺听诊呼吸音粗，未闻及干湿啰音；心音有力，节律齐，各瓣膜听诊区未闻及杂音；腹软不胀，肝脾肋下未触及，无压痛及反跳痛，无肌紧张，四肢活动正常，肌力及肌张力正常；双上肢及双下肢水肿，指压痕（+），CRT<3 秒，神经系统查体未见异常。

辅助检查：①血常规示白细胞 $11.0×10^9$/L，血小板 $26×10^9$/L，血红蛋白 101g/L。②肝功能示丙氨酸氨基转移酶 15U/L（0～40U/L），天冬氨酸氨基转移酶 37U/L（5～34U/L），白蛋白 13.6g/L（35～53g/L）。③凝血五项示 PT、APTT 正常，D-二聚体 3358μg/L（0～252μg/L）。④补体 C3：0.254g/L（0.9～1.8g/L），补体 C4<0.067 5g/L（0.1～0.4g/L），乳酸脱氢酶 242U/L（125～243U/L）。⑤尿常规示尿蛋白（+++），比重 1.034（1.003～1.030），红细胞 16.3 个/HP（0.1～2.2 个/HP）；24 小时尿蛋白定量 13.08g/d（0.00～0.15g/d）。⑥血脂系列示胆碱酯酶 12 102U/L（4000～11 700U/L），总胆固醇 9.46mmol/L（3.36～5.69mmol/L），三酰甘油 6.92mmol/L（0.4～1.69mmol/L），高密度脂蛋白胆固醇 0.71mmol/L（1.04～1.83mmol/L），低密度脂蛋白胆固醇 6.19mmol/L（>2.59mmol/L）。⑦肾功能示尿素 8.14mmol/L（2.5～7.2mmol/L），肌酐 26.7μmol/L（45～84μmol/L）。⑧抗心磷脂抗体阳性。ANA 滴度、抗核抗体系列、直接抗人球蛋白、ANCA 均阴性。C 反应蛋白<3.13mg/L（0～8mg/L），红细胞沉降率 42mm/h（0～15mm/h）。⑨胸部 CT 示双肺多叶段渗出性病变。双侧腋下及纵隔多发增大淋巴结。

【诊治经过】

（一）病例特点

患儿为幼儿，慢性病程，临床表现为反复发作的血小板减低，两次骨髓象检查分别提示为特发性血小板减少性紫癜及噬血细胞综合征，给予激素、丙种球蛋白及重组人血小板生成素等药物治疗效果不佳。近两天再次出现血小板减低并伴有水肿表现。

（二）诊断及鉴别诊断

1. 入院诊断　①噬血细胞综合征：患儿反复出现周身出血点，曾发热持续 13 天，化验检查提示血小板及血红蛋白减低，铁蛋白、乳酸脱氢酶明显升高，纤维蛋白原减低，骨髓象检查可见噬血细胞。②肾病综合征：患儿入院前 2 天出现周身水肿，入院时查体四肢水肿明显，指压痕（+），化验检查提示大量蛋白尿，血清白蛋白减低，血脂升高，肾功能正常。

2. 疾病鉴别　患儿反复血小板减低应与以下疾病相鉴别。

（1）急性白血病或其他恶性肿瘤侵犯骨髓：急性白血病及可侵犯骨髓的恶性肿瘤如淋巴瘤、神经母细胞瘤等亦可引起血小板减低，但此类疾病骨髓象中可发现白血病细胞或肿瘤细胞。因此完善骨髓穿刺后即可鉴别诊断。

（2）先天性血小板减少：由于先天性血小板异常造成血小板减少，如 Wiscott-Aldrich 综合征、巨大血小板病等，此类疾病的确诊需完善基因检测。

（3）继发性免疫性血小板减少：由于其他系统性免疫性疾病导致的免疫性血小板减少，如系统性红斑狼疮、抗磷脂综合征等。实验室检查提示出现特异性血小板抗体的同时，也存在针对其他组织的特异性抗体。

（4）消耗性血小板减少：如溶血尿毒综合征、血栓性血小板减少性紫癜（TTP），在血小板减少的同时常有血管内溶血和微血管功能不全的表现，如肾功能不全、抽搐等，乳酸脱氢酶常明显上升。

（三）治疗经过

入院后完善相关检查，给予重组人血小板生成素促进血小板生成，甲泼尼龙抑制免疫反应，异甘草酸镁保肝，输注白蛋白及血小板对症支持治疗，但患儿血清白蛋白进行性下降，尿量逐渐减少，入院第 9 天患儿出现少尿，并伴有呼吸困难表现，给予静脉输注阿奇霉素及头孢曲松抗感染，输注白蛋白及羟乙基淀粉维持胶体渗透压，同时给予托拉塞米利尿，低分子肝素预防血栓。入院第 13 天患儿尿量进一步减少至 0.5ml/（kg·h），给予持续床旁血液滤过+透析治疗，入院第 17 天患儿仍无尿，呼吸困难进一步加重，出现呼吸衰竭表现，给予气管插管，呼吸机辅助通气，气管插管内可吸出大量新鲜血性痰，后家属放弃治疗，签字退院并死亡。

（四）确定诊断

患儿退院后家系全外显子组测序（Trio WES）结果回报：发现 *MMACHC* 基因及 *PRDX1* 基因变异，关联疾病为"甲基丙二酸血症伴同型半胱氨酸血症 cb1C 型（OMIM：277400）"。

（五）最终诊断

①甲基丙二酸血症伴同型半胱氨酸血症 cb1C 型；②肾病综合征；③肾功能不全；④Ⅰ型呼吸衰竭；⑤肺出血。

【临床思路及诊治评述】

患儿临床表现为反复血小板降低，并继发肾病综合征，骨髓象提示噬血细胞综合征。入院后给予积极对症治疗，但病情仍迅速进展，进而出现肾功能不全、呼吸衰竭、肺出血等表现，最后危及患儿生命。而噬血细胞综合征不能完全解释病情的变化及转归。该病例具有婴幼儿时期发病、慢性病程后出现急性加重、多脏器受累等特点，应考虑患儿存在遗传代谢性疾病。经基因全外显子筛查确定为甲基丙二酸血症（methylmalonic acidemia，MMA）伴同型半胱氨酸尿症。

1. MMA 的发病机制　甲基丙二酸血症是先天性有机酸代谢异常中最常见的疾病，为常染色体隐性遗传，由于甲基丙二酰辅酶 A 变位酶或其辅酶腺苷钴胺代谢缺陷，造成甲基丙二酸、丙酸等有机酸在体内蓄积，从而导致神经、肝、肾等全身多系统损害。甲基丙二酸血症合并高同型半胱氨酸血症是我国甲基丙二酸血症患者最常见的生化表型，包括 cb1C、cb1D 和 cb1F 3 种亚型。我国甲基丙二酸血症合并高同型半胱氨酸血症的主要类型是 cb1C 型。

2. MMA 的临床表现　甲基丙二酸血症患儿的临床表现无特异性，起病时间、病情程度差异较大，可表现为代谢性酸中毒，三系细胞（红细胞系、粒细胞系及血小板）减少，肝、肾功能异常及惊厥、发育落后等，易被误诊为孤独症、癫痫、特发性血小板减少性紫癜、噬血细胞综合征、脓毒症等。在临床诊治中若发现患儿反复不愈的大细胞贫血，血小板减低，难以纠正的酸中毒、反复惊厥发作等要考虑甲基丙二酸血症。串联质谱提示血丙酰肉碱和（或）丙酰肉碱/乙酰肉碱比值明显升高、气相色谱质谱提示尿甲基丙二酸明显升高可确诊。基因检测不仅是甲基丙二酸血症诊断的金标准，更可帮助进一步了解疾病分型，明确甲基丙二酸代谢障碍的环节。

3. MMA 的治疗　甲基丙二酸血症一经确诊，必须立即治疗，急性期应以补液、纠酸、止惊和抗感染为主，必要时可腹腔透析或血液透析去除毒性代谢物，同时限制蛋白饮食，供给足够的热量。在稳定期，维生素 B_{12} 有效型的甲基丙二酸血症，每周肌内注射维生素 B_{12} 1～2 次，每次 1mg，辅以左卡尼汀、甜菜碱及亚叶酸钙治疗；维生素 B_{12} 无效型患儿以饮食治疗为主，使用不含异亮氨酸、蛋氨酸、苏氨酸和缬氨酸的特殊配方奶粉；左卡尼汀能促进甲基丙二酸和丙酰肉碱排泄，增加机体对天然蛋白质的耐受性，故适用于两种类型的甲基丙二酸血症。

【典型图表】

1. 患儿全身呈隐性水肿（图 1-2-1）。
2. 骨髓象检查可见噬血细胞（图 1-2-2）。

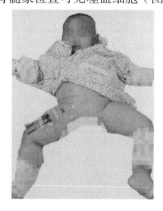
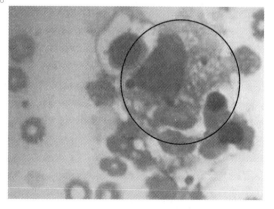

图 1-2-1　患儿全身明显水肿，呈隐性水肿　　　　图 1-2-2　甲基丙二酸血症患儿的骨髓象

圈内为骨髓象检查所见的噬血细胞

3. 家系全外显子组测序（Trio WES）发现 *MMACHC* 基因及 *PRDX1* 基因变异（表 1-2-1）。

表 1-2-1 家系全外显子组测序（Trio WES）结果

基本信息

受检者	×××	性别	女	年龄	23 个月
病案号	××××××	样本类型	EDTA 抗凝血	检测项目	（加急）Trio 全外显子
采样时间	2018-11-14	送检日期	2018-11-16	报告日期	2018-11-23

临床表型信息

受检者	姓名	性别	年龄	临床特征（由受检者或临床医师提供）
先证者	×××	女	23 个月	近 10 个月患者反复血小板减少。2018 年 11 月血小板减少，红细胞下降，血尿，水肿，大量蛋白尿，低蛋白血症，身上有咖啡牛奶斑，骨髓穿刺：噬血细胞较同龄儿晚，会说简叠词，头发少，过敏体质。家族史：患儿舅奶有白血病。疑诊：噬血细胞综合征，肾病综合征，神经纤维瘤
父	×××	男	32 岁	正常无表型
母	×××	女	31 岁	正常无表型

标准化后的临床特征：蛋白尿，肾病综合征，血尿神经纤维瘤，生长迟缓，咖啡牛奶斑，血小板减少，噬血现象，红细胞数减少，水肿，低蛋白血症

检测结果　发现 1 个 MMACHC 基因的 1 个变异及 PRDX1 基因的 1 个变异

基因	序号	染色体位置	核酸改变（外显子号）	氨基酸改变（变体号）	RS 号	MAF	ACMG 致病等级	先证者*（女）	父亲*（正常）	母亲*（正常）	相关疾病（OMIM 号），遗传方式
MMACHC	1	chr1:45974647	c.609（exon4）G>A	p.W203X,80（p.Trp203Stop,80）（NM_015506）	rs587776889	0.00019	致病	杂合 171/317	杂合 121/260	野生型 0/46	甲基丙二酸尿症伴同型半胱氨酸尿症 cb1C 型（OMIM:277400），AR
PRDX1	1	chr1:45981493	c.107-14（IVS2）G>C	（NM_002574）	rs143404625	未收录	未确定	杂合 78/519	野生型 0/58	杂合 33/73	甲基丙二酸尿症伴同型半胱氨酸尿症 cb1C 型（OMIM:277400），AR

*: 表示该变异位点的携带状态和变异深度与总深度的比值

检测分析结论

发现 MMACHC 基因的 1 个变异，关联疾病为：甲基丙二酸尿症伴同型半胱氨酸尿症，cb1C 型（OM1M:277400）。临床特征（红色为与患者相关的特征）：蛋白尿，血尿，血小板减少

发现 PRDX1 基因的 1 个变异，关联疾病为：甲基丙二酸尿症伴同型半胱氨酸尿症，cb1C 型（OM1M:277400）。临床特征（红色为与患者相关的特征）：蛋白尿，血尿，血小板减少

检测员：×××
审核员：×××

（王贤柱　李玖军）

参 考 文 献

[1] 江载芳，申昆玲，沈颖. 诸福棠实用儿科学[M]. 8 版. 北京：人民卫生出版社，2015：1896-1899.

[2] 管贤伟，孙云，马定远，等. 甲基丙二酸血症被误诊为血液系统疾病二例分析并文献复习[J]. 中华妇幼临床医学杂志（电子版），2019，15（1）：57-62.

[3] Harding CO，Pillers DA，Steiner RD，et al. Potential for misdiagnosis due to lack of metabolic derangement in combined methylmalonic aciduria/hyperhomocysteinemia（cblC）in the neonate[J]. J Perinatol，2003，23（5）：384-386.

[4] Fowler B，Leonard JV，Baumgartner MR. Causes of and diagnostic approach to methylmalonic acidurias[J]. J Inherit Metab Dis，2008，31（3）：350-360.

[5] Liu MY，Yang YL，Chang YC，et al. Mutation spectrum of *MMACHC* in Chinese patients with combined methylmalonic aciduria and homocystinuria[J]. J Hum Genet，2010，55（9）：621-626.

[6] 穆静，杨燕. 甲基丙二酸血症 26 例临床分析并文献复习[J]. 国际儿科学杂志，2012，39（6）：639-641.

[7] Rossi A，Cerone R，Riancheri R，et al. Early-onset combined methylmalonic aciduria and homocystinuria：neuroradiologic findings[J]. AJNR Am J Neuroradiol，2001，22（3）：554-563.

[8] 靳有鹏，赵春，刘海燕，等. PICU 危重甲基丙二酸血（尿）症十例临床分析并文献复习[J]. 中国小儿急救医学，2015，22（8）：576-578.

[9] Keyfi F，Talebi S，Varasteh AR. Methylmalonic acidemia diagnosis by laboratory methods[J]. Rep Biochem Mol Biol，2016，5（1）：1-14.

[10] Chandler RJ，Venditti CP. Genetic and genomic systems to study methylmalonic acidemia[J]. Mol Genet Metab，2005，86（1-2）：34-43.

[11] Aldubayan SH，Rodan LH，Berry GT，et al. Acute illness protocol for organic acidemias：methylmalonic acidemia and propionic acidemia[J]. Pediatr Emerg Care，2017，33（2）：142-146.

[12] 黄倬，韩连书，叶军，等. 甲基丙二酸血症合并同型半胱氨酸尿症患者治疗效果分析[J]. 中华儿科杂志，2013，51（3）：194-198.

病例 3　反复发热，持续感染指标升高，伴肛周皮肤感染

［脓毒症，极早发型炎症性肠病］

【病例摘要】

患儿女，43 日龄，以"反复发热伴感染指标持续升高 25 天"为主诉入院。

患儿 25 天前因"拒乳 1 天，伴发热半天"就诊于外院，发热时间约 10 小时，无高热，热峰不详。后收入另一医院住院治疗，给予静脉滴注"头孢哌酮舒巴坦钠"22 天，"丙种球蛋白"5 天。化验血常规：白细胞 26.4×10^9/L，以中性粒细胞为主，CRP 正常，抗感染治疗 3 天后热退，白细胞降至 10.0×10^9/L，但 CRP 升高至 19.3mg/L（0～8mg/L）。继续抗感染治疗，而后共复查 4 次，显示白细胞及 CRP 逐渐升高，至住院第 17 天，白细胞升至 23.8×10^9/L，CRP 升至 51.3mg/L，住院抗感染治疗共 22 天，其间体温平稳约 20 天，精神状态较前好转。近 3 天再次发热，体温 39℃，再次检测白细胞 22.5×10^9/L，以中性粒细胞为主，CRP 51.3mg/L，遂至我院急诊，以"脓毒症"为诊断收入我科。

患儿住院后精神状态较前好转，发热时无寒战，无抽搐，无咳喘，无呕吐，母乳喂养，排尿正常，大便稀，体重增长缓慢。G_1P_1，足月顺产，出生体重 3.3kg，疫苗按时接种。否认遗传代谢病家族史。

入院时查体：T 38.9℃，P 197 次/分，R 35 次/分，BP 122/78mmHg，Wt 3.4kg；神志清楚，状态尚可，周身皮肤无黄染，散在红色皮疹，部分融合成片，颈部未触及肿大淋巴结，双眼睑无水肿，巩膜无黄染，双瞳孔等大正圆，D=3.0mm，对光反射灵敏，球结膜无水肿，口周无发绀，上腭可见多处黏膜破溃，咽部略充血，未见疱疹，颈软，气管居中，呼吸平稳，鼻扇及三凹征阴性，双肺听诊呼吸音粗，未闻及明显干湿啰音，心音有力、律齐，心率 197 次/分，腹平

软、未触及包块、无压痛、肝脾肋下未及、四肢末梢温、双下肢无水肿、双膝腱及跟腱反射正常、CRT 2 秒、肛周皮肤红肿。

辅助检查：复查血常规示白细胞计数 26.0×10⁹/L，中性粒细胞百分比 0.36，淋巴细胞百分比 0.37，血红蛋白 99g/L，血小板计数 622×10⁹/L；CRP 46.0mg/L（0~8mg/L）；降钙素原 0.196ng/ml（正常人群＜0.05ng/ml；局部或轻度炎症反应 0.05~0.5ng/ml，中度全身炎症反应＞0.5ng/ml），IL-6 36.49pg/ml（≤7pg/ml）；NT-proBNP 634.0pg/ml（＜300pg/ml）；头部 CT 检查未见明显异常，胸部 CT 示右肺上叶局部炎症、实变，双肺野透过度不均匀减低，注意小气道病变；脑脊液检查结果未见明显异常。

【诊治经过】

（一）病例特点

患儿为小婴儿，新生儿期即出现感染症状，化验提示细菌感染为主。给予第三代头孢菌素、丙种球蛋白等对症治疗后感染指标居高不下，伴有稀便、皮疹、黏膜破溃、肛周皮肤红肿等表现。

（二）诊断及鉴别诊断

1. 入院诊断　脓毒症。诊断依据：患儿有发热感染病史，热峰 38.9℃；胸部 CT 提示右肺上叶局部炎症、实变；血常规示白细胞计数 26.0×10⁹/L，中性粒细胞百分比 0.36，淋巴细胞百分比 0.37，CRP 46.0mg/L。患儿进乳时心率有所增快。经抗感染治疗 20 余天感染指标仍未降至正常。

2. 疾病鉴别　患儿存在发热、皮肤及黏膜感染等表现，考虑与以下疾病相鉴别。

（1）球菌性口炎：可发生于口腔黏膜任何部位，口腔黏膜充血，局部形成糜烂或溃疡。在溃疡或糜烂的表面覆盖着一层灰白色或黄褐色假膜，拭去假膜，可见溢血糜烂面。周围黏膜充血水肿。患者唾液增多，疼痛明显。有炎性口臭，淋巴结肿大压痛。白细胞数增高，体温升高。可做涂片检查或细菌培养，以确定主要的病原菌。

（2）婴儿湿疹：多见于肥胖婴儿。在额部和两颊出现红斑、丘疹、密集水疱，剧痒，搔抓摩擦后成片糜烂，渗出淡黄色透明浆液，干燥后结黄色薄痂。少数瘦弱婴儿湿疹呈干燥性，表现为红斑、丘疹、薄屑、渗液少、较干燥。室温过高、肥皂擦洗、搔抓揉搓后均可使湿疹加重或复发。

（3）肠病性肢端皮炎：发病年龄最早在出生后数天至数周，最晚 10 岁，平均为出生后 9 个月。起病隐匿，典型病例表现为皮炎、脱发和腹泻三联征，皮疹好发于腔口周围（口、鼻、眼和肛周）和四肢末端，皮损表现为红斑、斑块上继发鳞屑、结痂和糜烂，甚至水疱、脓疱和大疱。头发、眉毛、睫毛弥漫性稀少、变细，或全部脱落。大便为水样或泡沫样，含脂肪和黏液，消化道症状与皮损程度相一致。主要根据皮炎、腹泻、脱发三联征，结合实验室检查及补锌治疗有效即可确诊。

（三）治疗经过

入院后给予患儿静脉滴注美罗培南联合红霉素抗感染治疗，磷酸肌酸钠营养心肌，肠道益生菌[酪酸梭菌二联活菌散（常乐康）、百赐益]口服调节肠道菌群，蒙脱石散止泻治疗，乙酰半胱氨酸（富露施）雾化化痰；复查感染指标有所下降，但仍有波动，检测血清 IgM 0.31g/L（0.4~2.3g/L），IgG 13.7g/L（7~16g/L），IgA 0.25g/L（0.7~4.0g/L）；淋巴细胞各亚群比例正常；肺炎衣原体 IgM 及 IgG 抗体均阳性，血细菌培养：疱疮短棒杆菌生长；先后给予美罗培南抗感染治疗 5 天，红霉素 7 天，哌拉西林他唑巴坦钠（特治星）10 天，利奈唑胺 7 天，头孢哌酮钠舒巴坦钠（舒普深）治疗 11 天，同时口服维生素 D 滴剂，蛋白琥珀酸铁支持治疗；入院第 18 天复查血清 IgM 0.29g/L

（0.4～2.3g/L），IgG 8.67g/L（7.0～16g/L），IgA 0.29g/L（0.7～4.0g/L），给予患儿再次输注丙种球蛋白支持治疗；入院第 23 天，患儿感染指标逐渐降至正常，降级抗生素，但头孢呋辛及头孢美唑皮试均为阳性，给予患儿继续静脉滴注舒普深巩固治疗。完善超声检查发现肛周脓肿，全腹 CT 检查提示腹腔肠管多发积气、略扩张。双侧腹股沟区多发稍大淋巴结。经多科室会诊，除外川崎病，患儿皮疹处给予百多邦及氧化锌搽剂对症治疗，肛周脓肿抗感染等非手术治疗后好转。因考虑患儿免疫缺陷及早发型炎症性肠病不除外，遂给予患儿行家系全外显子组测序（Trio WES）。入院第 25 天基因检查结果回报提示检测到基因 *IL10RA* 的 1 个变异，关联疾病为：常染色体隐性遗传疾病——常染色体隐性早发型炎症性肠病 28 型（OMIM：613148）（inflammatory bowel disease 28, early onset, autosomal recessive）。请小儿消化科会诊，考虑极早发型炎症性肠病（veo-IBD）可能性大，入院第 26 天，患儿生命体征相对平稳，家属出院携患儿到上海复旦大学附属儿童医院进一步诊治。

（四）确定诊断

行家系全外显子组测序（Trio WES）检测结果回报：检测到基因 *IL10RA* 的 1 个变异，关联疾病为：常染色体隐性遗传疾病——常染色体隐性早发型炎症性肠病 28 型（OMIM：613148）。先证者在基因 *IL10RA* 上发生 c.537G＞A 纯合突变，父亲和母亲均发生杂合突变，突变来源于父母。

（五）最终诊断

①脓毒症（血流感染，疱疹短棒杆菌）；②重症肺炎；③肺炎衣原体感染；④心肌损害；⑤肝功能异常；⑥轻度贫血；⑦肛周脓肿；⑧极早发型炎症性肠病。

【临床思路及诊治评述】

患儿新生儿期发病，发病以来存在反复发热、大便稀、皮肤感染等表现，血细菌培养为阳性，应用丙种球蛋白及抗生素治疗后感染指标未见明显下降。应考虑免疫缺陷的可能，故行全外显子基因检查，结果为 *IL10RA* 基因变异。

极早发型炎症性肠病（very early onset inflammatory bowel disease，veo-IBD）是指在 6 岁以前发病并诊断的炎症性肠病。近年来研究提示 veo-IBD 多为单基因突变引起，其中 IL-10 或者 IL-10 受体（包括 IL-10RA 和 IL-10RB）突变均可以导致严重的 veo-IBD。本例中患儿突变的基因即为 *IL10RA* 基因，c.537G＞A 位点纯合突变，与已有报道相同。

该病特点为发病早，消化道症状表现为反复迁延不愈的腹泻、黏液血便、口腔溃疡、肛周脓肿、肛瘘等，全身症状则包括持续间断发热、贫血、明显的体重减轻、生长迟缓、皮肤湿疹等，且临床症状程度严重。具有遗传易感性，临床病程较长，抗生素治疗无效，对免疫抑制治疗耐受性较强等特点。国内 *IL-10R* 基因突变导致新生儿 veo-IBD 病例，发现所有患儿均以腹泻、发热起病，伴有体重不增，口腔溃疡，抗感染治疗效果欠佳。

确诊该病后应立即给予治疗，由于 *IL10RA* 基因突变患儿存在细胞因子介导通路的缺陷，炎症抑制功能缺失，故进行激素、免疫抑制药及生物制剂等治疗效果甚微。对于基因突变所致的 veo-IBD 患儿，目前还是推荐采用干细胞移植并联合合理的营养支持治疗，对于感染指标升高患儿辅助以广谱抗生素治疗。

【典型图表】

1. 遗传性疾病基因检测报告示患儿突变的基因即为 *IL10RA* 基因，c.537G＞A 位点纯合突变（表 1-3-1）。

表1-3-1　遗传性疾病基因检测报告

检测类型：家系		
受检者信息		
姓名：×××	样本编号：9Y2205	送检日期：2019-07-15
性别：女	年龄：1月13天	报告日期：2019-07-30
样本类型：外周血	送检医师：	送检单位：
家系受检者信息		
姓名：×××	送检日期：2019-07-15	与受检者关系：父亲
性别：男	年龄：25周岁	样本类型：外周血
姓名：×××	送检日期：2019-07-15	与受检者关系：母亲
性别：女	年龄：21周岁	样本类型：外周血

临床信息

临床表现与怀疑疾病：孕40⁺²周；出生体重3300g，自然产。重症肺炎；脓毒症；低热10小时，发现感染指标升高25天，血培养结果回报疱疮短棒杆菌生长，0.029；头皮湿疹，颜面少许新生儿痤疮。

根据提供的临床资料提取用于报告解读的关键词为：肺炎、脓毒症、皮肤异常、湿疹、系统性疾病的皮肤表现、皮肤感染、白细胞增多症

核心报告内容

SNV与InDel检测结果

基因	突变位置	外显子	HGVS	突变类型	杂合性	变异评级	疾病及遗传方式
IL10RA	chr11:117864125-117864125	exon4	NM_001558.3:c.537G＞A:p.T179T	与辛努柏病密切关联	先证者：纯合；父亲：杂合；母亲：杂合	可能致病	常染色体隐性早发型炎症性肠病28型，AR

注：该核心报告内容是根据美国医学遗传学与基因组学学会（ACMG）指南（Richards et al.，2015），经遗传模式、发病年龄、人群频率、危害预测过滤等，选择与表型相关且致病可能性较高的位点报出，结果仅供临床参考

2. 一代验证信息结果示IL10RA：NM_001558.3：exon4：c.537G＞A：p.T179T（图1-3-1）。

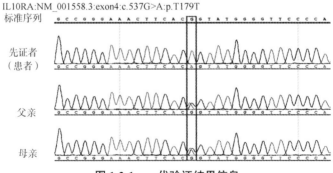

IL10RA:NM_001558.3:exon4:c.537G>A:p.T179T

标准序列　　先证者（患者）　　父亲　　母亲

图1-3-1　一代验证结果信息

（邹　凝　裴　亮）

参 考 文 献

[1] Uhlig HH, Schwerd T, Koletzko S, et al. The diagnostic approach to monogenic very early onset inflammatory bowel disease [J]. Gastroenterology，2014，147（5）：990-1007.

[2] Nemati S，Teimourian S，Tabrizi M，et al. Very early onset inflammatory bowel disease：Investigation of the IL-10 signaling pathway in Iranian children[J]. Eur J Med Genet，2017，60（12）：643-649.

[3] 姜毅，陈东晖，刘黎黎，等. 白细胞介素10受体A基因缺陷致新生儿极早发型炎症性肠病五例分析[J]. 中华新生儿科杂志（中英文），2017，32（2）：105-109.

[4] Kelsen JR，Dawany N，Conrad M，et al. Commentary on mutations in interleukin-10 receptor and clinical phenotypes in patients with very early onset inflammatory bowel disease：A Chinese VEO-IBD Collaboration Group Survey[J]. Inflamm Bowel Dis，2017，23（4）：591-592.

[5] 卢刻羽，钱力，王崇伟，等. 新生儿 veo-IBD 临床特征及白细胞介素 10 受体突变的基因分析[J]. 南京医科大学学报（自然科学版），2018，38（12）：1793-1796.

病例 4　6 个月内反复 2 次发热，眼红伴颈部淋巴结肿大

［噬血细胞淋巴组织细胞增生症 3 型］

【病例摘要】

患儿男，3 岁，以"持续发热 3 天"为主诉入院。

患儿入院前 3 天无明显诱因出现发热，1～3 次/日，热峰 39.4℃，口服解热药后体温可降至正常。无明显咳喘、声嘶、抽搐、吐泻、皮疹、咽痛及耳痛等，偶诉腹痛，以脐周痛为著，可自行缓解，其间给予患儿口服"小葵花感冒颗粒、四季抗病毒合剂"3 天，"希舒美"2 天，症状未见明显好转，就诊于当地医院，完善化验提示：白细胞 24.4×10⁹/L，中性粒细胞百分比 0.81，CRP 179mg/L（0～8mg/L），家属为求进一步诊治就诊于我院，以"脓毒症"收入我科。患儿病来精神状态尚可，发热时萎靡，二便可，食欲稍差，睡眠差。

既往史：入院前 6 个月以"发热伴颈部淋巴结肿大 3 天，周身皮疹 1 天"为主诉入院。入院后经检查及治疗，确诊为川崎病，且为丙种球蛋白不反应型，应用糖皮质激素后发热好转，住院 20 天内完善 3 次心脏彩超均无异常，肝超声提示肝增大，下界过脐水平，肋下长约 5.0cm。

个人史、过敏史、家族史无特殊。

入院查体：T 36.8℃，P 102 次/分，R 27 次/分，BP 85/55mmHg，Wt 12.5kg；神志清楚，状态反应尚可，周身未见红疹及出血点，浅表淋巴结未触及明显增大，双眼睑无水肿，结膜充血，口唇微红，无明显皲裂，无草莓舌，呼吸平稳，双肺听诊呼吸音粗，未闻及明显干湿啰音，心音有力、律齐，心率 102 次/分，腹软，全腹部无压痛，肝脾肋下未触及，肠鸣音 4 次/分，四肢末梢温，双下肢无水肿，未见指（趾）末端脱皮、硬肿，CRT 2 秒，神经查体未见明显异常。

入院后完善化验检查：白细胞计数 24.5×10⁹/L；中性粒细胞百分比 0.837；淋巴细胞百分比 0.117；单核细胞百分比 0.033；血红蛋白 125g/L；血小板计数 388×10⁹/L；降钙素原 1.48ng/ml（<0.05ng/ml）；IL-6 229.4pg/ml（≤7pg/ml）；C 反应蛋白 201.0mg/L（0～8mg/L）；天冬氨酸氨基转移酶 78U/L（5～34U/L）；丙氨酸氨基转移酶 61U/L（0～40U/L）；总胆红素 40.6μmol/L（0.4～20.1μmol/L）；结合胆红素 28.8μmol/L（0～8.6μmol/L）；总胆汁酸 148.88μmol/L（0.5～10μmol/L）；肌酸激酶 MB 同工酶 25.4U/L（<24U/L）；血糖（空腹）3.41mmol/L；总胆固醇 6.29mmol/L（3.36～5.69mmol/L）；三酰甘油 1.85mmol/L（0.4～1.69mmol/L），NT-proBNP 25 559pg/ml（<300pg/ml）；超敏肌钙蛋白 T 0.004ng/ml（<0.014ng/ml）；尿常规示尿蛋白（+）；尿胆原（++）；胆红素（++）；红细胞 15.9 个/μl（0.1～12 个/μl）；白细胞 219.5 个/μl（0.1～12 个/μl）；肺炎支原体抗体-IgG 阳性；病毒抗体测定阴性，血细菌培养未见细菌生长。肺部 CT 影像符合支气管肺炎改变，左肺上叶为主。心脏冠脉超声、心电图未见异常。

【诊治经过】

（一）病例特点

患儿为幼儿，在 6 个月内发生反复 2 次广谱抗生素治疗效果不佳的发热，均诊断为川崎病，

为丙种球蛋白不反应型,均需糖皮质激素治疗控制发热。在半年内4次心脏超声冠脉均未见增宽。

（二）诊断及鉴别诊断

1. 入院诊断　川崎病（黏膜皮肤淋巴结综合征）。诊断依据：发热5天以上,抗生素治疗无效；病程中有皮疹；球结膜充血；口唇干红；手足有过硬肿,并出现指甲皮肤移行处脱皮。

2. 疾病鉴别　患儿发热、皮疹,应与以下疾病相鉴别。

（1）与有发热、皮疹的猩红热相鉴别：病程早期出现皮疹,血细胞分析提示有白细胞计数增高,中性粒细胞比例占优。需结合肢端、黏膜及淋巴结的变化相鉴别,同时猩红热抗生素治疗有效。

（2）与发热、抗生素治疗无效的幼年类风湿关节炎相鉴别：幼年类风湿关节炎以慢性关节炎为其主要特点,并伴有全身多系统的受累及持续性不规则发热。与川崎病相鉴别为：发热期较短,皮疹较短暂,手足硬肿,掌跖潮红,检查类风湿因子显阴性。

（3）与出疹性病毒感染相鉴别：主要表现有发热、头痛、全身不适等全身中毒症状及病毒寄主和侵袭组织器官导致炎症损伤而引起的局部症状。与川崎病相鉴别为：肢端、黏膜的改变,血细胞检查白细胞总数及中性粒细胞百分数均增高,伴核左移而且红细胞沉降率及C反应蛋白均显著增高。

（三）治疗经过

入院后给予静脉滴注头孢曲松钠他唑巴坦钠抗感染,乌司他丁（天普洛安）辅助抗炎,氨溴索化痰,富露施、干扰素泵吸化痰抗病毒。静脉滴注头孢曲松钠他唑巴坦钠后周身出现皮疹,不能除外药物过敏,予以更改为静脉滴注左氧氟沙星联合利奈唑胺抗感染,磷酸肌酸钠营养心肌,多烯磷脂酰胆碱保肝,口服熊去氧胆酸利胆。入院第4天,仍有反复发热,复查血常规：白细胞计数 16.0×10^9/L；中性粒细胞百分比0.831；C反应蛋白202.0mg/L（0~8mg/L）；降钙素原1.52ng/ml（<0.05ng/ml）；IL-6 597.9pg/ml（≤7pg/ml）；发热5天以上,病程中有皮疹,球结膜充血,口唇干红,手足有过硬肿,并出现指甲皮肤移行处脱皮,考虑川崎病复发,给予静脉滴注甲泼尼龙（每次25mg,q12h,3天）抑制炎症反应,丙种球蛋白[1g/（kg·d）,2天]冲击治疗,口服阿司匹林、双嘧达莫,其间体温平稳,停用甲泼尼龙后患儿再次出现发热。入院第8天,仍有反复发热。复查血常规：白细胞计数 22.0×10^9/L,中性粒细胞百分比0.671,C反应蛋白154.0mg/L（0~8mg/L）；NT-proBNP 2278pg/ml（<300pg/ml）,铁蛋白348.9ng/ml（11~336.2ng/ml）,白蛋白23.6g/L（35~53g/L）,总胆红素47.7μmol/L（3.4~20.5μmol/L）；总胆汁酸41.26μmol/L（0.5~10μmol/L）,三酰甘油3.59mmol/L（0.4~1.69mmol/L）,乳酸脱氢酶319U/L（125~243U/L）。给予输入人血白蛋白对症治疗,加用比阿培南静脉滴注抗感染,甲泼尼龙（每次60mg,每12小时1次）静脉滴注。患儿未再发热,动态复查感染指标逐渐好转,甲泼尼龙逐渐减量。

入院第15天,停用左氧氟沙星、比阿培南、利奈唑胺,改为静脉滴注头孢呋辛钠抗感染。

入院第19天,体温平稳,予以停用甲泼尼龙。复查血常规：白细胞计数 18.7×10^9/L；中性粒细胞百分比0.319；血小板计数 734×10^9/L,C反应蛋白<3.13mg/L（0~8mg/L）；红细胞沉降率44mm/h（0~15mm/h）,NT-proBNP 160.2pg/ml（<300pg/ml）,IL-6 2.80pg/ml（≤7pg/ml）,降钙素原0.041ng/ml（<0.05ng/ml）；肝功能、心肌酶谱、凝血五项未见明显异常。病情平稳,准予预约出院,院外口服药物治疗,定期复查。

（四）确定诊断

因患儿反复 2 次出现川崎病表现，并对丙种球蛋白治疗反应差，因此，不除外机体免疫功能异常，遂进行家系全外显子组测序（Trio WES），基因检测结果回报：发现 UNC13D 基因的 3 个变异，关联疾病为噬血细胞淋巴组织细胞增生症 3 型。

（五）最终诊断

①噬血细胞淋巴组织细胞增生症 3 型；②黏膜皮肤淋巴结综合征（川崎病）；③脓毒症；④心肌损害；⑤肝功能异常；⑥低蛋白血症。

【临床思路及诊治评述】

患儿为幼儿，临床表现为高热、皮疹、颈部淋巴结大、肺部感染、肝大，炎症指标：如白细胞、中性粒细胞、C 反应蛋白、降钙素原明显升高、血培养阴性，治疗上广谱抗感染治疗效果不佳。2 次病程过程相似，诊断为川崎病后，经大剂量丙种球蛋白治疗后均未退热，考虑为丙种球蛋白不反应型，加用糖皮质激素后热退。但在此重症川崎病中，急性期冠脉无增宽，6 个月后冠脉仍无增宽。川崎病的诊断为症状学诊断，而在此患儿症状后潜藏的原因，在基因诊断中显露，为 UNC13D 基因变异，考虑存在家族性噬血细胞增生症。

噬血细胞淋巴组织细胞增生症 3 型是家族性噬血细胞性淋巴组织细胞增生症（familial hemophagocytic lymphohistiocytosis，FHL）的一型。

1. FHL 的病因与分型　FHL 是由细胞毒 T 细胞和自然杀伤细胞（natural killer cell，NK）功能异常导致的一种罕见免疫异常的临床综合征，其本质是由诸如感染、组织损伤、代谢产物及基于遗传等不同原因诱发的难以控制的炎症反应。活化的淋巴细胞和巨噬细胞分泌高水平的抗炎细胞因子、炎症趋化因子和其他导致主要临床症状和实验室改变的底物。根据不同的 FHL 基因异常，将 FHL 分为 5 类。FHL-1 与两个细胞周期负调控相关的基因 CKS2 和 GAS1 突变有关；FHL-2 与穿孔蛋白基因突变有关，这种突变导致细胞毒细胞表面穿孔蛋白表达下调甚至缺失，并可损伤非 Fas 依赖的细胞毒杀伤作用；FHL-4 与 STX11 基因有关；FHL-5 与 UNC18B（STXBP2）基因突变有关。FHL-3 与 UNC13D 基因突变有关。UNC13D 基因是由 Feldmann 等于 2003 年发现的，其基因产物 Munc13-4 在造血细胞中高表达，Munc13-4 蛋白功能异常，导致 NK 细胞的细胞杀伤功能严重受损。

2. FHL 的临床表现　FHL 患者通常于出生后 1 岁内起病，但也有迟至成年发病者。临床表现多不典型，症状、体征多样，发热、肝脾大为常见临床特征。发热多为持续性，肝脾大明显，呈进行性加重；约 50% 患者有淋巴结肿大，但不显著；皮疹无特异性，常为一过性，往往出皮疹时伴高热。中枢神经系统症状一般在病程晚期出现，亦可发生于早期，表现为兴奋性增高、前囟饱满、颈强直、肌张力增强或降低、抽搐、第Ⅵ或第Ⅶ对脑神经麻痹等。

3. FHL 的临床诊断　①该病常由感染触发，其中 EB 病毒、巨细胞病毒感染最常见。②诊断症状包括发热、脾大，外周血中至少有两项下列异常：血细胞减少、高铁血症、高三酰甘油血症和（或）低纤维蛋白原血症。③在被证实有遗传异常的患者中，可以在不满足以上标准的情况下确定诊断。

4. FHL 的治疗　治疗包括抑制高炎症反应、杀灭病原感染的细胞及造血干细胞移植三个方面。

【典型图表】

家系全外显子组测序（Trio WES），基因检测结果示：UNC13D 基因有 3 个变异（表 1-4-1）。

表 1-4-1 家系全外显子组测序（Trio WES）基因检测结果

基本信息

受检者	姓名	×××	性别	男	年龄	3 岁	检测项目	（加急）Trio 全外显子
病案号	×××××		样本类型	EDTA 抗凝血				
采样时间	2019-02-11		送检日期	2019-02-12	报告日期	2019-02-18		

临床表型信息

受检者	姓名	性别	年龄	临床特征（由受检者或临床医师提供）
先证者	×××	男	3 岁	患儿 3 天前无明显诱因出现发热，偶诉腹痛，可自行缓解；白细胞明显增高，CRP 明显增高，发热时萎靡，食欲差。2018 年 6 月黏膜皮肤淋巴结综合征，后出现反复发热，白细胞高。疑诊：重度感染，免疫缺陷
父	×××	男	46 岁	正常无表型
母	×××	女	41 岁	正常无表型

标准化后的 HPO 表型词：白细胞增多症，发热，C 反应蛋白水平高，免疫缺陷，腹痛，食欲不佳

检测结果

基因	序号	染色体位置	核酸改变（外显子号）	氨基酸改变（变体号）	RS 号	MAF	ACMG 致病等级	先证者（男）	父（正常）	母（正常）	相关疾病（OMIM 号），遗传方式
UNC13D	1	chr 17：7 3827216	c.2588（exon27）G>A	p.G863D（p.Gly863Asp）（NM_199242）	rs140184929	0.0072	不确定	杂合 75/164	杂合 56/102	野生型 0/47	噬血细胞淋巴组织细胞增生症 3 型（OMIM608898），AR
	2	chr 17：7 3830543-73830544	c.2160（exon23）c.2161（exon23）insA	p.W721Mfs*35（p.Trp721Metfs*35）（NM_199242）	无	未收录	可能致病	杂合 80/170	野生型 0/104	杂合 78/172	
	3	chr 17：7 3832979	c.1076（exon13）G>A	p.R359H（p.Arg359His）（NM_199242）	rs146611729	0.00	不确定	杂合 62/142	杂合 46/104	野生型 0/55	

检测员：×××　　审核员：×××

检测结果

发现 UNC13D 基因的 3 个变异，关联疾病为：噬血细胞淋巴组织细胞增生症 3 型（OMIM：608898）

（潘佳丽　李玖军）

参 考 文 献

[1] 江载芳, 申昆玲, 沈颖. 诸福棠实用儿科学[M]. 8 版. 北京: 人民卫生出版社, 2015: 658-659.

[2] Henter JI, Horne A, Aricó M, et al. HLH-2004: diagnostic and therapeutic guidelines for hemophagocytic lymphohistiocytosis[J]. Pediatr Blood Cancer, 2007, 48（2）: 124-131.

[3] Janka GE, Lehmberg K. Hemophagocytic syndromes: an update[J]. Blood Reviews, 2014, 28（4）: 135-142.

[4] 常丽贤, 曾慧敏, 周全全, 等. Ⅲ型家族性噬血细胞性淋巴组织细胞增生症易感基因 UNC13D 参与同源重组修复[J]. 中国实验血液学杂志, 2013, 21（03）: 167-170.

[5] 黄俊彬, 王健, 江莉, 等. 胎儿晚期发病的家族性噬血细胞综合征———一例报告[J]. 中国实验血液学杂志, 2017, 25（06）: 253-256.

[6] Ohadi M, Lalloz MR, Sham P, et al. Localization of a gene for familial hemophagocytic lymphohistiocytosis at chromosome 9q21. 3-22 by homozygosity mapping[J]. Am J Hum Genet, 1999, 64（1）: 165-171.

[7] Stepp SE, Dufourcq-Lagelouse R, Le Deist F, et al. Perforin gene defects in familial hemophagocytic lymphohistiocytosis[J]. Science, 1999, 286（5446）: 1957-1959.

[8] Zur Stadt U, Schmidt S, Kasper B, et al. Linkage of familial hemophagocytic lymphohistiocytosis（FHL）type-4 to chromosome 6q24 and identification of mutations in syntaxin 11[J]. Human Molecular Genetics, 2005, 14（6）: 827-834.

[9] Zur Stadt U, Rohr J, Seifert W, et al. Familial hemophagocytic lymphohistiocytosis type 5（FHL-5）is caused by mutations in Munc18-2 and impaired binding to syntaxin 11[J]. The American Journal of Human Genetics, 2009, 85（4）: 482-492.

[10] Feldmann J, Callebaut I, Raposo G, et al. Munc13-4 is essential for cytolytic granules fusion and is mutated in a form of familial hemophagocytic lymphohistiocytosis（FHL3）[J]. Cell, 2003, 115（4）: 461-473.

病例 5　咳嗽, 神志淡漠伴免疫球蛋白水平及 B 细胞数量明显减低

［免疫缺陷 14 型/（激活 PI3K-δ 性）免疫缺陷综合征］

【病例摘要】

患儿女, 3 岁, 以"咳嗽 8 天, 神志淡漠 5 天"为主诉入院。

患儿入院前 8 天出现阵发性咳嗽, 给予口服"头孢地尼、止咳中药制剂"3 天, 入院前 5 天出现神志淡漠, 精神状态差, 能听懂语言指令, 无语言表达, 入院前 4 天就诊于当地医院, 完善血常规白细胞 38.2×10⁹/L, C 反应蛋白正常, 胸部 CT: 双肺上叶炎症（?）; 头 CT、腰椎穿刺结果未见明显异常, 给予"头孢哌酮钠舒巴坦钠、单磷酸阿糖腺苷、红霉素"抗感染, "甘露醇、地塞米松、维生素 C"支持治疗 4 天无改善。为求进一步诊治来我院, 急诊以"中枢神经系统感染可能性大"收入我科。患儿病来精神状态差, 无明显发热, 无晕厥抽搐, 无腹痛腹泻, 无恶心呕吐, 食欲可, 尿便需经家属提醒后排泄。

既往史、个人史、过敏史、家族史无特殊。

入院查体: T 36.8℃, P 100 次/分, R 35 次/分, BP 98/56mmHg, Wt 15kg; 神志清楚, 状态反应稍差, 双瞳孔等大正圆, D=3.0mm, 对光反射灵敏, 球结膜无水肿, 咽反射弱, 呼吸略促, 鼻扇阴性, 三凹征阳性, 双肺听诊呼吸音粗, 未闻及啰音, 心音有力、律齐, 腹软, 肝脾肋下未触及, 肠鸣音可, 四肢末梢温, CRT 2 秒, 四肢肌力正常, 肌张力正常。神经系统查体: 颈软, 双侧肱二头肌、跟腱、膝腱反射未引出, 腹壁反射正常引出, 双侧巴氏征阴性, 布氏征阴性, 掌颌反射阴性。

辅助检查: 血常规示白细胞计数 45.2×10⁹/L, 中性粒细胞百分比 0.90; 降钙素原 0.064ng/ml（<0.05ng/ml）; C 反应蛋白、IL-6、肝肾功能、心肌酶谱、凝血功能基本正常。腰椎穿刺, 脑脊液

压力 V=18 滴/分（40～50 滴/分）；脑脊液（CSF）常规检查示外观无色透明，白细胞计数 297×10^9/L，单个核细胞计数 65×10^6/L；脑脊液生化示葡萄糖 4.76mmol/L，氯 127.1mmol/L，蛋白 0.30g/L；脑脊液结核菌涂片、PCR TB、隐球菌荚膜抗原均阴性；血清及脑脊液自身免疫性脑炎结果阴性。免疫球蛋白 M<0.174g/L（0.41～1.65g/L），免疫球蛋白 G<1.37g/L（4.81～12.21g/L），免疫球蛋白 A<0.25g/L（0.42～1.58g/L）；淋巴细胞绝对计数：总 T 细胞 0.995（0.55～0.84），NK 细胞 0.004（0.07～0.36），总 B 细胞 0.00（0.05～0.20）；总 T 细胞绝对计数 2037/μl（690～2540/μl），NK 细胞绝对计数 9/μl（90～590/μl），总 B 细胞绝对计数 0/μl（90～660/μl）。胸部 CT 示双肺上叶炎症（？）。肝胆脾超声未见异常。骨髓穿刺结果回报类白血病反应。动态脑电图示背景活动减慢，为 δ、θ 活动；双侧额极、额区、右侧中后颞区尖波、棘波、尖慢波、棘慢波发放。头部磁共振示脑室增宽，双侧大脑半球脑沟脑裂稍加深；DWI 示双侧尾状核头、壳核、苍白球弥散加权图像信号略增高，脑炎（？）。

【诊治经过】

（一）病例特点

患儿为幼儿，既往体健，急性病程，临床表现为中枢神经系统感染，抗感染治疗效果不佳，免疫球蛋白水平明显低下，B 细胞数量明显减低。

（二）诊断及鉴别诊断

1. 入院诊断　中枢神经系统感染可能性大：患儿以"咳嗽 8 天，神志淡漠 5 天"为主诉入院。查体见神志清楚，状态反应稍差，颈软，双侧肱二头肌、跟腱、膝腱反射未引出，腹壁反射正常引出，双侧巴氏征阴性，布氏征阴性，掌颌反射阴性。化验血常规示白细胞明显升高；脑电图示中度广泛异常脑电图，α 节律，波幅正常，两侧对称，调节调幅波形及节律差，频繁出现中高波幅慢波节律。

2. 疾病鉴别　患儿神志淡漠，考虑有中枢神经系统病变，但应与以下疾病相鉴别。

（1）感染：病原可有细菌性、病毒性、结核性、真菌性感染，脑脊液检查可以鉴别诊断。

（2）代谢异常：如糖代谢、脂肪代谢、氨基酸代谢的紊乱等，需要完善有机酸等检查以鉴别诊断。

（3）中毒：误服毒物、药物或药物过量等。需毒药检测及病史以鉴别诊断。

（4）水、电解质紊乱：严重的脱水、低血钙、低血镁、低血钠、高血钠等；需经离子分离以鉴别诊断。

（三）治疗经过

入院后完善相关检查，给予甘露醇联合托拉塞米减轻脑细胞水肿，乙酰谷酰胺营养神经；头孢曲松钠他唑巴坦钠、利奈唑胺联合阿奇霉素抗感染，单磷酸阿糖腺苷抗病毒，丙种球蛋白支持治疗，氨溴索化痰，口服碳酸钙 D$_3$ 颗粒补充维生素 D。入院第 4 天，出现喂养困难，仍有意识障碍，Glasgow 评分 11 分（睁眼 4 分，运动 5 分，语言 2 分），给予鼻饲喂养，口服安宫牛黄丸促醒。入院第 8 天，仍有发热，口服药物退热效果不佳，偶有双眼上翻、凝视，给予加用甲泼尼龙抑制炎症反应，更换抗生素为美罗培南联合利奈唑胺抗感染。入院第 16 天起体温平稳，降级抗生素为头孢呋辛钠；神经系统症状无改善，偶有双眼上翻、凝视，右上肢抖动，复查头部磁共振考虑基底节脱髓鞘病变（性质待定）、代谢性脑病可能性大，给予环磷酰胺 2 天抑制免疫反应，停用甲泼尼龙，改为甲泼尼龙片剂（美卓乐）隔日顿服，左乙拉西坦（开浦兰）

口服缓解脑炎后继发癫痫。入院第 22 天，转入康复科对症康复治疗后出院。

（四）确定诊断

因患儿为幼儿，临床表现为中枢神经系统感染、肺部感染，抗感染治疗效果不佳。化验免疫球蛋白明显缺乏，不能除外机体免疫缺陷，故经家属同意后完善家系全外显子组测序（Trio WES），结果回报：*PIK3CD* 基因的 1 个变异，关联疾病：免疫缺陷 14 型或（激活 PI3K-δ 性）免疫缺陷综合征（OMIM：615513）。

（五）最终诊断

①免疫缺陷 14 型或（激活 PI3K-δ 性）免疫缺陷综合征；②病毒性脑炎；③脑干脑炎；④癫痫；⑤类白血病样反应；⑥急性支气管肺炎；⑦肝功能异常；⑧运动障碍。

【临床思路及诊治评述】

患儿为学龄前儿童，临床表现为中枢神经系统感染、肺部感染，抗感染治疗效果不佳。脑电图提示慢波，并继发癫痫波，头部影像学提示脑炎，脱髓鞘改变。既往无反复感染病史、3 岁儿童血脑屏障发育相对完善，神经系统无结构异常（皮毛窦、耳部瘘管、颅骨缺损等），却出现严重中枢神经系统病变，化验免疫球蛋白水平明显低下，B 细胞数量明显减低，T 细胞数量正常，提示体液免疫功能障碍。怀疑先天性免疫缺陷，经家属同意后，完善基因全外显子筛查提示：*PIK3CD* 基因的 1 个变异，确诊为免疫缺陷 14 型或（激活 PI3K-δ 性）免疫缺陷综合征。

1. 免疫缺陷 14 型的病因　*PIK3CD* 基因突变所致激活 PI3K-δ 综合征（APDS）是 2013 年由 Anulo 等首次发现的一种罕见常染色体显性遗传免疫缺陷病，由 *PIK3CD* 基因发生功能获得性突变导致编码的 p110δ 活性增强，PI3K-AKT-mTOR 信号通路过度激活，引起反复的呼吸道感染、肝、脾、淋巴结肿大及巨细胞病毒（或）EB 病毒血症的临床综合征。免疫学检查显示 CD4⁺T 细胞和类别转换记忆 B 细胞数量均减少，IgM 水平升高伴或不伴 IgA 及 IgG 降低。

2. 免疫缺陷 14 型的临床特点　特点是早期发生反复呼吸道感染、淋巴增殖、胃肠道症状、自身免疫和恶性肿瘤风险增加。反复呼吸道感染多发生婴幼儿期，常见病原为荚膜细菌，如肺炎链球菌、流感嗜血杆菌等，反复感染最终可导致支气管扩张。淋巴结大常在 1 岁内发生，典型的淋巴组织病理活检为生发中心增多，滤泡高度增生。可出现自身免疫性血细胞减少及淋巴瘤。目前尚无统一的临床诊断标准，确诊依靠基因测定。临床上，APDS 易和其他原发性免疫缺陷病，如高 IgM 综合征，EB 病毒相关淋巴细胞增殖病及自身免疫性淋巴细胞增生症等相混淆。鉴别需要依赖基因检测。

3. 免疫缺陷 14 型的治疗　APDS 治疗药物的研究主要集中在 PI3K-AKT-mTOR 通路上重要分子的生物抑制药上。①雷帕霉素：通过抑制其靶向蛋白 mTOR 能显著改善 APDS 临床症状，尤其改善良性淋巴增生的表现，是目前已应用于临床的特异性治疗方法之一，但因该药的肺毒性及增加癌症的风险，其临床使用受到限制。在我国，因雷帕霉素在儿童使用少且购药困难，临床选用该药受到更大的限制。②其他抑制药：如 PI3K-δ 抑制药奈米拉西布、p110δ 抑制药，尚处于研究阶段。

【典型图表】

家系全外显子组测序（Trio WES）示：*PIK3CD* 基因有 1 个变异（表 1-5-1）。

表 1-5-1 家系全外显子组测序（Trio WES）

基本信息

受检者	×××	性别	女	年龄	3 岁 6 个月
病案号	×××××××	样本类型	EDTA 抗凝血	检测项目	（加急）Trio 全外显子
采样时间	2018-07-14	送检日期	2018-07-14	报告日期	2018-08-01

临床表型信息

受检者	姓名	性别	年龄	临床特征（由受检者或临床医师提供）
先证者	×××	女	3 岁 6 个月	咳嗽 8 天，神志淡漠 5 天。8 天前无明显诱因出现阵发性咳嗽，有痰不易咳出，5 天前出现神志淡漠，说话减少、父母对话无应答，能听懂语言指令，无语言表达；白细胞高，中性粒细胞百分比高，中性粒细胞计数高，血糖高，免疫球蛋白 G、免疫球蛋白 M，免疫球蛋白 A 均降低。诊断：免疫缺陷，遗传代谢病、中枢神经感染
父	×××	男	37 岁	正常无表型
母	×××	女	38 岁	正常无表型

标准化后的临床特征：言语能力差，白细胞增多症，IgA 缺陷，IgM 缺陷，IgG 缺陷，中性粒细胞增多，餐后高血糖，咳嗽，免疫缺陷

检测结果

基因	序号	染色体位置	核酸改变（外显子号）	氨基酸改变（变体号）	RS号	MAF	ACMG致病等级	先证者（女）	父亲（正常）	母亲（正常）	相关疾病（OMIM号）、遗传方式
PIK3CD	1	chr1: 9775906-9777166	缺失（EXON: 5-7）	—	无	未收录	致病	杂合缺失	野生型	野生型	免疫缺陷 14 型（激活 PI3K-δ 性）（激活 PI3K-δ 性）免疫缺陷综合征（615513），AD

检测分析结论：

发现 PIK3CD 基因的 1 个变异，关联疾病为：

免疫缺陷 14 型（激活 PI3K-δ 性）免疫缺陷综合征（OMIM: 615513）

临床特征：免疫缺陷，低丙种球蛋白血症

检测员：×××

审核员：×××

（潘佳丽　李玖军）

参 考 文 献

[1] 刘辉，唐晓蕾，刘金荣，等. PIK3CD 基因突变所致激活 PI3K-δ 综合征的临床特点和基因分析[J]. 中华儿科杂志，2016，54（9）：698-702.

[2] 唐文静，王薇，罗颖，等. PIK3CD 基因突变致 PI3Kδ 过度活化综合征临床及免疫学特点分析[J]. 中华儿科杂志，2017，55（1）：19-24.

[3] Angulo I，Vadas O，Gawon F，et al. Phosphoinositide 3-kinase δ gene mutation predisposes to respiratory infection and airway damage[J]. Science，2013，342（6160）：866-871.

[4] Lucas CL，Kuehn HS，Zhao F，et al. Dominant-activating germline mutations in the gene encoding the PI（3）K catalytic subunit p110δ result in T cell senescence and human immunodeficiency[J]. Nature Immunology，2013，15（1）：88-97.

[5] Burke JE，Vadas O，Berndt A，et al. Dynamics of the phosphoinositide 3-kinase p110 delta interaction with p85 alpha and membranes reveals aspects of regulation distinct from p110 alpha [J]. Structure，2011，19（8）：1127-1137.

[6] David M，Sergey N. Activated PI3 kinase delta syndrome：from genetics to therapy[J]. Frontiers in Immunology，2018，21（9）：369.

[7] Crank MC，Grossman JK，Moir S，et al. Mutations in PIK3CD can cause hyper IgM syndrome（HIGM）associated with increased cancer susceptibility[J]. Clinical Immunology，2014，34（3）：272-276.

[8] Rae W，Ramakrishnan KA，Gao YF，et al. Precision treatment with sirolimus in a case of activated phosphoinositide 3-kinase delta syndrome[J]. Clinical Immunology，2016，36（171）：38-40.

[9] Coulter TI，Chandra A，Bacon CM，et al. Clinical spectrum and features of activated phosphoinositide 3-kinase δ syndrome：A large patient cohort study[J]. Journal of Allergy and Clinical Immunology，2016，139（2）：597-606.

[10] Stark AK，Chandra A，Chakraborty K，et al. PI3K delta hyper-activation promotes development of B cells that exacerbate Streptococcus pneumoniae infection in an antibody-independent manner[J]. Nature Communications，2018，9（1）：3174.

病例 6　发热，咳嗽，高二氧化碳血症

［脑干占位性病变：胶质瘤］

【病例摘要】

患儿男，10 岁 9 月龄，以"咳嗽 10 天，间断发热 7 天，头痛 1 天"为主诉入院。

入院 10 天前出现声咳，喉部可闻及呼噜声，家属自觉呼吸略快，未予特殊处置。入院 7 天前发热，未测体温，口服"布洛芬"后体温降至正常，口服"头孢"3 天。入院 5 天前体温平稳，头痛 1 天，精神状态略差，后就诊于我院门诊，完善化验检查后，给予静脉滴注"头孢甲肟、单磷酸阿糖腺苷、氨溴索"4 天，口服"赖氨肌醇维 B_{12}、脑蛋白水解物片"4 天。现家属为求进一步诊治，以"肺炎"为诊断收入院。

既往史：5 岁行"斜视矫正手术"；6 岁行"腺样体及扁桃体切除术"，8 岁因"倒睫"行手术治疗。出生史、家族史无特殊。

入院查体：T 36.3℃，P 72 次/分，R 22 次/分，BP 106/62mmHg，SpO_2 88%，H 150cm（75～90 百分位），Wt 72kg（＞第 97 百分位），BMI 32kg/m²；神志清楚，精神状态可，呼吸尚平稳，双侧瞳孔等大正圆，D 约 3.0mm，对光反射灵敏，双肺听诊呼吸音粗，双肺听诊可闻及密集痰鸣音、水泡音及喘鸣音，心音有力，心律齐，腹平软，肝脾肋下未触及，肠鸣音正常，四肢末梢温，CRT＜3 秒，四肢活动自如，神经系统查体无明显异常体征。

辅助检查：动脉血气分析示 pH 7.271（7.35～7.45），PCO_2 68.0mmHg（35～45mmHg），PO_2 42.5mmHg（75～100mmHg），血液 BE 1.6mmol/L（-3～3mmol/L）；细胞外液 BE 3.7mmol/L（-3～3mmol/L）；阴离子间隙 9.0mmol/L（8～16mmol/L）；血常规示白细胞计数 13.6×10⁹/L，中性粒

细胞百分比 0.711；C 反应蛋白 21.2mg/L（0～8mg/L）；白蛋白 31.8g/L（35～53g/L）；天冬氨酸氨基转移酶 89U/L（5～34U/L）；丙氨酸氨基转移酶 122U/L（0～40U/L）；氨基末端 B 型利钠肽前体 3739pg/ml（0～300pg/ml）；肺炎支原体、EB 病毒、军团菌、T-spot、ANA、ANCA、抗核抗体阴性；心脏超声示右心大，肺动脉高压（轻-中度），右心容量及压力负荷增重，心包积液（少量），静息状态下左室整体收缩功能正常。泌尿系超声未见异常，腹腔三维超声提示腹腔少量积液（较深处位于左髂窝，深约 2.1cm）。肺功能：肺容量正常，肺通气功能正常；总气道阻力增高，中心气道阻力正常，周围弹性阻力增高；支气管舒张试验阳性。胸部 CT：双肺多发炎症，右侧少量胸腔积液，心包少许积液（？）。脑电图：异常儿童脑电地形图，背景节律减慢，以 δ 波为主。

【诊治经过】

（一）病例特点

患儿为学龄期儿童，急性起病，主要表现发热、咳嗽，伴有低血氧血症及高二氧化碳血症，低流量吸氧无法缓解，需经鼻双气道正压通气治疗纠正 II 型呼吸衰竭。

（二）诊断及鉴别诊断

1. 入院诊断　①重症肺炎：患儿发热咳嗽病史，查体：双肺可闻及密集痰鸣音、水泡音及喘鸣音，胸部 CT：双肺多发炎症，胸腔积液，心包积液。未吸氧下经皮血氧饱和度低于 92%。②II 型呼吸衰竭：患儿肺炎，血气离子分析示 PCO_2 68.0mmHg；PO_2 42.5mmHg。③中枢神经系统感染（？）：患儿有头痛病史，神经系统查体未见明显异常，但脑电图提示异常儿童脑电地形图，背景节律减慢，以 δ 波为主。

2. 疾病鉴别　患儿发热、咳嗽及 II 型呼吸衰竭，应与以下疾病相鉴别。

（1）睡眠呼吸暂停低通气综合征：由于反复上呼吸道阻塞气流停止，导致间歇性低氧血症与二氧化碳潴留。由于频繁低氧血症，久之形成肺动脉高压，最后发生肺源性心脏病甚至呼吸衰竭。

（2）气管-支气管肿瘤：大气道的肿瘤主要表现为胸闷、气短，活动后加重，平卧位或某一特殊体位明显，抗生素治疗无效。有部分患者以喘息为主要表现，可伴有两肺喘鸣音，激素效果差，胸部 CT 及纤维支气管镜可鉴别诊断。

（3）中枢性原因：以感染、脑外伤、脑血管病、各种中毒或镇静药物的过量等较多见。病理基础主要是脑水肿、损害呼吸中枢，使通气功能障碍，进一步加重呼吸衰竭而形成恶性循环。

（4）肌肉疾病：重症肌无力、多发性肌炎等表现为全身肌肉无力，累及呼吸肌时表现为呼吸肌麻痹、通气不足、呼吸衰竭。

（三）治疗经过

入我院呼吸科病房后给予静脉滴注阿奇霉素联合头孢曲松钠他唑巴坦钠抗感染，雾化布地奈德及沙丁胺醇止咳平喘，干扰素及富露施抗病毒化痰，口服孟鲁司特钠减轻气道高反应性，甘草酸单铵半胱氨酸联合多烯磷脂酰胆碱保肝。未吸氧下经皮血氧饱和度 88%，1L/min 低流量吸氧后经皮血氧饱和度 92%，逐渐上调吸入氧流量至 3L/min，经皮血氧饱和度波动于 88%～92%，监测动脉血气 PO_2 41～63.7mmHg（75～100mmHg），PCO_2 57.4～81.6mmHg（35～45mmHg）。入院第 3 天，因二氧化碳持续升高不降转至 PICU。给予更换为头孢哌酮钠舒巴坦钠联合利奈唑胺抗感染、停用阿奇霉素，评估心脏 NYHA 分级为 Ⅱ 级，观察患儿睡眠时打鼾严重，伴有血氧饱和度下降。因二氧化碳明显升高，给予低浓度氧、经鼻双气道正压通气治疗，动态监测血气调整呼吸机参数；托拉塞米利尿减轻心脏负荷，前列地尔静脉滴注、波生坦口服改善肺动脉压力，重组人脑利钠肽改善心功能。患儿急性起病，病程 5 天即存在严重二氧化碳潴留，但耐受良好，考虑存在慢性疾病，胸部 CT 检查未见肿瘤，睡眠时打鼾严重，学龄前期已行"腺样体及扁桃体切除术"，考虑中枢性原因，遂给予完善头部 MRI 检查，提示延髓偏左侧占位，胶质瘤（？）、炎性假瘤（？），后进一步完善增强 MRI 见延髓偏左侧占位性病变，胶质瘤（？）、室管膜瘤（？）。入院第 11 天，复查胸部 CT 双肺多发炎症较前减轻，胸腔积液、心包积液吸收，监测血常规及 C 反应蛋白正常，降级为头孢呋辛钠抗感染治疗。动态监测二氧化碳分压下降，给予停用呼吸机，改为鼻导管吸氧。入院第 15 天，体温平稳，状态可，可离氧，睡眠可，准予转院至北京宣武医院手术治疗。

（四）确定诊断

患儿为急性起病，存在严重的高二氧化碳血症，但耐受良好，考虑存在慢性疾病，胸部 CT 未见肿瘤、无外周肌肉疾病，遂予完善头部增强 MRI 提示延髓偏左侧占位性病变，胶质瘤（？）、室管膜瘤（？），后患儿就诊于北京宣武医院，手术切除部分脑干占位，病理提示为胶质瘤，故明确诊断为脑干占位性病变：胶质瘤；中枢性低通气综合征（又称翁丁咒语综合征，Ondine's curse syndrome）。

（五）最终诊断

①重症肺炎；②脑干占位性病变：胶质瘤；③肺源性心脏病；④中枢性低通气综合征（Ondine's curse 综合征）；⑤Ⅱ型呼吸衰竭；⑥重症肺炎；⑦肥胖症。

【临床思路及诊治评述】

患儿首发症状为发热、咳嗽，既往无反复肺炎病史，查动脉血气存在严重二氧化碳潴留，但耐受良好，考虑存在慢性疾病，胸部 CT 未见肿瘤，睡眠时打鼾严重，但患儿学龄前期已行"腺样体及扁桃体切除术"，考虑中枢性原因，遂予完善头部 MRI 提示延髓偏左侧占位，胶质瘤（？）、炎性假瘤（？），后进一步完善增强 MRI 延髓偏左侧占位性病变，胶质瘤（？）、室管膜瘤（？）。因此，中枢性低通气综合征（Ondine's curse 综合征）诊断明确。

1. Ondine's curse 综合征的病因　Ondine's curse 综合征为一种非常特殊的综合征，是一种由呼吸中枢调节机制紊乱导致的中枢性睡眠呼吸暂停综合征。Ondine's curse 综合征分为原发性和继发性。原发性又称先天性中枢低通气综合征，病因未明，大多见于婴儿，也可发生于成人，其可合并其他遗传相关的疾病。继发性可由延髓病变所致，见于脑卒中、感染、外伤、手术等因素所致疾病。其发病机制主要是睡眠呼吸中枢化学感受器对二氧化碳（CO_2）敏感性下降，导致肺换气不足而引起中枢性呼吸衰竭。

2. 继发性 Ondine's curse 综合征的临床特点　Ondine's curse 综合征在睡眠期间突然发生，是由于延髓内具有能自发产生周期性正常呼吸节律的神经机制，促进呼吸正常活动的 2 个基本动因是意识的觉醒状态和动脉血 $PaCO_2$ 升高，当 $PaCO_2$ 降低时，其对呼吸兴奋作用减弱，此时只要处于觉醒状态就能保持正常的呼吸节律，而入睡则立即发生呼吸暂停。因此当脑干病变累及延髓的呼吸运动中枢，就更易诱发中枢性呼吸衰竭。

　　3. 继发性 Ondine's curse 综合征的治疗　　继发性 Ondine's curse 综合征除治疗原发病外，应避免使用中枢性镇静药。临床上，有医师应用一些外周化学感受器的兴奋药，来提高患者的通

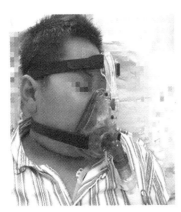

气量，如吗乙苯吡酮及肺达宁，但临床效果有限。也有学者认为，氨茶碱、甲状腺素、咖啡因、水杨酸、黄体酮等药物可增强中枢化学感受器对 CO_2 的敏感性。但总体上，药物治疗无明显效果。应用机械通气，采用间歇通气并逐渐延长停机时间，逐步提高延髓中枢对 CO_2 的敏感性，有助于最终恢复正常呼吸节律。对于延髓病变的患者除注重对临床体征的变化观察外，更应严密监测经皮血氧饱和度，特别在患者入睡后，以防止 Ondine's curse 综合征引发的患者死亡。

图 1-6-1　经鼻双气道正压通气治疗

【典型图表】

　　1. 患儿采用经鼻双气道正压通气治疗（图 1-6-1）。
　　2. 手术前后患儿头部 MRI 检查对比（图 1-6-2）。

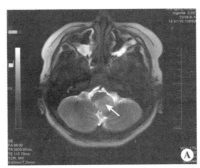
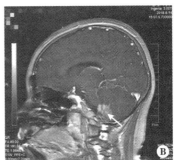
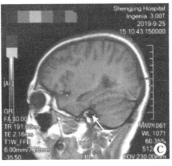

图 1-6-2　手术前后头部 MRI 影像

A. 头部 MRI 水平位所见，箭头所指为病变部位：延髓左侧可见椭圆形不均匀信号团块影，边缘欠清，似见分叶，T_2WI 呈稍长信号；B. 头部 MRI 矢状位所见，箭头所指为病变部位：延髓异常信号，边界不清，T_1WI 呈等信号；C. 术后头部 MRI 矢状位所见，箭头所指为病变切除后情况：小脑半球、脑干欠规整

（潘佳丽　李玖军）

参 考 文 献

[1] 许东平，孙晋华. 延脑病变继发 Ondine's curse 综合征的临床研究[J]. 中国现代医学杂志，2016，26（05）：142-145.

[2] Nannapaneni R，Behari S，Todd NV，et al. Retracing Ondine's curse[J]. Neurosurgery，2005，57：354-363.

[3] Mendoza M，Latorre JG. Pearls & Oy-sters：reversible Ondine's curse in a case of lateral medullary infarction[J]. Neurology，2013，

80（2）：13-16.

[4] Kim KJ, Yun JY, Lee JY, et al. Ondine's curse in Anti-Ri antibody associated paraneoplastic brain stem syndrome [J]. Sleep Med, 2013, 14（4）：382.

[5] Pedroso JL, Baiense RF, Scalzaretto AP, et al. Ondine's curse after brainstem infarction[J]. Neurol India, 2009, 57（2）：206-207.

[6] 夏程, 曲方, 陈会生. 延髓梗死继发 Ondine's curse 综合征 4 例临床分析[J]. 中国实用内科杂志, 2014, 34（1）：77-79.

[7] 夏程, 曲方, 陈会生, 等. 脑干梗死继发 Ondine's curse 综合征七例临床分析[J]. 中国全科医学, 2013, 16（11）：3859-3862.

[8] 郭芮兵, 田利丽, 张仁良, 等. 翁丁咒语综合征 1 例并文献回顾[J]. 东南国防医药, 2011, 13（4）：342-343.

[9] 黄如训. 延脑梗死继发 Ondine's curse 综合征[J]. 中国神经精神疾病杂志, 2004（6）：419-422.

[10] 张乐嘉, 丁国芳. 先天性中枢性低通气综合征研究现状[J]. 中国新生儿科杂志, 2007, 22（4）：250-253.

病例 7　发热，皮疹，肝脾大，嗜酸性粒细胞增高

［特发性高嗜酸性粒细胞综合征］

【病例摘要】

患儿男，1 月龄，主因"咳嗽 3 天，发热伴皮疹 1 天"入院。

患儿入院前 3 天无明显诱因出现声咳，不伴喘息。入院当日，热峰 38.5℃，同时，前胸及四肢出现红色皮疹，就诊于皮肤科，诊断："病毒疹（？）"。感染科会诊后认为不支持传染病诊断。儿科急诊完善胸片提示肺炎，以"肺炎"为诊断收入病房。

患儿系 G_1P_1，足月剖宫产，出生体重 3600g，母妊娠期体健，出生后无窒息及抢救史。

外院辅助检查：血常规示白细胞 $33×10^9$/L，中性粒细胞百分比 0.331，淋巴细胞百分比 0.388，嗜酸性粒细胞百分比 0.212，血红蛋白 112g/L，血小板 $162×10^9$/L。胸部 DR 结果示支气管肺炎（？）。肝、胆、脾超声示肝肋下长 2.5cm，脾肋间后 1.8cm，腹水深约 1.4cm。EB-IgM 病毒阴性。

入院查体：T 38.1℃，P 170 次/分，R 34 次/分，BP 80/50mmHg，Wt 4kg；神志清楚，一般状态稍差，前囟平坦，大小约 2.5cm×1.5cm，无搏动感，周身皮肤无黄染，颜面部、前胸、四肢可见散在针尖样大小皮疹，右小臂为主，浅表未触及肿大淋巴结，双侧瞳孔等大正圆，直径约 3mm，对光反射灵敏，结膜无充血，呼吸平稳，鼻扇及三凹征阴性，无发绀，唇未见皲裂及潮红，口腔黏膜光滑，颈软，胸廓对称，双肺听诊呼吸音粗，未闻及明显啰音，心音有力，律齐，各瓣膜听诊区未闻及明显杂音，心率 170 次/分，腹部稍膨隆，未见胃肠型及蠕动波，叩诊呈鼓音，肝肋下 3cm，脾肋下未触及，听诊肠鸣音正常，四肢末梢温，CRT<3 秒，指（趾）端无硬性水肿及脱皮，四肢活动自如，神经系统查体无明显异常。

入院后辅助检查：胸部 CT 示双肺多发炎症、部分实变。血常规示白细胞计数 $30.3×10^9$/L，中性粒细胞百分比 0.307，淋巴细胞百分比 0.351，嗜酸性粒细胞百分比 0.258，血红蛋白 93g/L，血小板计数 $138×10^9$/L；CRP 51.0mg/L（0～8mg/L）；降钙素原 0.623ng/ml（0～0.05ng/ml），IL-6 94.30pg/ml（0～7pg/ml），白蛋白 28.9g/L（35～51g/L）；凝血五项：凝血酶原时间 20.00 秒（10.5～14 秒），活化部分凝血活酶时间 45.2 秒（21～34 秒），D-二聚体 2826μg/L（<200μg/L）；血友病筛查：凝血因子Ⅷ、Ⅸ、Ⅺ及 vWF 百分比均在正常范围内，ANCA 阴性，1，3-β-D-葡聚糖定量阴性，巨细胞病毒 DNA 定量 2.40E+05 Copies/ml（<1.0E+03 Copies/ml）；血、尿细菌培养未见异常；粪寄生虫镜检未找到虫卵；总 IgE 40.0U/ml（1～6月龄正常值上限 7.2U/ml）。脑干

听觉诱发电位正常。

【诊治经过】

（一）病例特点

患儿为1月龄婴儿，急性起病，表现为发热咳嗽，皮疹，肝脾大，嗜酸性粒细胞增高，入院诊断为肺炎，抗感染治疗后肺部病变及皮疹均有加重，并出现进行性血红蛋白及血小板降低。

（二）诊断及鉴别诊断

1. 入院诊断 ①急性支气管肺炎：患儿有发热咳嗽病史，入院查体双肺听诊呼吸音粗，胸部CT示双肺多发炎症、部分实变；②皮疹待查：患儿发热皮疹1天，查体口腔黏膜光滑，面部、前胸、四肢可见散在针尖样大小皮疹。

2. 疾病鉴别 患儿嗜酸性粒细胞增高应注意下列疾病。

（1）家族性嗜酸粒细胞增多症（familial eosinophilia）：询问直系亲属是否有人曾出现不明原因发热伴皮疹症状及直系亲属中是否有嗜酸粒细胞增多症患者。

（2）反应性嗜酸粒细胞增多症（reactive eosinophilia）：①过敏性疾病，如支气管哮喘等，该类疾病通常有致敏原接触史，同时伴有其他临床表现如皮疹伴有瘙痒，喘息等，经糖皮质激素治疗有效。②感染，如寄生虫，结核杆菌等，通过病原学检查可鉴别。③皮肤病，如银屑病，湿疹等。④风湿性疾病，如类风湿关节炎等，该类疾病多慢性起病，嗜酸性粒细胞升高同时多有其他特异性抗体阳性。⑤肿瘤，如淋巴瘤，各种实体瘤或囊性纤维，需结合临床影像学、骨髓检查及淋巴结活检等确定诊断。⑥内分泌疾病，如Addison病，垂体功能不全等，通过完善内分泌相关激素检测及相关检查结合影像学检查可确定诊断。⑦免疫缺陷病，如IgA缺乏症，WAS（湿疹-血小板减少-免疫缺陷综合征）等，需完善反映细胞免疫功能及体液免疫功能的相关检查、基因检测及骨髓穿刺术、淋巴结活检等检查，诊断相对困难。

（3）克隆性嗜酸性粒细胞增多症（clonic eosinophilia）：此情况下多为恶性疾病，如慢性嗜酸粒细胞白血病，急性髓细胞白血病，骨髓增生性疾病等。通过骨髓检查可鉴别。

（4）特发性高嗜酸性粒细胞综合征（idiopathic hypereosi- nophilia syndrome）：是一组发病原因不明，以嗜酸性粒细胞持续、过量生成并伴器官受累的骨髓增生性疾病。

（三）治疗经过

入院后给予患儿静脉滴注头孢哌酮钠舒巴坦钠（舒普深）联合红霉素抗感染，维生素K肌内注射改善凝血，静脉注射白蛋白改善低蛋白血症。入院第3天，患儿周身皮疹未见减轻，给予患儿静脉滴注甲泼尼龙[4mg/（kg·d）]抑制炎症反应。入院第7天，复查血结果回报：血常规示白细胞计数72.2×10⁹/L，中性粒细胞百分比0.117，淋巴细胞百分比0.415，嗜酸性粒细胞百分比0.258（0.005～0.03），嗜酸性粒细胞计数18.6×10⁹/L[（0～0.7）×10⁹/L]；血红蛋白68g/L，血小板计数137×10⁹/L，幼稚细胞百分比0.030，CRP 20.6mg/L（0～8mg/L）。患儿周身皮疹较前加重，白细胞明显升高，嗜酸性粒细胞无明显下降，为进一步明确诊断予以患儿完善骨髓穿刺检查，并输注滤白红细胞悬液0.5U改善贫血。入院第8天复查肺CT，结果回报：双肺炎症较前增多，实变影较前增多，左侧腋窝软组织密度肿块。入院第9天，复查血常规示白细胞计数70.2×10⁹/L，中性粒细胞百分比0.061，淋巴细胞百分比0.057，嗜酸性粒细胞百分比0.259（0.005～0.03），嗜酸性粒细胞计数18.2×10⁹/L[（0～0.7）×10⁹/L]，血红蛋白127g/L，血小板计数　17×10⁹/L，CRP 20.8mg/L（0～8mg/L）；骨髓检查结果提示嗜酸性粒细胞类白血病样反应。结合病情，考虑患儿存在巨细胞病毒感染导致多脏器受累，给予静脉滴注更昔洛韦（丽科伟）抗感染并加用丙种球蛋白（2g/kg）免疫支持，更换抗生素为阿奇霉素联合万古霉素抗感染，继续静脉滴注甲泼尼龙　1mg/（kg·d）抑制炎症反应，加用羟基脲口服及皮下注射重组人血小板生成素注射液升血小板。入院第 14 天患儿周身皮疹明显减轻，复查血常规：白细胞计数 25.6×10⁹/L，中性粒细胞百分比 0.014；淋巴细胞百分比 0.256；嗜酸性粒细胞百分比下降至 0.156（0.005～0.03）；嗜酸性粒细胞计数 4.0×10⁹/L[（0～0.7）×10⁹/L]，血红蛋白 103g/L，血小板计数 91×10⁹/L，异型淋巴百分比 0.470（<0.02）；CRP 7.8mg/L（0～8mg/L）。改为静脉滴注红霉素联合更昔洛韦（丽科伟）抗感染。入院第 17 天，复查肺 CT，结果回报：双肺炎症较前吸收、减少，左侧腋窝软组织密度肿块较前减小；血常规：白细胞计数 15.3×10⁹/L，中性粒细胞百分比 0.045，淋巴细胞百分比 0.605，嗜酸性粒细胞百分比 0.073（0.005～0.03），嗜酸性粒细胞计数　1.1×10⁹/L[（0～0.7）×10⁹/L]，血红蛋白　105g/L，血小板计数 291×10⁹/L，异型淋巴百分比 0.24（0～0.02），CRP<3.11mg/L（0～8mg/L）；凝血五项：D-二聚体 439μg/L（<200μg/L）。嗜酸性粒细胞基本恢复正常，患儿周身皮疹基本消退，准予出院。

（四）确定诊断

患儿发热、咳嗽伴皮疹，肝大，血常规中嗜酸性粒细胞绝对计数>1.5×10⁹/L，多脏器功能受累（血液系统、呼吸系统、肝系统、凝血系统），骨髓检查提示嗜酸性粒细胞类白血病样反应。最终考虑诊断为特发性高嗜酸性粒细胞综合征。

（五）最终诊断

①急性支气管肺炎；②特发性高嗜酸性粒细胞综合征；③巨细胞病毒感染；④多脏器功能受累（血液系统、呼吸系统、肝系统、凝血系统）。

【临床思路及诊治评述】

患儿临床表现为发热、咳嗽伴皮疹，肝大，根据辅助检查结果初步诊断为肺炎，同时发现血常规中嗜酸性粒细胞明显升高。入院后经过联合抗感染治疗及加用糖皮质激素治疗后患儿肺部实变加重，皮疹无明显好转，嗜酸性粒细胞无下降，白细胞升高，并出现了血小板及血红蛋白下降的表现，此时需考虑血液系统疾病的可能性。行骨髓穿刺术后，骨髓检查提示嗜酸性粒细胞类白血病样反应。结合患儿特点：①1 月龄起病；②临床表现为多脏器受累、皮肤大面积皮疹、肺炎、肝大等；③实验室指标异常表现为白细胞增高，分数中以嗜酸性粒细胞增高为主，血小板进行性下降，血红蛋白降低；肝功能转氨酶增高；凝血 PT 及 APTT 异常增高；尿液中巨细胞病毒 DNA 定量为 2.40E+05 Copies/ml；骨髓检查提示嗜酸性粒细胞类白血病样反应。考虑可能为巨细胞病毒感染导致反应性嗜酸性粒细胞增多症。

嗜酸性粒细胞增多综合征（hypereosinophilia syndrome，HES）是指外周血两次检查（间隔时间>1 个月）嗜酸性粒细胞绝对计数>1.5×10⁹/L 和（或）骨髓有核细胞计数嗜酸性粒细胞比例≥0.200 和（或）病理证实组织嗜酸性粒细胞广泛浸润和（或）发现嗜酸性粒细胞颗粒蛋白显著沉积（在有或没有较明显的组织嗜酸性粒细胞浸润情况下）。根据病因，嗜酸性粒细胞增多症分为家族性嗜酸性粒细胞增多症、反应性高嗜酸性粒细胞增多症、克隆性嗜酸性粒细胞增多症和特发性嗜酸性粒细胞综合征四类，其中特发性高嗜酸性粒细胞综合征（idiopathic hypereosinophilic syndrome，IHES）是一组原因不明的嗜酸性粒细胞持续增高，多伴有器官损害的综合征。

1. IHES 的诊断标准　特发性高嗜酸性粒细胞综合征诊断标准（WHO 2016）：①除外以下情况：反应性嗜酸性粒细胞增多症；淋巴细胞变异型嗜酸性粒细胞增多症（产生细胞因子，免疫表型异常的 T 细胞亚群）；CEL-NOS；WHO 标准可确诊的髓系肿瘤（如 MDS、MPN、MDS/MPN、AML）伴嗜酸性粒细胞增多；伴有 PDGFRA、PDGFRB、FGFR1 重排或 PCM1-JAK2 嗜酸性粒细胞增多相关的 MPN 或 AML/ALL。②嗜酸性粒细胞绝对计数＞1.5×10⁹/L，持续≥6 个月，且必须有组织受损。如果没有组织受损，则诊断特发性高嗜酸性粒细胞增多症。

2. HES 的累及脏器　根据文献报道，嗜酸性粒细胞增多综合征常见累及的脏器依次为：①血液系统，100%累及，表现为外周血白细胞总数增多，嗜酸性粒细胞持续增高。②呼吸系统，累及者占 50%～60%，常见症状为慢性咳嗽；约 40%的患者伴有胸腔积液。③心血管系统，50%～60%的患者心脏受累，是嗜酸性粒细胞增多综合征患者致死的主要原因。④血栓栓塞或血管炎可以引起局灶性神经病变，也可出现智力下降及周围神经病变。⑤其他脏器受累，包括皮肤及消化系统等全身脏器。

该患儿 1 月龄即发病，有多个脏器功能受累，辅助检查提示巨细胞病毒抗体阳性，虽然未给予基因学检查，但从治疗效果上看，基本排除克隆性（原发性）的可能性，考虑存在反应性嗜酸性粒细胞增多症且不能排除特发性高嗜酸性粒细胞综合征的诊断。

3. HE 的治疗　继发性嗜酸性粒细胞增多症的治疗主要是针对原发病的治疗。原发性和特发性嗜酸性粒细胞增多综合征是以有无重要器官受累和功能障碍作为主要治疗指征。由于外周血嗜酸性粒细胞绝对计数不一定与终末器官受损成正比，因此，如果没有明确的器官受累和功能障碍，迄今尚无何时及是否需要治疗的共识。嗜酸性粒细胞增多综合征治疗的目的是降低嗜酸性粒细胞计数和减少嗜酸性粒细胞介导的器官功能受损。

【典型图表】

1. 血液、骨髓细胞计数检查（表 1-7-1）。

表 1-7-1　血液、骨髓细胞计数

细胞名称		血片细胞计数（%）	骨髓片细胞	
			正常值（%）	计数（%）
粒细胞系	原始血细胞		0～0.5	
	原始粒细胞		0～1.8	0.80
	早幼粒细胞		0.4～3.9	2.80
	中性　中幼	1.00	2.2～12.2	5.20
	晚幼	1.00	3.5～13.5	4.00
	杆状核	9.00	16.4～32.1	6.80
	分叶核	12.00	4.2～21.2	1.20
	中幼	1.00	0～1.4	10.33
	嗜酸　晚幼		0～1.8	6.4
	杆状核	3.00	0～4.2	13.50
	分叶核	13.00	0～1.4	7.20

续表

细胞名称			血片细胞计数（%）	骨髓片细胞	
				正常值（%）	计数（%）
	嗜碱	中幼		0～0.2	
		晚幼		0～0.3	
		杆状核		0～0.4	
		分叶核		0～0.2	
红细胞系	原始红细胞			0～1.9	
	早幼红细胞			0.2～2.6	2.40
	中幼红细胞		1 个	2.6～10.7	22.40
	晚幼红细胞		2 个	5.2～17.5	11.60
	巨早幼红细胞			0～0	
	巨中幼红细胞			0～0	
	巨晚幼红细胞			0～0	
粒系：红系				2.0～5.1	1.58
淋巴细胞	原始淋巴细胞			0～0.4	
	幼稚淋巴细胞			0～2.1	0.40
	成熟淋巴细胞		38.00	10.7～43.1	3.60
	异型淋巴细胞		15.00		
单核细胞	原始单核细胞			0～0.3	
	幼稚单核细胞			0～0.6	
	成熟单核细胞		7.00	1～6.2	1.20
浆细胞	原始浆细胞			0～0	
	幼稚浆细胞			0～0	
	成熟浆细胞			0～2.1	0.40
其他细胞	组织细胞			0～0.8	0.40
	组织嗜碱细胞			0～0	
巨核细胞	原始巨核细胞			0～3	0 个
	幼稚巨核细胞			0～10	43 个
	颗粒型巨核细胞			10～30	153 个
	产板型巨核细胞			>1	3 个
	裸核型巨核细胞			0～30	35 个

RBC：2.08×10^{12}/L　　　　HB：68g/L　　　　　　　　RC：10.8%

PLT：137×10^{9}/L　　　　WBC：72.2×10^{9}/L

化学染色	NAP 积分值	206 分	NAP 阳性率	66%
	POX		PAS	
	细胞内铁	25%	细胞外铁	＋

2. 骨髓细胞形态检查（图 1-7-1）

（1）髓象分析：①取材、涂片、染色良好；②骨髓增生明显活跃，无核细胞：有核细胞=1000：175，其中粒系占 0.576，红系占 0.364，粒：红=1.58：1；③粒系增生活跃，各阶段比值呈核左移，偶见原粒细胞，部分粒细胞胞体增大，胞质颗粒增高；嗜酸性粒细胞比值增高占 0.368 0，可见双嗜性颗粒；④红系细胞增生明显活跃，以中、晚幼红细胞为主，可见花瓣红、哑铃核、

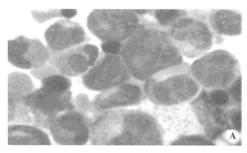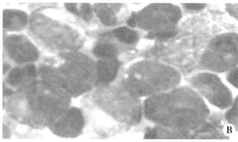

图 1-7-1　骨髓细胞形态

嗜多染及分裂象；⑤淋巴细胞占 0.040，偶见幼淋巴细胞；⑥环片一周见到巨核细胞 234 个，其中见到产板巨核细胞 3 个，血小板可见；⑦未见寄生虫。

（2）血象分析：①可见幼红和幼粒细胞，嗜酸性粒细胞比值增高占 0.17，其绝对值约为 12.274 $\times 10^9$/L；②无核红细胞可见嗜多染；③异型淋巴细胞比值增高占 0.150；④NAP 积分增高，RC 比值增高占 0.108。

（3）印诊：髓、血象提示①类白血病反应（嗜酸性粒细胞型）；②红系有溶血表现；③外周异型淋巴细胞比值升高，请结合临床动态观察。

（郑笑十　李玖军）

参 考 文 献

[1] 中华医学会血液学分会白血病淋巴瘤学组. 嗜酸粒细胞增多症诊断与治疗中国专家共识（2017 年版）[J]. 中华血液学杂志，2017，38（7）：561-565.

[2] Malbrain ML，Van den Berg H，Zachee P. Further evidence for the clonal nature of the idiopathic hypereosinophilic syndrome：complete haematological and cytogenetic remission induced by interferon-alpha in a case with unique chromosomal abnormality[J]. Br J Haematol，1996，92（1）：176-183.

[3] Chusid MJ，Dale DC，West BC，et al. The hypereosinophilic syndrome：analysis of fourteen cases with review of the literture[J]. Medicine（Baltimore），1975，54（1）：1-27.

[4] 金春林，孙晓生，陈晓峰. 嗜酸性粒细胞增多综合征 1 例[J]. 临床皮肤科杂志，2006，35（5）：325.

[5] 李佩，谢毅. 特发性嗜酸性粒细胞增多综合征 3 例报告及文献复习[J]. 诊断学理论与实践，2004，3（6）：451-453.

[6] 刘瑶，孙金英. 特发性嗜酸性粒细胞增多综合征 1 例[J]. 中华儿科杂志，2003，41（5）：394.

[7] 罗永杰. 嗜酸性粒细胞增多症 1 例[J]. 西部医学，2003，15（3）：211.

[8] 陶仲卫. 特发性嗜酸粒细胞增多综合征[J]. 山东医药，1991，40（31）：47.

[9] 涂传清，黄绵清，徐运孝. 特发性嗜酸性粒细胞增多综合征 3 例报告[J]. 中国综合临床，2003，19（2）：192-193.

[10] 吴欣. 原发性嗜酸性粒细胞增多综合征酷似冠心病 1 例[J]. 实用医学杂志，2006，22（16）：581.

病例 8　发热伴胆汁酸升高

［先天性肝外异常门腔分流Ⅰb型］

【病例摘要】

患儿女，1 岁 5 月龄，主因"持续发热 5 天"入院。

入院 5 天前患儿无明显诱因出现发热，峰值 40℃，交替口服"布洛芬混悬液（美林）、对乙酰氨基酚混悬液（泰诺林）"热可退，发热时伴寒战、无抽搐，自行口服"环酯红霉素"效果不佳。入院当日门诊完善辅助检查血常规：白细胞 16.6×10^9/L，中性粒细胞百分比 0.66，淋巴细胞百分比 0.191，血红蛋白 110g/L，CRP 99.5mg/L（0～8mg/L）；以"脓毒症"收住院。

患儿系 G_1P_1，足月剖宫产，出生后无窒息史，出生后生长发育同正常同龄儿。

入院查体：T 38.8℃，P 123 次/分，R 32 次/分，BP 95/60mmHg，Wt 14kg；神志清楚，状态好，呼吸平稳，无发绀，鼻扇及三凹征（－），周身皮肤未见皮疹及出血点，未触及浅表淋巴结肿大，咽略赤，扁桃体无肿大，颈软，双瞳孔等大正圆，直径约 3.0mm，对光反射灵敏；双肺听诊呼吸音粗，未闻及干湿啰音；听诊心音有力，律齐，各瓣膜听诊区未闻及杂音；腹软，肝脾肋下未触及，听诊肠鸣音活跃；四肢末梢温，指端无脱皮，四肢肌张力正常，CRT＜3 秒；神经系统查体无阳性体征。

辅助检查：肝功能结果示天冬氨酸氨基转移酶 37U/L（5～34U/L），丙氨酸氨基转移酶 15U/L（0～40U/L），总胆红素 21.7μmol/L（3.4～20.5μmol/L），结合胆红素 7.2μmol/L（0～8.6μmol/L），非结合胆红素 14.50μmol/L（3.4～11.9μmol/L），总胆汁酸 142.13μmol/L（0.5～10μmol/L）；肝炎病毒（甲肝，乙肝，丙肝）抗体阴性，血细菌培养阴性，便细菌培养阴性；甲胎蛋白（AFP）31.49nl/ml（0～9nl/ml），神经元特异性烯醇化酶（NSE）阴性。胸部 CT 影像示双肺散在炎症。

【诊治经过】

（一）病例特点

该患儿因脓毒症入院，辅助检查提示胆汁酸升高，进一步完善肝胆脾超声提示肝内多发低回声团。

（二）诊断及鉴别诊断

1. 入院诊断　脓毒症。患儿有发热病史，发热热峰 40℃；辅助检查：白细胞 16.6×10^9/L（＞15×10^9/L）。

2. 疾病鉴别　患儿发热伴胆汁酸升高应注意与以下疾病相鉴别。

（1）肝细胞损害：急慢性肝炎，肝肿瘤，该类疾病通常伴有肝功能异常，同时完善甲胎蛋白，肝炎病毒抗体，肝胆脾三维超声等检查可鉴别诊断。

（2）胆道梗阻：胆石症，胆道肿瘤，肝内外胆管阻塞，该类疾病多伴有胆红素升高，临床有黄疸症状，完善肝影像学检查如肝胆脾三维超声等可鉴别诊断。

（3）先天胆汁酸代谢障碍：该类疾病患儿多在婴幼儿甚至新生儿期即有黄疸、肝大、腹泻、生长发育迟缓等表现，除完善肝功能、凝血功能、肝胆脾超声等检查外，确定诊断需进一步完善遗传代谢病筛查及基因检测。

（4）高脂蛋白血症时的代谢异常，完善血脂系列检查可鉴别诊断。

（5）全身疾病如感染等均可能影响胆汁酸代谢，治疗原发病后胆汁酸应逐渐恢复正常。

（三）治疗经过

入院后给予头孢甲肟抗感染治疗，患儿体温逐渐平稳。因总胆汁酸高，加用口服熊去氧胆酸[20mg/（kg·d）]。完善肝胆脾三维超声，结果提示：①肝内多发低回声团。②胆囊轮廓模糊，囊腔空虚。请小儿外科会诊建议完善全腹增强 CT。家属拒绝，要求完善肝 MRI。

入院第 7 天完善肝 MRI，结果提示：肝内多发长 T_1 及长 T_2 信号，较大者位于肝右后叶，大小约 1.9cm×2.4cm×2.2cm，结合病史，不除外肝脓肿。入院 12 天患儿体温平稳，感染指标恢复正常。完善全腹增强 CT 结果提示：肝内多发富于血供的稍低密度灶，性质待定。注意先天性肝外门腔静脉分流，双下腔静脉，马蹄肾。入院第 13 天复查肝胆脾三维超声，结果均提示：①肝内多发稍高回声团，不除外血管瘤。②符合先天门体分流（肝外型）。请介入科会诊，介入科考虑活检风险较高，不建议活检确诊。小儿外科会诊后认为无手术指征。

入院第 19 天，复查肝功能：天冬氨酸氨基转移酶 126U/L（5～34U/L），丙氨酸氨基转移酶 67U/L（0～40U/L），总胆汁酸 156.04μmol/L（0.5～10μmol/L）。患儿家属签字退院，携患儿前往北京儿研所诊疗。完善门脉系统三维 CT 成像结果提示：门静脉狭窄，门体静脉分流，双下腔静脉（?），遂行 Rex 手术（脾静脉-门静脉左支端侧吻合术）+ 门腔异常分流血管结扎术，术后患儿恢复良好，总胆汁酸水平逐渐降至正常。

（四）确定诊断

全腹 CT 提示门静脉向下腔静脉汇合，双下腔静脉，马蹄肾。

（五）最终诊断

①脓毒症；②先天性肝外异常门腔分流（Abernethy 畸形）Ⅰb 型；③双下腔静脉畸形；④马蹄肾；⑤高胆汁酸血症；⑥肺炎。

【临床思路及诊治评述】

患儿因脓毒症住院治疗，入院后完善肝功能检查，结果提示胆汁酸升高，完善肝胆脾超声检查，结果提示肝存在多发低回声团，结合患儿脓毒症的临床表现，首先不能除外肝脓肿，其次应考虑占位病变，血管瘤等可能性，需进一步完善相关检查，故行肝 MRI、全腹增强 CT。通过全腹增强 CT 确诊先天门体分流，同时也找到了胆汁酸升高的原因。

先天性肝外异常门腔分流（Abernethy 畸形）及双下腔静脉畸形均为非常罕见的先天性静脉畸形。同时患有两种畸形的病例既往少有报道。

双下腔静脉畸形多无临床症状及体征。以往多在尸检中发现。随着影像学检查高精设备的开发和临床应用，较多的因其他原因行腹部 B 超、CT 和下腔静脉造影时于生前偶然发现。

1. **先天性肝外异常门腔分流的分型** 先天性肝外异常门腔分流，分为两型：Ⅰ型，肝完全无门静脉血灌注，例如门静脉缺失，胃肠静脉血完全向腔静脉分流；Ⅱ型，门静脉血部分向肝灌注。Ⅰ型又分Ⅰa 和Ⅰb 亚型，Ⅰa 型：肠系膜上静脉与脾静脉无汇合；Ⅰb 型：肠系膜上静脉与脾静脉汇合。本病例中根据全腹增强 CT 结果分析，该患儿应属于Ⅰb 型。

2. **先天性肝外异常门腔分流的诊断** 随着超声的广泛应用，大多数先天性肝外异常门腔分流在幼年时即可被发现。①临床表现：先天性肝外异常门腔分流因合并其他类型的先天畸形而临床表现不一，主要临床表现有肝门静脉血灌注不足导致的肝功能受损和代谢异常，包括高半乳糖血症、高胆汁酸、高血糖、高血氨及门、腔静脉分流导致的肝性脑病。②影像学诊断标准：本病的诊断以间接或直接门静脉造影为金标准。对于发育不良的门静脉和分支，在 CT 或 MRI 无法看清的情况下，门静脉造影是唯一确定门静脉畸形是否存在并确定畸形类型的方法。

3. **先天性肝外异常门腔分流的常见并发症** 如可引起肝的代谢障碍，一般是轻度的、非特异性的，如本病例中单独总胆汁酸升高。其他严重并发症，如门体静脉分流型脑病、门静脉性肺动脉高压（PPH）、肝肺综合征（HPS）、肾疾病；肿瘤相关疾病，如局灶性结节性增生（FNH）、再生结节性增生（RNH）和肝细胞腺瘤。本例患儿肝病灶性质最终没能确定，也不能排除肝结节的可能性。

4. 先天性肝外异常门腔分流的治疗　在治疗方面，目前认为有症状的先天性肝外异常门腔分流都应该进行治疗，因为出现心肺症状、肝结节等不但危害生命，而且严重影响生活质量。对于真正无症状的患者治疗还是不治疗及何时治疗是很难做出处理决定的。有一些报道强烈建议在出现明显并发症（如脱水后急性肝衰竭、不可逆转的肺动脉高压、肝恶性肿瘤、高氨血症长期作用而影响脑的发育）之前进行分流阻塞。Abernethy Ⅱ型主要通过手术及介入方法治疗，对于合并有难以控制的肝性脑病、胆道闭锁或有严重肝肺综合征的先天门体分流（congenital portosystemic shunts，CPS），建议行肝移植手术。

【典型图片】

1. 肝 MRI 示多发低密度灶（图 1-8-1）。
2. 全腹部增强 CT 可见门腔静脉分流处和下腔静脉分流处（图 1-8-2）。

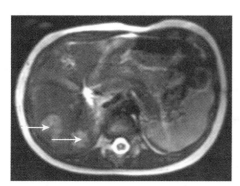
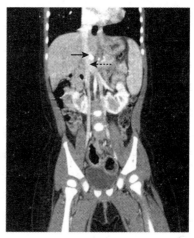

图 1-8-1　肝 MRI 影像　　　　　图 1-8-2　全腹部增强 CT 影像

可见多发低密度灶（箭头所指部位）　　实箭头所指为门腔静脉分流处；虚箭头所指
为下腔静脉分流处

（郑笑十　李玖军）

参 考 文 献

[1] Morgan G，Superina R. Congenital absence of the portal vein：Two cases and a proposed classification system for portasystemic vascular anomalies[J]. Journal of Pediatric Surgery，1994，29（9）：1239-1241.

[2] Sanada Y，Urahashi T，Ihara Y，et al. The role of operative intervention in management of congenital extrahepatic portosystemic shunt[J]. Surgery，2011，151（3）：404-411.

[3] Franchi-Abella S，Branchereau S，Lambert V，et al. Complications of congenital portosystemic shunts in children：Therapeutic options and outcomes[J]. Journal of Pediatric Gastroenterology and Nutrition，2010，51（3）：322-330.

[4] Lautz TB，Tantemsapya N，Rowell E，et al. Management and classification of type Ⅱ congenital portosystemic shunts[J]. Journal of Pediatric Surgery，2011，46（2）：308-314.

[5] 黄顺根. 先天性门静脉分流诊治进展[J]. 临床外科杂志，2013，21（8）：646-649.

[6] Shinkai M，Ohhanm Y，Nishi T，et al. Congenital absence of the portal vein and role of liver transplantation in children[J]. Journal of Pediatric Surgery，2001，36（7）：1026-1031.

[7] Nii A, Takehara Hu, Kuyama H, et al. Successful preemptive surgical division of type 2-congenital extrahepatic portosystemic shunt in children[J]. Jo Med Invest, 2009, 56（1~2）: 49-54.

[8] Kobayashi N, Niwa T, Kifikoshi H, et al. Clinical classification of congenital extrahepatic portosystemic shunts[J]. Hepatol Res, 2010, 40（6）: 585-593.

[9] Ohnishi Y, Ueda M, Doi H, et al. Successful liver transplantation for congenital absence of the portal vein complicated by intrapulmonary shunt and brain abscess[J]. Journal of Pediatric Surgery, 2005, 40（5）: e1-3.

病例 9　发热，头痛，精神状态差

［结核性脑膜脑炎］

【病例摘要】

患儿男，4 岁，以"发热 7 天，头痛伴精神状态差 3 天"为主诉入院。

患儿 7 天前无明显诱因出现发热，热峰 39℃左右，伴咳嗽，无寒战、抽搐，给予口服解热药后热退不理想，间隔 1 小时体温复升，家属携患儿于当地医院住院，完善血常规：白细胞计数 14.39×10⁹/L，中性粒细胞百分比 0.114，血红蛋白 121g/L；血小板计数 612×10⁹/L；肺炎支原体 IgM 抗体阳性；胸 X 线片：双肺纹理增强，模糊，炎症影（？）。给予患儿静脉滴注炎琥宁 3 天、红霉素 2 天、氨曲南 1 天、单磷酸阿糖腺苷 2 天、甘露醇、头孢哌酮 1 天，仍有发热，其间患儿有呕吐，非喷射性，给予静脉滴注奥美拉唑 1 次。近 3 天出现头痛伴精神状态差，家属为求系统诊治，门诊以"中枢神经系统感染（？）"收入院。

患儿系 G_1P_1，36 周顺产，出生后曾于新生儿科住院 8 天（住院原因不详），出生时无缺氧窒息史，生长发育较同龄儿略差，疫苗未按时接种。否认癫痫、结核等家族病史。否认家族特殊病病史。患儿母亲生产期间有抢救史（具体不详），已去世 3 年（具体不详）。

入院查体：T 37.0℃、P 110 次/分、R 24 次/分，BP 100/46mmHg，Wt 16.5kg；嗜睡，一般状态差，周身未见皮疹及出血点，浅表淋巴结未及肿大，双瞳孔等大正圆，瞳孔直径 3.0mm，对光反射灵敏、球结膜未见水肿，咽赤，颈软，双肺呼吸音粗，未闻及明显干湿啰音；心音有力，律齐，各瓣膜听诊区未闻及杂音，心率 110 次/分，腹部平软，肠鸣音正常，肝脾未触及肿大，无压痛及反跳痛。四肢肌张力正常，布氏征（-），克氏征（-），右巴氏征（+），左巴氏征（-），双掌颏反射（-）。

辅助检查：腹部及头部影像学检查未见明显异常。

【诊治经过】

（一）病例特点

患儿急性起病，以发热、神经系统异常症状为主要表现，抗感染治疗后仍有病情进展，出现意识状态改变。

（二）诊断及鉴别诊断

1. 入院诊断　①中枢神经系统感染（？）：患儿以"发热 7 天，头痛伴精神状态差 3 天"为主诉入院。查体嗜睡、右巴氏征（+），化验显示白细胞计数 14.39×10⁹/L；中性粒细胞百分比

0.114；肺炎支原体 IgM 抗体阳性，待完善相关检查明确诊断。②急性支气管肺炎：患儿有发热、咳嗽病史，胸 X 线片（自阅）示双肺纹理增强，模糊，炎症影（？）。③肺炎支原体感染：患儿发热、咳嗽，胸部 X 线片提示双肺纹理模糊，肺炎支原体 IgM 抗体阳性。

2. 疾病鉴别　患儿存在发热、咳嗽、神经系统异常表现，应与以下疾病相鉴别。

（1）中毒性脑病：急性起病，常发生在中毒性痢疾、败血症、重症肺炎等严重感染的极期。在原发病的基础上突然出现脑炎样表现，如嗜睡、谵妄、昏迷、惊厥、中枢性瘫痪、去大脑强直、锥体束征等，眼底检查可有视神经盘水肿。脑症状可在 1～3 天消退，不留后遗症，重症或处理不当时可迅速恶化，常有神经系损伤后遗症。实验室检查除脑脊液压力增高外，其余无明显异常，偶见蛋白轻度增高。

（2）化脓性脑膜炎：是由化脓性细菌感染所致的脑脊膜炎症，是中枢神经系统常见的化脓性感染，有发热、头痛、呕吐等表现，查体有脑膜刺激征，脑脊液压力升高、白细胞明显升高，即应考虑本病。确诊包括脑脊液细菌涂片检出病原菌、血细菌培养阳性等。

（3）病毒性脑炎：为由病毒直接侵犯脑实质引起的脑部炎症。临床上主要表现为脑实质损害的症状和颅内高压征，如发热、头痛、呕吐、抽搐，严重者出现昏迷，但脑脊液白细胞计数通常低于 $1000×10^6/L$，糖及氯化物一般正常或稍低，细菌涂片或细菌培养结果阴性。与以上疾病相鉴别均需要进一步完善影像学检查及实验室相关检查。

（三）治疗经过

患儿初入院时，完善血常规：白细胞计数 $15.2×10^9/L$，中性粒细胞百分比 0.891；化验 EB 病毒，提示既往感染；肺部 CT：双肺弥漫小结节，性质待定（图 1-9-1）；头部 MRI（图 1-9-2）：双侧半卵圆中心，侧脑室旁异常信号，右侧上颌窦炎，左侧蝶窦炎，左侧乳突炎；常规脑电图：正常睡眠脑电图；心电图、脑干听觉+视觉诱发电位未见异常。给予小牛血清去蛋白注射液（奥德金）营养脑神经，阿奇霉素联合头孢甲肟抗感染，单磷酸阿糖腺苷抗病毒，外用银胡感冒散清热治疗，甘露醇、托拉塞米降颅压，逐渐由每日 1 次增加至间隔 8 小时 1 次，入院第 3 天给予丙种球蛋白支持治疗 3 天，患儿仍有发热，意识状态无明显改善；腰椎穿刺提示脑脊液压力 V=120 滴/分（40～50 滴/分）；脑脊液常规检查：外观无色透明；白细胞计数 $145×10^6/L$，单个核细胞计数 $132×10^6/L$；脑脊液生化：糖 0.48mmol/L（2.5～4.5mmol/L），氯 103.8mmol/L（120～132mmol/L），蛋白 0.52g/L（0.15～0.45g/L）；结核菌涂片结果未找到抗酸杆菌。同日，患儿意识不清，Glasgow 评分 9 分（睁眼 2 分，运动 5 分，语言 2 分），心率减慢，病情危重，转入重症监护室。

转入时患儿意识不清，左上肢肌力 3 级，右上肢肌力 4 级，右下肢肌力 3 级，左下肢肌力 2 级，四肢肌张力较正常增高，颈强（+），双侧巴氏征阳性，双侧克氏征（+），双侧布氏征（-）。转入后立即给予心电、血氧、血压监护，化验提示低钾低钠血症，给予高张钠补钠，单磷酸阿糖腺苷抗病毒共 10 天，头孢甲肟增量至 1g 间隔 8 小时抗感染，再次应用丙种球蛋白 3 天，牛黄安宫丸促醒，甘露醇、托拉塞米间隔 8 小时降颅压，并限制液体量；神经节苷脂（申捷）、乙酰谷酰胺营养神经、磷酸肌酸钠保心、多烯磷脂酰胆碱（天兴）保肝、亚低温脑保护。详细追问病史得知母亲生产后疑似结核，于家中吸氧 1 年，未确诊，现已去世，结合患儿意识状态改变、胸部 CT 影像特点及脑脊液常规生化改变，考虑结核性脑膜脑炎待除外，家属知情同意后诊断性抗结核治疗：异烟肼 0.2g 早 1 次空腹口服，利福平 0.15g 早 1 次空腹口服，吡嗪酰胺 0.25g 每日 2 次口服，抗结核治疗基础上给予甲泼尼龙 20mg/次，间隔 12 小时静脉应用，5 天后更改为 15mg 每日 1 次静脉应用并鞘注地塞米松缓解脑膜脑炎症状。转入第 3 天（即入院第 9 天），复查脑脊液：白细胞计数 $400×10^6/L$；单个核细胞百分比 0.383；多核细胞百分比 0.617；CRP 升至 87.5mg/L（0～8mg/L）；更换为美罗培南抗感染，T-spot 回报为阳性，结核性脑膜脑炎初步诊断成立。转入第 6 天，CRP 下降，美罗培南更换为利奈唑胺（斯沃）及头孢曲松联合抗感染。因存在疼痛刺激后抽搐发作，给予丙戊酸钠每日 2 次鼻饲缓解症状。转入第 10 天（即入院第 16 天），脑脊液 PCR TB 回报为结核分枝杆菌 DNA 阳性，至此结核性脑膜脑炎诊断明确。

转入重症监护室后除口服抗结核药物外，间断给予鞘注异烟肼及地塞米松联合治疗，复查化验脑脊液中白细胞明显下降至（20～30）$×10^6/L$，复查显示转氨酶升高，考虑为抗结核药所致，给予加用异甘草酸镁（天晴甘美）保肝药物治疗。入院第 23 天，完善动态脑电图示背景为弥漫性 δ 波活动，无枕区优势节律；睡眠生理波消失，醒睡不能区分；复查头部 MRI：左侧额顶叶皮质下、右侧基底节及脑室、左侧丘脑区新发病灶，脑炎（？）；轻度脑积水；双侧半卵圆中心长 T_1 长 T_2 信号影未见显示。入院第 28 天，患儿双侧肢体周径明显不等且有水肿表现，四肢静脉超声未见深静脉血栓，化验白蛋白 24.4g/L（35～53g/L）；纤维蛋白原含量 0.60g/L（2～4g/L）；血红蛋白 64g/L（120～140g/L）；给予输注白蛋白、纤维蛋白原、滤白红细胞悬液 1U，血浆 200ml 支持治疗。入院第 37 天，患儿反复低热，利奈唑胺（斯沃）及头孢曲松他唑巴坦（优他能）使用 25 天，给予更换为左氧氟沙星（可乐必妥）抗感染。治疗期间，给予益生菌调节肠道菌群、善存补充维生素、被动肢体活动训练；胃肠道间断有咖啡样物引出，考虑应激性溃疡，给予洗胃、云南白药鼻饲、维生素 K、蛇毒血凝酶（邦亭）及酚磺乙胺对症止血治疗。入院第 42 天，仍有低热，予停用静脉抗生素，并给予丙种球蛋白治疗 3 天，氟康唑（大扶康）鼻饲预防真菌、特殊物理降温、金莲清热泡腾片清热。入院第 45 天，再次请结核病医院会诊，建议继续口服抗结核药治疗，并继续鞘内注射异烟肼及地塞米松，此时静脉用甲泼尼龙已减量至 7.5mg 每日 1 次。复查肝功能异常较前加重，结合胆红素较前增加，考虑与感染及抗结核治疗药物有关，建议天兴保肝，口服熊去氧胆酸（优思弗），待肝功能好转后观察胆汁酸的变化规律。血小板升高至 $1120×10^9/L$，给予双嘧达莫对症抗血小板凝聚。

入院第 51 天，即转入第 45 天，患儿有低热，昏迷，Glasgow 评分 11 分（睁眼 3 分，运动 5 分，语言 3 分），无抽搐表现，角弓反张状态，肢体强直，双上肢肘关节弯曲位，双手握拳，双上肢肌力 4 级，双下肢肌力 3 级，四肢肌张力高，双侧踝关节强直，踝阵挛，颈强（+），双侧巴氏征阳性，双侧克氏征（+），布氏征（-）。患儿无须呼吸机及高级生命支持治疗，建议联系康复科进行康复治疗，家属因个人原因，拒绝继续治疗，详细交代病情及相应风险后，患儿退院。

（四）确定诊断

患儿存在疑似活动性结核接触史，肺部影像学检查显示双肺弥漫小结节，血液 T-spot 显示为阳性，脑脊液 PCR TB 回报为结核分枝杆菌 DNA 阳性。

（五）最终诊断

①结核性脑膜脑炎；②肺结核；③脑积水；④左侧周围性面瘫；⑤低蛋白血症。

【临床思路及诊治评述】

患儿年龄小，急性起病，以发热、意识状态改变为首发表现，入院后给予抗炎、抗病毒及丙种球蛋白治疗后病情无明显好转，此时化脓性脑膜炎、病毒性脑炎、中毒性脑病均不能很好解释病情。结合患儿母亲病史、患儿胸部影像学检查结果，高度怀疑结核菌感染、结核性脑膜脑炎。经脑脊液 PCR TB 测定，结核分枝杆菌 DNA 阳性，最终确诊。

1. 儿童结核性脑膜脑炎的感染因素　常为全身性血行播散性结核的一部分，原发结核病病变形成时，病灶内的结核杆菌可经血行而停留在脑膜、脑实质、脊髓内，形成隐匿的结核病灶，包括结核结节、结核瘤。密切接触史是儿童感染活动性结核的高危因素，由于儿童的免疫系统及中枢神经系统尚未发育完善，在暴露于家庭结核病患者时，发生活动性结核病甚至重症结核病的风险更高。

2. 儿童结核性脑膜脑炎的临床表现　早期无明显临床症状，误诊率及死亡率均较成人高，发病时主要表现为高热、头痛、呕吐、消瘦、颈项强直、意识障碍、脑膜刺激征，尤其颅内压升高较明显，易出现脑积水、脑室扩张等。脑脊液检测出现白细胞计数及蛋白升高、葡萄糖及氯化物下降，而脑脊液蛋白升高越明显、葡萄糖下降越明显表明病情越严重。

3. 儿童结核性脑膜脑炎的治疗　主要是抗结核治疗及控制颅高压两个方面。

（1）抗结核治疗：①强化治疗。联合应用易透过血脑屏障的抗结核杀菌药物，一般为异烟肼（INH）、利福平（RFP）、吡嗪酰胺（PZA）、乙胺丁醇（EMB）、阿米卡星（AM）、左氧氟沙星（LFX）、链霉素（SM）及利奈唑胺（LZD）在内的 2～5 种药品进行全身抗结核治疗，常用方案为"异烟肼+利福平+吡嗪酰胺"或"异烟肼+利福平+吡嗪酰胺+乙胺丁醇"，本例中患儿采用的是前者。②巩固治疗。继用 INH，RFP 或 EMB，9～12 个月。抗结核药物总疗程不少于 12 个月，或待脑脊液恢复正常后继续治疗 6 个月。

（2）降低颅高压：①使用脱水药及利尿药。②侧脑室穿刺引流，适用于急性脑积水而其他降颅压措施无效或疑有脑疝形成时。③腰椎穿刺减压及鞘内注药，适应证为颅内压较高，应用激素及甘露醇效果不明显，但不急需做侧脑室引流或没有做侧脑室引流的条件者；脑膜炎症控制不好以致颅内压难于控制者；脑脊液蛋白量＞3.0g/L 以上。④分流手术。若脑底脑膜粘连、梗阻发生梗阻性脑积水时，经侧脑室引流等难以奏效，而脑脊液检查已恢复正常，为彻底解决颅内高压问题，可考虑做侧脑室小脑延髓池分流术。⑤糖皮质激素能抑制炎症渗出从而降低颅内压，可减轻中毒症状及脑膜刺激症状，有利于脑脊液循环，并可减少粘连，从而减轻或防止脑积水的发生。是抗结核药物有效的辅助疗法，早期使用效果好。

（3）给予对症治疗：如控制惊厥发热、维持水电解质平衡、保证能量供应、预防或治疗其他感染等。

【典型图表】

1. 肺部 CT 影像示双肺弥漫小结节，性质待定（图 1-9-1）。

2. 头部 MRI 示双侧半卵圆中心，侧脑室

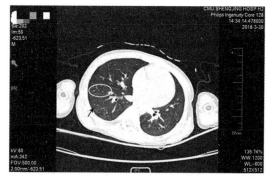

图 1-9-1　肺部 CT 影像

可见弥漫小结节，性质待定（圈、箭头所示）

旁异常信号，右侧上颌窦炎，左侧蝶窦炎，左侧乳突炎（图 1-9-2）。

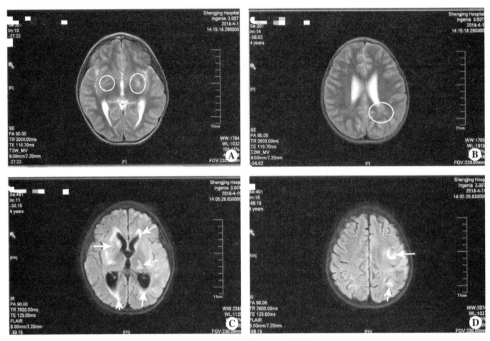

图 1-9-2　头部 MRI 影像

A. 双侧半卵圆中心，异常信号（圈内）；B. 左侧脑室旁异常信号（圈内）；C. 右侧基底节及脑室、左侧丘脑区新发病灶，
轻度脑积水（箭头所示）；D. 左侧额顶叶皮质下新发病灶（箭头所示）

（邹　凝　李玖军）

参 考 文 献

[1] 祁雪，申阿东，孙琳，等. 两种检测技术在不同危险因素等级儿童中筛查潜伏性结核感染的结果分析[J]. 中国防痨杂志，2018，40（9）：924-931.

[2] 杨笑，吴若芬，窦春阳，等. 儿童结核性脑膜炎脑脊液细胞学变化[J]. 中国现代神经疾病杂志，2013，13（2）：126-131.

[3] 姚雪华. 儿童结核性脑膜炎预后及相关危险因素分析[J]. 中国实用神经疾病杂志，2019，22（9）：1006-1012.

[4] 黄绍梅，邱薇，刘燕. 儿童结核性脑膜炎 193 例临床分析[J]. 临床肺科杂志，2013，18（2）：358-359.

[5] 廖亦男，罗如平，甘路民. 儿童结核性脑膜炎临床特征分析[J]. 医学临床研究，2015，32（10）：2056-2057.

[6] Bang N D，Caws M，Truc T T，et al. Clinical presentations，diagnosis, mortality and prognostic markers of tuberculous meningitis in Vietnamese children：a prospective descriptive study[J]. BMC Infectious Disease，2016，16（1）：573.

[7] Dhawan SR，Gupta A，Singhi P，et al. Predictors of neurological outcome of tuberculous meningitis in childhood：A prospective cohort study from a developing country[J]. J Child Neurol，2016，31（14）：1622-1627.

[8] Van Toorn R，Schaaf HS，Laubscher JA，et al. Short intensified treatment in children with drug-susceptible tuberculous meningitis[J]. Pediatr Infect Dis J，2014，33（3）：248-252.

[9] Rohlwink U K，Donald K，Gavine B，et al. Clinical characteristics and neurodevelopmental outcomes of children with tuberculous meningitis and hydrocephalus[J]. Dev Med Child Neurol，2016，58（5）：461-468.

[10] Chiang SS，Khan F A，Milstein M B，et al. Treatment outcomes of childhood tuberculous meningitis：a systematic review and meta-analysis[J]. Lancet Infect Dis，2014，14（10）：947-957.

病例 10　发热伴频繁抽搐发作

［氨甲酰磷酸合成酶 1 缺乏症］

【病例摘要】

患儿女，8 月龄，主因"间断发热 23 天，反复抽搐 22 天"入院。

23 天前患儿与感冒家属接触后出现发热，热峰 39.4℃，3～4 次/天，无抽搐，无呕吐、腹泻，精神状态稍差，口服退热药后热可退。22 天前，患儿出现嗜睡，抽搐，表现为双目凝视，四肢节律性抖动，呼之不应，意识丧失，抽搐时间最短约 1 分钟，最长 1 小时，一日 10 余次。遂立即于当地医院住院治疗，予镇静、抗感染（具体不详）、气管插管呼吸机辅助通气治疗 19 天，完善头 MRI 示双侧额叶、颞叶、顶叶、枕叶、胼胝体异常信号，考虑炎性病变。3 天前患儿仍有肌张力增强或上肢抖动，双目凝视，于当地医院治疗未见明显好转，为求进一步诊治入我院。

患儿系 G_1P_1，足月剖宫产，出生体重 3.3 kg，出生史正常，生长发育同同龄儿。既往体健，无抽搐家族史或家族遗传病史。

入院查体：T 37℃，P 140 次/分，R 23 次/分，BP 105/63mmHg，Wt 8.0kg；嗜睡，状态反应较差，双眼凝视，偶有双目上翻，前囟膨隆，张力高。全身皮肤干燥，有脱屑，无黄染，无皮疹及出血点。双侧瞳孔等大等圆，直径约 2.5mm，对光反射灵敏，双眼球结膜无水肿，未触及浅表淋巴结，鼻扇及三凹征（－），双肺可闻及痰鸣音，心脏检查无异常，腹软，略胀，肠鸣音正常。右锁骨中线肝肋下 5cm，脾肋下未触及，四肢肢温，CRT＜2 秒，双足水肿，颈强（＋），四肢肌力 3 级，肌张力 1^+ 级（Ashworth 分级标准），余查体未见明显异常。

辅助检查：肝功能及心肌酶谱：丙氨酸氨基转移酶 64U/L（0～40U/L），天冬氨酸氨基转移酶 202U/L（5～34U/L），肌酸激酶 166U/L（29～200U/L），肌酸激酶 MB 同工酶 64.6U/L（0～24U/L）；血氨：99.0μmol/L（9～33μmol/L）；肾功能、血常规、CRP、降钙素原基本正常；血液遗传代谢病氨基酸和酰基肉碱谱分析示谷氨酸增高、瓜氨酸降低；入院后头 MRI 示双侧大脑半球见多发片状长 T_1 长 T_2 信号，弥散加权序列为略高信号，局部脑沟增宽，呈囊性信号影，双侧侧脑室及第三脑室扩张，胼胝体发育不良（？），动态脑电图示双半球弥漫电压低平，右半球为著，提示脑损伤较重。

【诊治经过】

（一）病例特点

患儿为婴儿期起病，急性病程，临床表现为发热及反复发作的抽搐，需呼吸机辅助通气，辅助检查提示血氨增高，血液遗传代谢病氨基酸和酰基肉碱谱分析示谷氨酸增高、瓜氨酸降低，于当地医院镇静、抗感染治疗效果不佳。

（二）诊断及鉴别诊断

1. 入院诊断

（1）无菌性脑炎：患儿有发热，反复抽搐病史，入院时双眼凝视，偶有双目上翻，前囟膨隆，张力高，颈强直（＋），四肢肌力 3 级，肌张力 1⁺级（Ashworth 分级标准）；完善动态脑电图，结果示背景慢波多，波幅低，右侧中、后颞区慢活动连续发放；头 CT 影像示弥漫性脑水肿；脑脊液检查未见异常。

（2）遗传代谢病不除外：患儿年龄小，存在反复发作的抽搐，遗传代谢病氨基酸和酰基肉碱谱分析报告结果：谷氨酸增高，瓜氨酸降低，结合血氨增高分析，需要鉴别是否为鸟氨酸氨甲酰转移酶缺乏症或氨甲酰磷酸合成酶缺乏症。

2. 疾病鉴别　患儿发热、反复抽搐发作、血氨升高，需与以下疾病相鉴别。

（1）感染性疾病

①中枢神经系统感染：常有前驱感染病史，包括细菌、病毒及支原体、结核、真菌感染等。神经系统查体可存在阳性体征，完善腰椎穿刺脑脊液检查可鉴别。

②热性惊厥：热性惊厥是儿童时期年龄依赖性的疾病，首次发作多见于 6 月龄至 5 岁，是在发热状态下（肛温≥38.5℃，腋温≥38℃）出现的惊厥发作，无中枢神经系统感染证据及导致惊厥的其他原因，既往也没有无热惊厥病史。其中单纯性热性惊厥占 70%～80%，表现为全面性发作，24 小时内无复发，无异常神经系统体征。复杂性占 20%～30%，发作持续时间长或为局灶性发作，24 小时内有反复发作，发作后可有神经系统异常表现，如 Todd 麻痹。热性惊厥通常发生于发热后 24 小时内，如发热≥3 天才出现惊厥发作，注意应寻找其他导致惊厥发作的原因。

③瑞氏综合征：多在病毒感染后出现呕吐、意识障碍和惊厥等症状，伴肝功能异常和代谢紊乱，部分患者与服用水杨酸类药物或遗传因素有关。病理特点为急性非炎性脑水肿和肝、肾、胰、心肌等器官脂肪变性，主要超微结构改变为线粒体损伤。需排除代谢性疾病及神经系统感染与中毒后考虑此病。

（2）非感染性疾病

①脑结构异常：脑先天性疾病；脑血管病：脑血管畸形、脑蛛网膜下腔出血、脑栓塞、脑动脉硬化、脑血栓形成、颅内静脉窦及静脉血栓形成；颅内肿瘤；完善头部影像学检查可鉴别。

②遗传代谢病：尿素循环障碍；糖代谢病，如低血糖、半乳糖血症；水、电解质紊乱，如低钠血症、高钠血症、水中毒、低血钾、低血镁、高碳酸血症等。

（三）治疗经过

入院后患儿频繁抽搐发作，伴肌张力增高；动态监测血氨，最高达 266.3μmol/L（9～33μmol/L），最低可降至 72.8μmol/L（9～33μmol/L），完善脑脊液检查未见异常，予患儿低蛋白饮食，并予降血氨，降颅压，抗感染，营养神经、脏器等药物治疗，同时给予高压氧、康复按摩等辅助手段，1 个月后患儿体温平稳，无抽搐，喂养耐受，双下肢肌张力仍较高，尖足，予以出院。住院期间由北京解放军总医院完善血遗传代谢病筛查示：瓜氨酸、精氨酸显著减低，需注意鸟氨酸氨甲酰转移酶缺乏所致尿素循环障碍的可能；蛋氨酸、酪氨酸等多种氨基酸降低，提示营养不良；同时完善了遗传代谢病综合基因分析，结果尚未回报。

（四）确定诊断

患儿出院后家系全外显子组测序（Trio WES）结果回报：*CPS1* 基因存在 2 处杂合突变：c.1145C＞T（p.P382L）、c.3244 C＞T（p.Q1082X），关联疾病为"氨甲酰磷酸合成酶 1 缺乏症

（OMIM：237300）"。

（五）最终诊断

①氨甲酰磷酸合成酶 1 缺乏症；②无菌性脑炎；③急性支气管肺炎；④肝功能受累；⑤心肌受累；⑥低钾血症。

【临床思路及诊治评述】

患儿临床表现为发热、反复抽搐发作、血氨升高，合并氨基酸和酰基肉碱谱异常，入院后给予积极对症治疗，抽搐逐渐缓解，经康复治疗后，双下肢肌张力仍较高，存在神经系统后遗症。该病例具有发病年龄小、起病急、进展快、中枢神经系统受累、血氨居高不下等特点，应考虑患儿存在遗传代谢性疾病，经遗传代谢病综合基因分析确定为氨甲酰磷酸合成酶 1 缺乏症（carbamyl phosphate synthetase 1 deficiency，CPS1D）。

1. CPS1D 的病因病理　是一种罕见的常染色体隐性遗传病，*CPS1* 序列编码的氨甲酰磷酸合成酶 1（CPS-1），主要存在于线粒体中，是氨进入尿素循环第一步反应的关键酶，催化氨、碳酸氢根与 ATP 合成氨甲酰磷酸，进而与鸟氨酸结合生成瓜氨酸开启尿素循环，当该酶缺乏时将导致尿素循环障碍及尿素循环的下游产物消耗，尤其是瓜氨酸，因此 CPS1D 患者血氨浓度往往明显升高，血浆瓜氨酸及精氨酸浓度通常减低，以瓜氨酸为著。尿素循环是清除体内氨的主要途径，氨在血液中主要以谷氨酰胺、丙氨酸形式运输，CPS1D 患者血氨增高可导致血中谷氨酰胺、丙氨酸浓度升高。值得注意的是，当血氨浓度 $>100\mu mol/L$ 即可对中枢神经系统，特别是发育中的大脑产生毒性作用；主要是对氨基酸代谢、神经传导、能量代谢、氧化应激、信号转导通路造成影响。

2. CPS1D 的分型与表现　CPS1D 根据其发病早晚可分为新生儿型和迟发型。①新生儿期发病者多为足月儿，娩出时正常，出生后 24～72 小时无明显症状，随着喂养的建立开始出现喂养困难、呕吐、嗜睡、低肌张力、低体温、抽搐、昏迷及呼吸暂停等，病情进展迅速，病死率高。②迟发型可见于各年龄阶段，主要是青少年或成人，临床表现轻重不等，发病可为间歇性，可因病毒感染或高蛋白饮食等诱发。本例患儿在新生儿期未出现症状，应属于迟发型婴儿期 CPS1D，感染可能是其发病诱因，根本病因在于 *CPS1* 基因的突变。

3. CPS1D 的治疗　CPS1D 患者治疗的关键在于降低血氨浓度，减少氨生成，增加氨的排泄，缩短意识障碍时间。急性期治疗包括立即停止蛋白质的摄入，静脉输注葡萄糖等补充热量、维持电解质平衡，并积极降颅压；精氨酸、苯甲酸钠、苯丁酸钠和苯乙酸钠等药物可用于长期高氨血症的解毒。若治疗效果不佳，血氨下降不明显，应早期行血液净化治疗；血液透析、血液滤过起效迅速，但对新生儿不易操作；腹膜透析起效缓慢且感染风险高，故不推荐使用。此外，N-氨基甲酰谷氨酸（NCG），作为 CPS1 的变构活化药，已证明可以治疗少数 CPS1D 患者。小鼠模型证明膳食类黄酮 NOB 可通过调节尿素循环降低血氨。随着基因组编辑工程逐渐成熟，基因治疗将成为纠正 CPS1D 患者 *CPS1* 基因突变的潜在途径，例如 CRISPR/Cas9 系统。然而，目前 CPS1D 的唯一成熟治疗方法是肝移植，而其他治疗方法则旨在治疗高氨血症。

【典型图表】

1. 患儿行头部 MRI 检查，示局部脑沟呈囊性信号影，胼胝体变薄，形态不整等（图 1-10-1）。

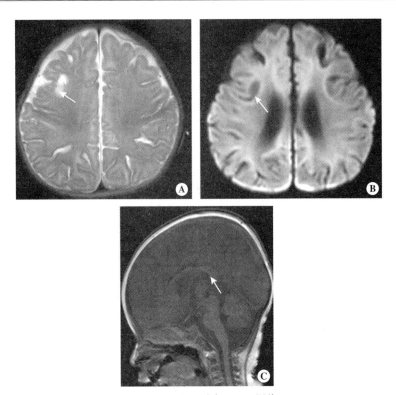

图 1-10-1　患儿头部 MRI 影像

A. T$_2$ 序列：局部脑沟增宽，呈囊性信号影；B. DWI 序列，局部脑沟增宽，呈囊性信号影；C. 矢状位 T$_1$ 序列，胼胝体变薄，形态不整

2. 患儿及其父 *CPS1* 基因 Sanger 测序验证，结果示患儿 *CPS1* 基因的 c.1145C＞T(p.P382L) 致病突变源于其父亲（图 1-10-2 ）。

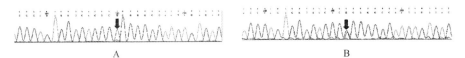

图 1-10-2　患儿及其父 *CPS1* 基因 Sanger 测序验证

A. 患儿 c.1145C＞T 位点；B. 患儿父亲 c.1145C＞T 位点。提示来源于其父 *CPS1* 基因的致病突变为 c.1145C＞T(p.P382L)

3. 患儿及其母 *CPS1* 基因 Sanger 测序验证，结果示患儿 *CPS1* 基因的 c.3244 C＞T （p.Q1082X）致病突变源于其母亲（图 1-10-3 ）。

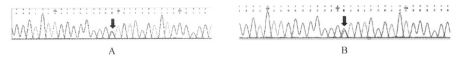

图 1-10-3　患儿及其母 *CPS1* 基因 Sanger 测序验证

A. 患儿 c.3244 C＞T 位点；B. 患儿母亲 c.3244 C＞T 位点。提示来源于其母 *CPS1* 基因的致病突变为 c.3244 C＞T（p.Q1082X）

（于明丽　李玖军）

参 考 文 献

[1] 江载芳，申昆玲，沈颖. 诸福棠实用儿科学[M]. 8 版. 北京：人民卫生出版社，2015：1896-1899.

[2] 中华医学会儿科学分会神经学组. 热性惊厥诊断治疗与管理专家共识（2016）[J]. 中华儿科杂志，2016，54（10）：723-727.

[3] 何颜霞，杨卫国. 瑞氏综合征诊治进展[J]. 实用儿科临床杂志，2011，26（18）：1395-1396.

[4] Ali E Z，Khalid M K N M，Yunus Z M，et al. Carbamoy lphosphate synthetase 1 （CPS1）deficiency：clinical，biochemical，and molecular characterization in Malaysian patients[J]. European Journal of Pediatrics，2016，175（3）：339-346.

[5] Funghini S，Thusberg J，Spada M，et al. Carbamoyl phosphate synthetase 1 deficiency in Italy：clinical and genetic findings in a heterogeneous cohort[J]. Gene，2012，493（493）：228-234.

[6] Häberle J，Boddaert N，Burlina A，et al. Suggested guidelines for the diagnosis and management of urea cycle disorders[J]. Orphanet Joumal of Rare Diseases，2012，7（1）：32.

[7] Ah Mew N，McCarter R，Daikhin Y，et al. Augmenting ureagenesis in patients with partial carbamyl phosphate synthetase 1 deficiency with N-carbamyl- L-glutamate[J]. The Journal of Pediatrics，2014，165（2）：401-403.

[8] Nohara K，Shin Y，Park N，et al. Ammonia-lowering activities and carbamoyl phosphate synthetase 1（Cps1）induction mechanism of a natural flavonoid[J]. Nutr Metab （Lond），2015，12（1）：1-12.

[9] Diez-Fernandez C，Häberle J. Targeting CPS1 in the treatment of carbamoyl phosphate synthetase 1 （CPS1）deficiency，a urea cycle disorder[J]. Expert Opin Ther Targets，2017，21（4）：391-399.

[10] Yang X，Shi J，Lei H，et al. Neonatal-onset carbamoyl phosphate synthetase I deficiency：A case report[J]. Medicine，2017，96（26）：e7365.

[11] Chen X，Yuan L，Sun M，et al. Two novel CPS1 mutations in a case of carbamoyl phosphate synthetase 1 deficiency causing hyperammonemia and leukodys- trophy[J]. Journal of Clinical Laboratory Analysis，2018，32（5）：e22375.

病例 11　喂养困难，肌张力差，活动少

［Prader-Willi 综合征］

【病例摘要】

患儿女，3 月龄，主因"咳嗽 4 天，加重伴喘息 1 天，发热 1 天"入院。

患儿 4 天前接触感冒家人后出现咳嗽，声咳，有痰不易咳出，夜内咳嗽明显，喉部可闻及"呼噜声"，1 天前咳嗽加重伴喘息，可闻及喉部"呲呲"声，同时出现发热，体温最高 37.6℃，1 天前于我院急诊就诊，给予静脉输注"红霉素"1 次，吸痰 1 次，上述症状未明显缓解。为求系统诊治，以"肺炎"收入院。患儿病来精神状态较差，饮食睡眠稍差，尿便正常，体重未见明显减轻。

患儿系 G_3P_2，足月剖宫产，出生体重 2.65kg，出生后 Apgar 评分不详，出生后因呼吸弱，肌张力差，反应差于外院新生儿科住院治疗 6 天，诊断脑白质营养发育不良（？）。患儿出生后即有哭声弱，吸允及吞咽功能差，不能自行进奶，四肢活动少，肌力及肌张力减弱。现吃奶仍有间歇，最多能食奶 120ml/次，喉部可闻及呼噜声，眼睛可追物。生长发育落后于同龄儿，否认手术、外伤、输血史，否认喘息及异物吸入史。否认特殊家族史。

入院查体：T 37.5℃，P 155 次/分，R 60～70 次/分，BP 103/67mmHg，Wt 4.23kg，未吸氧下经皮血氧饱和度 82%；一般状态差，发育落后，前囟明显凹陷，呼吸促，无鼻扇，三凹征阳性，周身无明显皮疹及出血点，浅表淋巴结未及肿大，双侧瞳孔等大正圆，直径约 3.0mm，对光反射灵敏，结膜无充血，哭闹时口周发绀，口唇无皲裂及潮红，口腔黏膜光滑，未见斑疹黏膜斑，气管居中，胸廓对称，双肺听诊呼气相延长，可闻及密集细小水泡音及中等量痰鸣音，偶可闻及喘鸣音，心音有力，心律齐，各瓣膜听诊区未闻及明显杂音，心率 155 次/分，腹平软，未见胃肠型及蠕动波，全腹无明显压痛及反跳痛，全腹未扪及包块，肝肋下 2cm，脾肋下未触及，肠鸣音正常，四肢末梢温，CRT＜3 秒，指（趾）端无硬性水肿及脱皮，四肢肌力 3 级，

双下肢肌张力差。

辅助检查：血常规示白细胞 $7.7×10^9/L$，中性粒细胞百分比 0.263；淋巴细胞百分比 0.57，中性粒细胞计数 $2.0×10^9/L$，血红蛋白 106g/L，血小板 $375×10^9/L$；CRP 1.53mg/L（0～8mg/L）；肝功能、心肌酶正常。胸部 DR 示双肺纹理增强，模糊，右肺上叶炎症。血气离子分析（静脉血）示 pH 7.327（7.35～7.45），PCO_2 54.7mmHg（35～45mmHg），PO_2 33.3mmHg（75～100mmHg），实际碳酸氢盐 24.2mmol/L（22～26mmol/L），细胞外液 BE 2.0mmol/L（−3～3mmol/L），阴离子间隙 9.3mmol/L（8～16mmol/L）。

入院后化验回报：血常规示白细胞计数 $7.0×10^9/L$；中性粒细胞百分比 0.340，淋巴细胞百分比 0.591，单核细胞百分比 0.067，血红蛋白 89g/L，C 反应蛋白＜3.13mg/L（0～8mg/L）；降钙素原 0.120ng/ml（＜0.05ng/ml），IL-6 8.36pg/ml（≤7pg/ml），超敏肌钙蛋白 T 0.019ng/ml（＜0.014ng/ml），氨基末端 B 型利钠肽前体 748.0pg/ml（＜125pg/ml），丙氨酸氨基转移酶 23U/L（0～40U/L），天冬氨酸氨基转移酶 45U/L（5～34U/L），肌酸激酶 64U/L（＜171U/L），肌酸激酶 MB 同工酶 55.0U/L（＜24U/L）；肺炎支原体抗体 IgM 阳性；凝血五项未见明显异常。四肢肌电图未见明显异常。胸部 CT 示双肺散在炎症，右肺上叶为著，部分肺叶实变。头部磁共振提示双侧额颞部脑外间隙稍增宽。完善心脏彩超，提示房间隔中部可探及左向右分流信号，分流束宽约 2mm。

【诊治经过】

（一）病例特点

患儿为婴儿，急性病程，既往临床表现为吃奶差、喂养困难，此次因感染肺炎入院，入院后呼吸肌无力，反复呼吸困难、呼吸衰竭。

（二）诊断及鉴别诊断

1. 入院诊断

（1）重症肺炎：患儿 3 月龄，有发热、咳嗽、喘息病史；查体：未吸氧下经皮血氧饱和度82%，呼吸促，无鼻扇，三凹征阳性，可闻及密集细小水泡音及痰鸣音，偶可闻及喘鸣音，胸部 CT：双肺散在炎症，右肺上叶为著，部分肺叶实变。

（2）高碳酸血症：血气离子分析示 pH 7.327，PCO_2 54.7mmHg。

（3）生长发育迟缓（原因待查）：患儿出生后即有哭声弱，吸允及吞咽功能差，不能自行进奶，现出生后 3 个月，体重 4.23kg，吸吮反射差，四肢肌力 3 级，双下肢肌张力差，生长发育落后于同龄儿。

2. 疾病鉴别　患儿喂养困难，肌力低下应与以下疾病相鉴别。

（1）新生儿败血症、中枢神经系统继发性异常如缺血缺氧性脑病。新生儿败血症及缺血缺氧性脑病可以有肌力低下问题，但感染指标及头部影像学检查可鉴别诊断。

（2）各类神经肌肉疾病，如先天性强直性肌营养不良Ⅰ型、脊肌萎缩症、先天性肌营养不良、糖原贮积症Ⅱ型等。

①强直性肌营养不良：是一种常染色体显性遗传的强直性肌病，以隐匿发展的肌强直、肌无力和肌萎缩为特点，初始多以肢体远端肌肉受累。常伴有白内障、心律失常、糖尿病、秃发、多汗和性功能障碍等。根据其特殊的临床症状、基因检测、遗传家族史进行诊断。

②脊肌萎缩症：是一种单基因常染色体隐性遗传疾病，其特征是脊髓前角细胞变性和由此引起的肌肉萎缩和无力。临床表现为进行性对称性肢体近端和躯干肌肉无力、萎缩和瘫痪。根据患者的发病年龄和疾病的严重程度，脊肌萎缩症分为 5 种亚型。需要完善基因检查明确诊断。

③先天性肌营养不良：主要临床表现为婴儿早期出现的肌无力，肌张力低下，运动发育落后，关节挛缩，腱反射减弱或消失，伴或不伴中枢神经系统受累，肌电图多为肌源性损害，肌组织活检可见肌营养不良样病理改变，肌肉免疫组织化学或免疫荧光见特异蛋白缺失，进一步行相关基因检测可确诊。

④糖原贮积症Ⅱ型：是一种罕见的常染色体隐性遗传的进展性溶酶体贮积病，是目前所知唯一属于溶酶体贮积病的糖原贮积疾病。经典型/婴儿型患者，出生后不久即发病，主要累及骨骼肌和心肌，临床表现有心脏肥大，松软婴儿，进行性无力，疾病进展快，多于 1～2 岁死于心力衰竭及呼吸衰竭；晚发型在幼年期或成人期起病，以骨骼肌受累为主，进展较慢，但呼吸肌受累可合并呼吸功能不全。

（3）Angleman 综合征：又称快乐木偶综合征，于 1965 年首次报道是由母源 15q11-13 区域泛素蛋白连接酶 E3A（UBE3A）基因缺陷或其表达降低引起，发病率为 1/12 000。目前已知的遗传机制包括①母源 15q11-13 缺失；②父源单亲二倍体（UPD）；③印记中心缺陷；④泛素蛋白连接酶基因（UBE3A）点突变或小片段缺失。具有特征性面容，包括小头、大嘴、牙齿细小而排列稀疏、上唇较薄，常出现无诱因的、与环境不相关不协调的大笑。并因此曾被解读为命名"快乐木偶综合征（happy puppet syndrome）"的原因。需要完善基因检测明确诊断。

（三）治疗经过

入院后完善相关检查，予患儿 1L/min 低流量吸氧，头孢曲松钠他唑巴坦钠联合红霉素抗感染，布地奈德、异丙托溴铵雾吸止咳平喘，重组人干扰素泵吸抗病毒，丙种球蛋白免疫支持治疗。入院第 7 天，患儿呼吸困难较前加重，心率增快至 170 次/分，呼吸频率 70～80 次/分，鼻扇三凹征阳性，予患儿无创辅助通气，呼吸困难症状较前缓解，心率降至 135 次/分，呼吸频率 30 次/分，三凹征较前好转。入院第 12 天，患儿体温平稳，感染指标正常，予停用头孢曲松钠他唑巴坦钠。入院第 11 天，予复查胸部 CT 可见肺部炎症较前明显吸收。入院第 12 天，完善化验提示：血红蛋白 76g/L，较前进行性下降，尚不能除外甲基丙二酸血症等相关遗传代谢病，予加用左卡尼汀及维生素 B_{12} 促进代谢。入院第 18 天，连续两次监测患儿尿常规提示高倍镜下白细胞明显增高，且伴随发热，予加用头孢呋辛抗感染治疗，入院第 27 天，患儿发热症状好转，复查感染指标未见明显异常，予停用头孢呋辛。住院期间予患儿复查头部磁共振提示：双侧额颞部脑外间隙稍增宽，予请小儿神经会诊，建议完善脊髓磁共振检查，家属拒绝，完善四肢肌电图未见明显异常。住院期间完善心脏彩超提示：房间隔中部可探及左向右分流信号，分流束宽约 2mm。在院时患儿应用无创呼吸机辅助通气期间，仍伴有喉喘鸣及吸气时喉部凹陷，考虑患儿有先天性喉喘鸣，给予完善喉部 CT+三维未见明显异常，住院期间完善鼻窦 CT 未见明显异常，视频脑电图提示：异常婴儿脑电图：清醒和睡眠期右中央、顶、枕区间断出现 1.0～1.5Hz 中-高波幅慢波复合 θ 波发放，建议 1 个月后门诊复查，小儿神经随诊。患儿入院第 40 天，一般状态尚可，无创呼吸机辅助通气下心率、呼吸维持可，予预约出院，嘱出院后口服药物序贯治疗。

（四）确定诊断

患儿在院期间因疑似脊髓性肌萎缩症行家系全外显子组测序（Trio WES）检测：检测范围

内，未发现疾病相关性较高的变异；出院后行小胖/天使综合征印记区 15q11 甲基化或拷贝数变异检测：发现 15q11.2-q13 区域父源性等位基因缺失，关联疾病为"小胖威利综合征（PWS）致病突变类型为母源单亲二倍体（maternal uniparental disomy，UPD）"。

（五）最终诊断

①小胖威利综合征（PWS，Prader-Willi 综合征）；②重症肺炎；③Ⅱ型呼吸衰竭；④先天性心脏病：房间隔缺损；⑤泌尿系感染；⑥心肌损害；⑦肝功能异常；⑧轮状病毒性肠炎；⑨中度贫血；⑩先天性喉喘鸣。

【临床思路及诊治评述】

患儿为婴儿，急性病程，既往临床表现为吃奶差、喂养困难，此次因感染肺炎入院，入院后积极抗感染及呼吸道护理治疗，却因肌力低下，反复出现呼吸困难、呼吸衰竭。患儿生长发育落后，喂养困难、肌力低下应考虑存在遗传代谢性疾病，在院期间因疑似脊髓性肌萎缩症行家系全外显子组测序（Trio WES）检测：检测范围内，未发现疾病相关性较高的变异；出院后行小胖/天使综合征印记区 15q11 甲基化或拷贝数变异检测：发现 15q11.2-q13 区域父源性等位基因缺失，关联疾病为"小胖威利综合征 [Prader-Willi syndrome（PWS），Prader-Willi 综合征] 致病突变类型为母源单亲二倍体（maternal uniparental disomy，UPD）"。Prader-Willi 综合征（OMIM：176270）亦称低肌张力-智力障碍-性腺发育滞后综合征，是最早被证实涉及基因组印记的遗传性疾病，是由于 15q11-13 区域父源性印记基因药量改变引起的一种遗传性疾病，国外不同人群的发病率为 1/30 000～1/10 000，我国缺乏相关流行病学资料。

1. **PWS 的主要遗传类型**　包括：①父源染色体 15q11.2-q13 片段缺失；②母源同源二倍体（maternal uniparental disomy，UPD）；③印记中心微缺失及突变；④15 号染色体发生平衡易位。

2. **PWS 的诊断**　包括临床评分诊断及分子遗传诊断。目前国际上通行的 PWS 临床评分标准主要根据 Holm 等于 1993 年提出、2012 年 Cassidy 等修正后的标准。

（1）主要标准：包括 6 条（1 分/项）。①新生儿和婴儿期肌张力低下、吸吮力差；②婴儿期喂养、存活困难；③1～6 岁体重过快增加，肥胖、贪食；④特征性面容：婴儿期头颅长、窄脸、杏仁眼、小嘴、薄上唇、嘴角向下（3 种及以上）；⑤外生殖器小、青春发育延迟，或发育不良、青春期性征发育延迟；⑥发育迟缓、智力障碍。

（2）次要标准：有 11 条（0.5 分/项）。①胎动减少，婴儿期嗜睡、少动；②特征性行为问题：易怒、情感暴发和强迫性行为等；③睡眠呼吸暂停；④15 岁时仍矮小（无家族遗传）；⑤色素沉着减退（与家庭成员相比）；⑥与同身高人相比，小手（＜正常值第 25 百分位数）和小足（＜正常值第 10 百分位数）；⑦手窄、双尺骨边缘缺乏弧度；⑧内斜视、近视；⑨唾液黏稠，可在嘴角结痂；⑩语言清晰度异常；⑪自我皮肤损伤（抠、抓、挠）等和 8 条支持证据。年龄小于 3 岁，总评分 5 分以上，主要诊断标准达 4 分即可诊断；年龄≥3 岁，总评分 8 分以上，主要诊断标准达 5 分即可诊断。PWS 临床评分诊断标准受年龄、病程、种族等多因素影响，易致漏诊或延误诊断，确诊需依据分子遗传诊断。诊断方法包括染色体核型分析技术、荧光原位杂交（FISH）、微卫星连锁分析（short tandem repeat，STR）和甲基化分析等。

3. **PWS 的治疗**　PWS 的治疗应采用多学科参与的综合管理模式，根据不同年龄段患儿的表型特征，针对不同的内分泌代谢紊乱及相关问题进行有效干预。

（1）营养管理：早期的饮食治疗和长期的营养监测可以改善预后。喂养困难的婴幼儿期患儿，应保证足够的热量，必要时鼻饲管或特殊奶嘴喂养。而年长儿，需严格控制饮食规律。

（2）替代治疗：内分泌问题（性腺发育问题、生长发育问题、甲状腺功能低下问题等）应早发现、早期积极替代治疗，必要时手术治疗。①男性 PWS 性腺功能减退患儿在出生后早期（<6 个月）经睾酮或人绒毛膜促性腺激素（HCG）治疗可以改善阴茎大小，促进阴囊发育，并有可能协助睾丸下降到阴囊。12 月龄内患儿 HCG 每次 250U，1 岁以上患儿 HCG 每次 500U，每周肌内注射 2 次，共 6 周。②生长激素治疗。建议在不存在明显生长激素（GH）使用禁忌证的情况下，宜早于 2 岁开始基因重组人生长激素（rhGH）治疗，以助肌肉组织发育、改善肌力，改善摄食能力并尽早纠正代谢紊乱情况。起始剂量为 0.5mg/（m^2·d），并根据类胰岛素生长因子 1（insulin-like growth factor 1，IGF1）水平（在同年龄同性别参考值的 1～2 标准差范围内）调节剂量，建议每 3～6 个月调整 1 次，逐渐增加至 1.0mg/（m^2·d），每日总剂量不超过 2.7mg。当存在感染和呼吸道梗阻症状时，建议暂停 rhGH 治疗。禁忌证：严重肥胖、有未控制的糖尿病、未控制的严重阻塞性睡眠呼吸暂停（obstructive sleep apnea，OSA）、活动性肿瘤和活动性精神病禁用 rhGH。③甲状腺功能减退建议左旋甲状腺素钠剂量为 5～6μg/（kg·d）[<1 岁，剂量为 8μg/（kg·d）]，并根据游离甲状腺素和促甲状腺激素（TSH）水平调整药物剂量。④PWS 患儿可发生下丘脑-垂体-肾上腺轴功能紊乱（中枢性肾上腺皮质功能低下，CAI），建议所有 PWS 婴幼儿在发生中重度应激事件中，都应该考虑氢化可的松替代治疗，剂量为 30～70mg/（m^2·d），分 3 次服用。

4. PWS 的随访观察　不同年龄段 PWS 患儿的随访指标包括体格发育、营养状况、青春发育、神经精神状况等的评估，也包括血生化指标、骨龄、骨密度、脊柱 X 线片等的监测，应定期进行随访观察。

【典型图表】

对基因进行酶切前和酶切后的检测对比（表 1-11-1），MLPA 结果显示两条 15 号染色体都来自母亲（表 1-11-1）。

表 1-11-1　基因分析报告（科研）

基本信息					
受检者	姓名	性别	年龄	样本类型	表型信息
先证者	×××	女	4 个月	EDTA 抗凝血	患者
项目信息					
检测编号	DD19009942_ML-MSAP		检测项目	小胖/天使综合征印记区 15q11 甲基化或拷贝数变异检测	
任务日期	2019-10-15		报告日期	2019-10-30	
检测方法	MS-MLPA				
检测结论	阳性。在本次检测范围内，提示受检者患有小胖威利综合征（PWS）的风险较高，请结合其他检测和临床综合诊断				

检测员：×××

审核员：×××

检测结果：A. 酶切前的检测结果；B. 酶切后的检测结果。此 MLPA 结果显示两条 15 号染色体都来自母亲

续表

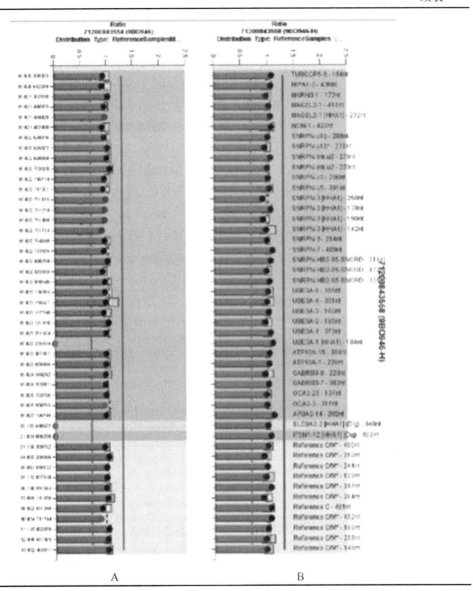

A　　　　　　　　　　　　　　　　B

（程　超　李玖军）

参 考 文 献

[1] Mercuri E, Bertini E, Iannaccone ST. Childhood spinal muscular atrophy: controversies and challenges[J]. The Lancet Neurology, 2012, 11（5）: 443-452.

[2] 熊晖，袁云，吴希如. 先天性肌营养不良的研究进展[J]. 中华儿科杂志，2005，43（12）：958-961.

[3] 中华医学会儿科学分会内分泌遗传代谢学组，中华医学会儿科学分会神经学组，中华医学会神经病学分会肌电图与临床神经生理学组，等. 糖原贮积病Ⅱ型诊断及治疗专家共识[J]. 中华医学杂志，2013，93（18）：1370-1373.

[4] Lee JE, Cooper TA. Pathogenic mechanisms of myotonic dystrophy[J]. Biochemical Society Transactions, 2009, 6（6）: 1281-1286.

[5] Balatsouras DG, Felekis D, Panas M, et al. Inner ear dysfunction in myotonic dystrophy type 1[J]. Acta Neurologica Scandinavica, 2013, 127（5）: 337-343.

[6] 张贵萍，李磊，杨冰竹，等. Angleman 综合征临床分析及文献复习[J]. 罕少疾病杂志，2017，24（5）：48-49，55.

[7] 中华医学会儿科学分会内分泌遗传代谢学组,《中华儿科杂志》编辑委员会. 中国 Prader-Willi 综合征诊治专家共识（2015）[J]. 中华儿科杂志, 2015, 53（6）: 419-424.

[8] Cassidy SB, Schwartz S, Miller JL, et al. Prader-Willi syndrome [J]. Genetics in Medicine, 2012, 14（1）: 10-26.

[9] Holm VA, Cassidy SB, Butler MG, et al. Prader-Willi syndrome: consensus diagnosis criteria[J]. Pediatrics, 1993, 91（2）: 398-402.

[10] Zhang YW, Jia HY, Hong J, et al. Clinical and genetic analysis for four Chinese families with Prader-Willi syndrome[J]. Endocrine, 2009, 36（1）: 37-44.

病例 12　反复细菌感染，抗生素治疗效果不佳

［X 连锁重症联合免疫缺陷病］

【病例摘要】

患儿男，3 月龄，主因"持续发热 1 周"入院。

患儿入院前 1 周无明显诱因出现发热，病初体温波动在 37.5℃左右，不伴寒战及抽搐，予物理降温后热可退，一日发热 3～4 次。入院前 4 天就诊于我院门诊，完善血常规: 白细胞计数 $10.29×10^9/L$，中性粒细胞百分比 0.742，血红蛋白 80g/L，血小板 $458×10^9/L$; C 反应蛋白（CRP）97.20mg/L（0～8mg/L）。给予静脉输注头孢甲肟治疗 3 天，仍有发热，热峰达 38.0℃。入院前 2 天患儿出现腹泻，为黄绿色稀糊样便，3～4 次/日，因发热不见好转并腹泻而收入院治疗。患儿病来精神状态可，无咳喘，无呕吐，母乳喂养，进奶量可，吸吮有力，小便量可。

患儿系 G_1P_1，足月剖宫产，出生体重 3.25kg，出生后无窒息史，现可抬头。疫苗按时接种，父母体健。

入院查体: T 37.2℃，P 166 次/分，R 47 次/分，BP 84/52mmHg，Wt 6.8kg，未吸氧下经皮血氧饱和度 96%; 神志清楚，状态可，前囟平软，周身未见皮疹及出血点，颈软，双瞳孔等大正圆，直径约 3.0mm，对光反射灵敏，呼吸平稳，双肺听诊呼吸音粗，未闻及干湿啰音，心音有力，律齐，各瓣膜听诊区未及杂音，腹软，肝脾肋下未触及，肠鸣音 4 次/分，四肢末梢温，肌张力正常，CRT＜3 秒，双侧巴氏征（－），脑膜刺激征未引出。

入院后辅助检查: 血常规示白细胞 $11.5×10^9/L$，中性粒细胞百分比 0.718，血红蛋白 81g/L，血小板 $496×10^9/L$; C 反应蛋白 117.0mg/L（0～8mg/L）; 肝功能示总蛋白 48.9g/L（63～80g/L），白蛋白 33.3g/L（35～53g/L），丙氨酸氨基转移酶 88U/L（0～40U/L），天冬氨酸氨基转移酶 79U/L（5～34U/L）; EB 病毒-IgM 抗体、TORCH-IgM 抗体阴性。免疫球蛋白 M（IgM）0.35g/L（0.41～1.65g/L），免疫球蛋白 G（IgG）1.52g/L（4.81～12.21g/L），免疫球蛋白 A（IgA）＜0.25g/L（0.42～1.58g/L）。胸部 CT 示双肺透过度不均，双肺内散在少许炎症。

【诊治经过】

（一）病例特点

患儿为小婴儿，急性起病，以发热为主要表现，化验检查提示存在严重细菌感染及低丙种球蛋白，抗生素治疗效果不佳。

（二）诊断及鉴别诊断

1. 入院诊断

（1）急性支气管肺炎：患儿发热 1 周，化验检查提示 CRP 明显升高，胸部 CT 提示双肺内散在少许炎症。

（2）原发性免疫缺陷病（？）：化验检查提示患儿血清 IgM、IgG、IgA 均明显低于正常。

2. 疾病鉴别　患儿化验检查提示 3 种免疫球蛋白明显低于正常，需与以下疾病相鉴别。

（1）X 连锁无丙种球蛋白血症：IgM、IgG 和 IgA 均明显下降或缺如，外周血 B 细胞极少或缺如。淋巴器官生发中心缺如，T 细胞数量和功能正常。感染症状轻重不一，易发生化脓性和肠道病毒感染。

（2）婴儿暂时性低丙种球蛋白血症：因不能及时产生 IgG，故血清 IgG 水平持续低下，血清总免疫球蛋白水平不低于 3g/L，IgG 不低于 2g/L，一般于出生后 18～30 个月时自然恢复正常。

（3）重度营养不良：患儿同时存在血浆低蛋白血症和低白蛋白血症，而低免疫球蛋白血症的程度较轻，故相对容易进行鉴别。

（三）治疗经过

入院后升级抗生素为头孢哌酮钠舒巴坦钠抗感染治疗，3 日后仍有反复发热，尿细菌培养结果回报提示屎肠球菌生长，药敏试验提示利奈唑胺敏感，更换抗生素为利奈唑胺联合头孢呋辛钠抗感染治疗，入院第 8 天仍有发热，加用丙种球蛋白静脉输注治疗 3 天，体温恢复正常，入院第 13 天复查 CRP 降至 59.7mg/L（0～8mg/L），且连续两次监测尿细菌培养均为阴性，停用利奈唑胺。入院第 15 天再次出现发热，体温最高 39.2℃，复查 CRP 升至 149mg/L（0～8mg/L），完善淋巴细胞绝对计数提示总 T 细胞绝对计数 5 个/μl（690～2540 个/μl），总 B 细胞绝对计数 1579 个/μl（90～660 个/μl），NK 细胞绝对计数 12 个/μl（90～590 个/μl），Th/Ts 0.33（0.71～2.78）。升级抗生素为亚胺培南联合万古霉素抗感染治疗，但患儿仍有反复发热，其间监测 CRP 波动在 92.6～214mg/L（0～8mg/L），入院第 30 天患儿仍有发热，患儿家属要求退院，退院 3 周后死亡。

（四）确定诊断

患儿退院后家系全外显子组测序（Trio WES）结果回报：发现 IL2RG 基因的 1 个变异，关联疾病为 X 连锁联合免疫缺陷（OMIM：312863）；X 连锁重症联合免疫缺陷（OMIM：300400）；严重联合免疫缺陷，无丙种球蛋白血症。

（五）最终诊断

①X 连锁重症联合免疫缺陷：无丙种球蛋白血症。②急性支气管肺炎。③泌尿系感染。④脓毒症。

【临床思路及诊治评述】

患儿为 3 个月小婴儿，因细菌感染入院，抗生素治疗效果不佳，且住院期间反复感染，化验检查提示免疫球蛋白及 T 淋巴细胞明显低于正常，因此考虑存在先天性免疫缺陷病，后经基因检测确诊为 X 连锁重症联合免疫缺陷病。

1. X 连锁重症联合免疫缺陷病的病因与表现　是免疫缺陷病中最严重的类型，是由于许多分子的缺陷，从而严重影响到 T 淋巴细胞、B 淋巴细胞的数量和功能，也可影响自然杀伤（NK）细胞，导致体液免疫、细胞免疫同时存在严重缺陷。最常见的表现为反复、严重、持久的感染。感染部位以呼吸道最常见，如复发性或慢性中耳炎、鼻窦炎、支气管炎或肺炎。其次为胃肠道及皮肤感染。也可为全身性感染，如脓毒症。

2. X 连锁重症联合免疫缺陷病的诊断检查指标　T 淋巴细胞、B 淋巴细胞及 NK 细胞绝对计数是诊断重症联合免疫缺陷病的重要免疫学检查指标，不同基因突变类型患者 T 淋巴细胞、B 淋巴细胞、NK 细胞的表达情况各有不同。X 连锁重症联合免疫缺陷患者外周血淋巴细胞总数减少，T 淋巴细胞计数明显减少，B 淋巴细胞数目往往正常，但 B 淋巴细胞功能严重损害，各种类型免疫球蛋白浓度低下，甚至缺如，NK 细胞消失。该病的确诊依赖于基因检测。

3. X 连锁重症联合免疫缺陷病的治疗　重症联合免疫缺陷病的治疗可分为替代治疗、免疫重建治疗和基因治疗。

（1）替代治疗：重症联合免疫缺陷病的根治措施是重建其免疫系统，但在移植前或移植失败后，替代治疗对维持生命仍是不可缺少的，替代疗法仅适用于对某一特殊免疫成分缺乏的补充，输注丙种球蛋白提高患儿血清 IgG 水平，血浆输注除了可以补充 IgG 外，还可以补充 IgM、IgA、补体及其他免疫活性成分。

（2）干细胞移植：在发生严重感染，尤其是在患肺炎之前进行移植成功率较高，干细胞移植可以选择骨髓、脐血干细胞和外周血移植。小儿患者中很难找到配型相合的供髓者，故应用骨髓以外的造血干细胞来源势在必行，脐血干细胞移植日益受到重视，而外周血干细胞移植目前处在试验阶段。

（3）基因治疗：将正常的目的基因片段整合到患者干细胞基因组内，这些被目的基因转化的细胞经过有丝分裂，使转化的基因片段能在患者体内复制而持续存在。

【典型图表】

家系全外显子组测序（Trio WES），发现 IL2RG 基因的 1 个变异（表 1-12-1，图 1-12-1）。

表 1-12-1　遗传病基因分析报告

基本信息			
受检者	×××	检测编号	DD18004661-NT01JF
检测项目	Trio 全外显子组测序检测	样本类型	EDTA 抗凝血
任务日期	2018-04-23	报告日期	2018-05-04

临床表型信息				
受检者	姓名	性别	年龄	临床特征（由受检者或临床医师提供）
先证者	×××	男	4 个月	患儿无明显诱因发热，持续 20 天，体温 37.5℃，有轻微寒战，给予抗感染和丙种球蛋白后好转，停药后病情加重。白细胞 $10.29 \times 10^9/L$，中性粒细胞百分比 0.742，淋巴细胞百分比 0.114，血红蛋白 80g/L，血小板 $458 \times 10^9/L$，CRP 97.2mg/L，免疫球蛋白 M 0.35g/L，免疫球蛋白 G 1.52g/L，免疫球蛋白 A<0.25g/L。①总蛋白、白蛋白、非结合胆红素、尿素、肌酐、淀粉酶降低。②白球比、丙氨酸氨基转移酶、天冬氨酸氨基转移酶稍高。皮肤发黄、中度贫血、泌尿系感染。诊断：无丙种球蛋白血症（？），免疫缺陷（？）

续表

父	×××	男	31 岁	正常无表型
母	×××	女	34 岁	正常无表型

标准化后的临床特征：血小板增多，贫血，无丙种球蛋白血症，免疫球蛋白水平异常，发热、低白蛋白血症、低蛋白血症、C反应蛋白水平低，血清肌酐降低，免疫缺陷，肝转氨酶增高

检测员：×××

审核员：×××

检测结果：发热患者 IL2RG 基因的 1 个变异，其母亲为携带者

受检者	基因	变异类型	核酸变异	氨基酸变异
先证者（患者）	*IL2RG*	半合子	C.328（exon3）G＞T	p.E110X，260（p.Glu110Stop，260）
先证者之父	*IL2RG*	纯合子	C.328（exon3）G 野生型	—
先证者之母	*IL2RG*	杂合子	C.328（exon3）G＞T	p.E110X，260（p.Glu110Stop，260）

检测分析结论

发现 *KIL2RG* 基因的 1 个变异，关联疾病为：

X 连锁联合免疫缺陷（OMIM：312863）

临床特征：联合免疫缺陷

X 连锁重症联合免疫缺陷（OMIM：300400）

临床特征：严重联合免疫缺陷，无丙种球蛋白血症

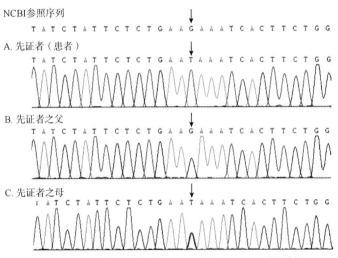

图 1-12-1 患儿及其父母 *FBP1* 基因 Sanger 测序验证

A. 患儿 *IL2RG* 基因存在 C.328（exon3）G＞T 半杂合突变；B. 患儿父亲 C.328（exon3）G 野生型；C. 患儿母亲 C.328（exon3）G＞T 杂合突变。提示患儿 *IL2RG* 基因存在的致病突变为源于其母亲

（王贤柱　李玖军）

参 考 文 献

[1] 江载芳，申昆玲，沈颖. 诸福棠实用儿科学[M]. 8 版. 北京：人民卫生出版社，2015：628-635.

[2] 赵晓东，杨锡强. 我国原发性免疫缺陷病的诊治现状与发展方向[J]. 中华儿科杂志，2008，46（11）：801-804.

[3] Max DC，Lewis LL，Mary EC，et al. Immunodeficiency disorders[J]. Soci Hematol，2003（1）：314-330.

[4] Gennery AR，Cant AJ. Diagnosis of severe combined immunodeficiency[J]. J Clin Pathol，2001，54（3）：191-195.

[5] Geha RS，Notarangelo LD，Casanova JL. Primary immunodeficiency diseases：an update from the International Union of Immunological Societies Primary Immunodeficiency Diseases Classification Committee[J]. Journal of Clinical Immunology，2007，120（4）：776-794.

[6] 廖琨，宋红艳. 儿童重症监护病房中原发性免疫缺陷病回顾性研究[J]. 中国医刊，2014，49（3）：35-39.

[7] Zhang C，Zhang ZY，Wu JF，et al. Clinical characteristics and mutation analysis of X-linked severe combined immunodeficiency in China[J]. World Journal of Pediatrics，2013，9（1）：42-47.

[8] Yee A，De Ravin SS，Elliott E，et al. Severe combined immunodeficiency：a national surveillance study[J]. Pediatr Allergy Immunol，2008，19（4）：298-302.

[9] Stephan JL，Vlekova V，LeDeist F，et al. Severe combined immunodeficiency：a retrospective single centre study of clinical presentation and outcome in 117 patients[J]. The Journal of Pediatrics，1993，123（4）：564-572.

[10] Porta F，Forino C，de Martiis D，et al. Stem cell transplantation for primary immunodeficiencies[J]. Bone Marrow Transplant，2008，41（2）：83-86.

[11] García JM，Español T，Gurbindo MD. Update on the treatment of primary immunodeficiencies[J]. Allergol Immuopathol，2007，35（5）：184-192.

病例 13　反复血小板减少

［遗传性血栓性血小板减少性紫癜］

【病例摘要】

患儿男，4 岁，主因"发作性腹痛 1 个月，头晕、血小板减少 2 天"入院。

患儿 1 个月前因"感冒"后出现腹痛，间歇发作，日均发作 1～2 次，不伴腹泻，腹痛可自行缓解，家属未予特殊处置，2 天前出现头痛头晕，伴呕吐，为喷射性，呕吐物为胃内容物，同时伴饮食减少，尿量减少，家属携患儿于我院急诊就诊，化验检查提示血小板减少，急诊以"血小板减少原因待查"收入我院。

患儿系 G_1P_1，足月剖宫产，出生体重 3.8kg，无窒息史。未按时接种疫苗。湿疹史（+）。否认肝炎结核接触史。

既往史：患儿 4 年前于我市妇婴医院出生，因"溶血，血小板减少"转入我院新生儿病房，考虑新生儿溶血行换血治疗。

1 年后再次因"皮肤色黄、尿色深、血小板低"于解放军某医院就诊，怀疑免疫性血小板减少，给予丙种球蛋白及激素治疗后好转出院。

数月后再次出现血小板减少，于当地医院就诊，行骨髓穿刺检查，诊断为"溶血尿毒综合征"，再次给予丙种球蛋白及激素治疗，好转出院。

2 年前因"发热，血小板减少"于天津血液研究所诊治，门诊再次行骨髓穿刺检查，怀疑为"Evans 综合征"，予规律口服泼尼松至今（2 年）。

既往有肾功能损害，平素存在血尿及蛋白尿，未予规律治疗，具体不详。否认其他疾病史。

入院查体：T 37.2℃，P 118 次/分，R 30 次/分，BP 172/127mmHg，Wt 17kg；一般状态差，

神志模糊，烦躁不安，贫血貌，周身皮肤散在出血点，颈部、颌下散在皮疹，突出于皮肤表面，无痒感，部分结痂，双侧颈部可触及数个黄豆大小淋巴结，睑结膜苍白，球结膜无水肿；双侧扁桃体Ⅰ度肿大，口腔内无疱疹及溃疡，双肺听诊呼吸音粗，可闻及少许湿啰音，心音有力，律齐；腹软平坦，无压痛及反跳痛，肝肋下 2cm，质韧，脾肋下未触及；四肢末梢温；颈强阴性，克氏征阴性，布氏征阴性，双侧巴氏征阴性，掌颏反射阴性，双下肢肌力及肌张力正常。

辅助检查：血常规示白细胞 $11.0×10^9/L$，血小板 $8×10^9/L$，血红蛋白 72g/L，网织红细胞百分比 0.21，网织红细胞计数 $467.9×10^9/L$；尿常规示尿比重 1.020（1.003～1.030），白细胞 2.5 个/HP（0～2.2 个/HP），红细胞 24.7 个/HP（0.1～2.2 个/HP），尿蛋白（+++）（6.0g/L，阴性），隐血（+++）（10.0g/L，阴性）；肝功能示丙氨酸氨基转移酶 17U/L（0～40U/L），天冬氨酸氨基转移酶 37U/L（5～34U/L），白蛋白 35.7g/L（35～53g/L），总胆红素 39μmol/L（4.4～20.5μmol/L），结合胆红素 7.2μmol/L（0～8.6μmol/L），非结合胆红素 31.8μmol/L（3.4～11.9μmol/L）；肾功能显示尿素 13.38mmol/L（3～9.2mmol/L），肌酐 203.9μmol/L（59～104μmol/L）；心肌酶谱示肌酸激酶 367.3U/L（29～200U/L），肌酸激酶 MB 同工酶 46.0U/L（0～24U/L），肌钙蛋白Ⅰ 5.27μg/L（0～0.04μg/L），脑钠肽前体＞35 000pg/ml（＜300pg/ml）。凝血五项示 PT、APTT 正常，D-二聚体 1147μg/L（＜252μg/L）。血管性甲型血友病抗原 128.4%（O 型：42.0%～140.8%；A 型、B 型、AB 型：66.1%～176.3%）；促红细胞生成素 97.98mU/ml（2.59～18.5mU/ml），铁蛋白、叶酸、维生素 B_{12} 基本正常；降钙素原 0.306ng/ml（＜0.05ng/ml），IL-6 13.95pg/ml（≤7pg/ml），抗核抗体系列、抗心磷脂抗体（ACA）阴性，肺炎支原体、衣原体、病毒学无明显异常。头部 CT 影像示右额叶斑点样稍高密度影，少量出血（？）、小血管畸形（？）。全腹 CT 影像示腹盆腔积液；胸部 CT 影像示右肺中叶及双肺下叶少许严重。双侧胸腔积液及叶间积液，右侧为著。心包积液，注意贫血。

【诊治经过】

（一）病例特点

患儿年龄小，出生后 4 天就出现溶血，血小板减少，之后存在反复发作的血小板减低，合并肾功能损害，平素存在血尿及蛋白尿；2 年前行骨髓穿刺检查，怀疑为"Evans 综合征"，给予规律口服泼尼松 2 年，效果不佳。近 2 天再次出现血小板减少，伴有头晕表现。

（二）诊断及鉴别诊断

1. 入院诊断 ①血小板减少原因待查（Evans 综合征可能性大，溶血尿毒综合征不除外）：患儿血小板减少近 4 年，长期用药效果不佳，此次入院时伴有腹痛，化验检查提示血小板及血红蛋白减低，网织红细胞百分比明显升高，肾功能异常。②慢性肾功能不全：患儿既往存在血尿，蛋白尿，肾功能异常，未予特殊干预，入院后存在少尿，尿常规提示蛋白尿，尿素、肌酐明显升高。③高血压：患儿 4 岁，有头晕、头痛，多次监测血压波动于：160～175/120～130mmHg。④高血压脑病（？）：患儿高血压病史，目前伴有头晕，剧烈头痛，烦躁不安，入院后出现球结膜水肿。⑤急性支气管肺炎：患儿长期口服糖皮质激素，处于免疫抑制状态，入院后完善肺部 CT，结果示右肺中叶及双肺下叶少许炎症。双侧胸腔积液及叶间积液，右侧为著。⑥脑出血（？）：患儿有头晕表现，神经系统查体未见明显异常，化验血小板及血红蛋白减低，完善头部 CT，结果示右额叶斑点样稍高密度影，少量出血？小血管畸形？⑦心肌损害：患儿入院后完善肌酸激酶 367.3U/L（29～200U/L），肌酸激酶 MB 同工酶 46.0U/L（0～24U/L），肌钙蛋白 I 5.27μg/L（0～0.04μg/L），脑钠肽前体＞35 000pg/ml（＜300pg/ml）。

2. 疾病鉴别　患儿反复血小板减低，同时存在血红蛋白减低、网织红细胞百分比升高，应与以下疾病相鉴别。

（1）Evans 综合征（ES）：是一种自身免疫性疾病，系血细胞特异性自身抗体引起红细胞和血小板破坏增加，而导致相继或同时发生自身免疫性溶血性贫血（AIHA）和免疫性血小板减少症（ITP）。主要临床表现有贫血、出血、黄疸、肝脾大，有的可出现血红蛋白尿，必要的辅助检查如骨髓象，呈增生性贫血，幼红细胞增多，巨核细胞正常或增多，以幼稚巨核细胞和颗粒巨核细胞为主，无血小板形成（成熟受阻），有的患者巨核细胞减少；直接抗人球蛋白试验（DAT）示温抗体型 AIHA，DAT 呈阳性，病情缓解后 DAT 可转阴，复发后 DAT 又呈阳性。但也有 DAT 阴性的 ES 患者；冷抗体（CA 效价和 D-L 抗体）测定示少数 ES 患者 CA 效价增高或 D-L 抗体呈阳性；血小板相关抗体和补体测定示 ES 患者中，PAIgG 阳性率为 80%～90%，PAIgM 为 2%～5%，PAIgA 为 2%～3%，PACS 为 30%～60%。

（2）溶血性尿毒综合征（HUS）：以微血管病性溶血、急性肾衰竭和血小板减少为主要特征，是小儿急性肾衰竭常见的病因之一。前驱症状多是胃肠炎，表现为腹痛、呕吐及腹泻，可为血性腹泻，常见于大肠埃希菌 O157：H7 感染，少数前驱症状为呼吸道感染。前驱期后经过数日或数周间歇期，随即急性起病，数小时内即有严重表现包括溶血性贫血、急性肾衰竭及出血倾向等。

（3）血栓性血小板减少性紫癜（TTP）：一种不常见的血栓性微血管病，伴有微血管病性溶血性贫血。临床特征为发热，血小板减少性紫癜，微血管病性溶血性贫血，多种神经系统损伤和肾损害等。常有微血管病性溶血性贫血、血小板减少与出血倾向、神经精神异常三联征；可并发严重溶血性贫血；外周血涂片可见较多破裂红细胞（＞3%），血小板明显减少，有血红蛋白尿。

（4）自身免疫性淋巴细胞增生综合征（ALPS）：又称 Canale-Smith 综合征，临床特征为①自幼淋巴结、肝、脾大；②免疫性血细胞减少，尤其是血小板减少和溶血性贫血；③对皮质激素、丙种球蛋白、脾切除疗效不佳，高丙种球蛋白血症，IgG 增高；④TCRα/β⁺、CD3⁺、CD4⁻/CD8⁻双阴性（DN）T 细胞增多；⑤家族中有淋巴结大、肝脾大和自身免疫现象。ALPS 是一种常染色体显性遗传性淋巴细胞凋亡缺陷性疾病，完善基因检测可明确诊断。

（三）治疗经过

入院后予患儿输注血小板、红细胞支持治疗，血浆置换 6 次去除大分子毒性物质，持续床旁血液滤过+透析 6 天去除中小分子毒性物质，头孢呋辛钠抗感染，甘露醇、托拉塞米降颅压，乙酰谷酰胺营养脑神经、磷酸肌酸钠、左卡尼汀营养心肌，重组人脑利钠肽减轻心力衰竭，多烯磷脂酰胆碱注射液保肝，甲泼尼龙抑制免疫炎症反应，硝普钠、替米沙坦降血压，前列地尔改善肾循环，蛋白琥珀酸铁改善贫血。动态监测血常规、凝血五项、肾功能，记录 24 小时尿量，肌酐及尿素较前明显下降，血红蛋白维持于 70g/L 以上；血小板计数波动于（65～156）×10⁹/L；血压控制不良，清醒时波动于 160/110mmHg 左右，安静时 130/80mmHg 左右。期间完善心脏彩超：左室心肌离心型肥厚伴心肌病变，二、三尖瓣反流（轻度）；心包积液（弥漫少量）；射血分数 57%（50%～70%），静息状态下左室整体收缩功能正常，多次复查脑钠肽前体＞35 000pg/ml（＜300pg/ml）；请小儿循环会诊考虑与患儿长期高血压有关，加用盐酸贝尼地平（可力洛）、盐酸阿罗洛尔（阿尔马尔）、福辛普利钠（蒙诺）等口服降血压，给予患儿监测血压波动于 120～140/70～100mmHg，哭闹后偶诉头痛，无抽搐。住院期间监测肌酐仍较高，完善肾动态显像及肾小管滤过功能测定：L-GFR 12.98ml/min，R-GFR 10.78ml/min，Total-GFR 23.76ml/min；双肾 GFR 值明显降低（GFR≥90ml/min 为正常）；双肾摄取功能重度受损；排泄缓慢，肾功能严重损伤。入院第 26 天夜里患儿排便后突然出现抽搐，表现为意识丧失，瞳孔散大，大小 5mm 左右，对光反射迟钝，经皮血氧饱和度 80%左右，心率 140 次/分，心音低钝，血压 219/148mmHg，立即予患儿水合氯醛灌肠，4L/min 面罩吸氧下经皮血氧饱和度可维持在 95%以上，上调硝普钠浓度，抽搐持续 2 分钟左右，患儿入睡，瞳孔缩小至 3mm，对光反射迟钝，复查胸部 CT：双肺炎症较前明显增多，部分肺组织实变；双侧胸腔积液及叶间积液较前略减少；心包积液基本同前；余胸部所见基本同前。头部 CT：双侧额叶斑片状低密度灶，予大剂量氨溴索降肺动脉压，但患儿精神状态差，自主呼吸差，监测血气提示二氧化碳分压明显增高，予有创呼吸机辅助通气治疗，后患儿未再出现抽搐，逐渐停用呼吸机辅助通气，改为鼻导管低流量吸氧，停用硝普钠改为盐酸尼卡地平（佩尔）持续静脉滴注降血压，入院第 35 天，患儿生命体征平稳，停止氧气吸入，加用盐酸特拉唑嗪片降压治疗。入院第 50 天，予停用盐酸尼卡地平，停用盐酸尼卡地平 5 天后，血压偶有波动，口服降压药物血压控制尚可，无呕吐、头痛及抽搐，尿量可，水肿较前明显好转，出院。

（四）确定诊断

患儿出院后家系全外显子组测序（Trio WES）结果回报：发现 *ADAMTS13* 基因的 2 个变异，关联疾病为："遗传性血栓性血小板减少性紫癜（先天性血栓性血小板减少性紫癜）（OMIM：274150）"。

（五）最终诊断

①血栓性血小板减少性紫癜；②慢性肾功能不全；③高血压；④高血压脑病；⑤急性支气管肺炎；⑥脑出血；⑦心肌损害。

【临床思路及诊治评述】

患儿自出生后就出现反复血小板降低，合并肾功能损害，平时存在血尿及蛋白尿；虽然骨髓穿刺检查怀疑为"Evans综合征"，但规律口服泼尼松效果不佳。因此，为探究血小板减少病因，遂进行基因全外显子筛查，基因检测结果回报：发现 *ADAMTS13* 基因的 2 个变异，关联疾病为遗传性（先天性）血栓性血小板减少性紫癜（hereditary thrombotic thrombocytopenic purpura，HTTP）。

遗传性（先天性）血栓性血小板减少性紫癜，是一种不常见的血栓性微血管病，伴有微血管病性溶血性贫血。于 1925 年首先由 Moschowitz 报道。TTP 分为遗传性和获得性两种，后者根据有无原发病分为特发性和继发性。

1. TTP 的病因和临床特征　TTP 系 *ADAMTS13* 基因突变导致酶活性降低或缺乏所致，常在感染、应激或妊娠等诱发因素作用下发病。特发性 TTP 多因患者体内存在抗 *ADAMTS13* 自身抗体（抑制物），导致 *ADAMTS13* 活性降低或缺乏，是主要的临床类型。继发性 TTP 系因感染、药物、肿瘤、自身免疫性疾病、造血干细胞移植等因素引发，发病机制复杂，预后不佳。临床特征为发热，血小板减少性紫癜，微血管病性溶血性贫血，多种神经系统损伤和肾损害等。

2. TTP 与 HUS 的临床异同　　TTP 的病因、发展机制及临床表现均与 HUS 有共同之处，有人认为 HUS 与 TTP 可能是同一种疾病，在小儿表现为 HUS，在成人表现为 TTP，HUS 可能是变异的 TTP。以往认为 TTP 有发热与逐日变化的神经症状，成人多见，死亡率较高。HUS 以肾衰竭为主，在幼儿与儿童多见，预后较好。但事实上不完全支持这种说法，30%以上的 HUS 患儿有神经受累，88%的 TTP 有肾损害。HUS 患儿可有颅压升高，大脑皮质有微血栓与灶性梗死，日后遗留慢性惊厥，发育迟缓，可有皮质盲与轻偏瘫。

3. TTP 的发病机制　　目前尚无定论。过去有人认为可能起自内皮细胞受损，促进血小板在血管内聚集而形成血栓。近年来这一主张的支持者逐渐减少。较流行的学说为血小板聚集能力过强，形成血小板栓子，黏附于血管内皮，引起其继发性改变。

4. TTP 的典型临床表现　　①血小板减少引起的出血。②微血管病性溶血性贫血：不同程度的贫血。约有 1/2 的病例出现黄疸、20%有肝脾大，少数情况下有 Raynaud 现象。③神经精神症状：典型病例的临床表现首先见于神经系统，其严重程度常决定本病的预后。神经系统表现的多变性为本病的特点之一。这些表现与脑循环障碍有关。④肾损害：大多出现肾损害，但程度较轻，有轻度血尿、蛋白尿、管型尿，50%的患者有轻度氮质潴留，极少数由于肾皮质缺血坏死而出现少尿、尿闭和急性肾衰竭。肉眼血尿不常见。重者最终发生急性肾衰竭。⑤发热：90%以上患者有发热，其原因不明，可能的有关因素是 a. 继发感染，但血培养结果阴性；b. 下丘脑体温调节功能紊乱；c. 组织坏死；d. 溶血产物的释放；e. 抗原抗体反应使巨噬细胞及粒细胞受损，并释放出内源性致热原。⑥其他：心肌多灶性出血性坏死，心肌有微血栓形成，可并发心力衰竭或猝死。亦有报道肺功能不全表现，认为由于肺小血管受累所致。肝脾大，有腹痛症状，其原因是胰腺小动脉血栓性闭塞，伴胰腺栓塞引起胰腺炎，血清淀粉酶可增高。胃肠道病变是由于胃肠壁血管闭塞所致。少数患者有淋巴结轻度肿大，各种类型的皮疹，恶性高血压，皮肤和皮下组织有广泛性坏死，动脉周围炎及无丙种球蛋白血症等。

5. TTP 的治疗　　①血浆置换疗法：为首选的治疗方法。认为它能去除体内促血小板聚集物、补充正常抗聚集物，应及早进行。②肾上腺皮质激素：单独使用这类药物对 TTP 的治疗效果较差。对急性原发性 TTP 的治疗意见不统一，激素可能加重血小板血栓的形成。亦有认为单用激素只有 11%有效，应与其他方法合用才有较高疗效。③免疫抑制药：常用长春新碱（VCR）。暴发性或进展性时可用丝裂霉素、环孢素和顺铂等药物进行治疗。④抗血小板聚集药：如吲哚美辛（消炎痛）。

【典型图表】

1. 家系全外显子组测序（Trio WES）结果示 *ADAMTS13* 基因出现 2 个变异（表 1-13-1）。

表 1-13-1 家系全外显子组测序（Trio WES）结果

基因	序号	染色体	核酸改变（外显子号）	氨基酸改变（变体号）	RS	MAF	ACMG致病等级	先证者（男）	父亲（正常）	母亲（正常）	相关疾病（OMIM号），遗传方式
ADAMTS13	1	chr9: 136319613	c.3121（exon24）C>T	P.Q1041X,387（p.Gln1041Stop, 387）（NM_139025）	无	未收录	致病	杂合	杂合	野生型	遗传性血栓性血小板减少性紫癜（先天性血栓性血小板减少少性性紫癜）（274150），AR
	2	chr9: 136290650	c.332（exon4）G>A	P.G111E（p.Gly111Glu）（NM_139025）	无	未收录	可能致病	杂合	野生型	杂合	

检测分析结论：

发现 ADAMTS13 基因的 2 个变异，关联疾病为：

遗传性血栓性血小板减少性紫癜（OMIM：274150）

临床特征：血小板性微血管血栓形成，ADAMTS13 活性低，家族性隐性遗传

2. 致病可能性较高基因变异的 Sanger 测序验证结果见图 1-13-1。

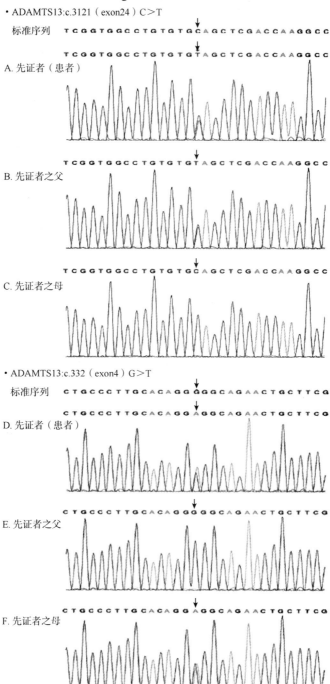

图 1-13-1　致病可能性较高基因变异的 Sanger 测序验证结果

A. 患儿 *ADAMTS13* 基因存在位点 c.3121（exon24）C＞T 杂合变异；B. 患儿父亲存在位点 c.3121（exon24）C＞T 杂合变异；
C. 患儿母亲在位点 c.3121（exon24）C 为野生型。提示患儿 c.3121（exon24）C＞T 致病变异源于其父亲。D. 患儿 *ADAMTS13*
基因在位点 c.332（exon4）G＞A 杂合变异；E. 患儿父亲在位点 c.332（exon4）G 为野生型；F. 患儿母亲在位点 c.332（exon4）
　　G＞A 杂合变异。提示患儿 c.332（exon4）G＞A 致病变异源于其母亲

（于明丽　李玖军）

参 考 文 献

[1] 江载芳，申昆玲，沈颖. 诸福棠实用儿科学[M]. 8 版. 北京：人民卫生出版社，2015：1896-1899.

[2] 叶礼燕，黄俊景，王承峰，等. 溶血性尿毒综合征[J]. 中国当代儿科杂志，2006，8（6）：531-534.

[3] 徐世荣，郭晓楠，张静楠，等. Evans 综合征的研究现状[J]. 诊断学理论与实践，2010，09（3）：218-221.

[4] 傅玲玲，马洁，马静瑶，等. 儿童先天性血栓性血小板减少性紫癜五例分析[J]. 中华儿科杂志，2019，57（1）：50-54.

[5] 高恒妙. 儿童血栓性血小板减少性紫癜的特点和治疗现状[J]. 中国小儿急救医学，2019，26（3）：179-183.

[6] Jiang H，An X，Li Y，et al. Clinical features and prognostic factors of thrombotic thrombocytopenic purpura associated with systemic lupus erythematosus：a literature review of 105 cases from 1999 to 2011[J]. Clinical Rheumatology，2014，33（3）：419-427.

[7] Blombery P，Kivivali L，Pepperell D，et al. Diagnosis and management of thrombotic thrombocytopenic purpura （TTP）in Australia：findings from the first 5 years of the Australian TTP/thrombotic microangiopathy registry[J]. Internal Medicine Journal，2016，46（1）：71-79.

[8] Mariotte E，Azoulay E，Galicier L，et al. Epidemiology and pathophysiology of adulthood-onset thrombotic microangiopathy with severe ADAMTS13 deficiency （thrombotic thrombocytopenic purpura）：a cross-sectional analysis of the French national registry for thrombotic microangiopathy[J]. The Lancet Haematology，2016，3（5）：e237-245.

[9] Eskazan EA. Bortezomib therapy in patients with relapsed/refractory acquired thrombotic thrombocytopenic purpura[J]. Annals of Hematology，2016，95（11）：1751-1756.

[10] Vazquez-Mellado A，Pequeño-Luévano M，Cantu-Rodriguez OG，et al. More about low-dose rituximab and plasma exchange as front-line therapy for patients with thrombotic thrombocytopenic purpura[J]. Hematology，2016，21（5）：311-316.

[11] 上海慢性肾脏病早发现及规范化诊治与示范项目专家组，高翔，梅长林. 慢性肾脏病筛查诊断及防治指南[J]. 中国实用内科杂志，2017，36（01）：33-39.

病例 14 腹泻，低血糖，肝大

［原发性肉碱缺乏症］

【病例摘要】

患儿女，7 月龄，以"腹泻伴咳嗽 7 天，呕吐 3 次，腹泻加重 1 天，精神状态差 3 小时"为主诉入院。

患儿 1 周前出现腹泻，排黄色及绿色糊样便，一日 3～4 次，无呕吐及吃奶差，同日患儿出现咳嗽症状，无痰，家属未予特殊处置。入院前 1 天夜间患儿腹泻症状加重，排水样便，1 天 5～6 次，伴有吃奶差；家属就诊于我院。完善检查提示：白细胞 10.5×10⁹/L，中性粒细胞百分比 0.293，淋巴细胞百分比 0.525，C 反应蛋白（CRP）正常，给予施保利通及蒙脱石散口服。入院前 3 小时，患儿出现呕吐 1 次，且家属发现反应差，吃奶差，急来我院，急诊以"急性腹泻病"收入我科。

入院查体：T 36.6℃，P 140 次/分，R 40 次/分，BP 102/62mmHg，Wt 7.5kg；意识模糊，反应差，呼吸略急促，口周无发绀，周身皮肤略黄染、弹性差，眼窝凹陷，双肺听诊呼吸音粗，未闻及干湿啰音，心音略低钝、律齐，未及病理性杂音，腹略膨隆，肝肋下 7cm，质Ⅲ度硬，脾肋下 1cm，质Ⅰ度硬，四肢末梢稍凉，CRT 4 秒。

辅助检查：血常规示白细胞 $10.5×10^9$/L，血红蛋白 103g/L，血小板 $409×10^9$/L，CRP＜1mg/L（0～8mg/L）；血气分析示 pH 7.32（7.35～7.45），$PaCO_2$ 35mmHg（35～45mmHg），PaO_2 98mmHg（80～100mmHg），Na^+ 131mmol/L（130～150mmol/L），K^+ 5.4mmol/L（3.5～5.5mmol/L），Ca^{2+} 1.11mmol/L（1.0～1.2mmol/L），血糖 0.8mmol/L（3.9～6.0mmol/L），Hb 93g/L，BE −8.1mmol/L（−3～+3mmol/L），LAC 0.6mmol/L（0.5～1.6mmol/L）；脑钠肽前体 706.1pg/ml（＜300pg/ml）；

血氨 222.5μmol/L（20～60μmol/L）；CKMB 同工酶质量 54.3μg/L（0～6.3μg/L），肌钙蛋白 I 3.85μg/L（0～0.04μg/L）；肝功能示丙氨酸氨基转移酶 262U/L（0～40U/L），天冬氨酸氨基转移酶 812U/L（5～34U/L），总胆红素 65.1μmol/L（4.4～20.5μmol/L），非结合胆红素 12.8μmol/L（3.4～11.9μmol/L），结合胆红素 52.3μmol/L（0～8.6μmol/L）；凝血五项示凝血时间 22.1 秒（10.5～13.5 秒），活化部分凝血活酶时间 53 秒（21～37 秒），凝血酶原标准化比值 1.7（0.8～1.5），纤维蛋白原 1.1g/L（2～4g/L），凝血酶凝结时间 20.5 秒（13.5～19.5 秒），D-二聚体 99μg/L（0～252μg/L）。腹部彩超示肝大，肝实质回声粗糙，胆囊水肿样改变；全腹 CT 提示肝大、重度脂肪肝、弥漫性肝损伤；肾皮质密度减低；腹、盆腔积液；右下腹钙化结节伴周围炎性渗出、粘连，阑尾炎（？）、腹膜炎（？）；头部 MRI 示左颞极脑外间隙增宽；心脏超声示左室心肌增厚。髂后上棘骨髓象提示增生活跃骨髓象，粒、红比例大致正常，巨核细胞产板不良，幼淋巴细胞比值增高，并伴有形态异常。

【诊治经过】

（一）病例特点

患儿年龄小，以腹泻为首发症状，病情进展快，很快出现嗜睡、精神萎靡等神经系统症状，辅助检查血糖异常减低，肝大伴有明显肝功能损伤。

（二）诊断及鉴别诊断

1. 入院诊断　①瑞氏综合征不除外，类瑞氏综合征或瑞氏样综合征（？）（婴幼儿，腹泻，嗜睡、精神萎靡。辅助检查血糖异常减低，肝大伴有明显肝功能损伤）。②急性重型腹泻病：重度脱水（婴幼儿，腹泻病史。查体皮肤弹性差，眼窝凹陷，嗜睡、精神萎靡。血气提示代谢性酸中毒）。③遗传代谢病不除外。④轻度贫血（血红蛋白 103g/L）。⑤急性支气管炎（咳嗽 1 周病史；双肺听诊呼吸音粗）。

2. 疾病鉴别　患儿年龄小，腹泻、低血糖、肝大、肝功能受累，伴有神经系统受累症状，需要与以下疾病相鉴别。

（1）瑞氏综合征：急性进行性脑病。①病因，目前多认为与病毒感染及服用水杨酸盐有关。多发生于 6 个月至 4 岁的儿童，2 岁以下儿童发病率最高。②症状为发热、反复呕吐及意识障碍等脑部症状，肝功能异常和代谢紊乱。③检查示早期有血氨、血清转氨酶、乳酸脱氢酶增高，凝血酶原时间延长，低血糖、酸中毒，脑脊液压力增高，没有炎症改变，脑电图呈弥漫性脑病改变。④病理特点为急性弥漫性脑水肿和肝、肾、心脏等内脏的脂肪变性。

（2）肝糖原贮积病（Ⅰa 型）：是一种先天性葡萄糖-6-磷酸酶缺陷所致的常染色体隐性遗传疾病。①临床表现为低血糖、酸中毒、呼吸困难和肝大，无脾大，有出血倾向；伴有高脂血症、高尿酸血症、高乳酸血症；生长落后、骨龄落后、骨质疏松。②生化检查有肝酶高、尿酸高、血脂高、胆固醇高和血糖低的特点。③肝、双肾弥漫性病变，脂肪肝。

（3）尼曼-皮克病：是一种常染色体隐性遗传病，又称鞘磷脂沉积病。①临床症状表现为肝、脾大，中枢神经系统退行性变。②骨髓穿刺术可见含有典型的尼曼-皮克细胞，亦称泡沫细胞。③其特点为全身单核巨噬细胞和神经系统有大量的含有神经鞘磷脂的泡沫细胞。

（三）治疗经过

入院后给予生理盐水及碳酸氢钠补液纠酸，高浓度葡萄糖纠正低血糖，小牛血去蛋白注射液营养脑细胞，磷酸肌酸钠注射液营养心肌，多烯磷脂酰胆碱注射液、还原型谷胱甘肽钠注射液保肝，头孢哌酮钠舒巴坦钠注射液静脉滴注抗感染。天冬氨酸鸟氨酸注射液降血氨，维生素K_1静脉注射预防出血，输注滤白冷冻血浆改善凝血，蒙脱石散止泻，双歧四联活菌、布拉氏酵母菌散剂改善肠道菌群。为患儿完善遗传代谢性疾病筛查，提示患儿存在原发性肉碱缺乏症，立即给予患儿加用左卡尼汀补充肉碱治疗。经系统治疗后多次复查血常规、肝肾功能、血浆氨等异常血液生化检查，患儿转氨酶水平、肌酸激酶及同工酶、肌钙蛋白、血氨等指标逐渐下降，脏器功能逐渐恢复，腹泻好转，证实左旋肉碱补充治疗有效。在入院治疗22天后，考虑患儿病情已恢复，予办理出院。

（四）确定诊断

患儿完善血氨基酸和酰基肉碱谱检测，结果提示游离肉碱及多种酰基肉碱显著降低，尿有机酸检测提示辛二酸及癸二酸增高，需考虑原发性肉碱缺乏症。原发性肉碱缺乏症 *SLC22A5* 基因测序检测结果：两个杂合突变，即 c.394-1G＞T、c.844C＞T，p.（Arg282*）。父亲携带 c.394-1G＞T 杂合突变，母亲携带 c.844C＞T，p.（Arg282*）杂合突变。

（五）最终诊断

①原发性肉碱缺乏症；②急性重型腹泻病：重度脱水；③轻度贫血；④急性支气管炎。

【临床思路及诊治评述】

患儿年龄小，以腹泻为首发症状，后出现嗜睡、精神萎靡等神经系统症状，辅助检查血糖异常减低，肝大伴有肝功能损伤。第一时间考虑瑞氏综合征的可能。但后续的头部 MRI 结果基本正常，且患儿纠正脱水和低血糖后神经症状明显缓解，故患儿并不存在急性进行性脑病；另外，患儿有明显心功能受累症状，彩超提示左心室心肌增厚。这些均不支持瑞氏综合征的诊断。最终通过血氨基酸和酰基肉碱谱，尿有机酸检测初步筛查考虑原发性肉碱缺乏症（primary carnitine deficiency，PCD）。基因学检测最终确诊了突变位点。

1. 肉碱功能　人体内肉碱主要功能是协助长链脂肪酸转运进入线粒体内参与 β 氧化，细胞内肉碱缺乏导致长链脂肪酸不能进入线粒体参与 β 氧化，而在细胞质中蓄积，同时脂肪酸氧化代谢途径能量生成减少，间接影响葡萄糖有氧氧化、糖异生、酮体生成等其他代谢途径，进而引起代谢紊乱和脏器损伤。

2. PCD 临床类型　PCD 是 *SLC22A5* 基因突变导致肉碱转运蛋白 OCTN2 功能缺陷所致的脂肪酸氧化代谢病，属于常染色体隐性遗传病。在不同国家或地区的 PCD 患病率为 1∶120 000 到 1∶40 000 不等，人群中杂合子的发生率为 0.5%～1%，最常发生在 1 个月至 7 岁年龄段。当血浆、组织中的肉碱浓度低于正常所需浓度时才会出现临床症状，一般要低于正常水平的 10%～20%。肉碱缺乏可有多种临床类型，分别以肝、心脏、肌肉受累为主。①肌肉型肉碱缺乏症：由于骨骼肌肉碱转运缺陷，导致长链脂肪酸代谢障碍，青少年多发。表现为疲劳、近端肌肉进行性无力。实验诊断，部分患者血清肌酸激酶增高，少数合并肌红蛋白尿症，低酮性低血糖，肌肉病理见脂肪沉积、横纹肌溶解症；血清肉碱正常。②全身性肉碱缺乏症：多为脂肪酸 β 氧化障碍所致，婴幼儿多发。表现为肌无力、肌张力低下、喂养困难、智力运动落后，甚至出现 Reye 综合征样脑病等。实验诊断，血清肌酸激酶增高，部分合并肝功能损害，代谢性酸中毒，高氨血症，二羧基酸尿症，血清、组织肉碱浓度下降，肝、心肌、骨骼肌常有明显脂肪沉积。

3. PCD 临床表现 ①肝大，由于脂肪沉积，伴有轻重不同的脂肪肝和肝功能异常；②心肌损害，扩张型心肌病、心肌收缩无力、心律失常、心力衰竭等进行性心肌损害；③骨骼肌损害，进行性疲劳、肌无力、肌张力低下，严重时瘫痪，病理见明显脂肪沉积；④急性脑病（Reye 综合征样脑病），表现为意识障碍、惊厥、低血糖、高血氨、肝功能异常等，类似 Reye 综合征；⑤猝死，长时间饥饿、疲劳、发热等可导致原发性肉碱缺乏症、脂肪酸 β 氧化障碍导致患儿猝死；⑥神经精神行为异常、营养发育障碍，肉碱缺乏导致食欲缺乏、便秘、呕吐，患儿常合并营养不良、矮小、学习困难、烦躁、惊厥等精神行为异常，部分患儿免疫力下降，反复感染；⑦低酮症性低血糖、代谢性酸中毒，肉碱缺乏症患者在发热、疲劳、饥饿等应激状态下出现。

4. PCD 诊断 一般化验可见低血糖、肝功能损害、高血氨、心肌酶增高等异常。原发性肉碱缺乏症和脂肪酸 β 氧化障碍患者以低酮症性低血糖为主要特点。诊断主要依据是血游离肉碱水平显著降低（＜5μmol/L），串联质谱分析进行干燥滤纸血片酯酰肉碱谱和氨基酸测定及尿有机酸气相色谱-质谱法遗传代谢病检测。SLC22A5 基因突变检测可进一步确诊。

5. PCD 的治疗 主要是补充肉碱和饮食干预，针对合并症对症支持治疗。①药物治疗：左卡尼汀能有效治疗原发性肉碱缺乏症，急性期需静脉滴注，稳定后终身服用，根据个体情况调整剂量，将血液游离肉碱浓度维持在理想范围。确诊后早期应用左卡尼汀可预防不可逆病变（如中枢神经系统损伤）。②饮食治疗：鼓励红肉类食物，并补充维生素和铁剂，保证自身肉碱合成；低脂饮食，尤其是限制长链脂肪酸摄入，有助于改善心肌肥厚。③控制感染：感染等应激状态下体内肉碱消耗增加，需积极控制感染，避免意外事件。④对症支持治疗：出现呼吸困难等症状者，予以吸氧、机械辅助通气等对症支持治疗。

【典型图表】

1. 腹部 CT 示肝大、重度脂肪肝、弥漫性肝损伤（图 1-14-1）。

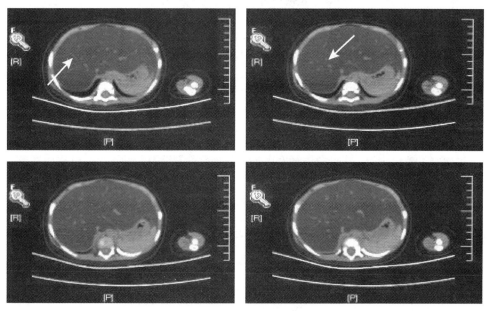

图 1-14-1 腹部 CT 影像

结果示：肝大、重度脂肪肝、弥漫性肝损伤（箭头所指部位）

2. 头部 MRI 示左颞极脑外间隙略增宽，余部正常（图 1-14-2）。

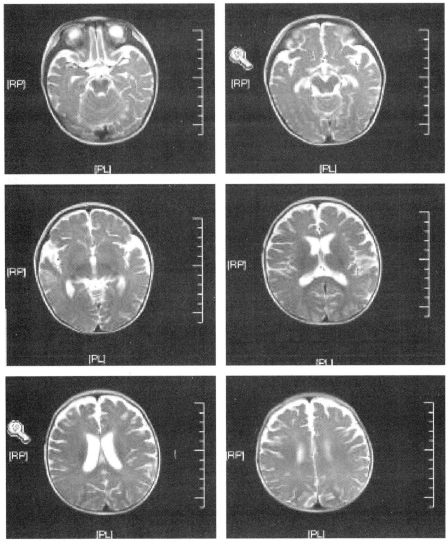

图 1-14-2 头部 MRI 影像

头部 MRI 影像示：左颞极脑外间隙略增宽

3. 尿液有机酸检查示：①游离肉碱及多种酰基肉碱显著降低，提示原发性肉碱缺乏。②尿有机酸综合分析，辛二酸及癸二酸增高，结合血串联质谱遗传代谢病检测结果中肉碱降低，需要考虑原发性肉碱缺乏症；4-羟基苯乳酸增高，可能继发于肝功能损伤（表 1-14-1）。

表 1-14-1 尿液有机酸检测结果

项目	结果 nmol	参考值 nmol	提示
棕榈烯酰肉碱（C16∶1）	0.01	0.02～0.20	↓
棕榈二烯酰肉碱（C16∶2）	0.02	0.00～0.05	
3-羟基棕榈酰肉碱（C16-OH）	0.01	0.00～0.05	
3-羟基棕榈烯酰肉碱（C16∶1-OH）	—	0.00～0.12	

续表

项目	结果 nmol	参考值 nmol	提示
棕榈二酰肉碱（C16DC）	0.04	0.00～0.03	↑
十八碳酰肉碱（C18）	0.03	0.2～1.20	↓
十八碳烯酰肉碱（C18∶1）	0.04	0.30～1.80	↓
十八碳二烯酰肉碱（C18∶2）	0.02	0.05～0.60	↓
3-羟基十八碳酰肉碱（C18-OH）	0.00	0.00～0.03	
3-羟基十八碳烯酰肉碱（C18∶1-OH）	0.01	0.00～0.01	
十八碳二酰肉碱（C18DC）	0.02	0.00～0.03	
C3/C2	0.05	0.04～0.25	
C3DC/C4	0.67	0.20～2.00	
C4/C2	0.05	0.00～0.05	
C4/C3	1.06	0.04～0.40	↑
C4-OH/C2	0.01	0.00～0.02	
C4-OH/C3	0.19	0.00～0.30	
C5/C2	0.03	0.00～0.02	↑
C5/C3	0.65	0.00～0.20	↑
C5-OH/C3	0.41	0.04～0.40	↑
C5-OH/C8	1.89	0.50～10.00	
C5DC/C3	0.91	0.00～0.20	↑
C5DC/C8	4.18	0.10～2.50	↑
C5DC/C16	0.67	0.01～0.15	↑
C6/C3	0.17	0.01～0.15	↑
C8/C3	0.22	0.01～0.25	
C8/C10	1.04	0.40～1.50	
C10/C3	0.21	0.01～0.35	
C12/C3	0.31	0.01～0.20	↑
C14/C3	0.36	0.01～0.20	↑
C14∶1/C8∶1	1.86	0.07～2.00	
C14∶1/C16	0.26	0.02～0.35	
C16/C2	0.06	0.03～0.15	
C16/C3	1.36	0.20～1.50	
C18/C3	0.59	0.10～1.00	
C14-OH/C3	0.18	0.00～0.06	↑
C16-OH/C3	0.17	0.00～0.04	↑
C18-OH/C3	—	0.00～0.03	
（C16+C18∶1）/C2	0.10	0.06～0.25	
C0/（C16+C18）	5.82	10.00～40.00	↓

（张　涛　李玖军）

参 考 文 献

[1] 谭建强，陈大宇，李哲涛，等. 10 例原发性肉碱缺乏症新生儿的基因诊断[J]. 中国当代儿科杂志，2017，19（11）：1150-1154.

[2] 马艳艳，杨艳玲. 原发性肉碱缺乏症与心肌病[J]. 中国实用儿科杂志，2014，29（10）：738-741.

[3] 林瑞珠，刘丽，盛慧英，等. 原发性肉碱缺乏症 SLC22A5 基因突变分析与临床研究[C]//广东省遗传学会第九届代表大会暨学术研讨会论文及摘要汇编. 广州，2014：87-88.

[4] 杨茹莱，童凡，郑静. 原发性肉碱缺乏症筛查诊断及治疗[J]. 中国实用儿科杂志，2019，34（1）：14-18.

[5] 陈大宇，谢莉，黄丽华，等. 低出生体重儿游离肉碱的研究及临床意义[J]. 中国妇幼保健，2015，30（19）：3261-3263.

[6] 黄倬，韩连书. 原发性肉碱缺乏症发病机制及基因突变研究进展[J]. 中国实用儿科杂志，2012，27（5）：393-396.

[7] Vasiljevski ER，Summers MA，Little DG，et al. Lipid storage myopathies：Current treatments and future directions[J]. Progress in Lipid Research，2018，72：1-17.

[8] Li X，Zhu X，Jia C，et al. Clinical and genetic characteristics of primary carnitine deficiency identified　by neonatal screening[J]. Zhonghua Yi Xue Yi ChuanXue Za Zhi，2019，36（12）：1167-1170.

[9] Kyhl K，Roin T，Lund A，et al. Cardiac function and incidence of unexplained myocardial scarring in patients with primary carnitine deficiency-a cardiac magnetic resonance study[J]. Scientific Reports，2019，9（1）：13909.

[10] Zhang Y，Li H，Liu J，et al. Molecular investigation in Chinese patients with primary carnitine deficiency[J]. Molecular Genetics & Genomic Medicine，2019，7（9）：e901.

[11] Longo N，Amat Di San Filippo C，Pasquali M. Disorders of carnitine transport and the carnitine cycle[J]. American Journal of Medical Genetics Part C：Seminars in Medical Genetics，2006，142C（2）：77-85.

[12] Nasser M，Javaheri H，Fedorowicz Z，et al. Carnitine supplementation for inborn errors of metabolism [J]. The Cochrane Database of systematic Reviews，2012（2）：CD006659.

病例 15　出生后 3 个月内反复黄疸，溶血性贫血

［丙酮酸激酶缺陷症］

【病例摘要】

患儿女，74 日龄，以"咳嗽伴面色苍黄 5 天，发现血红蛋白降低 1 天"为主诉入院。

患儿入院前 5 天出现咳嗽，吐沫，面色苍黄，拒乳，不伴有发热，排红茶色尿，尿量较前减少，排黑绿色大便，约 2 日 1 次。入院当日检测血红蛋白 36g/L（110～150g/L），总胆红素 143.9μmol/L（3.4～20.5μmol/L），非结合胆红素 129.4μmol/L（3.4～11.9μmol/L），结合胆红素 14.5μmol/L（0～8.6μmol/L），以"溶血性贫血"收入我科。

家族史：父母无血缘关系，非近亲结婚。家族成员均为北方人。否认家族血液性疾病史。否认遗传病病史。母亲妊娠期定期产检，孕检时发现胎儿小肠略宽，否认妊娠期发热、腹泻等病史。

个人史及既往史：患儿系 G_1P_1，37^{+3} 周，因胎动异常剖宫产娩出，Wt 3000g，羊水 I 度浑浊，Apgar 评分不详，出生后反应差，血氧饱和度 30%，周身皮肤黄染、胎粪附着、呼吸缓慢、三凹征阳性，原始反射未引出，在外院新生儿病房住院治疗 13 天，诊断"新生儿高胆红素血症：极重度；新生儿溶血；新生儿胆红素脑病；双耳听神经损伤"。

入院查体：T 37.0℃，P 175 次/分，R 50 次/分，BP 92/35mmHg，Wt 6.3kg，未吸氧下经皮血氧饱和度 89%；神志清楚，状态反应差，周身苍黄，巩膜黄染，重度贫血貌，浅表淋巴结未触及肿大，呼吸急促，肺部查体未及异常，心音有力，律齐，未及杂音，腹平软，肝右锁中线肋下 3cm，质韧，无触痛，脾左肋下及缘。肢端凉，足背动脉搏动稍弱，CRT 6 秒。

辅助检查：血常规示白细胞 12.50×10⁹/L，血红蛋白 36g/L，血小板 274×10⁹/L，网织红细胞百分比 0.184（0.005～0.015）；LAC 3.5mmol/L（0.5～1.6mmol/L）；肝功能示丙氨酸氨基转移酶 26U/L（0～40U/L），天冬氨酸氨基转移酶 60U/L（5～34U/L），总胆红素 143.9μmol/L（3.4～20.5μmol/L），非结合胆红素 129.4μmol/L（3.4～11.9μmol/L），结合胆红素 14.5μmol/L（0～8.6μmol/L），总胆汁酸 13.1μmol/L（0.1～10μmol/L）；脑钠肽前体 2202pg/ml（<300pg/ml）；血浆氨正常；红细胞渗透脆性试验及孵育渗透脆性试验均正常；酸溶血、糖溶血、直接抗人球蛋白试验阴性；游离抗体（ABO 血型系统以外抗体）、放散试验（ABO 血型系统以外抗体）阴性；Rh 血型 CcDEe，母亲 CcDEe，父亲 ccDEE；血型单特异性抗体鉴定（16 种谱细胞）阴性；异常红细胞形态检查示红细胞形态、大小不等，嗜多色性，锯齿形红细胞可见。肝胆脾彩超示肝脾大。

【诊治经过】

（一）病例特点

患儿出生后 74 天即出现溶血性黄疸，经治愈后出院，出院 2 月余又再次出现黄疸和溶血性贫血表现。发病间隔短，无明显诱因，且溶血性贫血较严重。既往住院和此次住院期间化验检查均不支持 ABO 溶血和 Rh 溶血，但伴有肝脾大，异常红细胞形态检查可见红细胞形态大小不等，嗜多色性和锯齿形改变。

（二）诊断及鉴别诊断

1. 入院诊断　①急性溶血性贫血：溶血性危象（急性起病，化验血红蛋白 36g/L，非结合胆红素 129.4μmol/L）；②低血容量休克（入院查体：心率、呼吸增快，血氧饱和度下降，状态反应差，肢端凉，足背动脉搏动稍弱，CRT 6 秒）；③重度贫血（血红蛋白 36g/L）；④急性上呼吸道感染（病史有咳嗽，吐沫症状）。

2. 疾病鉴别　患儿年龄小，黄疸、贫血、肝脾大，外周血红细胞异常形态改变，需要与以下疾病相鉴别。

（1）葡萄糖-6-磷酸脱氢酶（G6PD）缺乏症：俗称蚕豆病。遗传性 G6PD 缺乏症是最常见的一种遗传性酶缺乏病，G6PD 缺乏症发病原因是 *G6PD* 基因突变，导致该酶活性降低，红细胞不能抵抗氧化损伤而遭受破坏，引起溶血性贫血。本病临床表现轻重程度不同，多数患者，特别是女性杂合子患者，平时不发病，无自觉症状，部分患者可表现为慢性溶血性贫血症状。常因食用蚕豆、服用或接触某些药物、感染等诱发血红蛋白尿、黄疸、贫血等急性溶血反应。G6PD 缺乏症又是新生儿病理性黄疸的主要原因。据中山医大的一项统计表明，患 G6PD 缺乏症的新生儿中，约 50% 的患儿会出现新生儿黄疸，其中约 12% 可发展为核黄疸，导致脑部损害，引起智力低下。

（2）血红蛋白病（hemoglobinopathy）：由于血红蛋白分子结构异常（异常血红蛋白病），或珠蛋白肽链合成速率异常（珠蛋白生成障碍性贫血，又称海洋性贫血）所引起的一组遗传性血液病。临床可表现溶血性贫血、高铁血红蛋白血症或因血红蛋白氧亲和力增高或减低而引起组织缺氧或代偿性红细胞增多所致发绀。临床表现为黄疸、贫血、肝脾大，生长发育迟缓或发绀、红细胞增多等症状。

（3）溶血尿毒症综合征（hemolytic uremic syndrome）：是一种以微血管溶血性贫血、血小板减少和急性肾功能异常为特征的急性病症。它是由食用被大肠杆菌 O157：H7 污染之生或半熟的肉类而引起的。儿童发生溶血尿毒症综合征的概率高于成人。该综合征起病时可表现为胃肠炎、腹泻或上呼吸道感染症状。急性期标志性症状包括紫癜性皮疹、易激惹、嗜睡，之后出现少尿；再然后会出现脾大、轻度黄疸、肝大、肺水肿及肾衰竭，部分患者会出现惊厥。对于轻症患者，急性期可能会持续 1～2 周，而重症患者则会持续很长时间。

（三）治疗经过

入院后给予吸氧、生理盐水及血浆纠正休克；输注滤白红细胞悬液改善贫血；磷酸肌酸钠、左卡尼汀保护心肌；甲泼尼龙、丙种球蛋白抑制免疫反应，并留取血标本完善基因学检测。患儿休克纠正后转入小儿血液内科病房继续治疗，其间给予静脉滴注左卡尼汀注射液营养心肌，天晴甘美保肝，口服叶酸片对症治疗；动态监测血常规，肝功能及尿常规，并给予对症输血支持治疗 1 次。入院治疗 16 天，外检基因回报为：丙酮酸激酶缺陷症（OMIM：266200），患儿病因明确，且一般状态可，各项生化指标基本正常，经上级医师准予，预约出院。

（四）确定诊断

入院期间完善外周血家系全外显子组测序（Trio WES）检测结果：发现 *PKLR* 基因的 2 个变异，关联疾病为丙酮酸激酶缺陷症。

（五）最终诊断

①丙酮酸激酶缺陷症；②急性溶血性贫血：溶血性危象；③低血容量休克；④重度贫血；⑤急性上呼吸道感染。

【临床思路及诊治评述】

3 个月大小的婴儿，新生儿期间即发生溶血性贫血，黄疸，此次溶血再次发作，化验检查不支持 ABO 溶血和 Rh 溶血，伴有肝脾大，需考虑血管外溶血可能；另外，外周血红细胞有异常形态改变，不除外遗传性红细胞异常。关于遗传性红细胞异常的检测多是从红细胞膜异常、红细胞酶分析、红细胞血红蛋白分类等项目依次进行。最终通过全外显子基因学检测，确诊原发病为"丙酮酸激酶缺陷症"。

丙酮酸激酶缺陷症（pyruvate kinase deficiency，PKD），是 1961 年 Valentine 等对 7 例先天性非球形细胞性溶血性贫血患者做红细胞糖酵解诸酶分析时发现的，它是一种常染色体隐性遗传病。至今，世界上已报道 300 多例，以北欧多见，分布较广，发生率仅次于葡萄糖 6-磷酸脱氢酶缺陷，是在糖酵解通路中为最常见的一种遗传性红细胞酶缺陷病。丙酮酸激酶是红细胞糖酵解通路末期的酶，是通路中的三个限速酶之一，可分为 L、M1、M2 三种同工酶。L 型存在于肝，红细胞的丙酮酸激酶在体外经胰蛋白酶做轻度的酶解处理可转变为 L 型；M1 型存在于肌肉；M2 型存在于脾、肝、肾、白细胞、血小板等。PKD 中，白细胞及血小板 M2 活性不降低，即只影响红细胞活性，对其他血细胞无影响。

1. PKD 溶血的机制　　主要是红细胞无氧酵解受限，进而影响红细胞 ATP 的产生，而 ATP 为以下过程供能：保持红细胞的双凹圆盘状；血浆及红细胞间 Na^+-K^+ 交换；葡萄糖分解代谢合成谷胱甘肽；免受氧化性刺激的破坏。而网织红细胞除糖酵解外还有线粒体三羧酸循环氧化磷酸化供能。在脾由于氧分压低，三羧酸循环氧化磷酸化受限，且网织红细胞有更大的黏着倾向而不能从脾髓进入脾窦，最后被巨噬细胞吞噬，发生溶血。因而 PKD 的患者摘脾后溶血程度减轻，Hb 上升，网织红细胞显著增多（可高达 0.80）。另外 PKD 红细胞中 2，3-二磷酸甘油酸（2，3-DPG）浓度增加，抑制磷酸戊糖旁路的代谢活性，减弱红细胞处理氧化物的能力，这也是引起溶血的附加因素。患者在感染或服用氧化性药物后也可导致溶血急性加剧。

2. 临床特点　PKD 有慢性溶血性贫血的一般特征，根据其严重程度可分为：①重度，新生儿期即有严重贫血和高胆红素血症，需换血治疗，少数可发生核黄疸，以后需反复输血或脾摘除。②中度，中度贫血，由于 PK 缺乏，糖酵解中间产物 2，3-DPG 显著积聚，氧离曲线右移，贫血自觉症状较轻。③轻度，症状轻，多在成人期才发现，贫血仅表现为轻度或被代偿。患者通常有轻至中度的脾大，感染、服用氧化性药物或妊娠、可使慢性溶血过程加剧，感染也可诱发再生障碍危象。贫血为正色素性，平均红细胞体积（MCV）中度增大，血片上有轻度红细胞大小不均和异形。与贫血程度相比，网织红细胞增多不显著，一般为 0.025～0.15，偶见有核红细胞，无球形红细胞。较为特征性并可作为诊断线索的是可见少数致密皱缩的小球形红细胞，它具有规则的尖性凸起，新鲜红细胞渗透脆性正常，但红细胞经孵育 24 小时后脆性试验可显示不同程度异常。

3. 治疗　重症病例或当感染等应激情况出现溶血危象时需要输血，但应限制在最小限度，以免发生铁负荷过重；凡需要反复输血者均应做脾摘除；每日给 1～2mg 叶酸有助于预防巨幼红细胞贫血和再生障碍危象发生；患者应忌服水杨酸盐，氧化性药物也须慎用；异基因骨髓移植（Allo-BMT）或外周血干细胞移植（Allo-PBSCT）或脐血移植 PK 缺乏症所致严重溶血性贫血患者，如需反复输血才能维持生命，Allo-BMT 或 Allo-PBSCT 是唯一的根治手段。

【典型图表】

外周血全外显子基因学检测，发现患儿 PKLR 基因存在 c.602（exon5）G＞A 和 c.476（exon4）G＞A 2 个位点的变异；同时提示患儿母亲为 c.602（exon5）G＞A 携带者，患儿父亲为 c.476（exon4）G＞A 携带者（表 1-15-1）。

表 1-15-1　患者家系全外显子组测序（Trio WES）结果

基因	序号	染色体	核酸改变（外显子号）	氨基酸改变（变体号）	RS	MAF	ACMG致病等级	先证者*（女）	父亲*（正常）	母亲*（正常）	相关疾病（OMIM号），遗传方式
PKLR	1	chr1：155264999	c.602（exon5）G＞A	P.W201X,374（p.Trp201Stop,374）（NM_000298）	rs772473652	未收录	致病	杂合46/109	野生型0/39	杂合34/70	丙酮酸激酶缺乏症（266200），AR
	2	chr1：155265259	c.476（exon4）G＞A	P.G159E（p.Gly159Glu）（NM_000298）	无	未收录	可能致病	杂合21/47	杂合19/42	野生型0/46	

（张　涛　李玖军）

参考文献

[1] 万乾娅，郑以州，薛艳萍，等. 丙酮酸激酶缺乏症 36 例临床资料分析[J]. 临床血液学杂志，2017，30（02）：214-215.

[2] 李津婴. 遗传性红细胞丙酮酸激酶缺陷症的分子基础及诊断治疗相关问题[J]. 中华血液学杂志，2004，25（10）：65-67.

[3] 高建丽. 新生儿丙酮酸激酶缺乏症 PKLR 基因突变 1 例并文献复习[D]. 石家庄：河北医科大学，2019.

[4] 夏忆，梁琦，史宏，等. 丙酮酸激酶缺乏症患儿 PKLR 基因新的杂合突变[J]. 中华妇幼临床医学杂志，2019，15（05）：547-553.

[5] Qin L，Nie Y，Chen L，et al. Novel PLKR mutations in four families with pyruvate kinase deficiency[J]. Int J Lab Hematol，2019，00：1-4.

[6] Grace R F，Mark LD，Barcellini W. How we manage patients with pyruvate kinase deficiency[J]. Br J Haematol，2019，184（5）：721-734.

[7] van Straaten S，Bierings M，Bianchi P，et al. Worldwide study of hematopoietic allogeneic stem cell transplantation in pyruvate kinase deficiency[J]. Haematologica，2018，103（2）：e82-e86.

[8] Song L，Li Y，Peng G X，et al. The clinical and laboratory characteristics of congenital pyruvate kinase deficiency[J]. Zhonghua Nei Ke Za Zhi，2018，57（7）：511-513.

[9] Garcia-Gomez M，Calabria A，Garcia-Bravo M，et al. Safe and efficient gene therapy for pyruvate kinase deficiency[J]. Mol Ther，2016，24（7）：1187-1198.

[10] Grace R F，Zanella A，Neufeld E J，et al. Erythrocyte pyruvate kinase deficiency：2015 status report[J]. American Journal of Hematology，2015，90（9）：825-830.

[11] Bianchi P，Fermo E，Glader B，et al. Addressing the diagnostic gaps in pyruvate kinase deficiency：Consensus recommendations on the diagnosis of pyruvate kinase deficiency[J]. American Journal of Hematology，2019，94（1）：149-161.

病例 16　长期接受化学药物治疗，双肺弥漫性炎症

［急性淋巴细胞白血病-L2 型，耶氏肺孢子虫感染］

【病例摘要】

患儿女，2 岁 10 月龄，主因"确诊白血病 1 年余，发热、咳嗽 2 天"入院。

患儿 1 年前确诊为急性淋巴细胞白血病-L2 型。确诊后于我院小儿血液科接受化学药物治疗，现规律口服地塞米松及巯嘌呤治疗中。2 天前出现发热，热峰 39.3℃，口服解热药热可退，一日发热约 4 次，偶有声咳，无痰，就诊于我院急诊，完善血常规提示粒细胞较低，C 反应蛋白升高，同时伴有呼吸困难，遂收入院。患儿近来精神状态可，家属诉患儿自觉胸部不适，无吐泻，饮食睡眠可，尿便可。

患儿系足月顺产，出生史正常，生长发育与同龄儿相似。否认结核、肝炎等传染病史及接触史，有输液港手术史，有输血史。

入院查体：T 38.2℃，P 145 次/分，R 48 次/分，BP 83/53mmHg，Wt 16kg，未吸氧下经皮血氧饱和度 80%，给予鼻导管吸氧（氧流量 1L/min）下经皮血氧饱和度可维持在 95%左右；神志清楚，精神状态可，全身未见皮疹及出血点，浅表淋巴结未触及肿大，双瞳孔等大正圆，直径约 3.0mm，对光反射灵敏，呼吸略促，胸骨无压痛，双肺呼吸音粗，未闻及明显干湿啰音，心音有力，律齐，腹平软，无压痛及反跳痛，肝脾肋下未触及，四肢末梢温，CRT 2 秒，四肢关节无肿胀，四肢活动自如，肌力及肌张力正常，神经系统查体无阳性体征。

入院时辅助检查：血常规示白细胞 $0.8×10^9$/L，中性粒细胞百分比 0.052，淋巴细胞百分比 0.544，中性粒细胞计数 $0×10^9$/L，血红蛋白 112g/L，血小板 $442×10^9$/L；C 反应蛋白 57.6mg/L（0~8mg/L）；凝血五项示凝血酶原时间 14.50 秒（9.4~12.5 秒），活化部分凝血活酶时间 35.2 秒（21~37 秒），纤维蛋白原含量 1.58g/L（2~4g/L），D-二聚体 77μg/L（0~252μg/L）；肝肾功能、心肌酶、脂肪酶、淀粉酶基本正常；1,3-β-D 葡聚糖＞600（＜70）。胸部 CT 示双肺野透过度减低，双肺内弥漫模糊斑片影。

【诊治经过】

（一）病例特点

患儿为幼儿，已确诊为白血病 1 年余，长期应用化学药物治疗，此次急性起病，以发热、咳嗽为主要表现，同时伴有胸部不适及明显呼吸困难、低氧血症。

（二）诊断及鉴别诊断

1. 入院诊断　①急性重症支气管肺炎：患儿发热、咳嗽 2 天，伴有呼吸困难，入院时未吸氧下血氧饱和度不能维持正常，胸部 CT 影像提示双肺弥漫性炎症。②急性淋巴细胞白血病-L2 型：患儿 1 年前在我院行骨髓穿刺术，骨髓细胞学检查确诊为急性淋巴细胞白血病-L2 型。

2. 鉴别诊断　患儿长期接受化学药物治疗，免疫系统受到抑制，此次急性发病，主要表现为发热、咳嗽及呼吸困难，胸部 CT 可见双肺弥漫性渗出性改变，应从感染的病原学进行鉴别诊断。

（1）肺结核：为临床常见的致病菌。对于服用大剂量免疫抑制药及激素的患者，容易感染结核。常规抗生素对结核杆菌无效，而且结核肺内播散时也会有双肺弥漫性炎症的 X 线改变。另外结核也可表现为干咳、甚至咯血。但肺结核患者多有结核中毒表现，如低热、盗汗等。PPD 试验、结核抗体等检查可以辅助诊断。但确诊的依据是于痰或分泌物中发现结核杆菌。

（2）真菌性肺炎：许多合并免疫力低下或抑制的感染患者，经过抗生素治疗后大多合并有真菌感染。引起侵袭性真菌肺炎的病原菌较多，其中主要致病菌有念珠菌属、曲霉菌属、隐球菌属等。一般来说真菌感染是继发于广谱抗生素治疗的结果，而不是主要致病菌。但真菌比较容易在痰液及支气管肺泡灌洗液中找到菌丝和孢子从而明确诊断。

（3）巨细胞病毒（CMV）性肺炎：胸部 X 线检查呈间质性肺炎改变，患儿除肺炎症状外，常有黄疸、皮疹、肝脾大、发育落后、小头畸形及神经行为异常等。尿沉渣涂片、鼻咽分泌物或肺吸取液做病毒分离，可找到核内或胞质内含有包涵体的巨大细胞。荧光抗体间接染色法、酶联免疫吸附试验和放射免疫法可测得 CMV 特异性 IgM 抗体，DNA 杂交检测及聚合酶链定量法可快速、敏感检测 CMV-DNA 等做病原诊断。

（4）军团菌肺炎：为一种革兰阴性杆菌，易感人群为免疫力低下或抑制者、青少年及老年人。其临床表现有发热、寒战、咳嗽、胸痛等呼吸道感染症状。X 线胸片经常表现为肺部多发感染及肺脓肿。常规抗生素治疗无效。但该病军团菌血清抗体为阳性，红霉素治疗有效，呼吸道分泌物、痰、血或胸腔积液培养发现有军团菌生长是确诊的依据。

（三）治疗经过

入院后给予静脉输注头孢哌酮钠舒巴坦钠、利奈唑胺、卡泊芬净（科赛斯），口服复方磺胺甲噁唑（复方新诺明）联合抗感染治疗，鼻导管吸氧下经皮血氧饱和度不能维持正常，呼吸困难无缓解，给予患儿行气管插管机械通气治疗。入院第 7 天患儿仍有反复发热，痰标本感染病原高通量基因检测结果回报提示铜绿假单胞菌及耶氏肺孢子虫感染，予以停用利奈唑胺，加用多黏菌素 B、头孢哌酮钠舒巴坦钠、卡泊芬净（科赛斯）静脉滴注联合口服复方磺胺甲噁唑（复方新诺明）抗感染治疗。入院第 10 天复查胸部 CT 双肺炎症较前明显吸收，逐渐下调呼吸机参数并拔出气管插管改为鼻导管吸氧，撤离呼吸机后无呼吸困难表现。入院第 12 天体温恢复正常，复查血常规、C反应蛋白基本正常，停用多黏菌素B及头孢哌酮钠舒巴坦钠，改为头孢呋辛钠联合卡泊芬净（科赛斯）及复方磺胺甲噁唑（复方新诺明）抗感染治疗。入院第14天患儿病情平稳，予转至小儿血液科继续抗感染治疗，同时化学药物治疗急性淋巴细胞白血病。

（四）确定诊断

痰标本感染病原高通量基因检测结果为耶氏肺孢子虫及铜绿假单胞菌阳性，结合患儿发热、咳嗽、胸部不适等临床表现及肺部CT磨玻璃样改变考虑诊断为耶氏肺孢子虫感染。

（五）最终诊断

①急性重症支气管肺炎。②Ⅰ型呼吸衰竭。③急性淋巴细胞白血病-L2型。④耶氏肺孢子虫感染。⑤铜绿假单胞菌感染。

【临床思路及诊治评述】

患儿既往诊断为急性淋巴细胞白血病-L2型，此次为急性发病，因发热、咳嗽及呼吸困难入院，入院时急性重症支气管肺炎诊断明确，但患儿长期接受化学药物治疗，结合这一特殊病史及双肺弥漫性炎症之胸部影像学表现，应考虑可能存在机会性致病病原体感染，故此病例治疗的关键在于明确感染的病原体，后经痰标本感染病原高通量基因检测确诊为铜绿假单胞菌及耶氏肺孢子虫感染，针对性应用抗感染药物治疗，使患儿肺部炎症得以快速、有效地控制，阻止了病情进一步进展。

免疫系统正常人群在耶氏肺孢子虫侵入人体后产生抗体，抗击侵入的病原体。但免疫功能缺陷者无法产生有效的抗体，使这部分人群对耶氏肺孢子虫易感。所以HIV病毒感染者，组织器官移植者，接受化、放疗的癌症患者都将是耶氏肺孢子虫的易感宿主。发热是肺孢子虫肺炎的最主要的症状，并伴随有干咳，其他主要症状还有胸闷和呼吸困难，疲劳和夜间盗汗也可发生，常在呼吸困难出现前。因此，在免疫功能低下者出现这种临床症状，则应考虑有耶氏肺孢子虫感染的可能，并加以仔细地鉴别。

在肺孢子虫肺炎治疗药物中最有效的是三甲氧苄氨嘧啶与磺胺甲噁唑的配伍使用（TMP-SMX，即复方新诺明），可口服也可静脉滴注。治疗用TMP-SMX需每天使用，连续使用2～3周。在病原体清除后，降低剂量继续口服每天1次或每周3次以防复发。

【典型图表】

1. 肺部CT检查示双肺透过度明显下降，呈磨玻璃样改变（图1-16-1）。

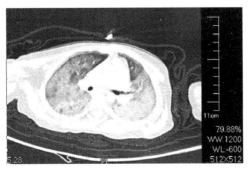
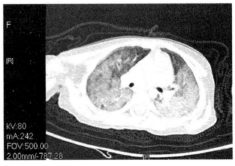

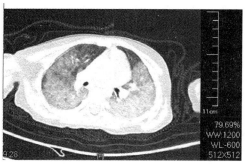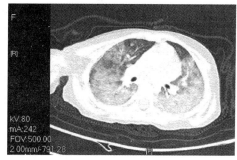

图 1-16-1　耶氏肺孢子虫感染患者的肺部 CT 影像

影像显示：双肺透过度明显下降，呈弥漫性磨玻璃样改变

2. 痰液感染病原高通量基因检测示铜绿假单胞菌及耶氏肺孢子虫感染（表 1-16-1、表 1-16-2 ）。

表 1-16-1　痰液感染病原高通量基因检测细菌检出情况

类型	属名	检出序列数	种名	检出序列数
革兰染色阴性（G⁻）	假单胞菌属（*Pseudomonas*）	769	脱氧假单胞菌（*Pseudomonas denitrificans*）	82
			铜绿假单胞菌（*Pseudomonas aeruginosa*）	10
革兰染色阳性（G⁺）	养障体属（*Trophermya*）	136	惠普尔养障体（*Trophermya whipplei*）	135

表 1-16-2　痰液感染病原高通量基因检测真菌检出情况

属名	检出序列数	种名	检出序列数
肺孢子虫属（*Pneumocystis*）	1166	耶氏肺孢子虫（*Pneumocystis jirovecii*）	1159

（王贤柱　李玖军）

参 考 文 献

[1] 江载芳，申昆玲，沈颖. 诸福棠实用儿科学[M]. 8 版 .北京：人民卫生出版社，2015：1183-1184.

[2] 戴文伟. 现代感染性疾病与传染病学[M]. 北京：科学出版社，2000：1476-1486.

[3] Catherinot E，Lanternier F，Bougnoux ME，et al. Pneumocystis jirovecii pneumonia[J]. Infect Dis Clin North Am，2010，24（1）：107-138.

[4] White PL，Backx M，Barnes RA. Diagnosis and management of Pneumocystis jirovecii infection[J]. Expert Rev Anti Infect Ther，2017，15（5）：435-447.

[5] Ni BW，Huang HH，Wang T，et al. Caspofungin in the treatment of acute erythroid leukemia patient comnined with severe Pneumocystis carinii pneumonia[J]. World Clin Drugs，2013，34（8）：480-482.

[6] 刘海霞，程云霞. 复方新诺明联合卡泊芬净治疗耶氏肺孢子菌肺炎的临床疗效[J]. 中国现代药物应用，2015，9（17）：90-91.

[7] 刘平. 艾滋病合并卡氏肺孢子虫肺炎的实验室检测[J]. 中华临床医学杂志，2008，9（6）：90-91.

[8] Totet A，Respaldiza N，Pautard JC，et al. Pneumocystis jiroveci genotypes and primary infection[J]. Clin Infect Dis，2003，36（10）：1340-1342.

[9] Stringer JR，Beard CB，Miller RF，et al. A new name （Pneumocystis jiroveci）for Pneumocystis from humans[J]. Emerging Infectious Diseases，2002，8（9）：891-896.

[10] Marchiori E，Muller NL，Soares Souza A Jr，et al. Pulmonary disease in patients with AIDS：High-resolution CT and pathologic findings[J]. Am J Roentgenol，2005，184（3）：757-764.

病例 17　　无热抽搐多次

[早发性婴儿癫痫性脑病 7 型]

【病例摘要】

患儿男，4 月龄，主因"无热抽搐 1 次"入院。

患儿入院当日于安静睡眠中出现抽搐，具体表现为意识丧失，双眼凝视上翻，双手握拳，四肢强直及抖动，口唇发绀，口吐白沫，无牙关紧闭及尿便失禁，抽搐 5～6 分钟缓解，后疲乏入睡，家属立即携患儿就诊于我院急诊，急诊以"抽搐原因待查"收入我科。患儿病来精神状态可，无发热，无咳嗽，无腹泻及呕吐，母乳喂养，饮食可，尿便正常。

患儿系 G_1P_1，32^{+6} 周，剖宫产，出生体重 1.95kg，出生时因胎膜早破于当地医院住院治疗 22 天，其间患儿使用呼吸机辅助通气治疗，输血史阳性，既往无抽搐病史，否认肝炎、结核病等接触史。否认家族抽搐相关病史，否认家族特殊病病史。

入院查体：T 36.6℃、P 131 次/分、R 31 次/分、BP 102/61mmHg，Wt 7.4kg；神志清楚，精神状态可，前囟平坦，周身未见出血点，浅表淋巴结未及肿大，双瞳孔等大正圆，瞳孔直径 3.0mm，对光反射灵敏、球结膜未见水肿，咽赤（－）双侧扁桃体无肿大，无疱疹及脓苔，颈软；双肺呼吸音粗，未闻及明显干湿啰音；心音有力，律齐，未闻及杂音；腹部平软，肠鸣音正常，肝脾未触及肿大，无压痛及反跳痛。脑膜刺激征（－），四肢肌张力正常，布氏征（－），克氏征（－），双侧巴氏征可疑阳性，双掌颏反射（－）。

辅助检查：血常规（急诊）示白细胞计数 $8.7×10^9$/L，中性粒细胞百分比 0.099，淋巴细胞百分比 0.812，血小板计数 $363×10^9$/L，血红蛋白 122g/L；天冬氨酸氨基转移酶 60U/L（5～34U/L），丙氨酸氨基转移酶 72U/L（0～40U/L），肌酸激酶 MB 同工酶 41.5U/L（＜24U/L），肌酸激酶 237U/L（＜171U/L），CRP＜3.13mg/L（0～8mg/L）。头部 CT 示双侧额颞叶脑外间隙略增宽，结合临床。血气离子分析 pH 7.305，PCO_2 44.6mmHg，离子正常。睡眠常规脑电图正常。

入院后化验回报：超敏肌钙蛋白 T 0.017ng/ml（＜0.014ng/ml），氨基末端 B 型利钠前体 136.0pg/ml（＜125pg/ml），LAC 1.90mmol/L（＜2mmol/L），同工酶质量 6.1μg/L（0～6.3μg/L），肌钙蛋白 I 0.01μg/L（0～0.04μg/L），总 25-羟基维生素 D 41.91ng/ml（≥30ng/ml），血氨 51μmol/L（11～35μmol/L），血同型半胱氨酸 9.52μmol/L（0～15μmol/L），免疫球蛋白 M 0.35g/L（0.41～1.65μmol/L），免疫球蛋白 G 1.68g/L（4.81～12.2μmol/L），免疫球蛋白 A＜0.26g/L（0.42～1.58μmol/L），肺炎衣原体抗体-IgM 阴性，肺炎支原体抗体-IgM 阴性；TORCH-IgM 抗体阴性，巨细胞病毒 DNA（Q-PCR）$1.61×10^4$ Copies/ml（＜$1×10^3$ Copies/ml），人轮状病毒抗原测定阳性。脑干听诱发电位：未见异常。视频脑电图：示正常脑电图。头部 MRI：双侧额颞部脑外间隙略增宽。DWI 未见异常。胸部 DR 回报双肺纹理增强，心电图未见异常。

【诊治经过】

（一）病例特点

患儿为婴儿，急性病程，因无热抽搐 1 次入院，入院后临床表现为反复发作的无热抽搐。

（二）诊断及鉴别诊断

1. 入院诊断 ①癫痫可能性大：患儿 4 个月，以无热抽搐入院，无前驱感染史，患儿于安静睡眠中出现抽搐，抽搐具体表现为意识丧失，双眼凝视上翻，双手握拳，四肢强直及抖动，口唇发绀，口吐白沫，无牙关紧闭及尿便失禁，抽搐 5～6 分钟缓解，后疲乏入睡。②婴儿暂时性低丙种球蛋白血症：免疫球蛋白 M 0.35g/L（0.41～1.65g/L）；免疫球蛋白 G 1.68g/L（4.81～12.2g/L）；免疫球蛋白 A＜0.26g/L（0.42～1.58g/L）。

2. 疾病鉴别 患儿反复无热抽搐应与以下疾病相鉴别。

（1）颅内出血：常见于颅脑外伤、新生儿产伤、脑缺氧缺血等。另外，血小板减少性紫癜、再生障碍性贫血、血友病、白血病、脑肿瘤、晚发性维生素 K 缺乏症等，也常致颅内出血。临床表现为突发性头痛，呕吐，偏瘫，失语，惊厥发作，视物模糊或偏盲，感觉障碍，同时伴有血压、心率、呼吸改变、意识障碍、抽搐等。有上述症状均应考虑颅内出血可能性。如有出血性疾病史或有外伤等诱因，而无明显颅内感染表现，更应考虑本病。应及时选择实验室和辅助检查确诊。颅脑 CT 是确诊的首选检查，可精确判断出血部位、范围，并可估计出血量及查见出血后的脑积水。

（2）颅内占位：临床表现可有烦躁和易激惹，有的则表现为淡漠或嗜睡，呕吐，头痛，视觉障碍，头围增大，颈部抵抗或强迫头位，癫痫发作，眼球内斜视。对于小儿出现无明显原因的反复发作性头痛和呕吐时，应考虑颅内肿瘤的可能性。不可因症状缓解而放松警惕，应进行仔细耐心的神经系统查体。对疑有颅内肿瘤的患儿应酌情做颅脑 X 线、脑 CT、MRI 等辅助检查鉴别诊断。

（3）离子紊乱：①低钠血症是一种较严重的水、电解质代谢平衡紊乱。临床表现可以有循环不良、休克；精神萎靡或嗜睡与烦躁不安交替，两眼凝视，重则惊厥、昏迷，严重时出现中枢性呼吸衰竭；神经、肌肉应激性低下。②低钙血症的临床表现主要为神经肌肉兴奋性增高，出现不安、震颤、惊跳、手足抽搐、惊厥，严重者出现喉痉挛和窒息。血清离子分析均可鉴别诊断。

（三）治疗经过

患儿入小儿神经病房后给予甘露醇及托拉塞米降颅压，小牛血清去蛋白注射液营养神经，维生素 K 预防出血。入院第 4 天，患儿再次抽搐发作，持续 1 分钟左右缓解，1 小时左右再次出现抽搐，具体表现为意识丧失，双眼凝视上翻，双手握拳，四肢强直及抖动，口唇发绀，无口吐白沫，尿便失禁，立即给予患儿水合氯醛灌肠镇静，抽搐仍不缓解，给予地西泮静脉注射，抽搐逐渐缓解，持续 20 分钟左右。心电血氧监护下心率波动在 170～200 次/分，经皮血氧饱和度 94%以上，查体见瞳孔大小 2mm，直接、间接对光反射较迟钝，球结膜轻度水肿。给予甘露醇、托拉塞米降颅压治疗，转入小儿重症监护病房。转入后患儿发热 1 次，未再抽搐发作。化验结果回报提示巨细胞病毒感染伴转氨酶升高，给予更昔洛韦抗病毒治疗。患儿腹泻，完善化验轮状病毒抗原阳性（＋）；视频脑电图回报为正常脑电图，抽搐原因考虑为良性惊厥，癫痫不除外。入院第 7 天，患儿体温平稳，无抽搐发作，无呕吐腹泻，神志清楚，精神状态可，完善基因检测，予以出院。

（四）确定诊断

患儿出院后家系全外显子组测序（Trio WES）结果回报：发现 KCNQ2 基因的 1 个变异：

c.974（exon7）G＞A，关联疾病为：早发性婴儿癫痫性脑病 7 型（OMIM：613720）。

（五）最终诊断

①早发性婴儿癫痫性脑病 7 型；②婴儿暂时性低丙种球蛋白血症。

【临床思路及诊治评述】

患儿为婴儿，急性病程，因无热抽搐 1 次入院，入院后临床表现为反复发作无热抽搐。视频脑电图监测期间无抽搐发作，暂不能除外癫痫，且患儿胎膜早破、低丙种球蛋白血症，尚不除外基因缺陷，经基因全外显子筛查结果回报为早发性婴儿癫痫性脑病 7 型。

1. **早发性癫痫脑病的病因病理**　早发性癫痫脑病是一组在出生后数周至数月内起病的难治性癫痫，频繁地癫痫样放电导致逐渐加重的广泛性认知功能及感觉运动发育障碍。*KCNQ2* 基因是编码电压门控钾离子通道基因，定位于 20q11.3，含 11 个外显子和 10 个内含子，在脑和交感神经节中广泛表达，其通道开放可以阻止动作电位产生。*KCNQ2* 基因突变相关性早发性癫痫脑病，分为：新生儿期起病的癫痫性脑病（不能明确归类为癫痫综合征）、大田原综合征、早期肌阵挛脑病、婴儿痉挛症（新生儿期无癫痫发作）、非综合征类早发性癫痫脑病。

2. **早发性婴儿癫痫性脑病 7 型的临床特征**　智力障碍，癫痫发作，全面性发育迟缓，痉挛无力型四肢瘫，全身性低张力，肌张力障碍，胼胝体发育不全，癫痫性脑病。回顾所有研究中 *KCNQ2* 基因突变的早发癫痫性脑病患儿具有相似特点：①在出生后 1 周内（大多数于出生后 3 天内）起病的难治性癫痫；以强直痉挛发作为主；②脑电图：多提示暴发-抑制或不连续放电；大部分曾被诊断为大田原综合征（OS），后期，部分患儿转变为婴儿痉挛症，可出现高度失律。③MRI 的特征性影像：有研究认为，*KCNQ2* 突变引起的早发癫痫性脑病患儿头颅 MRI 可能具有其特征性影像改变，主要表现为生后早期，尤其是新生儿期以基底节区和丘脑区高信号为主要表现，大部分为双侧，少数为单侧，这些异常信号随着年龄增长会逐渐消失，而其他较常见的脑结构异常通常很难恢复，包括额叶发育不良伴额颞区蛛网膜下腔增宽、胼胝体发育不良和后部脑白质减少等。在新生儿期不能解释的严重癫痫性脑病，伴有脑电暴发-抑制、刺激敏感性肌阵挛发作及中枢性换气不足时，应考虑诊断，完善相关检查明确诊断。

3. **抗癫痫药物治疗**　钠离子通道阻滞药抗癫痫药（如卡马西平、托吡酯、丙戊酸等）可有较好的发作控制效果。钾离子通道激动药瑞替加宾碱（Retigabine）等药物可能对于 *KCNQ2* 基因突变引起的大田原综合征有更好的治疗效果，尤其是缓解智力损伤。也有报道对 *KCNQ2* 基因突变所致的难治性癫痫，利多卡因、维生素 B_6、水合氯醛可能有效。生酮饮食添加对治疗 *KCNQ2* 基因突变相关性早发性癫痫脑病可能有效，特别是对于使用常规抗癫痫药物治疗无效的患儿，建议尽早使用生酮饮食。积极治疗下大部分患儿在 3 岁以前停止抽搐发作，但几乎所有患儿均存在中重度智力运动发育落后。

【典型图表】

家系全外显子组测序（Trio WES）示：发现 *KCNQ2* 基因的 1 个变异，即 c.974（exon7）G＞A（表 1-17-1）。

表 1-17-1　家系全外显子组测序（Trio WES）结果

基本信息

受检者	×××	性别	男	年龄	4 个月
病案号	××××××	样本类型	EDTA 抗凝血	检测项目	trio 全外显子组测序检测
采样时间	2019-02-27	送检日期	2019-03-01	报告日期	2019-04-17

临床表型信息

受检者	姓名	性别	年龄	临床特征（由受检者或临床医师提供）
先证者	×××	男	4 个月	患儿胎膜早破 32^{+6} 周早产，睡眠中无热抽搐 2 次，表现为意识丧失，双眼凝视上翻，双手握拳，四肢抖动，口唇发绀，口吐白沫；免疫球蛋白低，CT 提示：双侧额颞叶脑外间隙略增宽。疑诊：免疫缺陷，癫痫
父	×××	男	30 岁	正常无表型
母	×××	女	34 岁	正常无表型

标准化后的 HPO 表型词：癫痫发作，蛛网膜下腔增宽，免疫缺陷

检测员：×××

审核员：×××

检测结果

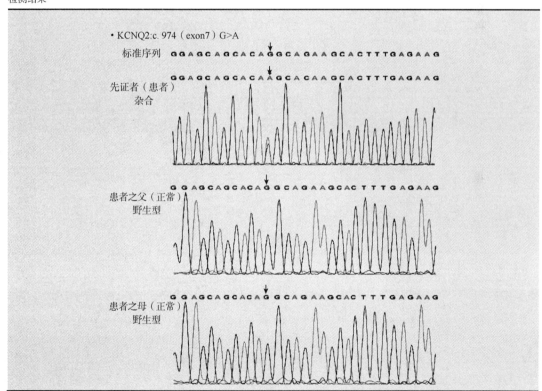

• KCNQ2:c. 974（exon7）G>A

标准序列　GGAGCAGCACAGGCAGAAGCACTTTGAGAAG

先证者（患者）
杂合
GGAGCAGCACAAGCACAAGCACTTTGAGAAG

患者之父（正常）
野生型
GGAGCAGCACAGGCAGAAGCACTTTGAGAAG

患者之母（正常）
野生型
GGAGCAGCACAGGCAGAAGCACTTTGAGAAG

检测分析结论

发现 *KCNQ2* 基因的 1 个变异，关联疾病为：

早发性婴儿癫痫性脑病（OMIM：613720）

临床特征：癫痫发作

（程　超　李玖军）

参 考 文 献

[1] Vilan A，Mendes Ribeiro J，Striano P，et al. A Distinctive ictalamplitude- integrated electroencephalography pattern in new-borns with neonatal epilepsy associated with *KCNQ2* mutations[J]. Neonatology，2017，112（4）：387-393.

[2] Weckhuysen S，Ivanovic V，Hendrickx R，et al. Extending the *KCNQ2* encephalopathy spectrum：clinical and neuroimaging findings in 17 patients[J]. Neurology，2013，81（19）：1697-1703.

[3] Pisano T，Numis AL，Heavin SB，et al. Early and effective treatment of *KCNQ2* encephalopathy[J]. Epilepsia，2015，56（5）：685-691.

[4] 廖建湘. 生酮饮食疗法在难治性癫痫中的应用[J]. 中国实用儿科杂志，2016，31（1）：41-45.

[5] Klotz KA，Lemke JR，Korinthenberg R，et al. Vitamin B6-responsive epilepsy due to a novel *KCNQ2* mutation[J]. Neuropediatrics，2017，48（3）：199-204.

[6] 胡春辉,孙丹,胡家胜,等. 钾离子通道 *KCNQ2* 基因突变相关性早发性癫痫脑病 2 例临床报道[J]. 中国实用儿科杂志，2019，34（1）：56-58.

[7] Weckhuysen S，Mandelstam S，Suls A，et al. *KCNQ2* encephalopathy：emerging phenotype of a neonatal epileptic encephalopathy[J]. Ann Neurol，2012，7（1）：15-25.

[8] Kato M，Yamagata T，Kubota M，et al. Clinical spectrum of early onset epileptic encephalopathies caused by *KCNQ2* mutation[J]. Epilepsia，2013，54（7）：1282-1287.

[9] Millichap IJ，Park KL，Tsuchida T，et al. *KCNQ2* encephalopathy：Features，mutational hot spots，and ezogabine treatment of 11 patients[J]. Neurol Genet，2016，2（5）：e96.

[10] Buttle SG，Sell E，Dyment D. et al. Pointed rhythmic theta waves：a unique EEG pattern in *KCNQ2*-related neonatal epileptic encephalopathy[J]. Epileptic Disord，2017，19（3）：351-356.

[11] Klotz KA，Lemke JR，Korinthenberg R，et al. Vitamin B6-responsive epilepsy due to a novel *KCNQ2* mutation l [J]. Neuropediatrics，2017，48（3）：199-204.

第 2 章

泌尿、风湿免疫系统疾病

病例 1 下肢无力，低钾血症

[干燥综合征]

【病例摘要】

患儿女，9 岁，因"双下肢疼痛伴无力 1.5 个月，加重 10 天"入院。

患儿 1.5 个月前无明显诱因出现双下肢疼痛，以双下肢远端为著，行走时症状明显，伴双下肢无力，易疲倦，病初就诊于当地医院完善骨关节 X 线片提示未见明显异常，完善微量元素及血清离子检查提示缺铁、缺锌及低钾；给予口服补钾治疗后患儿自觉疼痛较前明显，但尚能独立行走，上述症状持续 1 个月余，家长未予特殊诊治。10 天前双下肢无力呈进行性加重，现患儿家长为求进一步治疗入我科，门诊以"双下肢无力原因待查"收入我科。患儿病来精神状态良好，无发热，无咳喘，无吐泻，饮食如常，睡眠及尿便正常。

既往史：患儿 2 年前于北京诊断血小板减少症。

入院查体：T 37.0℃，P 82 次/分，R 18 次/分，BP 120/65mmHg，W 27kg；神志清楚，心肺腹查体未见异常，四肢肌张力正常，双下肢肌力 4 级，双肱二、三头肌反射正常，双膝腱及跟腱反射正常；布氏征（－），克氏征（－），双巴氏征（－），双掌颏反射（－）。

辅助检查：①血常规及 C 反应蛋白正常；②生化：肝功能及肾功能正常，血气离子分析示 pH 7.246（7.35～7.45），实际碳酸氢盐 20.6mmol/L（22～26mmol/L），标准碳酸氢盐 18.9mmol/L（22～26mmol/L），血液 BE－6.0mmol/L（－3～3mmol/L），细胞外液 BE －5.5mmol/L（－3～3mmol/L），K^+ 2.51mmol/L（3.5～5.5mmol/L），Na^+ 133mmol/L（136～145mmol/L），Cl^- 108mmol/L（98～106mmol/L），阴离子间隙 4.9mmol/L（8～16mmol/L）；③免疫学检查示淋巴细胞绝对计数正常，免疫球蛋白 G 49.20g/L（6.95～15.15g/L），免疫球蛋白 M 2.20g/L（0.4～1.59g/L），免疫球蛋白 A 1.19g/L（0.97～3.2g/L），补体 C3、C4 均正常，抗心磷脂抗体测定（ACA）阴性，类风湿因子 862U/ml（0～30U/ml）；④内分泌检查示血浆肾素活性 12.8ng/ml（0.15～2.33ng/ml），醛固酮 296.653pg/ml（70～300pg/ml），血管紧张素 Ⅱ 65.85pg/ml（50～250pg/ml），血管紧张素 Ⅰ 3.028pg/ml；⑤尿液分析示尿 pH 7～8，24 小时尿钙 1.01mmol/d（2.5～7.5mmol/d），24 小时尿磷 4.3mmol/d（23～48mmol/d），尿 α_1 微球蛋白 14.9mg/dl（0～1.25mg/dl），尿微量白蛋白 1.98mg/dl（0～1.9mg/dl）；⑥神经功能检查示肌电图、脑电图未见异常；⑦影像学检查，胸部 CT 示右肺上叶后段及左肺下叶少许慢性炎症，双侧颈部及腋下见稍大淋巴结；全腹 CT 平扫未见异常；心电图未见异常。

【诊治经过】

（一）病例特点

患儿为学龄期女孩，缓慢起病，临床表现为下肢无力伴肌肉疼痛，低钾低钠高氯血症及代谢性酸中毒。

（二）诊断及鉴别诊断

1. 入院诊断　肾小管酸中毒：低钾低钠高氯血症及代谢性酸中毒，阴离子间隙不高，偏碱性尿液，尿 α_1 微球蛋白增高。

2. 疾病鉴别　患儿下肢无力伴肌肉疼痛，低钾低钠高氯血症及代谢性酸中毒应与以下疾病相鉴别。

（1）干燥综合征：可以继发肾小管酸中毒，伴自身抗体异常，需腮腺及泪腺检查，唇腺病理可帮助确诊。

（2）系统性红斑狼疮：患儿既往有血小板减少症的病史，抗核抗体滴度明显增高，但肾病理不支持，血清补体正常。

（3）原发性低钾性周期性麻痹：发作性出现低钾及肌无力症状，血气分析代谢性酸中毒及低钠高氯不支持。

（4）原发性醛固酮增多症：低钾血症支持，血压正常、血钠低、代谢性酸中毒、血清醛固酮正常、全腹 CT 未见肿瘤不支持。

（5）肾素瘤：低钾、肾素活性高支持，血压正常、血清醛固酮正常、代谢性酸中毒、全腹 CT 未见肿瘤不支持。

（6）Bartter 综合征、Gitelman 综合征：低钾支持，代谢性酸中毒不支持。

（7）Liddle 综合征：低钾支持，血压正常、代谢性酸中毒、血清肾素及醛固酮水平不支持。

（三）治疗经过

给予患儿口服碳酸氢钠及枸橼酸钾，纠正酸中毒及低钾血症，同时积极查找肾小管酸中毒病因，考虑到患儿既往 ITP，此次入院血清 IgG 高于正常高值 3 倍以上，类风湿因子强阳性，故考虑干燥综合征的可能，完善抗核抗体检查。抗核抗体滴度 1∶3200（＜1∶100）；抗核抗体系列（15 项）：抗 U1-RNP/Sm 弱阳性（±），抗 SS-A 阳性（＋），抗 Ro-52 阳性（＋），抗 SS-B 阳性（＋），抗核糖体 P 蛋白阳性（＋）；外分泌腺检查：核素检查双侧腮腺及颌下腺排泌功能减低。

（四）确定诊断

结合患儿血清 IgG 及抗核抗体滴度明显增高，抗 U1-RNP/Sm 弱阳性（±），抗 SS-A 阳性（＋），抗 Ro-52 阳性（＋），抗 SS-B 阳性（＋），抗核糖体 P 蛋白阳性（＋），尿蛋白以小管蛋白为主；肾病理为间质性肾炎，无免疫复合物沉积；双侧腮腺及颌下腺排泌功能减低。综上所述，最终诊断为干燥综合征。

治疗给予泼尼松口服抑制免疫反应，口服补钾补碱，患儿乏力、肌肉疼痛症状缓解，酸中毒及低钾血症得以纠正后出院。

（五）最终诊断

①干燥综合征；②继发性肾小管酸中毒；③间质性肾炎。

【临床思路及诊治评述】

以"双下肢疼痛乏力"为主诉的可能疾病包括：神经-肌肉疾病、骨关节疾病、肿瘤类疾病、自身免疫类疾病等。此患儿肌电图及脊髓神经、骨关节影像学检查排除神经-肌肉疾病、骨关节疾病、肿瘤类疾病，对于双下肢无力的患儿，血气离子分析应作为常规筛查项目，此患儿表现为低钾、低钠血症、高氯血症及代谢性酸中毒，临床上诊断肾小管酸中毒成立。结合患儿既往血小板减少症，此次入院明显高丙种球蛋白血症，类风湿因子强阳性，故需注意干燥综合征继发肾小管酸中毒。完善 ANA 系列及外分泌腺排泌试验，最终得以明确诊断。

1. 干燥综合征的临床特点与分类　干燥综合征是一种主要累及外分泌腺体的慢性炎症性自身免疫病，以唾液腺和泪腺的症状为主，血清中存在特异性的抗 SS-A、抗 SS-B 自身抗体。分为原发性和继发性，继发性干燥综合征是指发生于另一明确诊断的结缔组织病如系统性红斑狼疮、混合型结缔组织病、类风湿关节炎及系统性硬化病等，儿童少见。申丛榕等总结 266 例成人及儿童肾小管酸中毒的临床特征，结果显示肾小管酸中毒常见症状为多饮、多尿、疲乏、肌无力、肌肉关节疼痛，成人肾小管酸中毒有 89.91%继发于干燥综合征，儿童肾小管酸中毒81.67%为原发性，儿童肾小管酸中毒误诊漏诊率 41.1%，误诊为原发性低钾性周期性麻痹、1型糖尿病、原发性醛固酮增多症、中枢性尿崩症、类风湿关节炎等。

2. 儿童干燥综合征的临床表现　与成人不同，莫鑫等总结 17 例儿童干燥综合征，前三位首发症状为腮腺肿大、关节疼痛、口干，其中 1 例以肾小管酸中毒为首发症状。王景等总结 57例儿童原发性干燥综合征，前三位的首发症状为腮腺肿大、发热及皮肤紫癜，合并皮肤损害及血液系统损害多见，未见神经系统及肺部损害。

（王秀丽　赵成广）

参 考 文 献

[1] 申丛榕, 于澈, 张璐, 等.266 例成人及儿童肾小管酸中毒临床特征分析[J]. 中华肾脏病杂志, 2018, 34（9）: 667-672.

[2] 莫鑫, 胡艳, 陈黎, 等. 儿童干燥综合征 17 例临床特点[J]. 实用儿科临床杂志, 2009, 24（21）: 1663-1671.

[3] 王景, 宣磊, 董振华. 儿童原发性干燥综合征 57 例临床分析[J]. 中国临床医生杂志, 2018, 46（2）: 224-226.

病例 2　尿频、尿痛，抗感染无效

［嗜酸性粒细胞性膀胱炎］

【病例摘要】

患儿男，10 岁，以"尿频、尿痛伴下腹疼痛 2 周"入院。

患儿 2 周前出现尿频、尿痛伴下腹疼痛，当地医院诊断为膀胱炎，给予患儿静脉滴注头孢哌酮治疗 10 天，患儿症状无明显好转来我院。患儿病来无发热，无水肿，无恶心呕吐，无皮疹。

既往史：无明确传染病接触史，无明确过敏史。

入院查体：心肺未见异常，无皮疹，下腹部轻压痛。

辅助检查：①血常规示白细胞 17.9×10^9/L[（$3.5 \sim 9.5$）$\times 10^9$/L]，嗜酸性粒细胞 $8.23 \times$

10^9/L[（0.04～0.49）×10^9/L]；②尿常规示红细胞 26 个/HP（0.1～4.5 个/HP），白细胞 5 个/HP（0.1～4.5 个/HP），蛋白（＋）（正常为阴性）；③泌尿系彩超示膀胱壁增厚，最厚处 1.2cm。

【诊治经过】

（一）病例特点

患儿为学龄期男孩，以下尿路刺激症状起病，尿常规白细胞不高，血常规中嗜酸性粒细胞明显增高，泌尿系彩超提示膀胱壁不均匀增厚。

（二）诊断及鉴别诊断

1. 入院诊断　膀胱炎：下尿路刺激症状，彩超膀胱壁增厚。

2. 疾病鉴别　患儿尿频、尿痛，抗感染治疗无效，应与以下疾病相鉴别。

（1）膀胱肿瘤：膀胱壁不均匀增厚，抗感染治疗无效，需病理活检进一步鉴别。

（2）结核性膀胱炎：下尿路刺激症状，一般抗感染无效，需尿细菌学检查进一步鉴别。

（3）血液系统疾病：患儿嗜酸性粒细胞显著增高，需骨髓象检查进一步鉴别。

（4）寄生虫病：患儿嗜酸性粒细胞显著增高，需寄生虫检查进一步鉴别。

（三）治疗经过

患儿入院后给予抗感染治疗，症状无缓解，尿细菌培养阴性，尿常规白细胞并不高，血嗜酸性粒细胞明显增高，进一步检查了骨髓象除外血液系统肿瘤，粪便检查未见寄生虫。膀胱病理检查：膀胱壁纤维化，大量嗜酸性粒细胞浸润，考虑嗜酸性粒细胞性膀胱炎。

（四）确定诊断

下尿路刺激症状明显，抗感染无效，尿白细胞不高，血嗜酸性粒细胞增高，彩超检查提示膀胱壁不规则增厚，膀胱镜取膀胱壁病理活检结果为：膀胱壁大量嗜酸性粒细胞浸润，最终确诊嗜酸性粒细胞性膀胱炎。

治疗上停用抗生素，口服泼尼松治疗，逐渐减量至 3 个月停药。患儿症状消失，外周血嗜酸性粒细胞恢复正常，膀胱壁恢复正常。

（五）最终诊断

嗜酸性粒细胞性膀胱炎（eosinophilic cystitis，EC）。

【临床思路及诊治评述】

尿路刺激症状常见于泌尿系感染，尿培养阳性进一步支持诊断，此患儿尿频非常明显，10 天抗生素治疗无效，尿白细胞基本正常，故不考虑泌尿系感染。完善血常规提示嗜酸性粒细胞明显升高，至此嗜酸性粒细胞性膀胱炎就比较容易想到，行病理检查最终确认。

1. 儿童嗜酸性粒细胞性膀胱炎的临床特点　各个年龄均可发病，国外报道最小发病年龄为 5 天的婴儿，男孩多见。嗜酸性粒细胞性膀胱炎常表现为下尿路刺激症状或下尿路梗阻，可能被误诊为感染性膀胱炎或膀胱肿瘤，但嗜酸性粒细胞性膀胱炎与一般感染性膀胱炎不同的是，嗜酸性粒细胞性膀胱炎常表现为镜下血尿、少量蛋白尿或尿常规正常，而感染性膀胱炎多表现为白细胞尿或脓尿，此特点对于诊断嗜酸性粒细胞性膀胱炎具有一定的提示作用，以期尽早诊断，减少不必要的抗生素治疗。

外周血嗜酸性粒细胞持续增高大于 $1.5×10^9/L$ 的嗜酸性粒细胞性膀胱炎患者，在排除了感染、药物、恶性肿瘤性疾病及自身免疫系统疾病等病因引起的高嗜酸性粒细胞血症以后，应诊断特发性嗜酸性粒细胞增多综合征。由于外周血持续增高的嗜酸性粒细胞，此类患者可能同时有其他脏器的受累，可能受累的器官包括心脏、呼吸道、消化道、中枢神经系统及皮肤，故应注意评估并监测此类患者其他脏器受累的情况。

2. 嗜酸性粒细胞性膀胱炎的治疗　目前国内外无统一意见，常采用的治疗为去除过敏原、手术切除占位及内科药物治疗。用于治疗嗜酸性粒细胞性膀胱炎的药物包括：抗组胺药物、糖皮质激素、白三烯受体拮抗药、非甾体抗炎药、环孢素等。若可以诊断嗜酸性粒细胞增多综合征，治疗应参考嗜酸性粒细胞增多综合征，即糖皮质激素作为一线用药，剂量为泼尼松 1mg/（kg·d），根据外周血嗜酸性粒细胞恢复情况逐渐减量，疗程 2 个月到 20 年不等。

3. 嗜酸性粒细胞性膀胱炎的诊断指标　儿童嗜酸性粒细胞性膀胱炎需要膀胱病理检查确诊，外周血嗜酸性粒细胞增高及膀胱壁增厚需考虑本病的可能。糖皮质激素治疗儿童嗜酸性粒细胞性膀胱炎有效，但易复发，药物治疗的剂量及疗程需要根据对患者密切随访的结果进行调整。

【典型图表】

1. 膀胱彩超示膀胱壁增厚，最厚处可达 1.2cm（图 2-2-1）。
2. 为患儿行膀胱病理检查，可见膀胱壁纤维化和大量嗜酸性粒细胞浸润（图 2-2-2）。

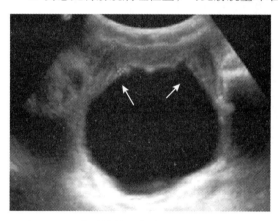 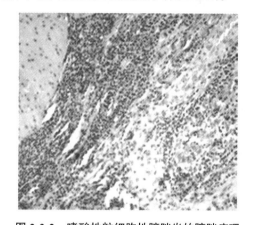

图 2-2-1　嗜酸性粒细胞性膀胱炎的膀胱彩超
超声示：膀胱壁增厚，较厚处 1.1cm，回声粗糙

图 2-2-2　嗜酸性粒细胞性膀胱炎的膀胱病理
膀胱壁纤维化，有大量嗜酸性粒细胞浸润（HE 染色，×400）

（王秀丽　赵成广）

参 考 文 献

[1] Sparks S，Kaplan A，DeCambre M. Eosinophilic cystitis in the pediatric population：A case series and review of the literature[J]. Journal of Pediatric Urology，2013，9（6）：738-744.

[2] Gotlib J. World Health Organization-defined eosinophilic disorders：2015 update on diagnosis，risk stratification，and management[J]. American Journal of Hematology，2015，90（11）：1077-1089.

[3] 周锦，王国丽，伏利兵，等. 儿童高嗜酸性粒细胞综合征 13 例临床分析[J]. 中国实用儿科杂志，2016，31（7）：528-532.

[4] 赵暮迎，李维，张乾忠，等. 3 种不同病因嗜酸粒细胞增多症临床分析[J]. 中国实用儿科杂志，2014，29（12）：956-959.

病例3　咳铁锈色样痰，贫血

[ANCA 相关血管炎]

【病例摘要】

患儿女，6岁，以"间断咳铁锈色样痰、发现贫血20余天"为主诉入院。

患儿20余天前因咳嗽，伴有少量铁锈色样痰，就诊于当地医院，化验血红蛋白37g/L。静脉输注红细胞后复查血红蛋白72g/L，口服多糖铁复合物（力蜚能）及维生素C，出院后仍偶有铁锈色样痰咳出，1周前外院复查血红蛋白66.2g/L，5天前出现双眼结膜充血，3天前排黑粪1次，伴有少量新鲜血凝块，患儿近日3～4次出现规律性头痛，颞侧痛，钝痛，不伴有恶心呕吐，无嗜睡，每日晚间20时及晨起4时左右发作，每次发作数分钟，自述当地医院头部CT未见异常，我院门诊脑电图未见异常，TCD提示：双侧椎动脉血流速度略增快。我院门诊查血红蛋白：92g/L。

入院查体：T 37.6℃，P 100次/分，R 20次/分，BP 100/66mmHg，Wt 24kg；贫血貌，双睑结膜充血，心肺腹查体未见异常，神经系统查体未及异常。

辅助检查：①血常规示白细胞11.4×10⁹/L[（3.5～9.5）×10⁹/L]，中性粒细胞百分比0.683（0.423～0.715），淋巴细胞百分比0.257（0.168～0.434），血红蛋白92g/L（120～140g/L），血小板784×10⁹/L[（135～350）×10⁹/L]。②尿常规示尿蛋白（±）（正常为阴性），红细胞4.3个/HP（0.1～4.5个/HP）。③生化检查示肝功能及肾功能正常。④贫血相关检查示Coombs试验阴性，促红细胞生成素52.34mU/ml（2.59～18.5mU/ml），铁蛋白50ng/ml（11～336ng/ml），维生素B₁₂>1500pg/ml（180～914pg/ml），叶酸9.57ng/ml（3～17ng/ml）；凝血时间正常，D-二聚体692μg/L（<252μg/L）；胃镜检查红斑、渗出性胃炎。⑤免疫学检查，ANA系列阴性，血清免疫球蛋白正常，补体C3 0.334g/L（0.74～1.4g/L），补体C4 0.107g/L（0.12～0.36g/L）。⑥影像学检查，心脏超声未见异常，肝、胆、脾超声未见异常；胸部增强CT示右肺上叶前段及左肺下叶炎症，伴左肺下叶局限肺气肿。

【诊治经过】

（一）病例特点

学龄期女孩，缓慢起病，主要症状为咳铁锈色样痰、重度贫血。

（二）诊断及鉴别诊断

1. 入院诊断　①特发性肺含铁血黄素沉着症（？）；②重度贫血。

患儿间断咳铁锈色样痰伴贫血，入院后就贫血进行相应的鉴别诊断，Coombs试验阴性除外自身免疫性溶血，骨髓象除外白血病及再生障碍性贫血，肾功能正常除外肾性贫血，凝血时间正常除外出血性疾病。考虑患儿贫血伴咳铁锈色痰及肺部影像学改变，特发性肺含铁血黄素沉着症可能性大。

2. 疾病鉴别　血液及肺部同时受累的疾病还应与以下疾病相鉴别。

（1）系统性红斑狼疮：可有肺部及血液系统同时受累，补体C3下降，但补体C4正常，ANA系列阴性。

（2）肺出血-肾炎综合征：可表现为咳血及贫血，但此患儿暂无肾炎表现，需完善抗肾小球基底膜抗体。

（3）抗中性粒细胞胞质抗体（anti-neutrophil cytoplasmic antibody，ANCA）相关血管炎：可表现为咳血及贫血，需完善 ANCA 检测。

（三）治疗经过

考虑到特发性肺含铁血黄素沉着症的可能性，行支气管镜肺泡灌洗术检查，肺泡灌洗液未见肺含铁血黄素细胞，此外，患儿祖父曾有结核史，患儿曾有接触，肺泡灌洗液结核菌涂片阴性，肺泡灌洗液细菌培养阴性；胃液、痰液未见瘤细胞；骨髓穿刺检查增生活跃骨髓象，粒、红比例减低，未找到狼疮细胞。患儿入院 1 周出现发热，化验抗核抗体系列阴性，抗肾小球基底膜抗体阴性，抗心磷脂抗体阴性，ANCA：p-ANCA 强阳性；MPO-ANCA 强阳性。

（四）确定诊断

咳嗽、咯血、重度贫血起病；血清 ANCA：p-ANCA 强阳性，MPO-ANCA 强阳性。确诊为 ANCA 相关血管炎。

诱导缓解期给予静脉注射人丙种球蛋白调节免疫、甲泼尼龙冲击及环磷酰胺冲击抑制免疫治疗，维持期给予口服泼尼松及吗替麦考酚酯（赛可平）免疫抑制治疗，定期随访。

（五）最终诊断

①ANCA 相关血管炎；②重度贫血。

【临床思路及诊治评述】

患儿表现为咳血，但影像学及病原学不支持肿瘤、结核、支气管扩张。患儿有与咳血量不相符的重度贫血，肾损害轻微（尿红细胞仅 4.3 个/HP），即肺肾同时有损害，故考虑到 ANCA 相关血管炎及肺出血-肾炎综合征，行相关检查最终明确为 ANCA 相关血管炎。

ANCA 相关血管炎是一类由于体内产生 ANCA 损伤中小血管造成坏死性血管炎的系统性血管炎，包括显微镜下多血管炎（microscopic polyangiitis，MPA）、肉芽肿性多血管炎（granulomatosis with polyangiitis，GPA）、嗜酸细胞性肉芽肿性多血管炎（eosinophilic granulomatosis with polyangiitis，EGPA），是一种可累及全身多系统的疾病，受累部位包括耳鼻喉、肺、肾、血液、皮肤、肌肉关节、神经系统及消化系统等，儿童较成人少见，病情隐匿凶险，病死率高，预后差。血清中的 ANCA 分为 MPO-ANCA 及 PR3-ANCA，对诊断有重要提示作用，但 ANCA 阴性不能排除本病。MPO-ANCA 阳性多见于 MPA，MPA 主要表现为坏死性血管炎症，肾常受累，表现为坏死性肾小球肾炎；PR3-ANCA 阳性多见于 GPA，主要病理表现为坏死性肉芽肿性血管炎，上下呼吸道常受累；EGPA 表现为嗜酸性粒细胞浸润的坏死性肉芽肿性血管炎，常表现为哮喘及嗜酸性粒细胞增多症，ANCA 阳性常与肾小球肾炎相关。

儿童 ANCA 相关血管炎国外报道 GPA 常见，国内 MPA 常见，首发症状常表现为咳嗽及不明原因贫血，肾受累重且较隐匿。

患儿病初肾受累轻微，仅表现为镜下血尿，但由于治疗中擅自停药，1 年后出现肾损害，5 年后进展至尿毒症，目前接受透析治疗。本病易漏诊，肾损害隐匿进展，预后差。

（王秀丽　赵成广）

参 考 文 献

[1] Jennette JC，Falk RJ，Bacon PA，et al. 2012 Revised International Chapel Hill Consensus Conference Nomenclature of Vasculitides[J]. American College of Rheumatology，2013，65（1）：1-11.

[2] Iudici M，Pagnoux C，Quartier P，et al. Childhood- versus adult-onset ANCA-associated vasculitides：A nested，matched case-control study from the French Vasculitis Study Group Registry[J]. Autoimmunity Reviews，2018，17（2）：108-114.

[3] 管娜，姚勇，杨霁云，等. 儿童抗中性粒细胞胞浆抗体相关性系统性血管炎 15 例临床和病理回顾性分析[J]. 中华儿科杂志，2013，52（4）：283-287.

[4] 陈植，张桂菊，沈颖. 儿童抗中性粒细胞胞浆抗体相关小血管炎 20 例临床分析[J]. 中国实用儿科杂志，2009，24（10）：782-785.

病例 4　长期发热，白细胞偏低

［组织细胞坏死性淋巴结炎］

【病例摘要】

患儿男，13 岁，以"间断发热 1 个月"为主诉入院。

患儿 1 个月前无明显诱因出现发热，最高体温 38.5℃，口服退热药后热可退至正常，一日发热 3～4 次，声咳，无痰，无喘息，无寒战，无抽搐，无腹痛，无吐泻，无尿频、尿急、尿痛，无皮疹，无口腔溃疡，于当地医院静脉滴注"头孢菌素（具体不详）""红霉素"7 天。体温平稳 3 天后再次发热，热峰及发热间隔同前，于当地医院先后静脉滴注"头孢菌素"3 天，"阿奇霉素"3 天，"炎琥宁"6 天，患儿发热无好转，转至我院。患儿病来尿便正常，近期体重未见明显下降。

出生史正常，疫苗按时接种，无蚊虫叮咬史，无动物及结核等接触史。

入院查体：T 37.1℃，P 82 次/分，R 20 次/分，BP 123/68mmHg，Wt 49.8kg；周身无皮疹，浅表淋巴结未触及增大，无突眼，双结膜无充血，口腔黏膜光滑，咽不赤，双侧扁桃体无肿大，心肺腹查体无异常，神经系统查体无异常。胸骨、脊柱、肋骨、四肢长骨无压痛，关节无肿胀。

辅助检查：①血常规检测白细胞 2.4×10^9/L[（3.5～9.5）$\times 10^9$/L]，中性粒细胞 1.31×10^9/L[（1.9～7.2）$\times 10^9$/L]，血红蛋白 120g/L（120～140g/L），血小板 170×10^9/L[（135～350）$\times 10^9$/L]，嗜酸性粒细胞数目正常，无异常白细胞形态。②炎症指标 CRP 17.6mg/L（0～8mg/L），降钙素原 0.092ng/ml（<0.05ng/ml），红细胞沉降率 64mm/h（0～20mm/h）。③病原学检查，血细菌培养、肺炎支原体抗体、肺炎衣原体抗体、军团菌、ASO、EBV 等病毒；结核感染 T 细胞斑点试验、布鲁氏菌、肥达试验、G 试验阴性。④免疫学检查，ANA 滴度 1：160（正常值<1：80），抗核抗体系列、补体正常，ANCA、RF、IgG4、免疫球蛋白、淋巴细胞绝对计数未见明显异常。⑤肿瘤标志物检查，甲胎蛋白、NSE、铁蛋白均正常。⑥影像学检查，胸部 CT 示右肺散在少许炎症；全腹 CT 示回盲部、肠系膜间隙及腹膜后多发增大淋巴结，最大者 3.7cm×2.1cm；右侧中下腹肠系膜间隙多发渗出，盆腔少量积液。心脏彩超、泌尿系彩超未见异常。⑦生化等其他指标示尿便常规正常，肝肾功能正常，DIC、血脂、甲状腺功能系列正常，LDH 略高 397U/L（80～285U/L）。

【诊治经过】

（一）病例特点

患儿为青少年，长期发热，无感染的定位和定性表现，抗感染无效。白细胞低于正常，CRP轻度升高，影像学未见占位病变。

（二）诊断及鉴别诊断

1. 入院诊断　发热待查：间断发热 1 个月，无其他伴随症状，病原学无阳性发现，免疫学基本正常，胸部 CT 提示右肺少许肺炎，但缺乏肺炎的症状及体征，且难以解释如此长时间的发热。

2. 疾病鉴别　发热待查需考虑如下疾病。

（1）感染性疾病：患儿无特殊病原接触史，病情的发展、病原学检查、影像学检查均无明确的感染定位和定性表现。患者白细胞低，一般首先会考虑病毒感染，但不能解释长达 1 个月的发热。伤寒等细菌感染也无临床表现及病原学检查的证据。该患儿为 13 岁大男孩，平素身体健壮，体液、细胞免疫初筛均正常，仅轻度咳嗽、CRP 轻度升高、肺 CT 轻微炎症导致长期发热与常规规律不符，感染性疾病基本可除外。

（2）风湿性疾病：①患儿发热、血常规白细胞偏低，ANA 滴度 1∶160，故需注意风湿病，但抗核抗体系列阴性，补体正常，且无系统性红斑狼疮等结缔组织病的其他临床表现，故红斑狼疮、干燥综合征等结缔组织病可除外。②无皮疹，白细胞低，铁蛋白正常，故幼年特发性关节炎（全身型）及巨噬细胞活化综合征或噬血细胞综合征不考虑。③风湿性疾病中需注意多发大动脉炎，此病起病隐匿，有时缺乏特异性的症状和体征，血管超声或 CTA 可以诊断，但此病一般白细胞正常或偏高。此患儿四肢血压对称，白细胞偏低，多发大动脉炎可能性不大，必要时行血管超声及 CT 明确。④患儿长期发热，常规抗感染治疗无效，虽浅表未触及增大淋巴结，但腹部淋巴结明显增大，白细胞低，红细胞沉降率增快，CRP 轻度升高，乳酸脱氢酶轻度升高，亚急性坏死性淋巴结炎可能性存在，需病理证实。

（3）肿瘤性疾病：患儿目前有与感染不匹配的长期慢性发热，白细胞持续低于正常，CRP、红细胞沉降率等高于正常，乳酸脱氢酶轻度升高，腹部淋巴结明显增大，虽未见明显实体肿瘤，但仍不能除外肿瘤性疾病，需病理证实。

（三）治疗经过

入院后在完善相关检查的同时继续给予头孢曲松钠他唑巴坦钠、红霉素抗感染治疗，发热无好转，完善骨髓穿刺未见血液系统疾病，继之进行超声引导下腹腔淋巴结穿刺术，并送病理。

（四）确定诊断

淋巴结病理提示：淋巴组织增生，组织细胞增生，见核碎屑坏死改变。免疫组化：CD3（＋），CD21（部分＋），CD20（＋），Ki-67（约 60%＋），CD30（部分＋），CD68（＋），CD123（＋），MPO（＋），EBER 原位杂交（－），CD5（＋），CK（－）。病理诊断：组织细胞坏死性淋巴结炎。故明确诊断为组织细胞坏死性淋巴结炎。

确定诊断后立即给予患儿甲泼尼龙 40mg 每日 1 次静脉滴注，当日起体温迅速平稳，于静脉滴注甲泼尼龙第 5 日复查血常规白细胞升至正常，为 $5.58×10^9$/L，中性粒细胞 $3.4×10^9$/L，CRP 降至正常 3.58mg/L。准予患儿出院，院外继续口服泼尼松龙，逐渐减量，6 周减停。目前随访 1 年，疾病无复发，腹部淋巴结消失。

（五）最终诊断

组织细胞坏死性淋巴结炎。

【临床思路及诊治评述】

长期发热中感染是最常见的病因。此患儿发热长达 1 个月，但临床表现、影像学、病原学均无阳性发现，抗感染治疗无效，故感染性疾病不考虑。肿瘤是第二位病因，影像学、肿瘤标志物未见异常，但腹腔淋巴结增大不除外淋巴瘤，需病理诊断。发热第三位病因为风湿性疾病，虽白细胞偏低，但依据临床表现及抗核抗体系列、补体可除外系统性红斑狼疮。患儿白细胞持续低于正常，腹部 CT 可见明显腹腔增大淋巴结，CRP 轻度升高，红细胞沉降率增快，乳酸脱氢酶轻度升高，还需考虑亚急性坏死性淋巴结炎，最终完善淋巴结活检证实为组织细胞坏死性淋巴结炎。

亚急性坏死性淋巴结炎又称组织细胞坏死性淋巴结炎，是一种良性、自限性疾病，病因尚不明确。

1. 亚急性坏死性淋巴结炎的临床表现　主要表现为发热、淋巴结增大，部分可伴有皮疹、消瘦、乏力、盗汗、关节疼痛等。增大淋巴结最好发于颈部，往往伴有压痛，也可见于腋下、腹股沟等浅表淋巴结，也可单独见于腹腔内淋巴结。白细胞正常或偏低是其突出特点，部分患儿 ESR、CRP、乳酸脱氢酶升高，但无特异性血清标志物。

2. 亚急性坏死性淋巴结炎的诊断　由于其临床表现及辅助检查均缺乏特异性，可能误诊为感染，给予长时间抗感染治疗。淋巴结活检是确诊该病最可靠的手段。部分亚急性坏死性淋巴结炎患者 ANA 滴度阳性，少部分患者随访过程中发展为系统性红斑狼疮。

3. 亚急性坏死性淋巴结炎的治疗　抗生素及抗病毒治疗无效，非类固醇消炎药疗效也不佳。目前对于亚急性坏死性淋巴结炎尚无规范的治疗指南，淋巴结切除不仅是诊断手段，可能还是治疗手段，一些患者行淋巴结摘除后临床症状迅速缓解，糖皮质激素对急性期缓解体温、缩短病程有良好效果。

综上所述，亚急性坏死性淋巴结炎诊断并不困难，关键在于想到此病的可能。即使查体浅表淋巴结无增大，也需注意腹腔内淋巴结受累，此时需要影像学检查发现。对不明原因的发热、淋巴结增大，使用抗生素治疗无效者，尤其白细胞偏低，宜及早进行淋巴结活检，以便早确诊、早治疗。该病预后多良好，少数可复发。

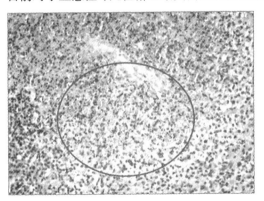

图 2-4-1　组织细胞坏死性淋巴结炎患者的腹部淋巴结病理切片

病理结果：淋巴组织增生，组织细胞增生，见核碎屑样坏死改变。免疫组化：CD3（+），CD21（部分+），CD20（+），Ki-67（约 60%+），CD30（部分+），CD68（+），CD123（+），MPO（+），EBER 原位杂交（−），CD5（+），CK（−）

【典型图表】

患儿行全腹 CT 检查，发现回盲部、肠系膜间隙及腹膜后多发增大淋巴结，遂后行腹部淋巴结病理学检查（图 2-4-1）。

（郑　悦　赵成广）

参 考 文 献

[1] 江载芳，申昆玲，沈颖. 诸福棠实用儿科学[M]. 8 版. 北京：人民卫生出版社，2015：1835.

[2] Turakhia DP，Ramamoorthy K，Doctor V. Subacute necrotizing lymphadenitis[J]. Journal of the Association of Physicians of India，1985，33（5）：378-379.

[3] Lelii M，Senatore L，Aodeo I，et al. Kikuchi-Fujimoto disease in children：two case reports and a review of the literature[J]. Ital J Pediatr，2018，44（1）：83.

[4] Horino T，Ichii O，Terada Y. Is recurrent Kikuchi-Fujimoto disease a precursor to systemic lupus erythematosus？[J]. Rom J Intern Med，2019，57（1）：72-77.

[5] Salamat S，Chan J，Jolly K，et al. Kikuchi-Fujimoto disease and prognostic implications[J]. Head Neck Pathol，2020，14（1）：272-275.

[6] Perry AM，Choi SM. Kikuchi-Fujimoto disease：A review[J]. Arch Pathol Lab Med，2018，142（11）：1341-1346.

[7] Viallard JF，Parrens M，Lazaro E，et al. Subacute necrotizing lymphadenitis or Kikuchi-Fujimoto disease[J]. Presse Médicale，2007，36（2）：1683-1693.

[8] Pepe F，Disma S，Teodoro C，et al. Kikuchi-Fujimoto disease：a clinicopathologic update[J]. Pathologica，2016，108（3）：120-129.

病例 5　股骨头坏死，腕管综合征，脊柱侧弯，心脏瓣膜反流

［黏脂质贮积症］

【病例摘要】

患儿女，11 岁，主因"关节活动受限 2 年余，跛行 3 个月"入院。

患儿 2 年前因双腕关节、双手掌指关节及左膝关节肿胀伴活动受限就诊于我院。住院期间完善左膝超声：左膝关节髌上囊滑膜增生伴膝关节腔少量积液；右腕关节超声：右腕关节滑膜增厚；左侧膝关节 X 线片、双手正斜位 X 线片无异常；血常规、CRP、红细胞沉降率、铁蛋白、抗核抗体、补体、RF 因子、CCP、免疫球蛋白、HLA-B27、ANCA、ASO、结核斑点试验均无异常，影像学检查未见肿瘤，完善骨髓穿刺除外血液系统疾病，考虑诊断"幼年特发性关节炎（多关节型）"。给予双氯芬酸钠、白芍总苷、甲氨蝶呤、叶酸、重组人 II 型肿瘤坏死因子受体-抗体融合蛋白（1 年余）治疗，疾病控制不佳。3 个月前患儿出现右下肢活动受限、跛行，时有麻木及疼痛，同时伴有双侧腕关节、膝关节肿胀及双手掌指关节活动受限，再次入院。患儿近期无发热、无皮疹、无智力倒退，睡眠饮食及尿便正常。

既往史：心脏超声示二尖瓣前叶脱垂，二尖瓣反流（中度），主动脉瓣轻度反流。

个人史、家族史无特殊，智力发育良好，无结核等传染病史，无牛羊接触史。

入院查体：T 36.6℃，P 88 次/分，R 18 次/分，BP 121/82mmHg，Wt 26kg；无特殊面容，周身无皮疹，浅表淋巴结无增大，心音有力，律齐，心前区 3～4 肋间可闻及 III 级杂音，肺腹查体无异常，脊柱侧弯，双手大鱼际萎缩，双腕关节肿胀伴活动受限，活动度 30°，双手掌指关节活动受限，双手不能握拳，双膝关节略肿胀，双下肢活动受限，四肢末梢温。神经系统查体无异常。

辅助检查：①血常规示白细胞 $6.64×10^9/L$[（3.5～9.5）$×10^9/L$]，中性粒细胞百分比 0.768（0.423～0.715），淋巴细胞百分比 0.156（0.168～0.434），红细胞 $3.6×10^{12}/L$[（4～4.5）$×10^{12}/L$]，

血红蛋白 116g/L（120～140g/L），血小板 164×10⁹/L[（135～350）×10⁹/L]。②炎症指标，CRP、降钙素原、ESR 正常。③病原学检查，ASO、结核斑点试验阴性。④免疫学检查，抗核抗体、CCP、铁蛋白、RF、补体、免疫球蛋白正常。淋巴细胞绝对计数中 NK 细胞绝对计数 56 个/μl（参考范围 90～590 个/μl），余细胞计数正常。⑤影像学检查，双手关节彩超示左、右手第二、四掌指关节少量积液；双腕关节彩超示双腕部屈肌支持带略增厚，正中神经呈受压改变；双腕部伸肌腱周围环状低回声，滑膜增生。髋关节 MRI：双侧股骨头骨骺缺血坏死，双髋关节积液。腕关节正侧位 DR：腕关节炎性改变，桡骨远侧骨骺干骺端畸形。骨盆正位 DR：右侧股骨头骨骺缺血坏死可能大。双膝关节超声：双膝关节滑膜增厚伴积液。全脊柱正侧位拼接 DR：脊柱侧弯，胸腰段椎体形态不规整。四肢肌电图：双正中神经远端损害（腕部，轴索损害为主）。心脏超声：二尖瓣前叶略脱垂伴二尖瓣轻度反流，主动脉瓣前向血流速度略加快，静息状态下左室整体收缩功能正常。⑥其他：尿便常规、血气离子、肝肾功能、心肌酶谱、DIC、PTH 正常。

【诊治经过】

（一）病例特点

该患儿慢性病程，初发时诊断幼年特发性关节炎（多关节型），但炎症指标正常，经过甲氨蝶呤及生物制剂治疗无效，病情逐渐进展，逐渐出现股骨头坏死、腕管综合征、脊柱侧弯、椎体及长骨形态不规整。同时有心脏二尖瓣及主动脉瓣病变。

（二）诊断及鉴别诊断

1. 入院诊断　幼年特发性关节炎（JIA），多关节型（？）：患儿起病时有关节肿胀、活动受限、偶有疼痛，超声提示滑膜炎，排除了感染和肿瘤，且左侧膝关节平片、双手平片未见骨骼畸形，故考虑诊断幼年特发性关节炎，多关节型。但后续出现的股骨头坏死、腕管综合征、脊柱侧弯、椎体及桡骨形态不规整及药物治疗无效，不能用幼年特发性关节炎解释。

2. 疾病鉴别　根据上述情况，本病应与下列疾病相鉴别。

（1）进行性假性类风湿样骨发育不良：进行性假性类风湿样骨发育不良可能出现进行性骨关节僵硬、关节膨大、畸形及活动受限等，临床上以双手小关节和下肢关节受累起病者最多，且包括脊柱侧弯等脊柱受累为本病的另一突出表现。但进行性假性类风湿样骨发育不良的关节肿胀是骨骺膨大，超声往往不提示滑膜改变。

（2）溶酶体病：患儿虽无特殊面容，肝脾不大，无遗传代谢病家族史，但也应注意黏多糖病、黏脂质贮积症等代谢异常性疾病，此类疾病也可出现骨骼、关节及韧带异常，导致畸形、影响活动及引发疼痛，需进一步完善基因学检查。

（三）治疗经过

患儿存在股骨头坏死给予前地列尔改善循环治疗，请骨科会诊必要时股骨头置换。停用抗风湿病药物，给予完善基因学检查。

（四）确定诊断

患儿家系全外显子组测序（Trio WES）结果回报：发现 GNPTAB 基因变异，变异位点 c.2715+1G＞A，关联疾病为"黏脂质贮积病 2α/2β 型"。其父母均为携带者。

（五）最终诊断

①黏脂质贮积症；②股骨头坏死；③腕管综合征；④脊柱侧弯。

【临床思路及诊治述评】

患儿起病时有关节肿胀、活动受限、偶有疼痛，超声提示滑膜炎，排除了感染和肿瘤，且左侧膝关节平片、双手平片未见骨骼畸形，故考虑诊断幼年特发性关节炎（多关节型），但后续出现的股骨头坏死、腕管综合征、脊柱侧弯、椎体及桡骨形态不规整及药物治疗无效，不能用幼年特发性关节炎解释，此时考虑该患儿可能存在溶酶体病及进行性假性类风湿的可能，遂完善基因学，经家系全外显子组测序结果确定为黏脂质贮积症（mucolipidosis，ML）。

1. 黏脂质贮积症的病因　黏脂质贮积症是属于溶酶体贮积症的一种常染色体隐性遗传病。其分子机制是 N-乙酰基-1-磷酸转移酶（GlcNAc-PT）活性缺失使得多种溶酶体酶不能正常进入溶酶体，在细胞内液中浓度异常升高，从而致病。GlcNAc-PT 蛋白由三个亚基形成的复合体（$\alpha_2\beta_2\gamma_2$）形式存在。其中 α 和 β 亚基由 *GNPTAB* 基因编码，γ 亚基由 *GNPTG* 基因编码。

2. 黏脂质贮积症的分型与临床特点　黏脂质贮积症主要分 3 型，即黏脂质贮积症 Ⅱ/Ⅲ（α/β型，OMIM：252500、OMIM：252600）、黏脂质贮积症 Ⅲ（γ 型，OMIM：252605）、黏脂质贮积症 Ⅳ 型（OMIM：252650）。①黏脂质贮积症 Ⅱ 型（OMIM：252500）的主要特点是产前或新生儿期发病，死亡通常发生于儿童早期。严重的骨骼畸形（颅缝早闭、胸廓畸形、髋关节发育不良、长骨畸形、关节挛缩），身材矮小，面部粗糙，牙龈肥大，心脏受累（心脏肥厚或增厚，二尖瓣和主动脉瓣功能不全），精神运动发育迟缓。②黏脂质贮积症 Ⅲ 型是黏脂质贮积症 Ⅱ 型的减弱形式，发病年龄晚、进展缓慢可存活至成人。黏脂质贮积症 Ⅲ α/β 型（OMIM：252600）临床症状相对较轻，主要影响骨骼、关节和结缔组织。黏脂质贮积症 Ⅲ γ 型（OMIM：252605）患者通常没有智力缺陷，骨发育异常和严重进行性骨关节炎引起的严重骨骼异常是黏脂质贮积症 Ⅲ γ 型的标志。③黏脂质贮积症 Ⅳ 型临床较少见，常表现为精神运动发育迟缓、视力损害和胃酸缺乏。

当出现骨骼异常、骨量减少、骨坏死、关节僵硬、髋关节发育不良、腕管综合征、骨和神经性疼痛、关节挛缩等症状应注意溶酶体贮积症的可能。

3. 黏脂质贮积症的治疗　目前尚无有效的、特异性的治疗方法，骨髓移植和基因编辑治疗尚在研究阶段，目前主要是针对其临床症状给予对症支持及矫正治疗。准确的产前诊断是目前防止患儿出生、降低患病率的唯一有效途径。

【典型图表】

1. 髋关节 MRI 影像示双侧股骨头缺血，双髋关节积液，右髋臼形态不规则（图 2-5-1）。

2. 右腕关节正侧位 DR 示右腕关节炎性改

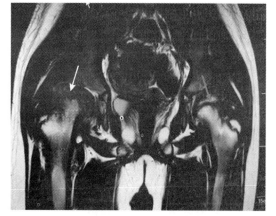

图 2-5-1　髋关节 MRI 影像

影像示：双侧股骨头骨骺形态不规则，缺血坏死可能性大；双髋关节积液；右髋臼形态不规则（箭头所指部位）

变，桡骨远侧骨骺干骺端畸形（图 2-5-2）。

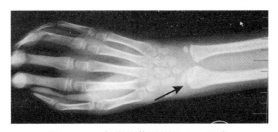

图 2-5-2　右腕关节正侧位 DR 影像

影像示：右腕关节炎性改变，桡骨远侧骨骺干骺端畸形（箭头所指部位）

3. 全脊柱正侧位 DR 示胸腰段椎体形态不规整，脊柱侧弯（图 2-5-3）。

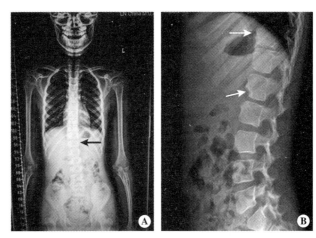

图 2-5-3　全脊柱正侧位 DR

A. 脊柱侧弯；B. 胸腰段椎体形态不规整

致谢：此病最终诊断过程得到北京儿童医院风湿科老师的悉心指导。

（郑　悦　赵成广）

参 考 文 献

[1] 刘霜，孟岩，施惠萍，等. GNPTG 基因 3 个新突变致粘脂贮积症 III 型 γ 亚型 3 例临床分析[C]//2012 郑州.

[2] 刘宁，冯银，江森，等. 黏脂质积病三个家系临床及遗传学分析并文献复习[J]. 中华儿科杂志，2019，57（12）：950-954.

[3] Cathey SS，Kudo M，Tiede S，et al. Molecular order in mucolipidosis II and III nomenclature[J]. American Journal of Medical Genetics Part A，2008，146A（4）：512-513.

[4] Chaer L，Harissi-Dagher M，Soucy JF，et al. Mucolipidosis type IV in a child[J]. Journal of AAPOS，2018，22（6）：469-471.

[5] Alegra T，Sperb-Ludwig F，Guarany NR，et al. Clinical Characterization of mucolipidoses II and III：A multicenter study[J]. J Pediatr Genet，2019，8（4）：198-204.

[6] Pagon RA，Adam MP，Ardinger HH，et al. Gene reviews [M]. Seattle：University of Washington，2019；1993-2019.

病例 6　持续发热 7 天，发现尿常规异常 1 天

［先天性肝内胆管扩张症］

【病例摘要】

患儿女，9 月龄，以"持续发热 7 天，发现尿常规异常 1 天"为主诉入院。

患儿 7 天前无明显诱因出现发热，体温最高达 40.2℃，不伴有寒战及抽搐，无咳喘及流涕，无腹泻。5 天前外院化验血常规示白细胞高，CRP 99.7mg/L（0～8mg/L），考虑为"急性上呼吸道感染"，予静脉滴注头孢类药物（具体不详）5 天，静脉滴注地塞米松 1 次体温平稳 24 小时后仍持续发热。现于我院化验尿常规提示：尿蛋白（+），尿比重 1.007（1.003～1.030），白细胞酯酶 500/μl（0/μl），红细胞 19.2 个/HP（0.1～4.5 个/HP），白细胞 56.4 个/HP（0.1～4.5 个/HP），CRP 230mg/L（0～8mg/L），遂入院。近 5 天稀水便，无血便，每日 8～10 次，尿量及尿色正常，睡眠正常。

既往史、出生史、疫苗接种史及家族史均正常。

入院时查体：T 38.8℃，P 120 次/分，R 30 次/分，BP 90/58mmHg；神志清楚，精神状态可，呼吸平稳，周身皮肤黏膜未见皮疹及出血点，浅表淋巴结未触及增大，前囟平软，大小约 0.5cm×0.5cm，双眼眶无凹陷，双眼睑无水肿，心肺查体未见异常，腹软不胀，肝肋下约 3cm，质 I 度硬，脾肋下 3cm，质 II 度硬，未触及异常包块，肠鸣音正常。尿道口不红，腰骶部外观无畸形，双手、双足水肿，肢端暖，CRT 3 秒。神经系统查体未见异常。

辅助检查：①血常规及 CRP 示白细胞计数 15.86×10⁹/L [（3.5～9.5）×10⁹/L]，中性粒细胞百分比 0.534（0.423～0.715），淋巴细胞百分比 0.353（0.168～0.434），血红蛋白 83g/L（120～140g/L），血小板 73×10⁹/L[（135～350）×10⁹/L]；CRP 361mg/L（0～8mg/L）。②尿常规示尿蛋白（+），尿比重 1.007（1.003～1.030），白细胞酯酶 500/μl（0/μl），红细胞 19.2 个/HP（0.1～4.5 个/HP），白细胞 56.4 个/HP（0.1～4.5 个/HP）。③便常规示白细胞（−），红细胞（−），脂肪球 10～20 个/LP（阴性），隐血阴性。④生化检查示白蛋白 25.8g/L（35～53g/L），ALT 6U/L（0～40U/L），AST 18U/L（5～34U/L），LDH 168U/L（80～285U/L），尿素 1.83mmol/L（2.5～7.2mmol/L），肌酐 21.3μmol/L[0.5～3 岁：（28.3±6.2）μmol/L]；心肌酶谱检查示 CK 12U/L（<145U/L），CK-MB 16U/L（<24U/L）。⑤免疫学检测示 IgG 7.08g/L（6.95～15.15g/L）；IgA 0.4148g/L（0.97～3.2g/L），IgM 0.7448g/L（0.4～1.59g/L），补体 C3 0.311g/L（0.74～1.4g/L），补体 C4 0.02718g/L（0.12～0.36g/L）。⑥病原学检测，轮状病毒阴性，EBV-IgM、单纯疱疹病毒、肺炎支原体抗体、肺炎衣原体抗体均阴性；血细菌培养 5 天未见细菌生长；尿细菌培养示大肠埃希菌生长。⑦影像学检查，胸部正侧位示双肺纹理增强、模糊。

【诊治经过】

（一）病例特点

患儿为小婴儿，急性发热，无呼吸道症状，无尿路刺激症状，化验尿常规提示白细胞增高，需进一步完善尿细菌培养检查。

（二）诊断及鉴别诊断

1. 入院诊断

（1）脓毒症：患儿持续发热 7 天，最高体温达 40.2℃；入院时查体 P 120 次/分，R 30 次/分；

化验血常规示白细胞 15.86×10⁹/L，中性粒细胞百分比 0.534；CRP 361mg/L。诊断为脓毒症。

（2）泌尿系感染：患儿 9 月龄女孩，有发热病史，化验尿常规示白细胞酯酶 500/μl，白细胞 56.4 个/HP，入院后尿细菌培养有大肠埃希菌生长。

（3）婴儿腹泻病：患儿 9 月龄女孩，有发热病史，稀水便，每日 8～10 次。

（4）贫血：患儿出生后 9 个月，化验血常规血红蛋白 83g/L。

2. 疾病鉴别　患儿持续发热，血象高，化验尿常规白细胞升高，需注意与以下疾病相鉴别。

（1）川崎病：对于发热持续 5 天或以上，抗感染治疗无效的患儿，应警惕川崎病，尤其是不典型川崎病的可能。该患儿 9 月龄，持续发热 7 天，抗感染治疗 5 天后仍有发热，化验尿常规提示无症状性菌尿，病程中无皮疹、双眼球结膜充血、口唇红干裂、杨梅舌、颈部浅表淋巴结增大及手足硬肿表现，不支持该病诊断。但患儿病程中应用地塞米松 1 次，有掩盖症状出现的可能，所以病程中仍需要密切注意川崎病的相关表现。

（2）噬血细胞综合征：患儿持续发热 7 天，查体有脾大，化验血红蛋白＜90g/L，凝血功能轻度异常，未达诊断标准，应动态监测各项指标变化。患儿 9 月龄，若有发展至噬血细胞综合征的趋势，应注意家族性噬血细胞综合征的可能，必要时完善相关基因检测。

（三）治疗经过

入院后完善相关检查，血细菌培养虽未见细菌生长，但患儿血象较高，给予升级抗生素美罗培南（美平）抗感染，同时考虑患儿月龄小，免疫系统功能不完善，故同时联合丙种球蛋白提高机体免疫力；患儿有腹泻，给予口服蒙脱石散（思密达）止泻，双歧杆菌四联活菌片（思连康）调节肠道菌群；监测血气及离子变化，给予补液、纠酸对症治疗。

泌尿系超声提示：双肾多发囊肿，同时腹部 CT 检查时提示肝内多发胆管扩张，故需注意先天性肝内胆管扩张症（Caroli 病）。需完善基因检查进一步明确，同时评估有无肝硬化。进一步行肝、胆、脾超声检查：符合婴儿型多囊肾改变合并肝内胆管扩张（注意 Caroli 病），肝纤维化，肝脾大。

入院后经积极抗感染治疗，给予止泻、纠酸、补液等对症治疗后腹泻渐好转，监测白细胞逐渐下降，5 天后患儿热退，继续抗感染治疗 3 天后体温平稳出院。

（四）确定诊断

根据患儿的肝、胆、脾超声和腹部 CT，考虑先天性肝内胆管扩张症。进一步行家系全外显子组测序（Trio WES），结果：该样本分析到 PKHD1 基因有 2 个杂合突变。故最终明确为先天性肝内胆管扩张症（Caroli 病）。

（五）最终诊断

①先天性肝内胆管扩张症（Caroli 病）；②泌尿系感染；③脓毒症；④中度贫血。

【临床思路及诊治评述】

患儿为小婴儿，急性发热，无呼吸道症状，常规化验尿提示泌尿系感染，泌尿系感染诊断明确。而小婴儿的泌尿系感染，往往局部尿路刺激症状不明显，多以发热为主要表现，提示临床中对于小婴儿的发热需常规化验尿。泌尿系感染诊断容易，但背后的易感因素如免疫缺陷病，如泌尿系畸形、结石、膀胱输尿管反流需引起注意。

本病例初入院时看似平淡无奇，但后续检查泌尿系超声提示婴儿型多囊肾，进一步完善肝胆脾超声、腹部 CT 检查提示肝内多发胆管扩张，考虑 Caroli 病，行基因检测后确诊。病情评估患儿已经有肝纤维化，面临肝移植问题。所以对于常见的泌尿系感染，也不能掉以轻心，需按常规行泌尿系超声检查，发现潜在解剖学异常及遗传学异常。

1. Caroli 病的病因　　Caroli 病是一种较为罕见的先天性胆道疾病，其特征是肝内胆管囊性扩张而形成肝内胆管囊肿，可伴胰腺囊肿、囊性肾病等囊性纤维化疾病。一般为多发，亦可单发，于 1958 年由法国学者 Jaequc Caroli 首先报道。Caroli 病是一种常染色体隐性遗传性疾病。是 *PKHD1* 基因的突变造成的，该基因位于染色体 6p12.3-p12.2，它不仅与 Caroli 综合征相关，也与成人隐性遗传多囊肾疾病（ARPKD）相关。*PKHD1* 基因编码囊性纤维蛋白，该蛋白的变异会导致囊性化的发生。主要发生于儿童或青少年，10 岁以下开始发病且出现症状者约占全部病例的 60%，女性稍多于男性。

2. Caroli 病的类型　　按组织结构可分为单纯型肝内胆管扩张型（Ⅰ型）和静脉周围纤维化型（Ⅱ型，又称 Caroli 综合征）。Ⅰ型仅表现为肝内胆管扩张，扩张的胆管壁上有纤维组织增生，临床表现为右季肋区腹痛、梗阻性黄疸、胆管炎；Ⅱ型除上述表现外，常伴有先天性肝纤维化，可致肝硬化及门静脉高压，严重者可继发肝癌，但是目前尚不确定 Caroli 病为癌前病变，临床上多为肝功能不全、门静脉高压表现，如水肿、脾大、凝血功能障碍、食管静脉曲张等。

3. Caroli 病的辅助检查　　超声作为简便、迅速、无损伤的检查方法，成为检查本病的首选方法。超声下可见 Caroli 病肝内胆管典型的囊状样或者串珠样扩张，肝切面图可见扩张成串珠状、囊状和葡萄状的无回声暗区，境界清晰。囊肿与肝内胆管走向相同，沿胆管分布，并与胆管相同，囊肿之间可以看到正常的胆管声像图。典型的 CT 表现为"中央斑点征"，即注射造影剂后进行 CT 扫描可发现囊状扩张部分中央存在斑点状影；CT 扫描可见肝内胆管呈节段性囊样、柱样和串珠样扩张，扩张的胆管在 CT 上呈现低密度的分支状管状结构，扩张的区域之间常彼此相通，在扩张的胆管腔内常可见高密度的结石影。此外，磁共振成像（MRI）、胆道造影亦可作为诊断 Caroli 病的辅助检查。

4. Caroli 病的治疗　　根据肝病变程度采取不同的治疗措施，局限性的病灶采用肝叶或肝段切除可以获得较好的长期疗效。彻底切除囊状扩张的肝内胆管可以消除症状并且避免恶性肿瘤的发生。对于弥漫性 Caroli 综合征或左右肝管及其分支均有扩张的中央型的病变，主张肝移植术治疗。

【典型图表】

1. 按常规行泌尿系超声检查，声像示肾多发囊肿（图 2-6-1）。
2. 腹部 CT 检查，示肝多发胆管扩张（图 2-6-2）。

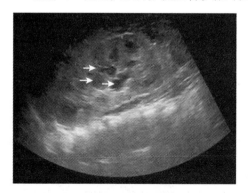 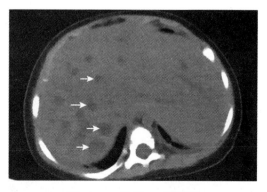

图 2-6-1　肾 B 超声像图　　　　图 2-6-2　腹部 CT 影像图
声像图示：肾多发囊肿（箭头所指部位）　影像示：肝多发胆管扩张（箭头所指部位）

3. 家系全外显子组测序（Trio WES），发现 *PKHD1* 基因的 2 个变异（表 2-6-1）。

表 2-6-1　家系全外显子组测序（Trio WES）结果

基本信息											
样本编号：17C037638			姓名：×××				性别：女				
年龄：9 个月 20 天			样本类型：全血				送样时间：2017-12-03				
送检项目：肾病整体解决方案											
临床诊断：—											
病史摘要：多囊肾合并肝内胆管扩张											

DNA 变异信息											
基因	染色体位置	转录本编号	外显子	核苷酸变化	氨基酸变化	纯合/杂合	正常人中频率	致病性分析	遗传方式	疾病/表型	变异来源
PKHD1	Chr6-51656042-51656068	NM_138694	exon53	c.8406_8431del	p.C2803Efs*20	het	—	可能致病	AR	常染色体隐性多囊肾病	父亲
PKHD1	Chr6-51890973	NM_138694	exon32	c.3635C>T	p.T1212I	het	—	不确定	AR	常染色体隐性多囊肾病	母亲

分析结果：通过对疾病相关基因的测序分析，发现与疾病表型相关的疑似致病性突变

（曹丽新　赵成广）

参 考 文 献

[1] 吴欣，吴孟晋，罗生强，等. Caroli 病Ⅰ、Ⅱ型的临床特征——78 例分析[J]. 胃肠病学，2016，21（1）：424-428.

[2] Gu DH, Park MS, Chang HJ, et al. Caroli's disease misdiagnosed as intraductal papillary neoplasm of the bile duct[J]. Clinical and Molecular Hepatology，2015，2（1）：175-179.

[3] 董正，宫路路. 临床诊断 Caroli 病 1 例[J]. 中国实验诊断学，2017，21（1）：309-310.

[4] Correia PC, Morgado B. Caroli's disease as a cause of chronic epigastric abdominal pain：two case reports and a brief review of the literature[J]. Cureus，2017，9（9）：1-11.

[5] 彭培立，齐峰，韩怀忠，等. Caroli 病的影像学表现[J]. 胃肠病学和肝病学杂志，2013，22（1）：1151-1154.

[6] Chao B Ch, Wei DH, Wan WZ, et al. Laparoscopic for the treatment of Caroli's disease：a case report[J]. Annals of Surgical Treatment and Research，2018，94（3）：162-165.

病例 7　发热 3 天，眼睑水肿 2 天，少尿 1 天

［继发性溶血尿毒综合征（乙型流感病毒感染）］

【病例摘要】

患儿男，9 月龄，主因"发热 3 天、眼睑水肿 2 天，少尿 1 天"入院。

患儿 3 天前接触"急性上呼吸道感染"家属后出现发热，热峰 38℃，4～6 小时发热 1 次，偶有声咳，无痰，不伴喘息。2 天前出现双眼睑水肿，昨日患儿少尿，化验尿常规示尿蛋白(+++)，遂来我院。化验血肌酐升高 247.2μmol/L，以"急性肾功能不全"收入院。患儿病来精神、食欲

差，无抽搐，无恶心呕吐，稀糊样便 2 次，量不多，无脓血便。最近 11 小时尿量 40ml。

既往史、出生史、疫苗接种史及家族史均正常。

入院查体：T 36.9℃，P 108 次/分，R 27 次/分，BP 116/75mmHg，未吸氧下经皮血氧饱和度 97%；神志清楚，一般状态稍差，呼吸平稳，面色晦暗，周身皮肤黏膜未见皮疹及出血点，浅表淋巴结未触及增大，双眼睑明显水肿，心、肺、腹查体未见异常，双手、双足水肿，肢端暖，CRT 3 秒。神经系统查体未见异常。

辅助检查：①血常规及 CRP 示白细胞 7.96×10^9[（$3.5 \sim 9.5$）$\times 10^9$/L]，中性粒细胞百分比 0.494（$0.423 \sim 0.715$），淋巴细胞百分比 0.365（$0.168 \sim 0.434$），红细胞 2.4×10^{12}/L[（$4 \sim 4.5$）$\times 10^{12}$/L]，血红蛋白 64g/L（$120 \sim 140$g/L），血小板 29×10^9/L [（$135 \sim 350$）$\times 10^9$/L]，CRP 22.2mg/L（$0 \sim 8$mg/L）。②尿常规示隐血（+++）（正常阴性），尿蛋白（+++）（正常阴性），酮体（+）（正常阴性），红细胞 14.35 个/HP（$0.1 \sim 4.5$ 个/HP），白细胞 6.98 个/HP（$0.1 \sim 4.5$ 个/HP）。③生化中总蛋白 53.5g/L（$60 \sim 83$g/L），白蛋白 35.9g/L（$35 \sim 53$g/L），ALT 117U/L（$0 \sim 40$U/L），AST 407U/L（$5 \sim 34$U/L），总胆红素 17.7μmol/L（$3.4 \sim 20.5$μmol/L），结合胆红素 3.2μmol/L（$0 \sim 8.6$μmol/L），非结合胆红素 14.5μmol/L（$3.4 \sim 11.9$ μmol/L），尿素 30.71mmol/L（$2.5 \sim 7.2$mmol/L），肌酐 247.2μmol/L（6 个月至 3 岁：28.3μmol/L±6.2μmol/L），K^+ 5.47mmol/L（$3.5 \sim 5.5$mmol/L），Na^+ 132mmol/L（$136 \sim 145$mmol/L），Cl^- 99.9mmol/L（$96 \sim 108$mmol/L），肌酸激酶 664U/L（<145U/L），肌酸激酶同工酶 120U/L（<24U/L），糖 3.73mmol/L（$3.9 \sim 6.1$mmol/L），脂肪酶 103.1U/L（$0 \sim 60$U/L），同型半胱氨酸 7.35μmol/L（$0 \sim 15$μmol/L），肌红蛋白 290.2μg/L（$0 \sim 105.7$μg/L）。④凝血指标，PT、PTA、INR、APTT 均正常，DD 3238μg/L（$0 \sim 252$μg/L），FDP 20.5mg/L（$0 \sim 5$mg/L）。⑤病原学检测，流感病毒乙型核酸测定阳性（+），便培养阴性。⑥免疫学检测，抗核抗体系列、ANCA、免疫球蛋白基本正常，补体 C3 略低，0.601g/L（$0.74 \sim 1.4$g/L），C4 正常（$0.12 \sim 0.36$g/L），Coombs 试验阴性。⑦骨髓穿刺结果示增生活跃骨髓象，粒红比例倒置，巨核细胞产板不良，RC 比值增高，HUS 不除外。血涂片检测，粒系示核左移，偶见幼红细胞，无核红细胞大小不等，可见球形、大红细胞、盔甲形、椭圆形等改变，可见红细胞碎片约占 0.8%，RC 比值增高占 11.30%。⑧影像学检查，泌尿系彩超示双肾回声增强，注意弥漫性肾损伤；胸部 CT 未见异常；全腹 CT 未见异常。

【诊治经过】

（一）病例特点

患儿为婴儿，病程仅 3 天，临床表现为感染后出现水肿、少尿、血尿、蛋白尿，化验有进行性溶血，血小板减少及肾功能不全表现。

（二）诊断及鉴别诊断

1. 入院诊断

（1）溶血尿毒综合征（？）：患儿为婴儿，感染后出现水肿、少尿、血尿、蛋白尿，化验提示贫血，血小板减少及肾功能不全，考虑溶血尿毒综合征。

（2）感染后肌炎：患儿有发热病史，偶有咳嗽，化验肌红蛋白明显升高。

（3）乙型流感病毒感染：患儿接触急性上呼吸道感染的家属后出现发热，病原学检查流感病毒乙型核酸测定阳性。

2. 疾病鉴别　患儿水肿、尿少，血尿、蛋白尿、肾功能不全应与以下疾病相鉴别。

（1）遗传性及获得性血栓性血小板减少性紫癜（TTP）：由于 *ADAMTS13* 基因突变或获得性 ADAMTS13 抗体，导致 *ADAMTS13* 活性下降，不能有效裂解超大型 vWF，超大 vWF 多聚体能在血流剪切力作用下诱导血小板聚集和黏附，形成微血栓。其主要临床表现包括微血管病性溶血性贫血、血小板减少、神经系统异常、发热、肾功能异常，即所谓的五联征。该患儿 9 月龄，有发热、贫血、血小板减少及肾功能不全等表现，入院后完善 *ADAMTS13* 活性检测，未见明显异常，不支持。

（2）流行性出血热：该病可有发热、血小板减少、蛋白尿、肾功能不全，但患儿有机械性溶血证据，且患儿仅 9 月龄，无鼠类接触史，不支持流行性出血热。

（3）其他病因所致溶血尿毒综合征：如肺炎链球菌、大肠埃希菌、流感病毒感染；甲基丙二酸等代谢性疾病；补体及补体调节缺陷所致不典型溶血尿毒综合征；药物所致溶血尿毒综合征。依据遗传代谢病筛查、病原学检查及用药史，可排除药物、甲基丙二酸血症及肺炎链球菌、大肠埃希菌感染所导致的溶血尿毒综合征。患儿年龄小，补体 C3 略低，不能完全排除补体及补体调节缺陷所致溶血尿毒综合征，明确诊断需基因检查。

（三）治疗经过

入院后完善相关检查，住院期间予血浆置换治疗 5 次，连续静脉血液透析滤过（CVVHDF）治疗 12 天，间断输注洗涤红细胞及血浆、利尿等对症治疗，并口服奥司他韦抗病毒治疗。同时完善基因及 *ADAMTS13* 活性检测。共住院治疗 17 天，尿蛋白转阴，肾功能恢复正常，好转出院。

（四）确定诊断

血尿遗传代谢筛查未见明显异常，*ADAMTS13* 活性检测回报正常，后续家系全外显子组测序（Trio WES）回报未见异常，可排除 TTP 及补体/补体调节缺陷导致的不典型溶血尿毒综合征，故确诊为乙型流感病毒相关性溶血尿毒综合征。

（五）最终诊断

①乙型流感病毒感染；②继发性溶血尿毒综合征；③感染后肌炎。

【临床思路及诊治评述】

溶血尿毒综合征（hemolytic uremic syndrome，HUS）是一种以微血管病性溶血性贫血、血小板减少和急性肾损伤为主要表现的综合征。按病因可分为感染（肺炎链球菌、大肠埃希菌、流感病毒等）、药物、代谢病、补体旁路调节蛋白异常等。

根据病原学及影像学检查可除外大肠埃希菌、肺炎链球菌感染；根据 *ADAMTS13* 活性检测可除外 TTP；遗传代谢病检查及基因检测可除外遗传代谢病及补体调节缺陷；无特殊用药史；结合患儿急性发热，流感病毒乙型核酸测定阳性，故明确为乙型流感病毒相关性溶血尿毒综合征。

肺炎链球菌可以产生神经氨酸酶（NA），神经氨酸酶剪切细胞（肾内皮细胞，血小板及红细胞）表面的神经氨酸，被其覆盖的 T 抗原暴露，与血浆中的 T 抗体结合，产生肺炎链球菌相关性溶血尿毒综合征的相关表现及 Coombs 试验阳性；而健康成年人由于交叉免疫反应，血浆中常含有 T 抗体，若输注这些健康献血者血浆可进一步加重机械性溶血过程，故肺炎链球菌相关性溶血尿毒综合征往往禁忌输血浆。乙型流感病毒同样含有神经氨酸酶，理论上同样可导致 T 抗原暴露。此患儿 Coombs 试验阴性，血浆置换前交叉配血无凝集现象，血浆置换治疗无不良反应，且溶血迅速停止，肾功能恢复正常，病情好转。可能此患儿发病机制为流感病毒直接损害血管内皮细胞，而非 T 抗原暴露。乙型流感病毒相关性溶血尿毒综合征报道极少，血浆置换治疗是否有效及安全性还需大样本观察研究。若 Coombs 试验阳性，血浆置换需谨慎。

近年来流感高发，应注意流感病毒相关性溶血尿毒综合征的发生，密切关注患儿尿量、肾功能、血红蛋白及血小板等变化。

【典型图表】

1. *ADAMTS13* 活性检测，回报正常（表 2-7-1）。

表 2-7-1　*ADAMTS13* 活性测定报告单

基本信息							
受检者	×××	性别	男	年龄	9 个月	标本编号	QT1906452
标本来源	血浆	临床诊断		采集时间	2019-04-03	接收时间	2019-04-04

检测结果		
检测项目	检测结果	参考值范围
ADAMTS13 活性检测	63.6%	68%～131%

2. 家系全外显子组测序（Trio WES），回报未见异常（表 2-7-2）。

表 2-7-2　家系全外显子组测序（Trio WES）结果

基本信息							
受检者	×××	性别	男		年龄		9 个月
病案号	××××××	样本类型	EDTA 抗凝血		检测项目		（加急）Trio 全外显子
采样时间	2019-04-16	送检日期	2019-04-18		报告日期		2019-04-25

临床表型信息				
受检者	姓名	性别	年龄	临床特征（由受检者或临床医师提供）
先证者	×××	男	9 个月	发热 3 天，双眼睑水肿伴少尿 2 天。化验血常规中血红蛋白减少，血小板减少；血尿素升高，肌酐升高；乳酸脱氢酶 3243U/L，同型半胱氨酸检测，ANCA 及抗核抗体未见异常；发病初期未见破碎红细胞，患儿出现少尿，总蛋白降低，丙氨酸氨基转移酶升高，天冬氨酸氨基转移酶升高。肾 B 超：符合双肾弥漫性损伤改变。疑诊：溶血尿毒综合征，遗传性血栓性血小板减少性紫癜
受检者	姓名	性别	年龄	临床特征（由受检者或临床医师提供）
父	×××	男	33 岁	正常无表型
母	×××	女	33 岁	正常无表型

标准化后的 HPO 表型词：肾功能不全，排尿减少，慢性肾病，眼睑水肿，紫癜，血小板减少，溶血性贫血，发热，血尿素增高，血清肌酐增高，乳酸脱氢酶活性异常，肝转氨酶增高

检测员：×××

审核员：×××

检测分析结论

在检测范围内未发现疾病相关性较高的变异

（曹丽新　赵成广）

参 考 文 献

[1] Canpolat N. Hemolytic uremic syndrome[J]. Turk Pediatri Ars，2015，50（2）：73-82.

[2] 刘小荣, 沈颖, 樊剑锋, 等. 中国儿童非典型溶血尿毒综合征诊治规范专家共识[J]. 中国实用儿科杂志, 2017, 32（6）：401-404.

[3] 贺铮, 张桂云, 李利, 等. 新生儿溶血尿毒综合征 1 例报告[J]. 实用医院临床杂志, 2018, 15（2）：246-247.

[4] 王秀丽, 赵成广, 吴玉斌, 等. 儿童肺炎链球菌相关溶血尿毒综合征二例临床分析[J]. 中国小儿急救医学, 2019, 26（8）：623-627.

[5] Jokiranta TS. HUS and atypical HUS [J]. Blood，2017，129（21）：2847-2856.

病例 8　反复肉眼血尿、血块，尿路梗阻

［左肾静脉受压综合征］

【病例摘要】

患儿男，13 岁，主因"反复肉眼血尿 1 年"来诊。

患儿 1 年前无明显诱因出现全程肉眼血尿，含血块，排尿略困难，伴尿痛，无尿频、尿急，偶有左下腹疼痛，无恶心呕吐，无发热，无盗汗消瘦，无鼻出血或口腔黏膜出血，就诊于我院。住院期间尿常规：尿蛋白（＋）（正常阴性），尿比重 1.031（1.003～1.030），红细胞 3552.5 个/HP（0.1～4.5 个/HP），白细胞 1.5 个/HP（0.1～4.5 个/HP）；泌尿系彩超：膀胱内可见较多密集点状回声及絮状回声沉积，可变形，可移动。血常规、凝血五项、肾功能、24 小时尿钙基本正常。初步诊断为出血性膀胱炎，给予头孢曲松钠他唑巴坦钠抗感染，注射用白眉蛇毒血凝酶止血，静脉补液支持治疗。但患儿肉眼血尿情况无明显好转。为进一步除外结石及占位的可能，完善泌尿系增强 CT：左肾小囊肿，左肾积水、肾盂血块、输尿管中上段扩张。与此同时患儿排尿困难较前明显，膀胱内有尿潴留。转入小儿泌尿外科，急诊全麻下行膀胱镜探查、双侧输尿管支架管置入术，冲洗引流积血。术后第一、二日均为陈旧血尿，内有凝血块，但第三日开始出现较新鲜血尿，考虑仍有活动出血可能。复查尿常规：尿蛋白（＋＋），1.0g/L（正常阴性），红细胞 922.70 个/HP（0.1～4.5 个/HP），白细胞 7.00 个/HP（0.1～4.5 个/HP），并且肾功能肌酐升高达 86.2μmol/L（11～18 岁：50～80μmol/L）。多次反复询问病史，患儿于发病前 3 天有左侧腹部摔伤病史，故而考虑患儿血尿应为肾挫伤所致。嘱患儿静卧，继续抗感染、补液对症治疗。术后 1 周拔除尿管，自行排尿顺畅，血尿症状逐渐减轻。复查泌尿系彩超及尿常规均较前恢复，准予出院。

4 天前患儿再次出现全程肉眼血尿，鲜红色，含血块，伴有间断排尿困难。偶有腹痛，无外伤，遂再次于门诊就诊。泌尿外科影像学检查未见结石及肿瘤，故建议就诊于小儿肾内科。

既往史：8 岁时行包皮手术。

家族史：无家族肾病史，无家族听力异常史。

查体：T 36.3℃，P 83 次/分，R 19 次/分，BP 103/71mmHg，Wt 36kg；体型消瘦，神志清楚，一般状态可，无贫血貌，皮肤、淋巴结及心、肺查体无异常，腹软不胀，左侧腹部压痛，无反跳痛及肌紧张，肝脾肋下未触及，全腹未扪及包块。输尿管走行区无压痛，左肾区轻度叩痛，右肾区无明显叩痛。外阴部无红肿及分泌物。四肢活动正常，CRT＜3 秒，神经系统查体未见异常。

　　辅助检查：①血常规正常。②尿常规示隐血（+++）（正常阴性），尿蛋白（+），0.5g/L（正常阴性），红细胞畸形率 40%（>60% 为肾小球源性血尿，<60% 为非肾小球源性血尿），红细胞 3306.28 个/HP（0.1~4.5 个/HP），白细胞 28.67 个/HP（0.1~4.5 个/HP）。③病原学检查 ASO、肺炎支原体抗体、肺炎衣原体抗体阴性。④免疫学检查示补体、免疫球蛋白未见明显异常。⑤影像学检查，双肾、输尿管、膀胱三维超声示左肾囊肿，左肾集合系统分离，左肾上极实质回声增高、不均；泌尿系增强 CT 示左肾小囊肿，左肾积水、左肾盂血块、输尿管中上段扩张；腹部站立正侧位常规未见阳性结石及钙化影；双侧肾动静脉超声未见血栓征象。⑥生化等其他指标，肾功能检查示尿素 4.04mmol/L（2.5~7.2mmol/L），肌酐 86.2μmol/L（11~18 岁：50~80μmol/L），尿酸 544μmol/L（142~420μmol/L）；肝功能、心肌酶、DIC 正常。

【诊治经过】

（一）病例特点

　　患儿为青少年，男性，体型瘦高，急性病程，临床表现为发作性的肉眼血尿，含血块，排尿困难及尿潴留，需留置导尿。伴有左腹痛，尿常规提示非肾小球源性血尿，无明确感染史，无听力异常及出血性疾病史。既往有类似发作。

（二）诊断及鉴别诊断

1. 入院诊断

（1）血尿待查：患儿 13 岁，一年内两次发作性全程肉眼血尿，伴血块、尿路梗阻，凝血功能无异常，泌尿系 CT 未见结石及占位，需完善相关检查后进一步明确血尿原因。

（2）肾功能不全：患儿有肉眼血尿，伴血块、尿路梗阻，化验肌酐较该年龄段儿童的正常值偏高，故诊断肾功能不全。

2. 疾病鉴别　患儿表现为肉眼血尿、尿中明显血块，尿红细胞畸形率 40%（>60% 为肾小球源性血尿，<60% 为非肾小球源性血尿），故不考虑肾小球疾病。应与以下疾病相鉴别。

（1）肾静脉血栓：可有血尿、腰肋或腹部疼痛，但往往有易栓症基础或由膜性肾病等高凝状态继发。临床可以通过超声鉴别，该患儿无上述基础病，肾血管超声未见血栓，故不支持诊断。

（2）左肾静脉受压综合征（胡桃夹现象）：多见于青少年，体型瘦长者，常表现为血尿、泡沫尿、腰腹痛等。尿常规提示为非肾小球源性血尿，可经左肾静脉超声、CT 或血管造影等检查证实。

（3）周身出血性疾病：可有肉眼血尿，但往往伴有皮肤黏膜、深部组织或内脏出血，患儿除肉眼血尿外无其他部位出血表现，且完善血常规及 DIC 基本正常，不支持诊断。

（三）治疗经过

　　因排尿困难，给予留置导尿，导出尿液 1000ml，并嘱其平卧休息。后续持续导尿通畅，出血逐渐减少，故未再行双 J 管引流，同时完善左肾静脉超声检查，提示左肾静脉受压综合征。

（四）确定诊断

　　患儿体型瘦高，排含血块肉眼血尿，膀胱镜探查可见左侧输尿管有凝血块及陈旧较浓血尿流出。完善左肾静脉"胡桃夹"综合征二维超声检查结果回报：左肾静脉肠系膜上动脉与腹主动脉夹角段直径约 1.7mm，肾门段直径约 9.7mm，其比＜30%，左肾静脉受压现象成立，故明确诊断为左肾静脉受压综合征。

（五）最终诊断

①左肾静脉受压综合征；②急性肾功能不全。

【临床思路及诊治评述】

患儿 1 年内两次发作性肉眼血尿，伴血块、尿路梗阻，严重到肾功能不全需双 J 管引流程度。第一次术中就已发现左侧输尿管出血，此时应想到左肾静脉受压综合征的可能。但或许因为血尿极其严重，且患儿为青少年，日常活动免不了推搡打闹，故第一次肉眼血尿考虑为肾挫伤。但再次发作无外伤史，排除肿瘤、结石及周身出血性疾病，结合第一次住院时术中见左侧输尿管出血，此时比较容易想到左肾静脉受压综合征，最终影像学检查证实。

1. 胡桃夹现象（NCP）　左肾静脉血回流注入下腔静脉过程中需经过腹主动脉与肠系膜上动脉的夹角。正常情况下，该夹角成 45°～60°，因肠系膜脂肪、淋巴结及腹膜等物质的填充，左肾静脉不致受挤压。但由于青春期身高迅速增长、椎体过度伸展、体型急剧变化等因素，导致左肾静脉受挤压回流受阻引起血流变化和相应的临床表现，称为胡桃夹现象（nut cracker phenomenon，NCP）或左肾静脉受压综合征（left renal vein entrapment syndrome）。

2. NCP 的临床特点　NCP 好发于青春期到 40 多岁的男性，多发年龄见于 13～16 岁。临床特点为左侧输尿管非肾小球源性血尿，可伴有全身倦怠，左腹部痛，左腰部不适、疼痛。运动和感冒等可为诱因，病程可持续几年。但是由于这些症状无特异性，不易引起人们的重视，往往被患者和医师忽视。因其主要临床表现为血尿、蛋白尿，这极易与 IgA 肾病、Alport 综合征等混淆。NCP 诊断是排他性诊断，即典型的临床症状和辅助检查能够证明存在"胡桃夹"结构，同时排除其他可能引起临床症状的病因。目前较为公认的诊断指标为：①尿红细胞形态分析示非肾小球源性血尿；②尿中钙排泄量比正常（Ca/Cr＜0.20）；③膀胱镜检查为左侧输尿管喷血；④肾活检正常或轻微病变；⑤腹部 B 超、CT 和 MRI 表现为左肾静脉受压、扩张；⑥下腔静脉和左肾静脉测压证实左肾回流障碍，左肾静脉压与下腔静脉压力差＞4mmHg；⑦排除其他可能引起血尿的病因，如肿瘤、结石结核、凝血功能异常、中毒和肾小球疾病等。NCP 诊断的"金标准"是左肾静脉造影，但血管造影是有创检查，相比之下 B 超检查方便易行，应作为最常用的检查手段。

3. NCP 的治疗　对于仅表现为轻度血尿或可耐受症状的病例，建议非手术治疗。然而，对于严重血尿（尤其是复发性血尿）、腰腹痛、贫血、自主神经功能障碍、肾功能损害（包括持续性蛋白尿）、静脉曲张囊肿形成及 18 岁以下患者非手术治疗 24 个月或成人非手术治疗 6 个月无效者建议手术治疗。手术可采取左肾静脉支架置入术、左肾固定术、肠系膜上动脉再植术、左肾静脉下移——下腔静脉端侧吻合术等。比较不同的手术方式后，左肾静脉下移——下腔静脉端侧吻合术具有损伤小、肾缺血时间短、无须吻合动脉等优点，可作为首选的术式。

【典型图表】

1. 尿液标本呈肉眼血尿（图 2-8-1）。

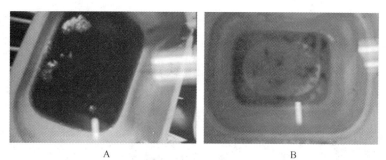

图 2-8-1　血性尿标本

A. 肉眼见尿液呈血红色；B. 尿中有明显血凝块

2. 膀胱镜检查可见左侧输尿管壁出血（图 2-8-2）。

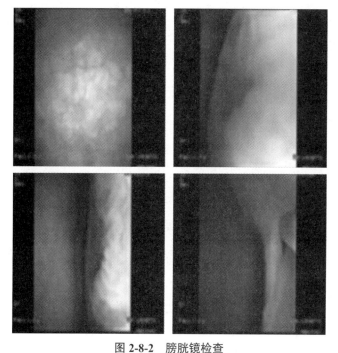

图 2-8-2　膀胱镜检查

膀胱内景清，双侧输尿管管口可及，未见喷血；向左侧输尿管顺利置入 F5 输尿管导管一枚，
置入深度约 26cm，见左侧输尿管壁出血

3. 肾彩色超声检查，提示左肾静脉受压现象成立（图 2-8-3）。

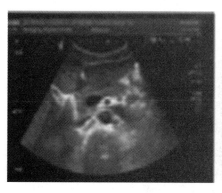
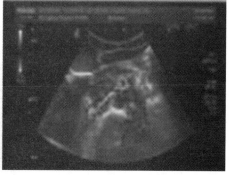

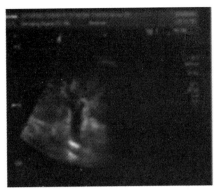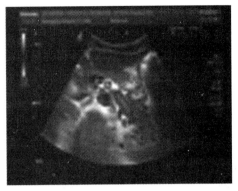

图 2-8-3　肾彩色超声声像图

左肾静脉肠系膜上动脉与腹主动脉夹角段直径约 1.7mm，肾门段直径约 9.7mm，其比＜30%。提示：左肾静脉受压现象成立

（朱万红　赵成广）

参 考 文 献

[1] 杨霁云. 胡桃夹现象的临床意义[J]. 中华肾脏病杂志，1993，2（2）：102-103.

[2] 陈以平. 胡桃夹性儿童血尿的诊断与治疗[J]. 中国中西医结合肾病杂志，2002，（02）：65-68.

[3] 吴静，张曩，岳改燕，等.“胡桃夹”综合征误诊原因分析[J]. 中国中西医结合肾病杂志，2015，16（04）：335-336.

[4] 陈丹垒，马红珍. 胡桃夹综合征的诊治进展[J]. 中国中西医结合肾病杂志，2017，18（06）：544-546.

[5] 高逸冰，高建平，程文. 胡桃夹综合征的诊断和治疗[J]. 医学研究生学报，2013，26（08）：868-870.

[6] Ananthan K，Onida S，Davies AH. Nutcracker syndrome：an update on current diagnostic criteria and management guidelines[J]. Eur J Vasc Endovasc Surg，2017，5（3）：886-894.

病例 9　反复踝关节及足底疼痛 5 个月，炎症指标明显升高，改善病情的抗风湿药及生物制剂疗效不佳

［多发性大动脉炎］

【病例摘要】

患儿男，9 岁，主因“反复踝关节及足底疼痛 5 个月”入院。

患儿 5 个月前无明显诱因出现双手腕部关节疼痛，后逐渐扩展至踝关节，伴有足底持续性针刺样疼痛，活动稍受限。无发热，无皮疹，无咳喘，无吐泻。疼痛 20 余天时就诊于外院。住院期间完善右踝关节 MRI：右踝关节腔少量积液，关节周围软组织肿胀，跟骨骨骺线模糊，中性粒细胞百分比 0.75.3（0.423～0.715），血红蛋白 99g/L（120～140g/L），血小板 594×10^9/L[（135～350）×10^9/L]；红细胞沉降率 76mm/h（0～20mm/h），CRP 150.8mg/L（0～8mg/L），ASO、抗核抗体、ANA、ANCA、ACA、结核斑点试验均正常；病原学阴性；影像学检查未见肿瘤，完善骨髓穿刺除外血液系统疾病。综上考虑，诊断幼年特发性关节炎可能性大，给予白芍总苷胶囊、扶他林等治疗，患儿上述症状好转后出院。

出院 1 周患儿出现发热，热峰 40.2℃，且再次出现踝关节疼痛，给予联合醋酸泼尼松（强的松）每次 10mg，每日 3 次口服。患儿关节疼痛情况基本缓解，但定期监测红细胞沉降率及

CRP 仍处于较高水平。2 个月前患儿走路较多时有双下肢肌肉及双踝关节疼痛，复查红细胞沉降率 71mm/h（0～20mm/h），CRP 33mg/L（0～8mg/L），仍高于正常，遂于我科住院治疗。入院后完善双侧踝关节彩超：左侧胫距关节滑膜增厚，右侧踝关节未见异常。左踝关节 MRI：少量积液，距骨局灶骨髓水肿；右踝关节 MRI：少量积液。血常规：白细胞 10.98×10⁹/L[（3.5～9.5）×10⁹/L]，血红蛋白 97g/L（120～140g/L），CRP 73.70mg/L（0～8mg/L），ESR 100mm/h（0～20mm/h）。抗环瓜氨酸多肽抗体（CCP）、人类白细胞抗原 B27（HLA-B27）、类风湿因子（RF）阴性。骶髂关节 CT 未见明显异常。因总病程已超过 6 周，加用来氟米特 5mg 每日 1 次，甲氨蝶呤 7.5mg 每周 1 次口服抗风湿治疗，并给予重组人 Ⅱ 型肿瘤坏死因子受体-抗体融合蛋白（益赛普）12.5mg，每周 2 次皮下注射抗炎，随后患儿关节疼痛明显减轻。复查 CRP 19.90mg/L，红细胞沉降率 43mm/h，好转出院。院外继续上述口服药物，规律给予重组人 Ⅱ 型肿瘤坏死因子受体-抗体融合蛋白（益赛普）治疗 1.5 个月，动态监测 CRP 波动在 25.3～47.7mg/L，红细胞沉降率波动在 71～94mm/h。近 5 日患儿再次诉双侧膝关节、踝关节游走性疼痛，无明显活动受限，伴有双足底针刺样疼痛，再次入我科住院治疗。

家族史：患儿外祖母患"类风湿病"。

入院查体：T 36.5℃，P 86 次/分，R 20 次/分，BP 113/ 74mmHg；神志清楚，精神状态可，满月脸，周身皮肤黏膜淋巴结未见异常，心、肺、腹查体无异常，双踝关节内侧压痛（+），无红肿，皮温不高，足底压痛，余关节无红肿热痛，活动正常，CRT<3 秒，神经系统查体未见异常。

辅助检查：①血常规示白细胞 11.26×10⁹/L[（3.5～9.5）×10⁹/L]，中性粒细胞百分比 0.745（0.423～0.715），淋巴细胞百分比 0.173（0.168～0.434），红细胞 4.3×10¹²/L[（4～4.5）×10¹²/L]，血红蛋白 100g/L（120～140g/L），血小板 458×10⁹/L[（135～350）×10⁹/L]）。②炎症指标 CRP 76.80mg/L（0～8mg/L），红细胞沉降率 100mm/h（0～20mm/h）。③病原学检查，ASO、肺炎支原体抗体、肺炎衣原体抗体、EB 病毒抗体、肝炎病毒、艾滋病梅毒联合检测、结核斑点试验阴性。④免疫学检查，血清补体 C3 1.420g/L（0.74～1.4g/L）、补体 C4 0.390g/L（0.12～0.36g/L）、抗核抗体、CCP、铁蛋白、RF、免疫球蛋白、淋巴细胞绝对计数正常。⑤影像学检查，双侧踝关节彩超示左侧胫距关节滑膜增厚，右侧踝关节未见异常。左踝关节 MRI 示少量积液，距骨局灶骨髓水肿；右踝关节 MRI 示少量积液。骶髂关节 CT 未见明显异常。⑥其他检查，骨髓穿刺提示增生性贫血（缺铁性贫血可能性大）；尿便常规、血气离子、肝肾功能、心肌酶谱、DIC 正常。

【诊治经过】

（一）病例特点

患儿为学龄儿，慢性病程，初发时诊断幼年特发性关节炎，经过糖皮质激素、改善病情的抗风湿药（DMARDs）及生物制剂治疗后，关节症状一过性好转，但炎症指标红细胞沉降率及 CRP 始终明显高于正常。近 5 日再次出现双侧膝、踝关节游走性疼痛，伴有双足底针刺样疼痛。

（二）诊断及鉴别诊断

1. 入院诊断　幼年特发性关节炎：患儿为 9 岁男孩，存在反复发作的双腕、双膝、双踝关节及足底疼痛，间断发热，无皮疹，无腹泻，病程持续 6 周以上，病原学阴性，胸腹 CT 无占位，骨髓穿刺除外血液病，风湿免疫相关抗体均阴性。影像学：双侧踝关节彩超：左侧胫距关节滑膜增厚，右侧踝关节未见异常。左踝关节 MRI：少量积液，距骨局灶骨髓水肿。右踝关节 MRI：少量积液。

2. 疾病鉴别　患儿反复发作多关节疼痛应与以下疾病相鉴别。

（1）系统性结缔组织病：系统性红斑狼疮（SLE）的关节炎与幼年特发性关节炎（JIA）的多关节炎很相似，在 SLE 的特征性临床表现如蝶形红斑、光敏感、血液及肾系统损害等出现之前，如只有关节症状，从临床上很难鉴定。但特异性的抗核抗体及高滴度 ANA（抗核抗体系列）有助于诊断。此外，皮肌炎或系统性硬化病偶尔也可表现为多关节炎，可通过皮肌炎的特征性皮疹及系统性硬化病的特征性皮肤发紧和增厚改变鉴别。

（2）感染性关节炎：化脓性关节炎的受累关节局部红肿热痛明显，全身中毒症状重，关节穿刺液培养可检出致病菌。

（3）与附着点炎症相关的关节炎：幼年强直性脊柱炎（JAS）多为男性年长儿，发病前 6个月常有下肢关节及肌腱附着点炎，但 90%以上伴 HLA-B27（人类白细胞抗原-B27）阳性，骶髂关节 X 线具有特征性改变。克罗恩病和溃疡性结肠炎也可有四肢关节炎，但此类疾病均有特异性肠道症状。

（4）血液病和恶性肿瘤：血液病和恶性肿瘤的临床表现也可类似多关节的 JIA，但此类疾病骨髓象中可发现白血病细胞或肿瘤细胞，故骨髓穿刺即可鉴别诊断。

（5）免疫缺陷病：特别是选择性 IgA 缺乏，先天性伴隐性遗传习惯的丙种球蛋白血症和补体 C2 缺陷等均可有与 JIA 相似的多关节炎，临床不易区分，但通过血清免疫球蛋白和补体测定可鉴别。

（三）治疗经过

入院后完善相关检查，因红细胞沉降率及 CRP 明显高于正常，考虑疾病活动期，给予调整口服糖皮质激素为甲泼尼龙 40mg 每日 1 次静脉输液，同时继续原药物口服支持治疗，但患儿足底疼痛无明显缓解。患儿应用糖皮质激素 3 个月余，联合改善病情的抗风湿药（DMARDs）及生物制剂（肿瘤坏死因子受体拮抗剂——益赛普）亦近 2 个月，治疗强度已足够，但仍有间断关节疼痛及明显红细胞沉降率、CRP 升高，故需重新审视 JIA 的诊断。因患儿无其他风湿病外在表现，故想到是否有大血管炎。再次完善四肢血压正常、对称，浅表大血管未闻及明显血管杂音，桡动脉及足背动脉搏动良好，进一步完善血管超声。

（四）确定诊断

行血管超声检查。左侧颈动脉超声：左颈总动脉大动脉炎性病变。右侧颈动脉超声：右颈总动脉大动脉炎性病变，无名动脉及右锁骨下动脉大动脉炎性病变。主动脉全程、头部+颈部增强 CT：主动脉弓及腹主动脉管壁局部增厚，胸主动脉内侧局部扩张，颈部血管多发管壁增厚、管腔略变窄，炎性病变不除外；右侧上颌窦及左侧筛窦黏膜增厚。

结合患儿的病史查体、炎症指标、疗效反应及血管超声、增强 CT，故多发大动脉炎诊断明确。

确诊后，停用甲氨蝶呤、来氟米特及重组人 II 型肿瘤坏死因子受体-抗体融合蛋白（益赛普），给予患儿行环磷酰胺 10mg/（kg·d），2 天为 1 个疗程，规律冲击治疗 6 个疗程，同时继续口服激素并逐渐减量。环磷酰胺满疗程后，继之吗替麦考酚酯口服抑制免疫反应，后续随访炎症指标正常，且未再发生关节疼痛。

（五）最终诊断

多发性大动脉炎。

【临床思路及诊治评述】

患儿临床表现为反复发作多关节疼痛，超声提示滑膜增厚，胸腹 CT 及骨髓穿刺除外肿瘤及血液病可能，风湿免疫抗体阴性，考虑幼年特发性关节炎（JIA）。经足够强度的治疗（激素、改善病情的抗风湿药及重组人Ⅱ型肿瘤坏死因子受体-抗体融合蛋白），临床症状及炎症指标仍无明显改善。此时，我们重新审视 JIA 的诊断。因患儿无明显其他症状、体征，故想到诊断极其困难的多发性大动脉炎，经影像学检查最终明确诊断为多发性大动脉炎。踝关节疼痛也考虑是否为下肢动脉血管闭塞缺血继发，但对应部位血管超声正常，无缺血改变。有文献报道，多发性大动脉炎也有一定比例表现为关节炎或关节痛。JIA 本身为排除性诊断，故诊断 JIA 一定要充分鉴别。

1. 大动脉炎的病理　大动脉炎（Takayasu arteritis，TA）是一种慢性、肉芽肿性、大血管性的炎症性疾病，但发病原因尚未完全清楚。大动脉炎早期发生血管狭窄、闭塞，晚期出现纤维化、钙化等病变，可导致脑、心、肾等重要靶器官出现功能障碍、缺血梗死，因而具有较高的致残、致死风险。

2. 大动脉炎的临床表现　TA 有全身非特异性症状和局部缺血表现。非特异性炎症表现主要为发热、乏力、厌食、体重减轻、肢端疼痛或跛行、关节痛或关节炎。当以非特异性症状起病时，诊断极其困难，关键是要想到。在早期血管未明显狭窄时，血压、动脉搏动均可正常。当以关节炎、关节痛起病时，容易误诊为 JIA。治疗效果不佳时，一定要想到此病可能，尽早行血管超声检查。

3. 大动脉炎的治疗　临床上大多数 TA 患者需要内科治疗，急性期的药物治疗可有效的避免对器官和组织所造成的损伤。①糖皮质激素（glucocorticoid，GC）是治疗多发性大动脉炎的主要药物，一般口服泼尼松 1mg/（kg·d），全天最大剂量小于 60mg。可根据炎症指标及患者的病情，按照维持量治疗 1～2 年。②免疫抑制药：研究表明免疫抑制药对预防血管并发症的进展和缓解临床症状有重要作用。通常使用的药物有甲氨蝶呤、环磷酰胺等。对于危重患者，环磷酰胺每日用量为 2～3mg/（kg·d），待病情稳定后逐渐减量。免疫抑制药虽然对 TA 患者的炎症进展有一定控制作用，但病情亦有复发。一些新开发的生物制剂 IL-6 受体阻断药、TNF 拮抗药等，正逐渐用于治疗难治和复发性 TA，此种治疗方法取得的效果较为理想。③介入或外科治疗：针对晚期出现血管狭窄或闭塞的情况，需要进行介入或外科治疗。对于血管严重狭窄、闭塞或动脉瘤形成的患者，手术治疗是恢复脑、肾、肢体及其他器官的血液供应及切除动脉瘤等症的主要方法。

【典型图表】

行主动脉全程、头部+颈部增强 CT 示：主动脉弓及腹主动脉管壁局部、左颈总动脉全程和右颈总动脉近端增厚（图 2-9-1、图 2-9-2）。

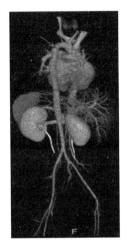

图 2-9-1　主动脉全程增强 CT
可见主动脉弓及腹主动脉管壁局部增厚

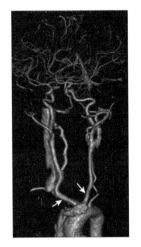

图 2-9-2　头颈部增强 CT
可见左颈总动脉全程、右颈总动脉近端管壁多
发增厚，管腔多发略变窄

（朱万红　赵成广）

参 考 文 献

[1] 江载芳，申昆玲，沈颖. 诸福棠实用儿科学[M]. 北京：人民卫生出版社，2015：790-792.
[2] 郑铁，朱帅，周炜，等. 大动脉炎患者的临床特点及预后分析[J]. 中国医药，2016，11（8）：1140-1143.
[3] 叶志中，李博，何伟珍. 儿童风湿病学[M]. 北京：人民卫生出版社，2009：277-281.
[4] 中华医学会风湿病学分会. 大动脉炎诊断及治疗指南[J]. 中华风湿病学杂志，2011，15（2）：119-120.
[5] 张雅萍，陈丹，王昕. 多发性大动脉炎的临床诊断与治疗[J]. 内蒙古民族大学学报（自然科学版），2019，34（03）：271-276.
[6] 孔秀芳，姜林娣. 大动脉炎诊断治疗的研究进展[J]. 中华医学杂志，2016，96（27）：2203-2205.

病例 10　泌尿系感染，双肾多发结石

[原发性草酸盐肾病 3 型]

【病例摘要】

患儿男，6 月龄，以"间断发热 4 天，发现尿常规异常 1 天"为主诉入院。

4 天前患儿无明显诱因出现发热，体温 38.4℃，不伴寒战及抽搐，完善血常规及 CRP 提示：白细胞 25.02×10⁹/L[（3.5～9.5）×10⁹/L]，中性粒细胞百分比 0.517（0.423～0.715），淋巴细胞百分比 0.38（0.168～0.434），血红蛋白及血小板正常，CRP 115.56mg/L（0～8mg/L）。考虑存在细菌感染，给予静脉滴注"头孢曲松钠他唑巴坦钠"，3 天后体温平稳。入院当日完善尿常规提示：白细胞 766.9 个/HP（0～5 个/HP），不伴有尿路刺激症状，无咳喘、吐泻等其他伴随症状，考虑"泌尿系感染"住院治疗。

患儿 G₃P₁，足月顺产，出生史正常，疫苗接种及生长发育同正常同龄儿。否认家族类似病史，否认肾病家族史。

入院查体：T 36.5℃，P 120 次/分，R 24 次/分。神志清楚，一般状态好，皮肤黏膜及巩膜、

淋巴结无异常，心、肺、腹查体无异常，神经系统查体无异常，腰骶部外观无畸形，外生殖器无红肿、畸形，膀胱区叩诊无尿潴留征象。

实验室检查：①血常规及 CRP 示白细胞 $25.02 \times 10^9/L$ [（$3.5 \sim 9.5$）$\times 10^9/L$]，中性粒细胞百分比 0.517（$0.423 \sim 0.715$），淋巴细胞百分比 0.38（$0.168 \sim 0.434$），血红蛋白及血小板正常，CRP 115.56mg/L（$0 \sim 8mg/L$）。②尿常规示 pH 6.5（$4.5 \sim 8.0$），尿蛋白（+），尿比重 1.005（$1.003 \sim 1.030$），白细胞酯酶（+++），红细胞 9.6 个/HP（$0.1 \sim 4.5$ 个/HP），白细胞 766.9 个/HP（$0.1 \sim 4.5$ 个/HP）。③生化指标，肝肾功能正常。④免疫学检查，免疫球蛋白、补体、淋巴细胞绝对计数均正常。⑤尿细菌培养未见异常（入院前已应用抗生素）。⑥影像学检查，泌尿系超声示双肾位置正常，左肾大小约 5.6cm×2.6cm，其内见多个强回声团，较大者直径约 0.5cm，后方伴声影；左肾集合系统分离约 0.6cm；左侧输尿管起始段可见直径约 0.8cm 强回声团，后方伴声影；左输尿末段见直径约 0.6cm 强回声团，后方伴声影；右肾大小约 5.4cm×2.2cm，其内见少许强回声团，较大者直径约 0.7cm，后方伴声影。考虑泌尿系多发结石。胸片未见异常。

【诊疗经过】

（一）病例特点

患儿为婴儿，急性起病，临床表现为发热，血常规白细胞及 CRP 升高，不伴有尿频、尿急、尿痛，尿常规提示脓尿。

（二）诊断及鉴别诊断

1. 入院诊断

（1）泌尿系感染：患儿间断发热 4 天病史，入院前 1 天尿常规提示脓尿。

（2）脓毒症：患儿发热病史，体温大于 38.5℃，血常规白细胞及 CRP 明显升高。

（3）泌尿系结石：超声提示泌尿系多发结石。

2. 疾病鉴别　患儿为婴儿，急性起病，临床表现为发热，白细胞及 CRP 升高，不伴尿频、尿急、尿痛，尿常规提示脓尿，泌尿系感染成立。但泌尿系多发结石需与下列疾病相鉴别。

（1）感染性结石：发热感染中毒症状，感染指标升高，肾超声提示可见结石存在，考虑可能感染性结石，规律抗感染治疗后评估结石预后及完善结石成分分析加以鉴别。

（2）盐类代谢异常性疾病：如胱氨酸结石、草酸盐结石等。需结石成分分析及基因监测。

（三）治疗经过

入院后应用头孢曲松钠他唑巴坦钠抗感染 3 日（20mg/kg，间隔 12 小时），但仍有持续发热，加用丙种球蛋白支持治疗 3 天（总量达 2g/kg）。补液、联合碱化尿液、山莨菪碱舒张输尿管周围肌肉，促进结石排出。入院第 3 日患儿尿液排除小结石，完善结石成分分析提示：一水草盐酸结石。患儿表现为婴儿起病，双肾多发结石，结石成分为一水草盐酸，故需注意高草酸尿症，完善基因检查，同时给予口服维生素 B_6、枸橼酸钾，调节草酸代谢。

治疗 10 天后患儿体温平稳，复查血常规，CRP 指标恢复正常，复查泌尿系超声左输尿管末段结石消失，完善对患儿及父母基因测序后出院。

（四）确定诊断

家系全外显子组测序（Trio WES）结果：患儿 *HOGA1* 基因中存在 c.668C＞T（p.S223L）

和 c.769T>G（p.C257G）杂合突变，父亲携带 c.668C>T 杂合突变，母亲携带 c.769T>G 杂合突变，证实为原发性高草酸尿症Ⅲ型。

（五）最终诊断

①原发性高草酸盐尿病Ⅲ型；②泌尿系感染；③脓毒症。

【临床思路及诊治评述】

患儿婴儿期急性起病，血液检查提示合并细菌感染，无明确感染灶，往往考虑是否存在泌尿系统感染，行尿常规检查证实存在泌尿系感染。在追查泌尿系感染背后的易感因素时超声提示了双肾多发结石，结石成分分析提示为一水草酸盐结石，结合年龄特点进一步考虑可能存在盐类代谢先天异常，尤其是高草酸尿症，进一步基因检查证实为原发性高草酸盐尿症Ⅲ型（primary hyperoxaluria typeⅢ，PHⅢ）。

1. PH 的病理与分型　原发性高草酸尿症是一种罕见的遗传代谢性疾病，主要为乙醛酸代谢异常，导致肝内源性草酸盐产生增加，沉积肾产生结石。常见表现为血尿、泌尿系统结石、肾钙化、终末期肾病等，此外还可合并心血管、骨骼、视网膜等受累表现。原发性高草酸尿症分为 3 型，即 PHⅠ，PHⅡ，PHⅢ型。PHⅠ型为最常见的一种类型，其发生是由于肝特异性丙氨酸乙醛酸氨基转移酶（AGXT）基因突变造成，预后不良，可发展至终末期肾病。PHⅡ型为乙醛酸还原酶-羟基丙酮酸还原酶（GEHPR）基因突变造成，20%患者可发展至终末期肾病。PHⅢ型为 4-羟基-2-酮戊二酸醛缩酶（HOGAI）基因突变造成，一般预后良好，很少发展至终末期肾病。PHⅠ、PHⅡ型治疗可能有效，PHⅢ型治疗无效。

2. PHⅢ的病理与临床表现　为一种罕见常染色体隐性遗传病。国外流行病学调查其发病率仅为不到 3/1 000 000。①本病是由于 4-羟基-2-酮戊二酸醛缩酶（HOGAI）基因突变造成，导致患者体内线粒体 4-羟基-2-酮戊二酸醛缩酶功能异常，继而乙醛酸氧化生成草酸增加，导致草酸盐（主要为草酸钙）在器官、组织沉积，可造成肾草酸钙结石。②PHⅢ型的临床表现在原发性高草酸盐尿症中最轻，预后较好，临床表现常为反复肾结石，顽固的高草酸尿，而肾钙质沉着症、慢性肾功能衰竭极为少见，迄今为止未有报道证实合并多系统损害表现。PHⅢ型在亚洲地区临床少见且极易漏诊。③诊断高草酸尿症主要依靠：结石成分分析，影像学检查：泌尿系三维超声，腹部 X 线及 CT，但 HOGAI 基因测序为目前诊断 PHⅢ型重要且最有效手段。

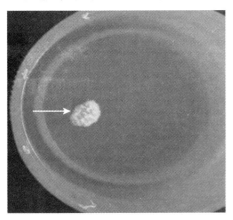

图 2-10-1　尿液中排出的结石

3. PH 的治疗　目前 PH 暂无特异性治疗方案，且文献证实大部分 PHⅢ预后良好，主要治疗为大量饮水，低草酸盐饮食。PHⅠ、PHⅡ型可口服维生素 B_6、枸橼酸钾，减少结石形成；定期随诊监测结石形成及肾功能。对疑似患有草酸盐结石患者，尽早完善尿草酸测定、结石成分分析和基因检测，有助于分清结石类型，同时明确基因突变类型及分布情况，尽早诊断、及时治疗，可最大程度减少患者发展至终末期肾病的风险。

【典型图表】

1. 尿液标本可见草酸盐结石（图 2-10-1）。

2. 行肾超声检查示左肾盂中小结石，左肾集合系统分离（图 2-10-2）。

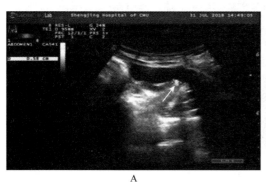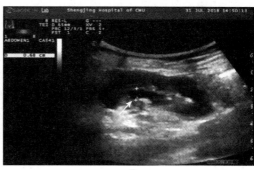

图 2-10-2 泌尿系超声声像图

A. 声像示左肾盂中小结石，大小 0.5cm；B. 左肾集合系统分离约 0.6cm

3. 家系全外显子组测序（Trio WES）示，患儿 *HOGA1* 基因中存在 c.668C＞T（p.S223L）和 c.769T＞G（p.C257G）两处杂合突变（表 2-10-1）。

表 2-10-1 家系全外显子组测序（Trio WES）基因检测结果

分析样本	分析结果	*HOGA1*	chr10-99359888	c.668C＞T	p.S223L
17C059791 患儿	杂合变异				
17C059793 患儿父亲	杂合变异				
17C059792 患儿母亲	无变异				

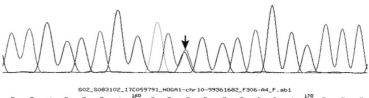
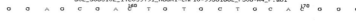
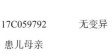
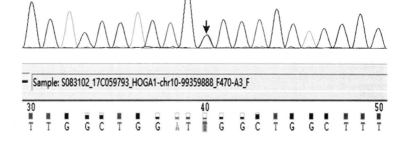
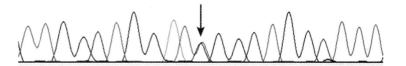

续表

分析样本	分析结果	*HOGA1*	chr10-99361682	c.769T＞G	p.C257G
17C059791 患儿	杂合变异				
17C059793 患儿父亲	无变异				
17C059792 患儿母亲	杂合变异				

（周　鹏　赵成广）

参 考 文 献

[1] Hoppe B. An update on primary hyperoxaluria[J]. Nat Rev Nephrol，2012，8（8）：467-475.

[2] Cramer SD, Ferree PM, Lin K, et al. The gene encoding hydroxypyruvate reductase（GRHPR）is mutated in patients with primary hyperoxaluria type Ⅱ[J]. Hum Mol Genet，1999，8（11）：2063-2069.

[3] Beck BB，Baasner A，Buescher A，et al. Novel findings in patients with primary hyperoxaluria type Ⅲ and implications for advanced molecular testing strategies[J]. Eur J Hum Genet，2013，21（2）：162-172.

[4] Belostotsky R，Seboun E，Idelson GH，et al. Mutations in DHDPSL are responsible for primary hyperoxaluria type Ⅲ[J]. Am J Hum Genet，2010，87（3）：392-399.

[5] Robijn S，Vervaet BA，Hoppe B，et al. Lanthanum carbonate inhibits intestinal oxalate absorption and prevents nephrocalcinosis after oxalate loading in rats[J]. J Urol，2013，189（5）：1960-1966.

病例 11　足部关节疼痛，高尿酸血症

［痛风性关节炎］

【病例摘要】

患儿女，12岁，以"间断踝部及足趾疼痛半年"为主诉入院。

患儿 6 个月前无明显诱因出现左踝部疼痛伴活动受限，无明显肿胀，4～5 天后缓解。入院前 6 天无明显诱因出现左侧踇趾肿痛，伴有活动受限，无发热，无外伤史，完善化验提示 CRP 25mg/L（0～8mg/L）；肌酐 85.9μmol/L（11～18 岁：50～80μmol/L），尿酸 650μmol/L（142～420μmol/L），总 25-羟维生素 D 9.75ng/ml（20～100ng/ml），遂入院治疗。

个人史：患儿系 G_1P_1，足月剖宫产，出生史正常，疫苗接种及生长发育同正常同龄儿。

家族史：祖父患"类风湿关节炎"。

入院查体：T 36.5℃，P 100 次/分，R 19 次/分，Wt 65kg；神志清楚，状态好，皮肤、黏膜、淋巴结无异常，心、肺、腹查体无异常。右手示指掌指关节处有一骨性凸起，双侧踝关节无肿胀及活动受限，左足第一跖趾肿胀、压痛，皮肤略红，皮温升高，神经系统查体无异常。

辅助检查：①血常规示白细胞 8.03×10⁹/L[（3.5～9.5）×10⁹/L]，中性粒细胞百分比 0.692（0.423～0.715），血红蛋白 121g/L（120～140g/L），血小板 341×10⁹/L[（135～350）×10⁹/L]。②炎症指标 CRP 25mg/L（0～8mg/L），红细胞沉降率 64mm/h（0～20mm/h）。③生化指标，肌酐 85.9μmol/L（11～18 岁：50～80μmol/L），尿酸 650μmol/L（142～420μmol/L），总 25-羟维生素 D 9.75ng/ml（20～100ng/ml），血清胱抑素 C 1.40mg/L（0.59～1.03mg/L），同型半胱氨酸 21.01μmol/L（0～15μmol/L），PTH、遗传代谢病筛查未见异常。④免疫指标免疫球蛋白、抗核抗体系列、RF、血清补体、人类白细胞抗原 B27、淋巴细胞绝对计数、抗环瓜氨酸多肽抗体均正常。⑤尿液相关分析，尿常规示尿蛋白（+）（正常为阴性），尿比重 1.016（1.003～1.030），24 小时尿蛋白定量 0.78g/d（<0.15mg/d），24 小时尿钙磷、肌酐正常。⑥影像学检查：a.左踝关节及足关节超声示第一跖趾关节足背侧可见 14.5mm×3.9mm 低回声团，内伴细小高回声光点。彩色多普勒血流显像可检出少许血流信号，第一跖趾关节胫侧可见 16.5mm×3.1mm 低回声团，内伴细小高回声光点，CDFI 可检出丰富血流信号。第一跖骨骨表面回声增强，呈双边征改变。提示左第一跖趾关节足低回声团伴高回声点，左第一跖骨软骨表面回声增强（符合痛风改变）。b.腕关节及手关节超声示右手示指软组织包块，右腕部指总伸肌腱滑膜增厚。c.左足 MRI 示左足第 1 趾跖关节骨质信号增高，骨髓水肿（？）。左踝关节少许积液。d.肾动态显像示 L-GFR 25.45ml/min（56.66ml/min），R-GFR 27.22ml/min（56.66ml/min），Total-GFR 52.67ml/min（113.32ml/min）。e.双肾 GFR 值降低。f.双肾输尿管膀胱超声未见结石。

【诊治经过】

（一）病例特点

患儿 12 岁女孩，反复踝部及跖趾疼痛，化验提示明显高尿酸血症。

（二）诊断及鉴别诊断

1. 入院诊断

（1）关节肿痛原因待查：患儿间断踝部及跖趾疼痛病史，查体：双侧踝关节无肿胀及活动受限，左足第一跖趾肿胀疼痛，右手示指掌指关节有一处骨性凸起。

（2）高尿酸血症：肾功能检查，尿酸 650μmol/L（142～420μmol/L）。

（3）维生素 D 缺乏：总 25-羟维生素 D 9.75ng/ml（20～100ng/ml）。

（4）肾功能不全：双肾 GFR 值降低，血肌酐值为 85.9μmol/L，高于该年龄段儿童正常值。

2. 疾病鉴别 患儿关节疼痛应与以下疾病相鉴别。

（1）感染性疾病：如链球菌，结核菌，布鲁氏菌等感染，可通过血常规、CRP、PCT 及相关病原学检测结合流行病史加以鉴别。

（2）风湿免疫性疾病：如系统性红斑狼疮，幼年特发性关节炎等，此类疾病可存在自身抗体及特异性组织抗体阳性。

（3）肿瘤性疾病：急性白血病及可侵袭骨髓的恶性肿瘤，如淋巴瘤。此外肿瘤性疾病引起副肿瘤综合征均可引起骨痛等表现。可同时肿瘤标志物及骨髓检测加以鉴别。

（4）代谢性疾病：高尿酸血症，关节肿痛部位是第一跖趾关节，需高度注意痛风关节炎。可通过关节穿刺术显示尿酸盐晶体确诊。

（三）治疗经过

患儿入院后完善相关检查，除外肿瘤性关节炎、感染性关节炎及其他风湿病。关节超声提示为痛风性关节炎，故确诊为痛风。患儿肾功能异常，泌尿系超声虽未见结石征象，但不除外痛风性肾病，建议完善肾活检，家属拒绝。另患儿及其父亲均存在高尿酸血症，不除外先天尿酸代谢异常，建议完善基因检查明确是否存在代谢酶缺陷，家属拒绝，故给予患儿口服双氯芬酸钠肠溶片、白芍总苷胶囊减轻局部关节炎症，口服碳酸氢钠片碱化尿液，非布司他 40mg，每日 1 次口服，定期随访。目前随访已 6 个月余，尿酸降至正常，肾功能恢复正常，关节未再出现肿痛。

（四）确定诊断

入院结合病史、查体和检查结果，确诊为痛风性关节炎，肾功能不全（尿酸盐肾病不除外）

（五）最终诊断

①痛风性关节炎；②高尿酸血症；③肾功能不全。

【临床思路及诊治评述】

儿童期关节炎常见为幼年特发性关节炎，但也需与感染性、肿瘤性、其他结缔组织病、代谢性或晶体性关节炎相鉴别。此患儿入院前外院提示明显高尿酸血症，影像学进一步支持，故诊断并不困难。痛风性关节炎多见于成年男性，儿童及青少年痛风性关节炎非常罕见，但近几年随着人们生活水平的提高和饮食结构的改变，青少年痛风性关节炎的患病率日益升高。

1. 痛风的病因与临床特点　是先天性酶的缺陷引起内源性嘌呤代谢紊乱，加之肾小球的滤过减少、肾小管分泌减少和重吸收的增多及尿酸盐结晶的沉积，导致尿酸排泄障碍而引起高尿酸血症进而导致的一种疾病。具有高尿酸血症、反复发作的急性关节炎、慢性关节炎、尿酸钠盐形成痛风石的临床特点，未经系统治疗，可发展为痛风性肾病。

2. 痛风性关节炎的临床特点　痛风性关节炎是人体内嘌呤代谢紊乱、血液中尿酸含量增高，所导致尿酸钠结晶沉着于关节及其周围结缔组织，而引起的特征性的急性炎症反应。痛风性关节炎的临床特点为起病急骤，疼痛剧烈，伴随关节及周围软组织红肿热痛，活动受限，常累及足趾关节；临床若发现第一跖趾肿痛，具有反复发作特点伴有高尿酸血症（<15 岁男性血尿酸≥357μmol/L）应高度怀疑痛风性关节炎。

3. 痛风性关节炎的诊断　痛风诊断的金标准是在偏光显微镜下，从关节穿刺术取出的滑膜液或结石样本中检出尿酸钠晶体。然而这种诊断方式有诸多局限。近年来，双能量 CT（dual-energy computed tomography，DECT）由于其独特的尿酸盐区分能力，且为无创性检验项目，在临床被广泛应用于痛风的诊断。

　　4. 痛风性关节炎的治疗　　①一般治疗，首先需使患病关节得到充分、有效地制动，其次调整日常生活方式及饮食结构，避免食用动物内脏、高蛋白、高热量食物及酒类，鼓励食用低脂或无脂乳制品、蔬菜、水果等。②急性发作时药物治疗，可使用秋水仙碱或非甾体抗炎药等进行治疗。但鉴于秋水仙碱具有光毒性、肝肾损害等副作用，非甾体抗炎药应用更为广泛。此外糖皮质激素常被用于上述药物疗效不足或患者无法耐受时。③对于痛风发作频繁（每年超过 2 次）的患者，临床上推荐减低机体内血尿酸水平治疗，别嘌醇、苯溴马隆、非布司他等均可以减低体内血尿酸水平，减少痛风石的形成。此外越来越多的文献支持临床应用关节镜技术诊断及治疗大关节痛风性关节炎的可行性。早期重视可引发本病的高危因素如高血压、高脂血症、糖尿病等，将会对痛风的整体预防及后期预后有较大帮助。

【典型图表】

　　左踝关节及足关节超声示：第一跖趾关节胫侧可见 16.5mm×3.1mm 低回声团，内伴细小高回声光点，CDFI 可检出丰富血流信号（图 2-11-1A）；第一跖骨软骨表面回声增强，呈双边征改变（图 2-11-1B）。

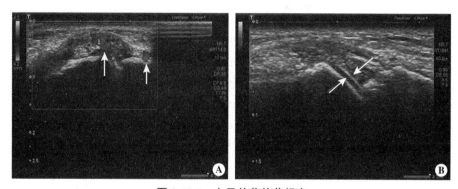

图 2-11-1　左足关节关节超声
A. 第一跖趾关节胫侧可见滑膜充血，血流丰富；B. 第一跖骨软骨表面回声增强，呈双边征改变

（周　鹏　赵成广）

参 考 文 献

[1] 中华医学会风湿病学分会. 原发性痛风诊治指南（草案）[J]. 中华风湿病学杂志，2004，8（3）：178-181.

[2] 吕少华. 儿童痛风性肾病 1 例[J]. 中国社区医师：医学专业，2010，12（31）：176.

[3] 刘淑平，姚勇，叶锦棠，等. 儿童原发性痛风可能致病基因分析[J]. 临床儿科杂志，2014，32（6）：574-578.

[4] Dalbeth N，Merriman T R，Stamp L K. Gout[J]. Lancet，2016，388（10055）：2039-2052.

[5] Neogi T，Jansen T L，Dalbeth N，et al. 2015 gout classification criteria：an American College of Rheumatology/European League Against Rheumatism Collaborative Initiative[J]. Arthritis & Rheumatology，2015，67（10）：2557-2568.

[6] 朱飞，欧阳桂林. 加味四妙汤联合秋水仙碱治疗急性痛风性关节炎及高尿酸血症[J]. 长春中医药大学学报，2013，29（3）：402-403.

[7] Sriranganathan MK，Vinik O，Falzon L，et al.Interventions for tophi in gout：a Cochrane systematic literature review[J]. J Rheumatol Suppl，2014，92：63-69.

[8] 熊翔，马远. 局麻下关节镜手术在急性痛风性膝关节炎诊治的应用[J]. 医学前沿，2012，2（2）：49.

病例 12　幼儿起病，低钾，低氯，碱中毒

［巴特综合征（Bartter 综合征）Ⅲ型］

【病例摘要】

患儿女，3 岁，以"四肢无力 8 天，发现低钾血症 7 天"为主诉入院。患儿 8 天前无明显诱因出现发热，体温 38.5℃，口服布洛芬混悬液（美林）后热退，体温平稳至今，伴有四肢无力，不能行走。于外院化验提示血钾 1.6mmol/L，给予静脉氯化钾联合口服枸橼酸钾 6 天，复查血钾为 2.2mmol/L。为进一步诊治，来我院门诊，复查静脉血气离子：pH 7.551（7.31～7.42），血 HCO_3^- 32mmol/L（22～28mmol/L），K^+ 2.27mmol/L（3.5～5.5mmol/L），Na^+ 130.6mmol/L（135～145mmol/L），Cl^- 81mmol/L（98～106mmol/L）。门诊以"低钾原因待查"收入院。患儿病来精神状态可，无头晕、头痛，无恶心呕吐，无腹泻，无胸闷气短，无利尿药及甘草类药物服用史。无明显体重下降，平素喜饮水（具体不详），尿便、睡眠正常。

既往体健；

家族史：否认家族有低钾血症患者。

入院时查体：T 36.6℃，P 90 次/分，R 22 次/分，Wt 13.4kg，BP 86/39mmHg；神志清楚，精神状态可，周身皮肤及黏膜无异常，双侧瞳孔等大正圆，对光反射灵敏，颈软，双肺查体无异常，心音有力，律齐，心率 90 次/分，各瓣膜听诊区无病理性杂音，腹软不胀，无压痛或反跳痛，肠鸣音减低，双上肢肌力正常，双下肢肌力 4 级，膝腱反射减弱，肢端末梢温，CRT 2 秒。

辅助检查：①血常规、CRP、生化均正常。②血气离子示 pH 7.551（7.31～7.42），K^+ 2.27mmol/L（3.5～5.5mmol/L），Na^+ 130.6mmol/L（135～145mmol/L），Cl^- 81mmol/L（98～106mmol/L），Ca^{2+} 1.18mmol/L（1.13～1.32mmol/L）；血钙 2.3mmol/L（2.2～2.7mmol/L）；血镁 1.01mmol/L（0.67～1.15mmol/L）；24 小时尿钾 3.2mmol/（kg·d）[<1mmol/（kg·d）]，24 小时尿钠 6.7mmol/（kg·d）[<5mmol/（kg·d）]，24 小时尿氯 5.7mmol/（kg·d）[<4mmol/（kg·d）]，24 小时尿钙 0.05mmol/（kg·d）[<0.1mmol/（kg·d）]。③内分泌激素，T_3、T_4、TSH、甲状旁腺素、降钙素均正常；血浆肾素活性（平卧）1.65ng/（ml·h）[0.15～2.33ng/（ml·h）]；醛固酮（平卧位）525.8pg/ml（30～160pg/ml），血管紧张素Ⅱ（平卧位）435.3pg/ml（25～60pg/ml）。④影像学，心电图示 T 波低平，见 U 波；脑电图、头部 MRI、双肾彩超、双肾血管超声无异常。

【诊治经过】

（一）病例特点

幼儿期起病，突出表现为低钾血症所致的肢体乏力，经静脉及口服补钾，血钾升高不明显。伴有代谢性碱中毒、低氯血症、血压正常。无低氯饮食、呕吐、胃肠减压、利尿药、甘草过量等诱因。

（二）诊断及鉴别诊断

1. 入院诊断

（1）低钾血症：患儿因四肢乏力于当地医院验血，提示血 K^+ 最低 1.6mmol/L，经静脉氯化

钾、口服枸橼酸钾治疗后复查及我院血钾检查，仍低于正常。

（2）低氯血症：我院血 Cl⁻ 81mmol/L（98～106mmol/L），低于正常值。

（3）代谢性碱中毒：患儿门诊血气离子分析，pH 7.551（7.31～7.42），血 HCO_3^- 32mmol/L（22～28mmol/L），$PaCO_2$ 53（40～52mmol/L）。

2. 疾病鉴别　患儿幼儿期起病，突出表现为低钾血症所致的肢体乏力，经静脉及口服补钾，血钾升高不明显。伴有代谢性碱中毒、低氯血症，需与以下疾病相鉴别。

（1）Gitelman 综合征：是一种常染色体隐性遗传病，是由于肾远曲小管重吸收钠离子和氯离子障碍导致的原发性肾性失盐性疾病。临床主要表现为低血钾、低氯性碱中毒，低血镁、低尿钙，正常或偏低的血压和肾素-血管紧张素-醛固酮系统激活症状，需基因检测明确诊断。

（2）Liddle 综合征：表现为高血钠、低血钾、代谢性碱中毒，伴有高血压。临床症状像原发性醛固酮增多症，但其血浆醛固酮水平很低，且盐皮质激素受体拮抗药螺内酯对其治疗无效，故又称假性醛固酮增多症，需要基因检测明确诊断。

（3）袢利尿药或噻嗪类利尿药的使用，也可造成低钾血症、低氯血症、代谢性碱中毒，需明确相关用药史来鉴别。

（4）EAST 综合征（中东呼吸综合征）：是一种常染色体隐性遗传性疾病，具有肾小管性低钾血症、低镁血症及代谢性碱中毒，伴有肾素-血管紧张素系统激活表现，同时反复惊厥发作、共济失调、感音神经性耳聋。需基因检测明确诊断。

（5）原发性醛固酮增多症：肾上腺瘤或肾上腺增生所致，可表现为肾性失钾，低钾血症，高钠血症、代谢性碱中毒，尿氯水平升高，由于高钠血症导致高血压。

低钾的诊断流程图如下（图 2-12-1）：

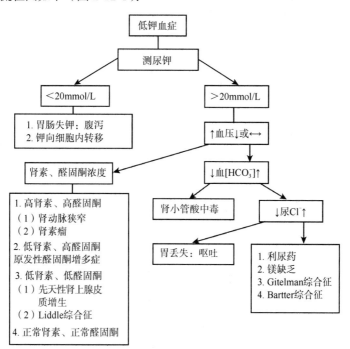

图 2-12-1　低血钾诊断流程图

患儿为低钾、低氯、碱中毒，血压正常，未应用利尿药，最常见于巴特综合征（Bartter 综合征），其次见于 Gitelman 综合征，镁丢失性肾小管病、钙丢失性肾小管病。患儿血浆肾素活性、醛固酮水平增多，血清镁正常，符合 Bartter 综合征，进一步完善基因明确。

（三）治疗经过

给予患儿 10% 氯化钾 0.75g/d，静脉滴注；10% 氯化钾 1.0g，一日 3 次，口服；螺内酯 20mg，一日 2 次，口服 7 天。复查血钾升至 2.9mmol/L，好转出院，等待基因结果回报。

（四）确定诊断

根据临床表现及家系全外显子组测序（Trio WES）结果，发现 *CLCNKB* 基因复合杂合变异，确诊为 Bartter 综合征Ⅲ型。

（五）最终诊断

Bartter 综合征Ⅲ型。

【临床思路及诊治评述】

Bartter 综合征临床相对少见。若表现为持续低钾性碱中毒，无袢利尿药、噻嗪类利尿药及甘草服用病史，排除呕吐、胃肠减压等原因，要注意 Bartter 综合征的可能。进行血压、肾素、醛固酮检查，有助于该病的诊断。确诊有赖于基因检查。

1. Bartter 综合征的类型　　Bartter 综合征是一组具有低钾血症、代谢性碱中毒，合并高尿钙症和失盐为特征的疾病。根据基因突变位点的不同、发病机制及临床表现的不同，分为 5 型（表 2-12-1）。

表 2-12-1　Bartter 综合征分型及各型特征

项目	Ⅰ型 Bartter 综合征	Ⅱ型 Bartter 综合征	Ⅲ型 Bartter 综合征	Ⅳ型 Bartter 综合征	Ⅴ型 Bartter 综合征	Gitelman 综合征
遗传方式	AR	AR	AR	AR	AD	AR
肾小管受累区域	TAL	TAL+CCD	TAL+DCT	TAL+DCT	TAL	DCT
基因	*SLC12A1*	*KCNJ1*	*CLCNKB*	*BSND*	*CASR*	*SLC12A3*
低钾代谢性碱中毒	存在	存在	存在	存在	存在	存在
发病年龄	妊娠期、出生后	妊娠期、出生后	不一定	妊娠期、出生后	不一定	青春期、成人
尿 PGE$_2$	很高	很高	轻度增高	升高	升高	正常
特点	羊水增多，早产，肾钙化，脱水，多尿，生长停滞	同Ⅰ型	生长发育落后，脱水，约20%低镁，最轻的类型	同Ⅰ型，伴有感音神经性耳聋，没有肾钙化	低钙血症，低甲状旁腺素，高钙尿症，是 Bartter 综合征不常见类型	全部伴有低镁血症，轻度脱水，偶有生长发育落后，手足搐搦

TAL. 髓袢升至粗段；CCD. 集合管；DCT. 降曲小管；PGE$_2$. 前列腺素 E$_2$

2. Bartter 综合征的发病机制　　为肾小管髓袢升支钠、氯和钾转运缺陷，造成肾小管重吸收钠、氯障碍。钠和氯的丢失，造成液体浓缩，刺激肾素-血管紧张素Ⅱ-醛固酮（RAS）信号轴。醛固酮促进钠的重吸收和钾的分泌，加重低钾血症。同时刺激远端肾小管氢离子分泌，加重代谢性碱中毒。低钾血症刺激前列腺素合成，进一步反馈性激活 RAS 轴。巴特综合征与髓祥 5 种转运蛋白基因缺陷有关。每种基因缺陷，以各自不同的方式造成了钠、氯转运缺陷（表 2-12-1）。

3. Bartter 综合征的临床表现　临床表现多种多样，多在儿童期出现症状，也有在新生儿期发病。患儿常因生长发育低下、烦渴、多尿及低血钾而导致的肌肉软弱无力来就诊。常伴有食欲差、呕吐、便秘、脱水、嗜盐及其他低钾血症的症状。新生儿期发病患者常有母亲羊水过多、新生儿失盐，严重的反复脱水。

肾功能通常是正常的。由于高尿钙症，可通过超声检查发现肾结石（Ⅰ型、Ⅱ型、Ⅲ型、Ⅴ型）。Ⅳ型巴特综合征可有感音神经性耳聋。

4. Bartter 综合征的治疗　本病尚无法治愈，Bartter 综合征的治疗主要是预防脱水，维持营养状态及纠正低钾血症。补钾通常需要大剂量，可使用抗醛固酮类药物如氨苯蝶啶 10mg/（kg·d），或螺内酯 10～15mg/（kg·d），及前列腺素合成抑制药如吲哚美辛 1～2mg/（kg·d），阿司匹林 10～20mg/（kg·d），或布洛芬 10～20mg/（kg·d）等。即使适当的治疗，血清钾浓度仍可能达不到正常水平，尤其是 Bartter 综合征 I 型患者。婴儿和儿童需要高钠饮食。随着密切关注电解质平衡、血容量和生长发育，长期预后一般良好。在少数患者中，慢性低钾血症、肾钙质沉积症和慢性炎性痛治疗，可导致间质性肾炎和慢性肾衰竭。

【典型图表】

家系全外显子组测序（Trio WES），发现 CLCNKB 基因复合杂合变异（表 2-12-2）。

表 2-12-2　家系全外显子组测序（Trio WES）基因检测结果

基因	染色体位置	转录本编号	外显子	核苷酸变化	氨基酸变化	纯合/杂合	正常人中频率	致病性分析	遗传方式	疾病/表型	变异来源
CLCNKB	chr1-16371075	NM_000085	exon2	c.88C>T	p.R30X	het	0.0002	pathogenic	1. DR 2. AR	1. 双等位基因 Bartter 综合征 4B 型 2. Bartter 综合征 3 型	父亲
CLCNKB	chr1-16378303-16378303	NM_000085	exon14	c.1397dupA	p.Y466_A467 delinsX	het	-	pathogenic	1. DR 2. AR	1. 双等位基因 Bartter 综合征 4B 型 2. Bartter 综合征 3 型	母亲

（尹　璐　赵成广）

参 考 文 献

[1] Robert K，Detlef B. Bartter syndromes and other salt-losing tubulopathies [J]. Nephron Physiol，2006，104（2）：73-80.

[2] 陆萍，韩玲，金梅，等. Batter 综合征 1 例[J]. 中华儿科杂志，2001，39（12）：756.

[3] Wong AC，Chan LG. Neonatal Bartter syndrome[J]. Med J Malaysia，2014，69（5）：229-230.

[4] Adachi M，Tajima T，Muroya K，et al. Classic Bartter syndrome complicated with profound growth hormone deficiency：a case report[J]. J Med Case Rep，2013，30（7）：283-288.

[5] Al-Shibli A，Yusuf M，Abounajab I，et al. Mixed Bartter-Gitelman syndrome：an inbred family with a heterogeneous phenotype expression of a novel variant in the CLCNKB gene[J]. Springerplus，2014，3（1）：96-110.

[6] Kleta R，Basoglu C，Kuwertz-Broking E. New treatment options for Bartter's syndrome[J]. N Engl J Med, 2012，343（9）：661-662.

病例 13　新生儿起病，周身环形皮疹

［新生儿红斑狼疮］

【病例摘要】

患儿男，2 月龄，以"反复皮疹 50 余天，加重 1 周"入院。

患儿出生后 10 天出现颜面部点状红疹，给予炉甘石洗剂外用后消失。后皮疹反复出现，1 周前逐渐增多，颜面部为丘疹，躯干及四肢均出现环形皮疹，部分伴有融合，无痒感。于皮肤科门诊完善艾滋病、梅毒检测均阴性，排除梅毒，血常规基本正常，谷氨酸氨基转移酶（ALT）89U/L（0～40U/L），天冬氨酸氨基转移酶（AST）115U/L（5～34U/L），化验自身抗体抗 SS-A（干燥综合征 A 抗体）阳性，抗 SS-B（干燥综合征 B 抗体）阳性，抗核抗体滴度 1∶160，考虑"新生儿红斑狼疮"收入病房。患儿病来精神状态可，混合喂养，喂养耐受，尿量可，排便正常，睡眠好。

既往健康，足月顺产，出生史正常，出生体重 2750g，出生后 2 个月体重增长 1450g。否认食物及药物过敏史。

家族史：母亲无口干、眼干、皮疹等临床症状，否认传染病、遗传病家族史。

入院查体：T 36.5℃，P 125 次/分，R 28 次/分，Wt 4200g。神志清楚，一般状态好，颜面部散在丘疹，突出体表，界线清晰。躯干及四肢散在环状红斑，直径约 3cm，中央颜色略淡，突出体表，无脱屑，无痒感，周身未触及增大淋巴结，囟门平坦，无口腔溃疡，心、肺、腹及神经系统查体无异常。

辅助检查：①血常规示白细胞 10.02×10⁹/L[（3.5～9.5）×10⁹/L]，中性粒细胞百分比 0.579（0.423～0.715），血红蛋白 92g/L（120～140g/L），血小板 220×10⁹/L[（135～350）×10⁹/L]，CRP 正常（0～8mg/L）。②生化检查，肝功能示谷氨酸氨基转移酶 89U/L（0～40U/L），天冬氨酸氨基转移酶 115U/L（5～34U/L），γ-谷氨酰基转移酶 84U/L（9～64U/L），胆红素及胆汁酸正常，肾功能、心肌酶、血糖、血清离子正常。③免疫学指标示补体 C3、C4 正常，类风湿因子正常，免疫球蛋白 IgG 4.18g/L（6.95～15.15g/L），IgA 0.139g/L（0.97～3.2g/L），IgM 0.279g/L（0.4～1.59g/L）；抗 SS-A 抗体弱阳性（正常阴性），抗 SS-B 抗体阳性（正常阴性），ANA 滴度 1∶160（<1∶80），抗心磷脂 ACA 阳性（正常阴性）。④影像学检查，常规心电图示窦性心律，心率 130 次/分；心脏彩超示房水平少量左向右分流，分流束 1.5mm；肝、胆、脾彩超未见明显异常。

【诊治经过】

（一）病例特点

患儿于出生后 10 余天反复出现颜面部丘疹，逐渐加重至躯干及四肢，呈丘疹、环形皮疹，边界清，无痒感；喂养耐受、生长发育好，无发热等感染表现。门诊抗 SS-A 抗体、抗 SS-B 抗体阳性，母亲无口干、眼干、皮疹等临床症状。

（二）诊断及鉴别诊断

1. 入院诊断

（1）新生儿红斑狼疮（neonatal lupus erythematosus，NLE）：患儿出生后 10 余天反复出现

颜面部丘疹,逐渐加重至躯干及四肢,呈丘疹、环形皮疹,边界清,无痒感;查体见躯干及四肢散在环状红斑,直径约 3cm,中央颜色略淡,突出体表,无脱屑,无痒感;我院检验示抗 SS-A 抗体弱阳性,抗 SS-B 抗体阳性,ANA 滴度 1∶160(<1∶80),抗心磷脂 ACA 阳性。待母亲完善相关抗核抗体系列检查后明确诊断。

(2)肝功能异常:我院化验谷氨酸氨基转移酶 89U/L(0~40U/L),天冬氨酸氨基转移酶 115U/L(5~34U/L),γ-谷氨酰基转移酶 84U/L(9~64U/L),胆红素及胆汁酸正常。

2. 疾病鉴别 患儿于出生后 10 余天反复出现颜面部丘疹,逐渐加重至躯干及四肢,呈丘疹、环形皮疹,边界清,无痒感;喂养耐受、生长发育好,无发热等感染表现,需与以下疾病相鉴别。

(1)感染性皮疹:新生儿皮疹以红斑为表现时,应与感染性疾病相鉴别,如 TORCH 感染、先天性梅毒等。

(2)新生儿红斑:该病较常见,可能与母体内激素水平有关。新生儿红斑常在出生后 1~2 天出现,多散在于头面部、躯干及四肢,呈大小不等、边缘不清的红色斑疹或斑丘疹,新生儿无不适感,多在数天内自行消退。

(3)湿疹:皮疹表现为红斑伴鳞屑时需注意湿疹;湿疹一般先于面颊部出现小红疹,随后波及额、颈、胸等处;红疹可变为小水疱,破溃后结成黄色的痂皮。渗出后红肿减轻,进入非急性期仅为丘疹。婴儿湿疹时轻时重,急性发作时伴有瘙痒而经常烦躁哭闹,影响食欲和休息。

(4)鲜红斑痣:又称毛细血管扩张痔。皮疹呈隆起型,需注意鲜红斑痣。鲜红斑痣是毛细血管瘤的一种,表现为面、颈和头皮部可见大小不一或数个淡红、暗红或紫红色斑片的皮损,不突出体表,压之可褪色;病理检查可见真皮网状层处有大片扩张的毛细血管。

(5)多形红斑:当表现为水疱,需注意多形红斑、金黄色葡萄球菌烫伤样皮肤综合征、先天性大疱表皮松解症等。

(三)治疗经过

结合患儿皮疹特点及实验室检查抗 SS-A 抗体弱阳性,抗 SS-B 抗体阳性,ANA 滴度 1∶160,高度注意新生儿红斑狼疮。虽母亲无口干、眼干、皮疹等临床症状,嘱母亲完善抗核抗体系列,提示抗 SS-A 阳性、抗 SS-B 阳性,ANA 1∶10 000。初步诊断为新生儿红斑狼疮,肝功能损伤。完善 TORCH、梅毒抗体,ANCA 均阴性。完善相关检查,评价各脏器损伤情况。常规心电图:窦性心律,心率 130 次/分;心脏彩超:房水平少量左向右分流,分流束 1.5mm。肝、胆、脾彩超:未见明显异常;患儿母亲自身抗体异常,可能为干燥综合征,嘱其到成人风湿科进一步诊治。

入院后给予静脉滴注甘草酸单铵半胱氨酸氯化钠(回能)保肝,复查谷氨酸氨基转移酶升至 255U/L(0~40U/L),天冬氨酸氨基转移酶升至 205U/L(5~34U/L),给予加用多烯磷脂酰胆碱(天兴)联合保肝,甲泼尼龙 10mg,一日 1 次,静脉滴注 5 天,抑制免疫损伤。复查谷氨酸氨基转移酶降至 100U/L(0~40U/L),天冬氨酸氨基转移酶降至 56U/L(5~34U/L)出院。出院后口服复方甘草酸苷胶囊保肝,未口服激素序贯治疗。

院外 1.5 个月门诊随访,皮疹消退。复查抗 SS-A 抗体及抗 SS-B 抗体仍为阳性。

(四)确定诊断

患儿 2 个月,典型皮疹,抗 SS-A 抗体弱阳性,抗 SS-B 抗体阳性,ANA 滴度 1∶160,母亲抗核抗体系列,提示抗 SS-A 阳性、抗 SS-B 阳性,ANA 1∶10 000,且化验 TORCH、梅毒抗体、ANCA 均阴性。确定诊断为新生儿红斑狼疮。

（五）最终诊断

①新生儿红斑狼疮；②肝功能损伤。

【临床思路及诊治评述】

患儿出生后 10 余天出现颜面部、四肢及躯干部环形红斑，首先注意宫内感染，如先天梅毒，经检查已排除此病；患儿无发热，除外感染相关性疾病；皮疹特点不符合湿疹。新生儿期即发病，自身免疫性疾病基本不考虑；需注意一种特殊情况，被动免疫性疾病：新生儿红斑狼疮。即使母亲无结缔组织病史，也需要注意化验母亲抗核抗体。此病的诊断不难，只要想到该病的可能，进行母婴抗核抗体检查，基本可以明确。若想不到此病，可能诊断为湿疹、胎毒，而忽略肝、血液、心脏等脏器损伤的评价。

新生儿红斑狼疮（neonatal lupus erythematosus，NLE）是一种罕见的由母体抗 SS-A 抗体或抗 SS-B 抗体引起的被动免疫性疾病。

1. 新生儿红斑狼疮的临床表现　临床可表现为皮肤环形红斑及心脏传导阻滞，少数患儿可见肝功能、血液系统受累。

（1）新生儿红斑狼疮皮疹：通常在紫外线照射后 6 周内出现，也可出生后即有或迟发。皮疹好发部位于眶周、头皮、面部等光暴露部位，其次是躯干、四肢。最常见的皮疹呈环形充血性红斑、斑丘疹，边界清晰规整，可见明显鳞屑和中央萎缩，严重的甚至会出现水疱。在眶周区域，会出现典型的"眼罩"或"浣熊眼"样外观。也可有脂溢性红斑、毛细血管扩张样改变，类似于亚急性皮肤型红斑狼疮（SCLE）皮疹特点，而蝶形红斑则相对少见。皮疹通常持续 4～6 个月消失，随着来自母体抗体滴度下降可逐渐消失，大多数消失后不留痕迹。

（2）心脏损害：可在妊娠中期 18～24 周出现，或分娩后出现。心脏受累临床上表现为心脏传导阻滞、心动过缓、心肌损害、心室扩张、QT 间期延长等，其中最常见的心脏损害是先天性心脏传导阻滞。一度、二度房室传导阻滞可缓解甚至完全消失，但三度房室传导阻滞通常是不可逆的。约 20%患儿可发展成危及生命的心肌病，也可单独存在心肌病，病死率约为 18%。部分患儿也会发生其他严重并发症，如瓣膜功能不全或心内膜纤维化，这可能会导致终末期心力衰竭和死亡。

（3）其他内脏受累：有 9%～15%的患儿存在肝损害，表现为转氨酶升高、胆汁淤积症、可逆性肝脾大，甚至肝衰竭，这些表现也可随着抗体滴度下降而逐渐消失。造血系统表现以血小板减少最为常见，出生后 1 周内可出现，2～4 周时逐渐恢复，一般无自发出血倾向。部分患儿于出生后 4～8 周出现中性粒细胞减少，但一般不会引发严重感染；贫血相对少见。

2. 新生儿红斑狼疮的治疗　NLE 患儿除心脏、神经损害外，大多数预后良好，其治疗措施主要为对症治疗。一过性皮肤损害、轻微肝损害、轻度血细胞减少不需要治疗。如果皮肤损害严重或伴有瘙痒不适，可给予糖皮质激素类软膏局部外涂。当患儿伴有严重肝、血液系统等改变时，可短期应用系统激素疗法，推荐口服泼尼松 2mg/（kg·d），或等量甲泼尼龙静脉滴注，疗程视病情而定。对有严重房室传导阻滞及心肌损害的患儿，可考虑安装心脏起搏器及应用相关血管药物。

【典型图表】

患儿反复出现皮疹，颜面部为丘疹，躯干及四肢为环形皮疹，部分伴有融合（图 2-13-1）。

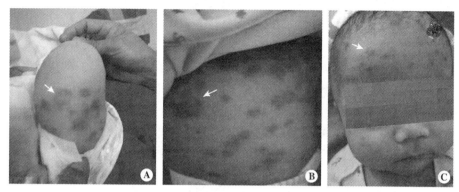

图 2-13-1　新生儿红斑狼疮的皮肤损害

A. 下肢环形红斑；B. 躯干部环形红斑；C. 头部斑丘疹

（尹　璐　赵成广）

参 考 文 献

[1] Buyon JP, Clancy RM, Friedman DM. Autoimmune associated congenital heart block: integration of clinical and research clues in the management of the maternal/foetal dyad at risk[J]. J lnfem Med, 2009, 265（6）: 653-662.

[2] Franco HL, Weston WL, Peebles C, et al. Autoantibodies direded against sicca syndrome antigens in the neonatal lupus syndrome[J]. J Am Acad Dermatol, 1981, 4（1）: 67-72.

[3] Yildirim A, Tunaoolu FS, Karaaoac AT. Neonatal congenital heart block[J]. Indian Pediatr, 2013, 50（5）: 483-488.

[4] Izmirly PM, Saxena A, Kim MY, et al. Maternal and fetal factors associated with mortality and morbidity in a multiracial/ethnic registry of anti-SSA/ Ro-associated cardiac neonatal lupus [J]. Circulation, 2011, 124（18）: 1927-1935.

[5] Klein—Gitelman MS. Neonatal lupus: What we have learned and current approaches to care [J]. Curr Rheumatol Rep, 2016, 18（9）: 60.

[6] Chen CC, Lin KL, Chen CL, et al. CentraI nervous system manifestations of neonatal lupus: a systematic review [J]. Lupus, 2013, 22（14）: 1484-1488.

[7] Johnson B. Overview of neonatal lupus [J]. J Pediatr Health Care, 2014, 28（4）: 331-341.

病例 14　发热，肢体疼痛

［布鲁氏菌病，布鲁氏菌性关节炎］

【病例摘要】

患儿男，11 岁，以"病初发热 5 天，肢体疼痛 10 天"为主诉入院。

患儿 15 天前无明显诱因出现发热，最高体温 39.5℃，一日发热 1～2 次，口服解热药可退热，无咳嗽、喘息，无吐泻，伴有腰痛，排尿未见异常。当地化验肺炎支原体 IgG 1∶80（+），口服"罗红霉素"5 天后热退，但出现左腿痛，走路不稳，跛行，偶有腰痛，膝关节疼痛。骨科查体未见异常，左膝关节、髋关节 X 线片未见异常，未予特殊处置。2 天前膝关节疼痛加剧，遂至我院门诊，以"肢体疼痛待查"收入我科。患儿病来无咳嗽，无喘息，无呕吐、腹泻、腹痛，睡眠可，尿便正常。

患儿既往无特殊病史，出生史及过敏史无异常。

家族史：否认肌肉、骨、关节病及其他异常代谢病家族史。

入院查体：T 36.5℃，P 90 次/分，R 20 次/分，BP 109/69mmHg；神志清楚，精神状态可，呼吸平稳，浅表淋巴结未触及增大，口腔黏膜光滑，咽赤，双侧扁桃体无肿大，心、肺、腹查体未见异常。四肢肌力及肌张力正常，双肱二头肌、三头肌反射正常，双膝腱及跟腱反射正常；四肢关节无红肿热痛，颈软，病理征均为阴性，肢端温，CRT<3 秒。

辅助检查：①血常规正常。②炎症指标示降钙素原 0.061ng/ml（<0.05ng/ml）；IL-6 8.64pg/ml（≤7pg/ml）；C 反应蛋白 17.20mg/L（0~8mg/L）。③病原学检查提示柯萨奇病毒 B1-IgM 至 B6-IgM 阳性。④血气分析、血氨、血乳酸、甲状腺功能、凝血功能、肝功能、心肌酶、肾功能均未见异常。⑤免疫指标示补体、ANCA、抗核抗体系列未见异常。⑥其他检查，尿便常规未见异常；红细胞沉降率 20mm/h（0~20mm/h）；神经原特异烯醇酶（NSE）31.060ng/ml（0~16.3ng/ml）；人类白细胞抗原 B27 测定（HLA-B27）阴性；结核感染 T 细胞斑点试验阴性；总 IgE 测定 242.600U/ml（<100U/ml）。⑦影像学检查，头、颈部 MRI 未见异常；髋关节 MRI 示左侧髋臼局部骨髓水肿，左髋关节积液；四肢肌电图未见异常。

【诊治经过】

（一）病例特点

患儿急性起病，病初发热 5 天，热退后出现腰痛、膝关节疼痛。化验提示 IL-6、C 反应蛋白、红细胞沉降率、NSE 稍有升高；髋关节 MRI 示左侧髋臼局部骨髓水肿，左髋关节积液。余辅助检查未见异常。

（二）诊断及鉴别诊断

1. 入院诊断　关节疼痛原因待查。

2. 疾病鉴别　患儿有发热伴关节疼痛病史可从感染性及非感染性角度进行分析。

（1）从感染角度分析，患儿起病前有发热病史，故首先考虑感染相关性骨关节损害，但临床表现及化验不符合化脓性关节炎。从病史来看，患儿无真菌感染支持点，结核抗体阴性，基本排除结核。此外，也应排除寄生虫及布鲁氏菌感染等。但追问病史，患儿没有宠物及动物接触史，无旅游史，暂不考虑猫抓热、布鲁氏菌病、鹦鹉热等。

（2）从非感染角度分析，发热伴关节疼痛需注意的是风湿免疫性疾病，如风湿热，表现为关节疼痛常为游走性，常累及膝关节、踝关节、肩关节、髋关节等大关节，但风湿热为链球菌感染，除关节疼痛外，同时有心脏炎、舞蹈病、环形红斑、皮下结节等，患儿 ASO 水平不高，无以上临床表现，暂不支持。幼年特发性关节炎是需持续 6 周以上的慢性关节炎，并除外其他已知原因的疾病可诊断，但患儿目前病程短，仍需进一步观察病情，排除其他疾病，进而鉴别诊断。肿瘤，如淋巴瘤、血液病等，患儿一般情况好，无体重下降，饮食、睡眠都尚可，完善肿瘤标志物未见显著升高，暂不支持恶性肿瘤。血液系统疾病，如急性淋巴细胞白血病，部分患儿可能以骨骼肌肉表现为首发症状，在发病初期，往往不伴有明显的血象变化，进一步完善骨髓穿刺即可鉴别。

（三）治疗经过

入院后完善相关检查，考虑患儿有感染史，给予患儿静脉滴注头孢呋辛钠（明可欣）抗感染、单磷酸阿糖腺苷抗病毒治疗。追问病史，患儿家住城市，无牛羊接触史，但近期有食用过牛羊肉史，且患儿亲属曾患有布鲁氏菌病，为除外布鲁氏菌病，遂给予患儿完善布鲁氏菌抗体检测，结果为阳性。为与血液系统疾病鉴别，完善骨髓穿刺，骨髓培养提示：马耳他布鲁氏菌生长，经感染科会诊后明确诊断布鲁氏菌病，布鲁氏菌性关节炎，排除用药禁忌后，给予患儿利福平联合多西环素治疗，预后良好。

（四）确定诊断

患儿有发热、腰痛、膝关节疼痛病史，化验提示 IL-6、C 反应蛋白、红细胞沉降率、NSE 稍有升高，髋关节 MRI 提示左侧髋臼局部骨髓水肿，左髋关节积液。有牛羊肉食用史，骨髓穿刺骨髓培养提示：马耳他布鲁氏菌生长，完善布鲁氏病抗体检测，结果为阳性。故明确诊断为布鲁氏菌病，布鲁氏菌性关节炎。

（五）最终诊断

①布鲁氏菌病；②布鲁氏菌性关节炎。

【临床思路及诊治评述】

患儿急性起病，病初有发热，之后出现肢体及关节疼痛，故考虑感染相关性骨关节疾病。根据影像及 T-spot 检测可排除结核性骨关节病，根据临床表现及化验除外化脓性骨关节炎。患儿为城市居民，无牛羊接触史，但曾食用煮熟的牛羊肉等肉制品，故还是需要注意布鲁氏菌病的可能。完善布鲁氏菌病抗体检测，结果为阳性，结合患儿髋关节 MRI 结果及骨髓穿刺骨髓培养提示：马耳他布鲁氏菌生长，故明确诊断为布鲁氏菌病。

布鲁氏菌病（Brucellosis）是由布鲁氏菌引起的一种动物源性人畜共患传染病。感染途径主要通过直接接触病畜为主，部分患儿是因为食用被布鲁氏菌污染的肉类或乳制品而致病。

1. 布鲁氏菌病的临床表现　临床上可表现为病情轻重不一的发热、多汗、关节炎、骨髓炎、睾丸炎、溶血性贫血、胰腺炎、肺炎、肝脾大等。

2. 布鲁氏菌病的治疗原则　为早期、联合、足量、足疗程用药，必要时延长疗程，以防止复发及慢性化。儿童布鲁氏菌病可使用利福平联合复方新诺明治疗，8 岁以上儿童治疗药物选择同成年人。在用药治疗的基础上，应注意休息，保证每日能量供给，维持水、电解质平衡。

3. 布鲁氏菌病的漏诊误诊　小儿布鲁氏菌病临床表现各异，轻重不一，无特异型，且流行病学隐匿，是漏诊、误诊的主要原因，易被误诊为上呼吸道感染、风湿热、关节炎、脊髓炎等，部分患儿出现胸闷、心慌、心电图异常者，被误诊为"病毒性心肌炎"。在临床诊治中，对于牧区不明原因发热尤其是伴有关节痛的患儿，经常规抗感染治疗无效，应警惕布鲁氏菌病的可能。

此患儿居住在城市，无牛羊接触史，但最终确诊为布鲁氏菌病，结果令人意外，可能与食用未熟的牛羊肉或乳制品有关。此病例提示，发热关节痛的患儿要注意病史的详细采集，要想到布鲁氏菌病的可能，完善布鲁氏菌抗体检查，尽早明确病因，予以治疗，减少并发症的发生。

【典型图表】

行血清布鲁氏菌凝集试验，布鲁氏菌相关抗体-IgM 抗体阳性（表 2-14-1）。

表 2-14-1　血清布鲁氏菌凝集试验结果

检验项目：布鲁氏菌凝集试验						
姓名：×××	门诊号：506583		费别：		标本类型：血清	
性别：男	科室：感染门诊		医师：		采样时间：2019-07-22	
年龄：11 岁	床号：		诊断：		备注：	
序号	检验项目	检验结果	提示	单位		结果参考
1	布氏杆菌抗体	阳性（+）	↑			
2	布氏杆菌抗体 1∶50	阳性（+）	↑			
3	布氏杆菌抗体 1∶100	阳性（+）	↑			
4	布氏杆菌抗体 1∶200	阳性（+）	↑			
5	布氏杆菌抗体 1∶400	阴性（-）				

（曾　月　赵成广）

参 考 文 献

[1] 李彩凤. 重视全身型幼年特发性关节炎的诊治[J]. 中华实用儿科临床杂志，2018，33（21）：1604-1607.

[2] Martini A, Ravelli A, Avcin T, et al. Toward new classification criteria for juvenile idiopathic arthritis: first steps, pediatric rheumatology international trials organization international consensus[J]. J Rheumatol, 2019, 46（2）：190-197.

[3] 李琛，曹兰芳. 儿童急性淋巴细胞白血病和幼年特发性关节炎的初步鉴别[J]. 国际儿科学杂志，2014，41（5）：542-543，567.

[4] 李节. 骨关节疼痛为早期表现的小儿白血病 15 例分析[J]. 检验医学与临床，2010，7（24）：2768.

[5] Hasanjani RM, Ebrahimpour S. Human brucellosis: an overview[J]. Caspian J Intern Med, 2015, 6（1）：46-47.

[6] 张立波，李卫，张淑敏，等. 布鲁菌病治疗的研究进展[J]. 中华地方医学杂志，2018，37（2）：169-172.

[7] 中华人民共和国卫生部. 布鲁氏菌病诊疗指南（试行）[J]. 传染病信息，2012，25（6）：323-324，359.

[8] 刘长民，张雁，何晶晶. 儿童布鲁杆菌病的临床特点[J]. 国际流行病学传染病学杂志，2016，43（4）：236-239.

病例 15　发热，头痛，腹痛，呕吐，尿少

［肾综合征出血热（流行性出血热），肾破裂］

【病例摘要】

患儿女，12 岁，主因"持续发热 6 天，头痛、腹痛 3 天，呕吐、尿少 1 天"入院。

6 天前患儿无明显诱因出现发热，热峰 38.3℃，一日 2 次，无寒战及皮疹，无乏力及盗汗。3 天前患儿出现头痛伴有腹痛，无头晕及视物旋转，无呕吐、腹泻，在外院静脉滴注抗病毒药物治疗 1 天。前天于当地医院化验血常规，提示血小板减低（$43×10^9$/L），同时呕吐数次，现遂来我院就诊。化验提示血小板减少（$28×10^9$/L）及肾功能不全（肌酐 117.9μmol/L），尿量明显减少，不除外溶血尿毒综合征，故以"溶血尿毒综合征（？）"收入院。

患儿病来精神状态一般，食欲差，进食后非喷射性呕吐胃内容物，无血丝及胆汁。今日尿少，近 7 小时无尿。无抽搐，无腹泻。

出生史，疫苗接种史、家族史、过敏史均无异常。

入院查体：T 38.5℃，P 120 次/分，R 32 次/分，BP 107/67mmHg，未吸氧下经皮血氧饱和

度 98%；神志清楚，精神尚可，呼吸略促，无发绀。面部潮红，无出血点，浅表淋巴结未触及增大。咽部充血，扁桃体无肿大。心肺听诊无异常，腹软不胀，肝脾不大。肢端暖，CRT 3 秒。神经系统查体未见明显异常。

辅助检查：①入院前 1 天外院血常规示白细胞 9.95×10^9/L [（3.5～9.5）×10^9/L]，中性粒细胞百分比 0.795（0.423～0.715），淋巴细胞百分比 0.159（0.168～0.434），中性粒细胞绝对值 7.91×10^9/L，血红蛋白 162g/L（120～140g/L），血小板 43×10^9/L[（135～350）×10^9/L]。入院当日我院查血常规示白细胞 11.8×10^9/L[（3.5～9.5）×10^9/L]，中性粒细胞百分比 0.730（0.423～0.715），淋巴细胞百分比 0.118（0.168～0.434），中性粒细胞绝对值 8.6×10^9/L，血红蛋白 147g/L（120～140g/L），血小板 28×10^9/L[（135～350）×10^9/L]。②生化指标示白蛋白 29.0g/L（35～53g/L），天冬氨酸氨基转移酶 85U/L（5～34U/L），尿素 13.10mmol/L（2.5～7.2mmol/L），肌酐 117.9μmol/L（11～18 岁：50～80μmol/L），乳酸脱氢酶 913U/L（72～182U/L），同型半胱氨酸 25.48μmol/L（0～15μmol/L），肌钙蛋白Ⅰ、超敏肌钙蛋白 T、氨基末端 B 型利钠肽前体等正常。③炎症指标及病原学检查，CRP　21.30mg/L（0～8mg/L），降钙素原 5.65ng/ml（＜0.05ng/ml），IL-6 62.24pg/ml（≤7pg/ml）；肺炎支原体抗体 IgM、肺炎衣原体抗体 IgM、ASO、EB 病毒等检测均阴性。④免疫指标示补体 C3 0.639g/L（0.74～1.4g/L）略低，C4 正常，免疫球蛋白及淋巴细胞绝对计数、抗核抗体系列、ANCA 未见异常。⑤尿常规示尿蛋白（+++），未见红细胞及白细胞。⑥影像学检查，腹部 CT 示双侧肾体积稍大，密度减低，双肾周围及腹膜后间隙多发模糊渗出；胆囊壁稍厚，胆囊周围少量积液；肝内胆管轻度扩张；胰腺周围模糊渗出影；盆腔少量积液；肠系膜、腹膜后及双侧腹股沟区多发增大淋巴结；心包少量积液。

【诊治经过】

（一）病例特点

患儿主要表现为急性起病，发热、头痛、呕吐及腹痛，颜面潮红，蛋白尿，血小板水平降低，乳酸脱氢酶升高；腹部 CT 提示双侧肾体积稍大，密度减低，双肾周围及腹膜后间隙多发模糊渗出。

（二）诊断及鉴别诊断

1. 入院诊断

（1）急性肾功能不全：患儿有感染病史，尿少，尿量＜0.5ml/（kg·h），肌酐 117.9μmol/L。

（2）溶血尿毒综合征（HUS）（?）：患儿有发热感染病史，尿少，肌酐升高性呕吐，血红蛋白 1 天内由 163g/L 降至 147g/L（呈进行性下降趋势），血小板显著降低 28×10^9/L，乳酸脱氢酶（LDH）升高 913U/L，尿素 10.79mmol/L，肌酐 117.9μmol/L，C3 降低，C4 正常。

（3）流行性出血热（?）：患儿发热，腹痛病史，查体见颜面潮红，化验示血小板下降，蛋白尿，急性肾功能不全。

追问病史患儿为住校生，宿舍内有老鼠出没，但未被老鼠咬伤，未食用过老鼠咬过的食物，患儿入院后完善流行性出血热抗体，结果为阴性。故未能明确是否为流行性出血热，怀疑溶血尿毒综合征可能性大。

2. 疾病鉴别　除上之外，患儿也需与以下疾病相鉴别。

（1）血栓性血小板减少性紫癜（thrombotic thrombocy- topenic purpura，TTP）：典型 TTP 具

有发热、微血管病性溶血性贫血、消耗性血小板减少、微循环血栓导致脏器损伤、神经精神症状"五联征"。血浆 ADAMTS13 活性显著降低，原发性 TTP 可查到基因改变，获得性 TTP 可检出 ADAMTS13 抗体，给予患儿完善异常红细胞形态学及 ADAMTS13 检查可鉴别诊断。

（2）狼疮肾炎等结缔组织病：患儿有发热、头痛、腹痛、呕吐、尿少、血小板减少表现，腹部 CT 提示腹腔、盆腔及心包均可见积液。但患儿补体基本正常，抗核抗体系列均为阴性，可排除此病。

（3）发热伴血小板减少综合征：有蜱虫接触史，外周血白细胞计数减少，多为（1.0～3.0）×10⁹/L，血小板降低，多为（30～60）×10⁹/L，50%以上病例出现蛋白尿，少数病例出现尿隐血或血尿。生化检查可出现不同程度乳酸脱氢酶、心肌酶、转氨酶等升高，常有低钠血症，个别病例肌酐升高。血清学检测是简易的诊断技术，可检测病毒特异性 IgM 抗体，或者检测发病期和恢复期血清中病毒特异性 IgG 抗体滴度，若成 4 倍增高则可进一步鉴别诊断。此患儿无蜱虫叮咬史，我地区无此流行病，暂不考虑，必要时检测。

（三）治疗经过

入院后动态监测血常规，可见血小板（最低为 33×10⁹/L）及血红蛋白呈进行性下降（最低为 69g/L），LDH 明显升高，尿少，肌酐最高 192μmol/L，同时流行性出血热抗体阴性，考虑溶血尿毒综合征可能性大，故行血浆置换及连续性肾代替治疗；小剂量甲泼尼龙减轻免疫反应导致的肾损伤；头孢呋辛钠（明可欣）抗感染，前列地尔（凯时）改善循环，呋塞米利尿；患儿化验回报提示心肌及肝功能异常，故给予多烯磷脂酰胆碱（天兴）保肝、磷酸肌酸钠（英联）保护心肌对症治疗。入院第 3 天，患儿腹痛加重，完善全腹增强 CT 提示：双肾弥漫肿大、右肾上极局部小破口伴有活动性出血，未显示感染或脓肿迹象，右肾周血肿。影像科意见：考虑急性肾损伤，需除外流行性出血热或其他原因导致肾损伤。补充诊断：肾破裂，请外科会诊暂无外科处理指征，继续内科治疗，腹部加压包扎处理，严格平卧休息，注射白眉蛇毒血凝血酶（邦亭）每天 1kU，共 3 天。同时于病程第 13 天及第 15 天两次复查出血热抗体，均为阳性。经对症治疗，患儿血红蛋白、血小板均逐渐升至正常，肾破裂出血未再加重，肾功能逐渐恢复，肌酐逐渐降至 82μmol/L。于住院 28 天后出院，定期随访。

（四）确定诊断

患儿急性起病，发热、腹痛、颜面潮红、血小板下降、蛋白尿、肾功能不全、肾破裂，动态监测流行性出血热病毒 IgM 抗体由阴（病程第 1 天）转阳（病程第 13 天及第 15 天），肾综合征出血热诊断明确。

（五）最终诊断

①肾综合征出血热（流行性出血热）；②肾破裂；③贫血。

【临床思路及诊治述评】

溶血尿毒综合征及流行性出血热均有血小板减少、蛋白尿、肾功能不全的表现，两者有时容易混淆，更为巧合的是患儿出现肾破裂、活动性出血，故血红蛋白逐渐下降，在鼠类接触史不明确的情况下，加之初次化验流行性出血热病毒 IgM 抗体阴性，所以此患儿一度考虑为溶血尿毒综合征，并且进行血浆置换及激素治疗。但其实对于溶血尿毒综合征的诊断也曾存疑，溶血尿毒综合征的本质是微血管病性溶血性贫血，外周血可见异常破碎的红细胞（三角形，盔甲形，泪滴形态），而本患儿住院期间，化验 3 次异常红细胞形态，均未见破碎红细胞，无机械性溶血的证据。到了肾破裂时，难以用溶血尿毒综合征解释，却可以用流行性出血热解释，此时又坚定了复查流行性出血热 IgM 抗体的决心，抗体由阴转阳后诊断真相大白。肾破裂的其他病因解释，比如肾动脉、静脉畸形，影像学检查已经排除。

回顾接触史，宿舍内有老鼠出没，但未被老鼠咬伤，未食用过老鼠咬过的食物。另外，患儿有明确猫接触史，有文献报道，猫也携带汉坦病毒，也可传播出血热。

1. 肾综合征出血热的病理与典型表现　肾综合征出血热（hemorrhagic fever with renal syndrome，HFRS）又称为流行性出血热（epidemic hemorrhagic fever，EHF），是由汉坦病毒引起的，以啮齿类动物为主要传染源的自然疫源性疾病。HFRS 全年均有发病，儿童患病少见。HFRS 是一种全身炎症反应性疾病，血管内皮受损导致血管通透性增加，进而引起血管渗漏，血浆外渗，产生组织水肿、血液浓缩、低血压、休克等临床表现，可伴有头痛、眼眶痛或"醉酒貌"。HFRS 有发热期、低血压休克期、少尿期、多尿期和恢复期五期，然而实际临床中，五期经过并不明显，常有重叠或越期现象，儿童尤其缺乏典型的"三红三痛"表现，头痛、腹痛的发生率较高。

2. 肾综合征出血热易被误诊的疾病　由于儿童 HFRS 症状体征多不典型且常被误诊，如伴有恶心、呕吐、腹泻时，则易被误诊为胃肠炎、胰腺炎。若出现腹痛，易误诊为急腹症、阑尾炎等；如发现异常淋巴细胞，易误诊为传染性单核细胞增多症，发现血小板减少，易误诊为血液系统疾病。HFRS 所致的肾破裂已有较多报道。

3. 肾综合征出血热的治疗　HFRS 目前无特异性病原学治疗药物，最重要是做到"三早一就"（早期发现、早期休息、早期治疗和就近治疗）的治理原则。药物治疗以液体疗法及对症支持疗法为主，抗病毒治疗为辅，预防和及时处理并发症是治疗本病的关键，对于不同人群应采取个体化治疗方案。

【典型图表】

1. 患者面部潮红，似"醉酒貌"（图 2-15-1）。

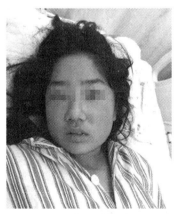

图 2-15-1　患儿呈"醉酒貌"

患儿颜面、颈部和上胸部皮肤发红，似"醉酒貌"

2. 全腹增强 CT 影像示双肾弥漫肿大、右肾损伤伴有活动性出血（图 2-15-2）。

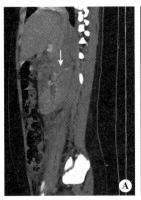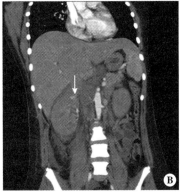

图 2-15-2　全腹增强 CT

影像示：双肾弥漫肿大、右肾上极局部小破口伴有活动性出血（箭头所指），右肾周血肿

3. 对出血热抗体和红细胞形态进行追踪检测，结果见表 2-15-1、表 2-15-2。

表 2-15-1　不同时间出血热抗体检查结果

时间	出血热抗体检测结果
2019-10-29　15：02：08	阴性（−）
2019-11-11　07：55：21	阳性（＋）↑
2019-11-13　08：51：30	阳性（＋）↑

表 2-15-2　不同时间红细胞形态检查结果

时间	红细胞形态检测结果
2019-10-31　07：55：28	未见异常
2019-11-05　13：50：19	红细胞大小正常，形态未见明显异常
2019-11-06　09：03：34	红细胞大小正常，形态未见异常

4. 在病程的不同阶段行右肾超声检查，可见右肾囊性包块及大小变化（图 2-15-3）。

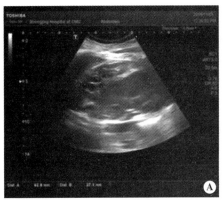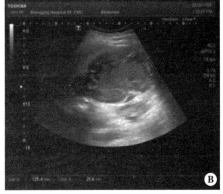

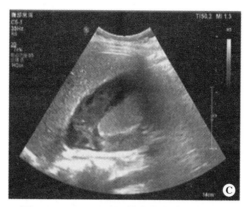

图 2-15-3 不同时间的右肾超声声像图

A. 病程第 7 天，右肾上方可见 6.3cm×2.7cm 囊性包块；B. 病程第 11 天，右肾上方可见 12.9cm×7.48cm×3cm 囊性包块；
C. 病程第 14 天，右肾上方可见 8.5cm×4.9cm×4.6cm 囊性包块

（曾 月 赵成广）

参 考 文 献

[1] Nunez Z J, Khaddour K. Thrombotic thrombocytopenic purpura evaluation and management[J]. 2019. PMID：29261870.

[2] Aringer M. EUIAR/ACR classification criteria for SLE[J]. Semin Arthritis Rheum, 2019, 49（3S）：S14-S17.

[3] Wang L, Wan G, Shen Y, et al. A nomogram to predict mortality in patients with severe fever with thrombocytopenia syndrome at the early stage-a multicenter study in china[J]. PLoS Negl Trop Dis, 2019, 13（11）：e7829.

[4] 陕西省卫生健康委员会, 空军军医大学唐都医院. 肾综合征出血热诊疗陕西省专家共识[J]. 陕西医学杂志, 2019, 48（3）：275-288.

[5] Risteska-Nejashmikj V, Ristikj-Stomnaroska D, Bosevska G, et al. Facing of family doctor with hantavirus infection[J]. Open Access Maced J Med Sci, 2019, 7（10）：1660-1664.

[6] 邓慧玲, 张玉凤, 刘宇阳, 等. 60 例儿童肾综合征出血热患者的临床特点及重型高危影响因素[J]. 中华实验和临床感染病杂志（电子版）, 2018, 12（2）：150-154.

[7] 马宏炜, 乜铁建, 马永涛, 等. 小儿肾综合征出血热临床特征分析[J]. 中国当代儿科杂志, 2014, 16（11）：1091-1095.

[8] 卢炜, 李骋进, 郭莉萍. 肾综合征出血热致肾破裂出血的 CT 表现[J]. 中国中西医结合影像学杂志, 2016, 14（5）：579-580.

病例 16 发热伴颈部肿块

［梨状窝瘘合并感染］

【病例摘要】

患儿女，5 岁，以"间断发热 15 天，发现颈部肿块 3 天"为主诉入院。

患儿于 15 天前无明显诱因出现发热，热峰为 38.2℃，一日 1～2 次，口服解热药，热可退，无咳嗽及喘息，无腹痛及腹泻，四肢活动正常。后体温平稳 2 天，11 天前，患儿再次出现发热，热峰 39.2℃，一日 2～3 次，口服退热药热可退，就诊于当地医院，完善 EB 病毒检查及肺炎支原体检查，给予患儿静脉滴注头孢类药物（具体不详）、红霉素及抗病毒药物 9 天，发热未见好转。3 天前，家属发现患儿左侧颈部可见一包块，伴触痛，完善甲状腺 CT 及超声，结果回报提示为甲状腺弥漫性病变，遂就诊我院。

既往史：患儿 1 年前曾患"化脓性甲状腺炎"，经抗感染治疗后好转。否认肝炎、结核接触史，否认手术、外伤及输血史。疫苗接种及生长发育同正常同龄儿。母亲为甲状腺功能亢

进患者。

入院查体：T 36.5℃，P 98 次/分，R 24 次/分，BP 95/71mmHg，Wt 17kg；神志清楚，精神状态可，皮肤、黏膜、淋巴结无异常。颈部左侧可见 1 肿块，质硬，大小为 4cm×3.8cm，触痛。心、肺、腹及神经系统查体无异常。

辅助检查：①血常规示白细胞 8.27×10⁹/L[（3.5~9.5）×10⁹/L]，中性粒细胞百分比 0.461（0.423~0.715），血红蛋白 105g/L（120~140g/L），血小板 581×10⁹/L[（135~350）×10⁹/L]。②C 反应蛋白 85.10mg/L（0~8mg/L），红细胞沉降率 120mm/h（0~20mm/h）。③肝肾功、心肌酶、血脂、血糖无异常。④甲状腺功能系列、铁蛋白、ASO、DIC、免疫球蛋白、补体、抗核抗体系列和 ANCA 等均未见异常。⑤病原学结核斑点试验、肺炎支原体、单纯疱疹病毒、EB病毒、血细菌培养等病原学检测均未见异常。⑥甲状腺核素扫描示甲状腺右叶"热"结节，考虑右叶"热"结节；峡部及左叶甲状腺显影模糊不清，考虑占位（？），炎症（？）。甲状腺增强CT 示左侧甲状腺占位，颈部散在增大淋巴结，增殖腺肥大。

【诊治经过】

（一）病例特点

患儿为学龄前儿童，发热，左侧颈部触痛包块，血象为感染性血象，外院抗感染治疗效果不佳，既往曾患"化脓性甲状腺炎"。

（二）诊断及鉴别诊断

1. 入院诊断　发热待查，甲状腺肿块性质待定（？）：患儿有发热、颈部触痛肿块，查体颈部左侧可见 1 个 4cm×3.8cm 肿块，有触痛，皮温略增高，辅助检查示 CRP、红细胞沉降率增高，甲状腺功能系列、生化、免疫球蛋白、抗核抗体、ANCA 等均未见异常。甲状腺增强 CT示左侧甲状腺占位，颈部散在增大淋巴结，增殖腺肥大。

2. 疾病鉴别　发热伴颈部肿块应与以下疾病相鉴别。

（1）化脓性甲状腺炎：患儿发热，左侧颈部有触痛包块，血象呈感染性改变，甲状腺功能系列正常，可通过穿刺引出脓性分泌物进一步鉴别诊断。

（2）亚急性甲状腺炎：该病常伴有甲状腺功能的异常，早期因甲状腺破坏，储备的甲状腺素释放，导致 FT₃、FT₄ 升高，中期出现甲减症状，恢复期时大部分患者甲状腺功能恢复正常。超声下颈部包块穿刺为非脓性分泌物，镜检可见富含多核巨细胞的肉芽肿及单核细胞浸润。

（3）腮源性疾病：颌面颈部淋巴管畸形，梨状窝瘘等腮源性疾病，可通过影像学检查等进一步鉴别诊断。

（三）治疗经过

入院后完善相关检查，血象呈感染性表现，给予头孢曲松钠他唑巴坦钠联合阿奇霉素抗感染治疗，并积极探寻颈部肿块的性质。经过多次小儿外科和我科联合会诊后考虑梨状窝瘘可能性大。经超声再次检查，提示：甲状腺左叶区可见肿块，边界清晰，形态不规整，肿块内上方与食管关系较密切，故确诊为梨状窝瘘合并感染。入院抗感染治疗 1 周，患儿体温平稳，复查感染指标恢复正常，状态良好，准许出院，嘱外科随诊。

（四）确定诊断

梨状窝瘘合并感染。

（五）最终诊断

①梨状窝瘘合并感染；②脓毒症。

【临床思路及诊治评述】

患儿发热、左侧甲状腺区肿块，化验提示炎症指标明显升高，临床呈现"化脓性甲状腺炎"的表现，患儿既往也曾有过"化脓性甲状腺炎"病史。但甲状腺包膜完整，血流丰富，高碘环境，一般不容易发生化脓性感染。此患儿发生两次"化脓性甲状腺炎"，值得进一步深究背后易感因素。患儿免疫功能筛查是正常的，故需注意是否存在甲状腺局部解剖学异常，比如腮源性疾病（梨状窝瘘等）。想到了梨状窝瘘，诊断就豁然开朗，请超声科仔细查看后确诊。

1. 梨状窝瘘的临床特点 梨状窝瘘是一种少见的先天性发育畸形。是由于胚胎早期第三或第四鳃弓退化不全所形成，实际上只有通向梨状窝的内口，而没有皮肤瘘管。约 90.3% 发生于左侧。梨状窝瘘常在较大年龄儿童中发现，合并感染时才出现症状，以反复发作的颈部脓肿、颈部蜂窝织炎和急性化脓性甲状腺炎等为典型表现。而在新生儿中常表现为颈部囊性病变，导致压迫症状或感染。

2. 梨状窝瘘的辅诊手段 临床上对年龄较大的儿童梨状窝瘘的诊断通常是通过食管钡剂造影和 CT 来确定的。而新生儿则首选 CT 或 MRI 检查。在感染急性反应期间，因瘘管腔径大小、瘢痕组织阻塞及炎性水肿的影响，影像学检查常不能有效显影瘘管而形成假阴性结果，可在炎性反应消退 6～8 周复查。也可结合电子喉镜检查证实内瘘口的存在而进一步确诊。近年来，根据超声和磁共振成像（MRI）检查结果，可对梨状窝瘘进行产前诊断。

3. 梨状窝瘘的治疗 梨状窝瘘合并感染急性期的治疗主要以早期有效抗感染和脓肿形成后的切开引流为主。可使用 β-内酰胺类抗生素，有条件行脓液培养的可根据药敏试验更换敏感抗生素。目前非感染状态下完全切除囊肿和瘘管是最有效的根治手段。近年来国内外已在临床探索并推广内镜下内口封闭术，但由于不能切除整个瘘管总是会导致复发，当多次复发时，应考虑完全切除瘘管。

【典型图表】

1. 患儿颈部左侧有 1 个 4cm×3.8cm 肿块，触痛，皮温增高（图 2-16-1）。

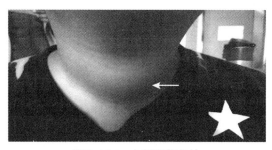

图 2-16-1 左侧颈部包块

2. 梨状窝与甲状腺的解剖关系见图 2-16-2。

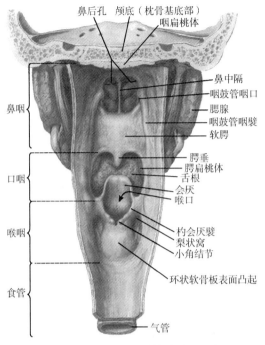

图 2-16-2　喉部解剖结构（后面观）

（张　洲　赵成广）

参 考 文 献

[1] 张继屏, 郑建. 成人梨状窝瘘致反复颈部脓肿 1 例[J]. 武警医学, 2019, 30（10）: 906-908.

[2] 周小玲, 刘鸿圣, 姚惠芳, 等. 胎儿颌面颈部淋巴管畸形与梨状窝瘘 MRI 特征[J]. 放射学实践, 2018, 33（11）: 1211-1215.

[3] Sheng QF, Lv ZB, Xu WJ, et al. Differences in the diagnosis and management of pyriform sinus fistula between newborns and children[J]. Scientific reports, 2019, 9（1）: 18497. doi: 10.1038/s41598-019-55050-9. PMID: 31811210.

[4] Teng YS, Huang SL, Chen GW, et al. Congenital pyriform sinus fistula presenting as a neck abscess in a newborn: A case report.[J]. Medicine（Baltimore）, 2019, 98（44）: e17784.

[5] 张铭, 王翔, 潘昌杰. 以急性化脓性甲状腺炎首诊的先天性梨状窝瘘影像学表现[J]. 放射学实践, 2018, 33（11）: 1128-1132.

[6] 刁文雯, 朱莹莹, 祝小莉, 等. 以急性化脓性甲状腺炎为首发症状的先天性梨状窝瘘的临床诊疗[J]. 临床耳鼻咽喉头颈外科杂志, 2018, 32（19）: 1469-1471.

[7] 梁璐, 陈柳勤, 陈良嗣, 等. 先天性梨状窝瘘继发颈深部感染的病原学分析及治疗[J]. 临床耳鼻咽喉头颈外科杂志, 2018, 32（07）: 514-518.

病例 17　长期弛张高热伴皮疹，多发关节肿痛

[间变性大细胞淋巴瘤]

【病例摘要】

患儿男，3 岁，以"持续发热 2 个月，皮疹伴关节肿痛 1 个月"为主诉入院。

患儿 2 个月前出现弛张高热，家属诉至少有 2 次与热平行的皮疹（热出疹出，热退疹退），伴有多发关节肿痛，当地医院给予头孢类抗生素治疗 10 余天未见缓解，就诊于我院。

患儿既往体健，生长发育同正常同龄儿，无肝炎、结核接触史，有羊接触史，但已化验 3

次布鲁氏菌病抗体均阴性，家族中无类似病史。

入院查体：T 36.7℃，P 120 次/分，R 23 次/分，W 18kg；神志清楚，一般状态稍差，入院后未再见与热伴随的皮疹，颈部数个增大淋巴结，最大者直径约 1cm×2cm，左膝关节疼痛，浮髌试验（＋）。心、肺、腹及神经系统查体未见异常。

辅助检查：①血常规示白细胞 17.50×10^9/L[（3.5～9.5）×10^9/L]，中性粒细胞百分比 0.959（0.423～0.715），血红蛋白 119g/L（120～140g/L），C 反应蛋白 106.0mg/L（0～8mg/L）；②生化检查示肝肾功能、心肌酶、血脂、血糖、血同型半胱氨酸等未见异常，铁蛋白 504.1ng/ml（11～336ng/ml）；③病原学检测，ASO、结核斑点试验、肺炎支原体、单纯疱疹病毒、EB 病毒等病原学检测均未见异常；④免疫学检测，免疫球蛋白、补体、ANA 系列、ANCA 未见异常；⑤脑脊液常规检查，外观无色透明，潘氏试验（－），白细胞计数 189×10^6/L[（0～15）×10^6/L]，单个核细胞百分比 0.185，多核细胞百分比 0.815，红细胞计数 0；脑脊液的生化和病原学检查未见异常；⑥头部 MRI 示左侧脑室旁、右侧枕部点状稍长 T$_1$、稍长 T$_2$信号，髓鞘病变（？）；脑电图示异常儿童脑电地形图（背景以 δ 波活动为主）。

【诊治经过】

（一）病例特点

患儿弛张高热 2 个月，家属诉有至少 2 次与热伴随的皮疹，多发关节肿痛，左膝关节浮髌试验（＋），抗感染治疗效果不佳。

（二）诊断及鉴别诊断

1. 入院诊断

（1）发热待查：患儿持续发热 2 个月，曾有抗感染治疗效果不佳，伴有皮疹和多发关节肿痛。辅助检查示白细胞轻度增高，以中性粒细胞为主，CRP、红细胞沉降率、铁蛋白增高，肺部、腹部 CT 检查未见占位性病变，多种病原学检查均未见感染。

（2）贫血、低蛋白血症：患儿化验血红蛋白 82g/L，白蛋白 26.7g/L。

2. 疾病鉴别　患儿长期发热伴皮疹及关节肿痛应与以下疾病相鉴别。

（1）感染性疾病：尤其是特殊病原如结核菌感染、布鲁氏菌病等，且患儿生活在牧区，有羊接触史，但患儿已于当地的地方病防治站三次布鲁氏菌病抗体均阴性，故已除外布鲁氏菌病。

（2）风湿免疫性疾病：如风湿热、系统性红斑狼疮、幼年特发性关节炎等疾病，这类疾病常表现为长期发热，且伴有多系统的受累，如皮疹、关节痛、肾炎等，这类疾病需完善 ASO、抗核抗体系列、抗环瓜氨酸多肽抗体等相关辅助检查，进一步鉴别诊断。

（3）恶性肿瘤性疾病：患儿影像学虽未见占位性病变，但不能除外急性白血病、淋巴瘤等恶性疾病。

（三）治疗经过

入院后完善相关检查，暂予头孢呋辛钠、红霉素静脉滴注抗感染。完善骨髓穿刺未见异常；左侧膝关节彩超示：左膝关节髌上囊及腘窝低回声团，考虑滑膜增生，左膝关节髌上囊积液。患儿弛张高热不缓解，复查铁蛋白未下降，考虑幼年特发性关节炎全身型可能性大，由别科转入我科。转入后查体发现患儿腋窝和腹股沟均有多发增大淋巴结，腋窝最大淋巴结约 2.5cm×1.5cm，回顾病史患儿血白细胞最高 12.3×10^9/L，中性粒细胞不高，铁蛋白增高不明显，最高 504.1ng/ml，与典型幼年特发性关节炎全身型症状不符,且诊断前应积极除外恶性肿瘤性疾病,故行淋巴结活检。

(四) 确定诊断

患儿腋窝淋巴结组织活检病理结果回报为淋巴结非霍奇金淋巴瘤,考虑间变性大细胞淋巴瘤,故确定诊断为非霍奇金淋巴瘤,转入血液科治疗。

(五) 最终诊断

间变性大细胞淋巴瘤。

【临床思路及诊治评述】

患儿弛张高热 2 个月,与热伴随着皮疹、多发关节肿痛,左膝关节浮髌试验阳性,关节超声提示存在滑膜增生,抗感染治疗效果不佳,胸腹 CT 未见占位性病变,骨髓穿刺正常,自身抗体检测均阴性,血白细胞升高,临床症状似乎符合诊断幼年特发性关节炎全身型,但辅助检查提示血白细胞最高 12.3×10^9/L,中性粒细胞不高,铁蛋白略高,与典型幼年特发性关节炎全身型不符。且幼年特发性关节炎全身型是除外性诊断,在诊断前需充分、谨慎的除外肿瘤性疾病。转入我科后经过详细查体发现患儿腋下和腹股沟区多发增大淋巴结,行淋巴结活检,确诊为非霍奇金淋巴瘤,诊疗过程可谓一波三折。

淋巴瘤是一组包括多种亚型的淋巴细胞恶性肿瘤,是儿童时期常见的恶性肿瘤之一,发病率仅次于急性白血病和颅内肿瘤。

1. 淋巴瘤的临床表现　淋巴瘤的临床表现不具有特异性,常见的是无痛性、进行性淋巴结增大,亦可伴有全身症状如呼吸系统、消化系统、神经系统等表现,肿瘤分泌的炎症介质也可引起关节的肿痛。儿童淋巴瘤早期症状及体征复杂多变,诊断常很困难,极易误诊。其诊断的金标准为组织活检。

2. 淋巴瘤的治疗　淋巴瘤不同的分型和分期治疗的化疗方案常不同,各类型的预后亦有差别。近年来利妥昔单抗、吉西他滨等新的靶向药物的出现及强化化疗后进行自体或异体造血干细胞移植可能改善部分患儿的预后。

【典型图表】

腋窝淋巴结组织活检病理结果回报为间变性大细胞淋巴瘤 (图 2-17-1)。

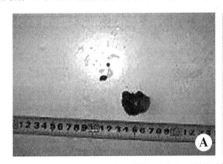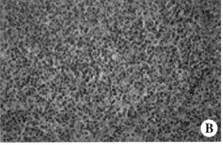

图 2-17-1　淋巴结活体组织病理检查

A. 淋巴结,结节大小 0.5~2.5cm,切面粉红、质中。B. 淋巴结部分结构存在,见少许残存滤液,其中大量中等及较大淋巴样细胞增生,部分细胞核形不规整,可见核分裂

(张　洲　赵成广)

参 考 文 献

[1] 王毓，张乐萍，左英熹. 儿童恶性淋巴瘤 60 例临床分析[J]. 临床儿科杂志，2018，36（05）：326-330.
[2] 杨欣，李熙鸿，李亚飞，等. 以心包积液为首发表现的儿童淋巴瘤误诊一例并文献复习[J]. 临床误诊误治，2016，29（04）：21-23.
[3] 孙晓非，王娟. 儿童非霍奇金淋巴瘤最新国际分期及疗效评估标准[J]. 中国小儿血液与肿瘤杂志，2016，21（04）：169-173.
[4] 辛小川，杨向红，姜卫国，等. 儿童淋巴瘤 75 例临床病理分析[J]. 实用儿科临床杂志，2012，27（03）：197-199.
[5] Kantar M，Hekimgil M，Harman M，et al. Unusual presentation of diffuse large B-cell non-Hodgkin's lymphoma in children：bilateral ureteral involvement[J]. Pediatric Hematology and Oncology，2019，36（8）：504-509.
[6] 李永新，尹青松，艾昊，等. 利妥昔单抗联合改良 NHL-BFM-90 方案对儿童及青少年伯基特淋巴瘤的远期疗效[J]. 中华医学杂志，2019，99（8）：605-610.

病例 18 急性起病，发热，头痛

［感染性心内膜炎］

【病例摘要】

患儿男，9 岁，主因"发热伴头痛 2 天"为主诉入院。

入院前一天上午患儿无明显原因出现发热，热峰 40.0℃，伴头痛，具体疼痛形式不详，口服解热药效果不佳。外院血常规提示：白细胞 17.50×10⁹/L，中性粒百分比 0.959，给予静脉滴注"炎琥宁、赖氨匹林、头孢呋辛、氨曲南、维生素 C"对症治疗。入院当日患儿病情加重，出现胡言乱语，意识不清，无抽搐，就诊我院。

患儿既往体健，生长发育同正常同龄儿。否认肝炎、结核接触史。疫苗按时接种。

入院查体：T 38.6℃，P 120 次/分，R 25 次/分，BP 111/74mmHg；意识不清，谵妄，呼吸平稳，无发绀，皮肤、黏膜、淋巴结无异常，心、肺、腹查体未见异常，颈强（+），余神经系统查体不配合。

辅助检查：①血常规示白细胞 $17.50×10^9$/L[（3.5～9.5）$×10^9$/L]，中性粒细胞百分比 0.959（0.423～0.715），血红蛋白 119g/L（120～140g/L），C 反应蛋白 106.0mg/L（0～8mg/L）。②生化检查示肝肾功能、心肌酶、血脂、血糖、血同型半胱氨酸等未见异常。③病原学检查，ASO、结核斑点试验、肺炎支原体、单纯疱疹病毒、EB 病毒等病原学检测均未见异常。④免疫学检查，免疫球蛋白、补体、ANA 系列、ANCA 未见异常。⑤脑脊液检查，常规检查示外观无色透明，潘氏试验阴性；白细胞计数 $189×10^6$/L[（0～15）$×10^6$/L]，单个核细胞百分比 0.185，多核细胞百分比 0.815；红细胞计数 0；脑脊液的生化和病原学检查未见异常。⑥影像学检查，头部 MRI 示左侧脑室旁、右侧枕部点状稍长 T_1、稍长 T_2 信号，髓鞘病变（?）；脑电图示异常儿童脑电地形图（背景以 δ 波活动为主）。

【诊治经过】

（一）病例特点

患儿起病急骤，病情进展快，合并中枢神经系统受累的症状。外周血象呈败血症表现，并存在中枢神经系统感染的表现。

（二）诊断及鉴别诊断

1. 入院诊断　中枢神经系统感染（无菌性脑膜炎）：患儿在 2 天内出现发热、头痛、意识障碍等症状，入院时查体颈强（＋），余神经系统查体不能配合。完善腰椎穿刺示脑脊液压力增高，脑脊液中白细胞增高以多核细胞为主，糖、蛋白、氯未见异常。

2. 疾病鉴别　患儿发热、头痛应与以下疾病相鉴别。

（1）自身免疫性疾病伴有神经系统受累：如系统性红斑狼疮、皮肌炎等，这类疾病血清中可检测到特异性的抗体，故完善血清补体、ANA 滴度、抗核抗体系列等检测可鉴别。

（2）肿瘤性疾病：如非霍奇金淋巴瘤、急性白血病或者神经母细胞瘤等，可通过完善骨髓穿刺活检、脑脊液流式细胞术分析等检测鉴别。

（3）非典型性感染疾病：特殊病原体感染如结核菌、HIV、EBV、寄生虫等，需要详细询问接触病史，并完善相关抗原或抗体检测，进一步鉴别诊断。

（三）治疗经过

入院后完善相关检查，给予头孢孟多酯钠、阿奇霉素和单磷酸阿糖腺苷联合抗感染，并加用甲泼尼龙抑制免疫反应，丙种球蛋白封闭抗体，甘露醇、托拉塞米（泽通）降颅压治疗。患儿精神状态逐渐好转，嗜睡、头痛缓解，发热间隔延长，热峰下降，复查炎症指标下降。但入院第 7 天，患儿体温复升，再次出现头痛、颈强等神经系统症状，颜面部出现散在充血性皮疹，口腔内有出血点，手足末端出现栓塞样皮疹伴疼痛，此时血细菌培养结果为革兰阳性球菌，故需考虑感染性心内膜炎，再次查体出现心脏杂音，立即完善心脏彩超。

（四）确定诊断

患儿发热，化验血常规炎症指标升高，血细菌培养阳性，手足末端出现栓塞样皮疹，并出现心脏杂音，通过完善心脏彩超：二尖瓣后叶左室面附着 18mm×8mm 弱回声团，随心动周期摆动。最终确诊为感染性心内膜炎。

（五）最终诊断

①感染性心内膜炎；②中枢神经系统感染。

【临床思路及诊治评述】

患儿起病急骤，病情进展快，伴有神经系统症状，考虑颅内感染，但感染入侵途径并不清楚。治疗过程中病情反复，并出现手足末端栓塞样皮疹、口腔出血点等症状，再次查体出现心脏杂音，血培养革兰阳性球菌生长，故考虑感染性心内膜炎合并细菌栓塞，完善心脏彩超后确诊。

1. 感染性心内膜炎的病因　感染性心内膜炎是由细菌、真菌、病毒、衣原体属、螺旋体等病原菌感染心脏内膜或邻近大动脉内膜的一种疾病，常继发于风湿性心脏病、先天性心脏病等心脏基础疾病。赘生物形成是其特征性的改变。赘生物的产生是由大量的微生物及少量的炎症细胞聚集而成，其为大小不等，性质不一的血小板及纤维素团块，主要累及瓣膜，同时可发生在房室间隔缺损部位、腱索、心壁内膜等部位。瓣膜赘生物一旦脱落将引起重要器官栓塞或炎症蔓延而危及患者生命，病死率很高。

2. 感染性心内膜炎的临床表现　主要为发热、头痛、心脏杂音、贫血、脾大等症状，还可出现栓塞、皮肤及黏膜病损。查体时可闻及心脏杂音，但在病程早期，心脏瓣膜受累程度轻时常不能闻及杂音。神经系统并发症临床较常见，可为首发症状，也可在抗菌治疗中出现，是导致患者病情加重及死亡的主要原因。有些病例常因症状不典型或查体不够详细，而导致长期不规律应用抗生素，病情迁延，最终致预后不佳。

3. 感染性心内膜炎的治疗 临床症状合并心脏超声发现心内膜赘生物可确诊。治疗原则是尽早、足量、足疗程的应用抗菌药物。

根据 2016 年美国胸心外科协会发布的外科治疗感染性心内膜炎的专家共识，若感染性心内膜炎出现心力衰竭、严重瓣膜功能不全、人工瓣膜出现瓣周脓肿或瘘管、再次出现系统栓塞、大的或易脱落的赘生物、超过 5～7 天抗生素治疗仍有持续的败血症等指征，应尽早手术干预。早期手术能有效预防严重的并发症。

【典型图表】

1. 患儿病情反复，并出现手足末端栓塞样皮疹（图 2-18-1）。
2. 心脏超声检查发现心内膜赘生物（图 2-18-2）。

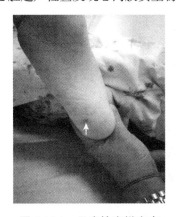 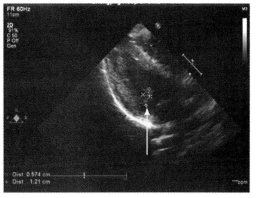

图 2-18-1 足底栓塞样皮疹   图 2-18-2 心脏超声声像图

声像示：二尖瓣后叶弱回声团，心内膜赘生物；静息状态下左室整体收缩功能正常

（张 洲 赵成广）

参 考 文 献

[1] 苗艳天，窦永青，郝彦琴，等. 感染性心内膜炎合并中枢神经系统感染延诊 1 例[J]. 中国现代医学杂志，2018，28（33）：127-128.

[2] 李希芝，马贺，刘庆新. 感染性心内膜炎并中枢神经系统损害二例误漏诊原因分析及文献复习[J]. 临床误诊误治，2016，29（01）：32-35.

[3] O'Connor KP，Perez GS，Ray B，et al. Histopathological examination of an embolus in infective endocarditis：Case report and review of the literature[J]. Interdisciplinary Neurosurgery：Advanced Techniques and Case Management，2019，DOI：10.1016/j. inat.

[4] 翁丽红，陈愉生，岳文香，等. 反复发热的感染性心内膜炎误诊 1 例并文献复习[J]. 创伤与急诊电子杂志，2019，7（03）：139-140，161.

[5] 吴梓芳，鲍翠玉，高萍萍，等. 感染性心内膜炎常见病原菌分布与耐药性分析[J]. 中华医院感染学杂志，2015，25（17）：3872-3874.

[6] 陈禹志. 感染性心内膜炎——2016 年 AATS 专家共识与 2015 年 ESC 指南对比阅读[J]. 吉林医学，2018，39（7）：1353-1356.

[7] 刘西平，余更生. 儿童先天性心脏病合并感染性心内膜炎诊治研究进展[J]. 现代医药卫生，2019，35（14）：2175-2178.

[8] 廖一夫，曹裕民，张雄，等. 感染性心内膜炎合并中枢神经系统并发症的回顾性研究[J]. 岭南心血管病杂志，2017, 23（01）：82-84.

[9] Fernández-Hidalgo N, Basas J, Viedma E, et al. Association between biomass formation and the prognosis of infective endocarditis due to Staphyl-ococcus aureus[J]. Enferm Infecc Microbiol Clini，2020，38（6）：263-266.

病例 19　双手过度背伸后出现肿胀，伴活动后疼痛

［幼年皮肌炎］

【病例摘要】

患儿男，8 岁，主因"双手关节肿痛 6 个月"入院。

患儿 6 个月前双手过度背伸后出现肿胀，伴活动后疼痛，就诊于当地医院，考虑软组织损伤，给予中药（具体不详）外敷治疗 3 个月，较前稍缓解。今年 4 月加重，双手出现近端指关节肿胀，活动受限，右手握笔时间长后自觉无力，过度背伸时疼痛。再次就诊于当地医院，外用中药、口服中药治疗，但疗效不佳。为求进一步诊治入我院。

既往史：患儿膝关节及肘关节皮疹病史，就诊于当地医院考虑湿疹，给予患儿外用药物治疗后好转。否认肝炎、结核、疟疾等传染病史，否认手术史，否认外伤史，否认输血史，否认药物、食物过敏史，预防接种随当地进行。

家族史：父母体健。家族中无传染病及遗传病史。

个人史：患儿系 G_1P_1，足月剖宫产，生长发育同正常同龄儿，学习成绩良好。无疫区居住史，无放射物、毒物接触史。预防接种随当地进行。家族中无传染病及遗传病史。

入院查体：T 36.3℃，P 88 次/分，R 24 次/分，Wt 23kg，BP 110/70mmHg；神志清楚，精神状态可，声音洪亮，对答切题，自动体位，步入病房，正常步态。无特殊面容，双手掌指关节及膝、肘关节可见萎缩性丘疹和斑疹，伴少量鳞屑、色素减退，余无明显皮疹，浅表淋巴结无增大。眼睑稍水肿，球结膜无水肿。颈软，甲状腺无肿大。胸廓对称无畸形，双肺呼吸音粗糙，未闻及啰音；心音有力，律齐，各瓣膜听诊区未闻及病理性杂音；腹平软，全腹无压痛，肝脾未及，肠鸣音 3～5 次/分；双手近端指关节肿胀，无压痛，四肢关节无发红，无局部皮温升高，活动后可出现活动受限。双侧膝关节略肿大，无活动受限，轻压痛。双下肢无水肿。四肢肌张力正常，活动自如；神经系统检查未见异常。

【诊治经过】

（一）病例特点

患儿为学龄期男孩，慢性病程，临床表现为反复出现关节肿胀，活动受限，右手握笔时间长后自觉无力，过度背伸时疼痛。

（二）诊断及鉴别诊断

1. 入院诊断　类风湿关节炎：患儿关节肿痛 6 个月，查体见双手近端指关节肿胀，双侧膝关节略肿大，无活动受限。

2. 疾病鉴别　患儿关节肿胀，应与以下疾病相鉴别。

（1）关节滑膜炎：该病主要表现为关节炎症，红肿热痛，完善关节 X 线片可进一步诊断。支持点为该患儿关节肿大病史。不支持点为无发热，无发红，局部皮肤无升温。

（2）幼年特发性关节炎：该病是一种累及多系统和脏器的全身性结缔组织病，存在关节肿胀、疼痛、局部皮温高、活动障碍，手指呈梭形改变，有晨僵现象，关节症状反复发作。支持点为患儿关节肿胀病史；不支持点为患儿无发热，无疼痛、局部皮温高，完善相关检查以明确诊断。

（3）硬皮病：该病是结缔组织异常增生的自身免疫性疾病，可累及多个系统，在皮肤真皮层内增生造成皮肤肿胀，继以变厚、变硬，最终萎缩。皮肤硬化首先出现在手指逐渐向近端扩散，皮肤发亮、紧绷，皱褶消失，汗毛稀疏，病变皮肤与正常皮肤界限不清。支持点为患儿双手近端指间关节肿胀；不支持点为患儿无疼痛，无雷诺现象，无其他皮肤受累，无其他系统症状，完善相关检查以明确诊断。

（三）治疗经过

完善相关检查：①白细胞 10.6×10^9/L，中性粒细胞百分比 0.604，淋巴细胞百分比 0.294；红细胞 4.27×10^{12}/L，血红蛋白 116g/L，血小板 324×10^9/L；抗 "O" 123.0U/ml（青少年 166～250U/ml），D-二聚体 0.8μg/ml（0～0.3μg/ml）；血浆纤维蛋白降解产物 13.83μg/ml（0～5μg/ml），凝血酶原时间 14.7 秒（11.5～14.5 秒）；促甲状腺激素 5.510μU/ml（0.27～4.2μU/ml）；神经元特异性烯醇化酶 28.71ng/ml（0～16.3ng/ml），血清磷酸肌酸激酶同工酶 65U/L（0～24U/L），血清磷酸肌酸激酶 426U/L（38～174U/L），超敏 C 反应蛋白 0.72mg/L（≤3mg/L），降钙素原 0.078ng/ml（0～0.05ng/ml），抗核抗体（ANA）滴度 1∶1600（<1∶100），抗核抗体试验（荧光法）阳性，抗 PM-SCL 抗体（印迹法）阳性，C 反应蛋白 1.44mg/L（0～8mg/L），抗环瓜氨酸肽抗体（发光法）<7.00U/ml（0～17U/ml）；血清肌红蛋白（Myo）109.7ng/ml（25～58ng/ml）；血清乳酸脱氢酶 294U/L（109～245U/L）。②影像学检查，心脏超声提示心脏结构及血流未见明显异常，静息状态下左心室收缩功能正常，左心室舒张功能正常；双手正侧位关节 X 线片提示双手骨质疏松，双手正侧位未见明显异常；肺 CT 未见异常。③肌电图提示肌源性损害。④骨髓穿刺术结果未见明显异常。给予患儿磷酸肌酸钠静脉滴注营养心肌，匹多莫德口服调节免疫力，除外结核等感染性疾病后，口服泼尼松片 2mg/（kg·d），分 3 次，同时口服钙剂。8 周后，激素逐渐减量，至停药共 50 周。期间每月测眼压一次，每 2～3 个月监测肝功能、肾功能、血脂、血糖及血清离子，每 3 个月完善骨密度检查。

（四）确定诊断

结合患儿病史、查体及辅助检查，诊断为幼年皮肌炎。

（五）最终诊断

幼年皮肌炎。

【临床思路及诊治评述】

患儿为慢性关节病变，表现为双手近端指间关节肿胀，活动受限，握笔时间长后自觉无力，过度背伸时疼痛，无活动受限，轻压痛，双手掌指关节及膝、肘关节可见 Gottron 皮疹。双手正侧位关节片提示：双手骨质增生。肌电图提示肌源性损害。需注意：①风湿、类风湿性疾病，患儿慢性病史,无明显前驱感染史,ASO 及红细胞沉降率正常不支持风湿热。②完善 RF 及 CCP（抗环瓜氨酸肽抗体）均阴性,不支持幼年特发性关节炎。③完善抗核抗体系列（ANA）提示抗 Sm 抗体、抗双链 DNA 抗体、抗增殖细胞抗原抗体、抗核小体抗体、抗核糖体 P 蛋白抗体均阴性,无明显特异性皮疹,暂不支持系统性红斑狼疮。④抗 Ro-52 抗体、抗 SS-A、抗 SS-B、抗 SS-D 抗体均阴性,不支持干燥综合征。⑤化验提示血清多发性肌炎-硬化症（PM-SCL）抗体阳性,该抗体常见于硬皮病及幼年皮炎或皮肌炎,特异性较低,敏感性较高。硬皮病特异性抗体为抗 Scl-70 抗体、抗着丝点抗体;皮肌炎特异性抗体为 Jo-1 抗体。上述抗体特异性高,敏感性较低,该患儿均为阴性。硬皮病常伴有雷诺现象,表现为表皮变薄,出现硬结及皮肤紧贴皮下组织,该患儿无上述表现,查体可见 Gottron 皮疹,为幼年皮肌炎表现,考虑诊断为皮肌炎。

1. 幼年皮肌炎的临床表现　幼年皮肌炎是免疫介导横纹肌及皮肤受累的慢性非化脓性炎症疾病,症状多隐匿,表现为全身不适、乏力、关节痛、低热等。临床表现主要包括以下方面:①肌肉症状,通常累及横纹肌,呈现对称性肌无力、疼痛、压痛。可出现上楼困难,不能下蹲等,肋间肌和膈肌受累时,可出现呼吸困难而危及生命,也可出现肌肉萎缩。肌电图可提示肌源性损害。②特殊皮疹,常出现在肌肉症状之后数周,偶可在肌肉症状之前发生,典型为上眼睑或上、下眼睑紫丁香样皮疹伴轻度水肿。颈部和上胸部领口暴露处弥漫性暗红色斑,又称"V"领征。消退后可有色素沉着。另一类为 Gottron 征,见于掌指关节和指间关节伸面及跖趾关节伸面紫红色多角形、扁平或尖顶丘疹,伴细小鳞屑或皮肤萎缩及色素减退。③钙质沉着,有 25%～50%患者出现,常出现在疾病后期,表现为皮下小硬块或结节,关节附近团块沉着。

2. 幼年皮肌炎的治疗　主要包括:①一般治疗,对于呼吸肌受累者,必要时呼吸机辅助通气,症状改善后尽早按摩及被动运动,防止肌肉萎缩。②药物治疗,肾上腺皮质激素为首选,早期足量,常用泼尼松 2mg/(kg·d),分次服用。症状重者,可用甲泼尼龙冲击治疗,15～30mg/kg,最大不超过 1g,每日 1 次,连续 3 天,后改为泼尼松口服,持续 2～3 个月,待肌力恢复,血清肌酶正常,开始缓慢减量,2～4 周调整 1 次。冲击治疗时每 15 分钟监测血压及心率。也可使用羟氯喹,5～6mg/（kg·d）,皮疹严重可与激素同用。对于激素治疗 2～4 个月无效,可加用免疫抑制药,如甲氨蝶呤、环孢素等。

【典型图表】

患儿双手掌、指关节、肘关节及膝关节可见 Gottron 皮疹（图 2-19-1）。

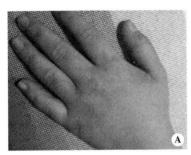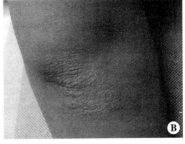

图 2-19-1　Gottron 皮疹

A. 掌指关节 Gottron 皮疹,伴少量鳞屑、色素减退；B. 肘关节伸面 Gottron 皮疹

（朱俊丞　魏　兵）

参 考 文 献

[1] 胡坚，李崇巍. 幼年皮肌炎治疗建议[J]. 中华儿科杂志，2012，50（8）：617-621.

[2] 胡亚美，江载芳，申昆玲，等. 诸福棠实用儿科学[M]. 8 版. 北京：人民卫生出版社，2015：764-767.

[3] Huber AM. Giallnini EH, Bowyer SL, et al. Protocols for the initial treatment of moderately severe juvenile dematomyositis：results of a Children's Arthritis and Rheumatology Research Alliance Consensus Conference[J]. Arthritis Care Res, 2010, 62（2）：219-225.

[4] Schiopu E，Phillips K，Macdonald PM, et al. Predictors of survival in a cohort of patients with polymyositis and dermatomyositis：effect of corticosteroid，methotrexate and azathioprine[J]. Arthritis Res Ther，2012，14（1）：R22.

[5] Oddis CV，Reed AM，Aggarwal R. Rituximab in the treatment of refractory adult and juvenile dermatomyositis（DM）and adult polymyositis（PM）：the RIM study[J]. Arthritids Rheum，2013，65（2）：314-324.

[6] 卢慧玲，何婷，温宇. 重症幼年型皮肌炎的诊断、治疗进展[J]. 中华实用儿科临床杂志，2017，32（21）：1617-1621.

[7] 薛茹，曹兰芳. 幼年皮肌炎病情评估与治疗进展[J]. 国际儿科学杂志，2018，45（11）：891-894.

病例 20　水肿，贫血，胸片双肺下野斑片影

［系统性红斑狼疮］

【病例摘要】

患儿女，10 岁，以"颜面部及双下肢水肿 4 天"为主诉入院。

患儿于 4 日前无明显诱因出现颜面部水肿，半日后出现双下肢水肿，今日于外院检查：血常规示白细胞 4.55×10^9/L，中性粒细胞百分比 0.578，淋巴细胞百分比 0.311，血红蛋白 87g/L，血小板 151×10^9/L；尿常规示红细胞 97 个/HP（0～17 个/HP），白细胞 51 个/HP（0～28 个/HP），细菌（＋），蛋白质（＋＋＋），隐血（＋＋）。现为进一步诊治来我院就诊，门诊以"肾炎型肾病"收入院。患儿自发病以来精神尚可，体力正常，食欲可，睡眠正常，体重无明显变化，大便正常，尿量减少，无肉眼血尿。

既往史：患儿 7 日前曾患"上呼吸道感染"。

家族史：父母体健，否认近亲婚配，家族中无传染病及遗传病史。

个人史：患儿系 G_1P_1，足月，出生体重 3500g。

入院查体：T 37℃，P 102 次/分，R 20 次/分，BP 120/80mmHg，身高 154.5cm，Wt 54kg；一般状态可，周身皮肤黏膜无皮疹及出血点，眼睑水肿，咽部略充血，扁桃体 Ⅰ 度肿大；颈软，三凹征（－）；双肺呼吸音粗，未闻及干湿啰音；心音有力，心率 102 次/分，律齐，未闻及病理性杂音；腹平软，移动性浊音（＋），肝脾未及，肠鸣音 3～5 次/分；四肢肌张力正常，活动自如，双下肢凹陷性水肿；神经系统检查未见异常。

辅助检查：血常规示白细胞 4.7×10^9/L，中性粒细胞百分比 0.482，淋巴细胞百分比 0.373，单核细胞百分比 0.123，血红蛋白 89g/L，平均红细胞体积 112.4fl，平均血红蛋白量 40.6pg，平均血红蛋白浓度 361g/L，血小板 178×10^9/L；红细胞沉降率 33mm/h（0～20mm/h），C 反应蛋白 2.1mg/L（0～8mg/L）。凝血七项检查示活化部分凝血活酶时间 50.9 秒（28～40 秒），D-二聚体 2.32mg/L（0.01～0.55mg/L）。尿常规示尿蛋白（＋＋＋），红细胞 21.65 个/HP，隐血（＋＋＋）；红细胞畸形率 60%，红细胞形态呈多种形态 RBC；红细胞均一性，不均一。肝功能示血清丙氨酸氨基转移酶 12.15U/L（7～40U/L），血清天冬氨酸氨基转移酶 24.72U/L（13～35U/L），血清

白蛋白测定 18.4g/L（40～55g/L）。血清三酰甘油 1.70mmol/L（0.45～1.70mmol/L），血清总胆固醇测定 4.05mmol/L（2.85～5.7mmol/L）。肾功能示血清肌酐 40.63μmol/L（45～106μmol/L），血清尿素 4.92mmol/L（2.9～8.2mmol/L）。心肌酶谱示血清磷酸肌酸激酶同工酶 9U/L（0～24U/L）。铁蛋白 431.6ng/ml（11～306.8ng/ml），抗"O"试验＜25.0U/ml（0～100U/ml），甲胎蛋白 2.27ng/ml（0～7ng/ml），癌胚抗原 1.00ng/ml（0～6ng/ml）。免疫监测示血清免疫球蛋白 A 2.88g/L（0.68～3.78g/L），血清免疫球蛋白 G 9.01g/L（6.94～16.2g/L），血清免疫球蛋白 M 0.794g/L（0.6～2.63g/L），C4 0.0355g/L（0.16～0.47g/L），C3 0.151g/L（0.88～2.01g/L）。病原学检查示结核杆菌抗体（－）。胸部 X 线片示胸廓对称，双肺下野近纵隔处纹理增强，夹杂斑片影，纵隔居中，双侧心肋膈角锐利。

【诊治经过】

（一）病例特点

学龄期女童，急性起病，以周身水肿为主要表现，伴镜下血尿、蛋白尿，贫血，胸部 X 线片示双肺下野斑片影。

（二）诊断及鉴别诊断

1. 入院诊断

（1）肾炎性肾病综合征：①大量蛋白尿，尿蛋白（＋＋＋）；②低白蛋白血症，血清白蛋白测定 18.4g/L；③水肿，颜面部、双下肢水肿，腹部移动性浊音（＋）；④镜下血尿，红细胞 21.65 个/HP；⑤补体 C3 下降。

（2）支气管肺炎：胸部 X 线片示双肺下野斑片影。

（3）轻度贫血：两次血红蛋白化验结果分别为 89g/L、87g/L。

2. 疾病鉴别　患儿水肿、血尿、蛋白尿、贫血，应与以下疾病相鉴别。

（1）IgA 肾病：该病发病前 1～3 天可有呼吸道或消化道病毒感染，后出现发作性肉眼血尿或镜下血尿，血尿发作时伴有轻度蛋白尿，血尿为肾小球性血尿，肾活检为诊断标准。该患儿有前驱呼吸道感染史，尿红细胞畸形率 60%，但 IgA 正常，必要时肾活检以明确诊断。

（2）出血性膀胱炎：由药物或化学制剂在尿中产生对膀胱的急性或慢性损伤，导致膀胱广泛的炎症性出血，出血可轻可重，轻者仅有镜下血尿，重度可造成贫血，可出现顽固性反复血尿。但该患儿蛋白尿、水肿较明显，不能用出血性膀胱炎解释。

（3）左肾静脉受压综合征：也称胡桃夹现象，是指左肾静脉流入下腔静脉过程中在穿经由腹主动脉和肠系膜上动脉形成的夹角或腹主动脉与脊柱之间的间隙内受到挤压，左肾静脉压与下腔静脉压力差在 4mmHg 以上。大部分患者为体型瘦长的青少年，多表现为血尿、蛋白尿和左腰腹痛等临床症状。左肾静脉超声检查可鉴别。

（4）乙肝相关性肾炎：是与乙型肝炎病毒感染有关的肾小球肾炎，起病年龄多在 2～12 岁，男孩居多，具有血尿、蛋白尿等肾炎或肾病的尿液改变，常为镜下血尿，可有高血压、肾功能不全表现，乙肝病毒 HBsAg、HBcAb 阳性，血清补体 C3 降低。需完善肝炎系列检查以明确诊断。

（5）狼疮肾炎：系统性红斑狼疮为自身免疫性疾病，可出现皮损，多发生在面部呈蝶形红斑，可累及关节和肾，肾炎症状多出现于系统性红斑狼疮 2 年之内，表现为水肿、血尿、蛋白尿和高血压。该患儿为 10 岁女孩，除肾改变外，还伴有贫血、肺炎等多系统异常，应该注意系统性红斑狼疮的可能，应进一步完善抗核抗体谱等检查。

（6）过敏性紫癜性肾炎：皮肤紫癜对称分布于四肢伸侧及臀部，部分伴有腹痛、便血、关节肿痛或血尿，血尿可表现为镜下血尿或肉眼血尿，部分患者出现蛋白尿、高血压、水肿、肾功能不全，甚至发展成慢性肾炎。该患儿无皮肤紫癜，目前不支持。

（7）肾结核：多见于青、壮年，多为继发性，绝大多数由血源性感染引起，原发病灶主要位于肺。早期有血尿、脓尿，病变蔓延至膀胱，可出现结核性膀胱炎，产生尿频、尿急、尿痛等膀胱刺激症状，并逐渐加重。该患儿有血尿表现，目前尚无膀胱刺激征表现，且该患儿无消瘦、盗汗、发热等表现。待进一步完善相关检查方可鉴别。

（三）诊治经过

入院后给予泼尼松片 20mg，每日 3 次，口服；呋塞米利尿；输注白蛋白；头孢呋辛联合阿奇霉素抗感染。入院第 3 天，患儿面颊部新增红色片状不规则形皮疹，压之可褪色，无痒感。检查及化验结果回报：24 小时尿蛋白定量 19.66g/d（0.05～0.24g/d）；腹部 CT 示脾大，腹腔、盆腔少量积液，腹膜后淋巴结增大，双侧胸腔少量积液；心电图示窦性心律不齐、轻度 T 波改变；骨髓穿刺示骨髓有核细胞增生活跃；抗环瓜氨酸多肽抗体 9.69U/ml（0～20U/ml）；血常规示白细胞 8.7×10^9/L，中性粒细胞百分比 0.530，淋巴细胞百分比 0.354，单核细胞百分比 0.107，红细胞 2.00×10^{12}/L，血红蛋白 86g/L，血小板 254×10^9/L，网织红细胞百分比 0.061（0.005～0.025），网织红细胞计数 0.121×10^{12}/L[（0.03～0.064）$\times 10^{12}$/L]；ANCA 筛查+确认示 P-ANCA、C-ANCA 阳性；抗核抗体谱Ⅲ Nucleosomes 弱阳性，Rib.P-Protein 阳性；狼疮抗凝物试验 LA1（筛选）37.7 秒（31～44 秒），LA2（确诊）30.0 秒（30～38 秒），LA1/LA2 1.26（0.8～1.2）；免疫固定电泳示免疫分型正常；溶血全项示抗人球蛋白（Coombs）试验 AHG（++++），抗人球蛋白（Coombs）试验 IgG（++++），抗人球蛋白（Coombs）试验 C3d（+++）。入院第 13 天，尿细菌培养提示阿沙丝孢酵母菌，菌量 $>1 \times 10^5$cfu/ml。因患儿持续应用糖皮质激素，可引起免疫抑制，可并发真菌或其他机会性致病菌感染，给予氟康唑抗真菌感染治疗。患儿于夜间偶诉头痛，测血压高达 178/114mmHg，考虑血压升高与应用激素有关，加用卡托普利 12.5mg 一日 2 次，口服，降血压治疗。入院第 17 天，肾活组织病理检查示镜下见肾小球体积增大，呈弥漫性中-重度系膜增生及系膜基质增多，并见内皮细胞增生，小球内可见多个中性粒细胞，弥漫性毛细血管增厚及嗜伊红物质沉积，阶段性可见"白金耳"样改变，PASM 染色见肾小球基底膜"双轨"形成及内皮下伊红物质沉淀，可见脏层及壁层上皮肿胀，1 个小球见小的细胞性新月体。肾小管上皮细胞浊肿变性，多灶性间质水肿，IgG、IgA、IgM、C3（++），C1q、C4（+++）颗粒状及条带状毛细血管壁沉积，系膜区亦见，F（+），κ（-），λ（-），病理诊断狼疮性肾炎Ⅳ-G（A）。因该型肾改变预后较差，需同时应用免疫抑制药治疗，故加用吗替麦考酚酯 750mg 一日 2 次，口服。复查尿细菌培养提示：屎肠球菌 5×10^4cfu/ml；大肠埃希菌 1×10^3cfu/ml 多重耐药，药敏结果提示利奈唑胺及美罗培南分别对以上两种细菌敏感，故将抗生素调整为利奈唑胺及美罗培南静脉滴注。入院第 20 天，患儿总入液量 1870ml，总出液量 5160ml，考虑病程进入多尿期。入院第 28 天，连续 3 次尿细菌培养均为阴性，停用利奈唑胺及美罗培南，降级为头孢呋辛。因患儿体重减轻，尿蛋白减少，水肿症状得到控制，调整吗替麦考酚酯剂量至 500mg 每日 1 次及 750mg 每晚 1 次；后监测尿常规及 24 小时尿蛋白定量逐渐好转，准予患儿出院，继续口服泼尼松及吗替麦考酚酯。

（四）确定诊断

结合患儿病史、查体及各项辅助检查，尤其是肾活组织病理检查结果，提示为狼疮性肾炎。

（五）最终诊断

①系统性红斑狼疮；②狼疮性肾炎Ⅳ-G（A）；③支气管肺炎；④轻度贫血；⑤胸腔积液；⑥心包积液；⑦腹水；⑧泌尿系感染。

【临床思路及诊治评述】

患儿因颜面部及双下肢水肿入院，入院时并无皮肤损害，但考虑到患儿存在多系统受累表现（肾、血液、肺），结合患儿为女孩，年龄较大，10岁，应该注意结缔组织病的可能，结果抗核抗体谱异常，而且入院第3天出现了面部红斑，明确诊断系统性红斑狼疮。此现象提示我们，系统性红斑狼疮（systemic lupus erythematosus，SLE）是儿童较为常见的结缔组织病，面部红斑是其典型表现，但未必是首发表现，当青少年女性出现多系统多脏器受累时一定要考虑到该病。

1. 狼疮性肾炎的发病机制　狼疮性肾炎（lupus nephritis，LN）是SLE最常见和严重的并发症。儿童SLE较成人病情严重，更易出现重要脏器损伤，尤其是肾。狼疮性肾炎的转归与SLE的预后密切相关。

免疫复合物的形成是引起SLE肾损害的主要机制，沉积于肾小球的免疫复合物激活补体，引起炎性细胞浸润，凝血因子活化及炎症介质释放，导致肾损伤。

2. 儿童狼疮性肾炎的诊断　符合SLE的诊断，患儿有下列任1项肾受累表现者即可诊断为LN。①尿蛋白检查满足以下任1项者：1周内3次尿蛋白定性检查阳性，或24小时尿蛋白定量>150mg，或1周内3次尿微量白蛋白高于正常值；②离心尿，每高倍镜视野RBC>5个；③肾功能异常[包括肾小球和（或）肾小管功能]；④肾活检异常。该患儿符合①、②、④标准，故诊断狼疮性肾炎明确。

3. 狼疮性肾炎病理分型　Ⅰ型及Ⅱ型表现为仅累及肾小球系膜，Ⅲ型为活动性病变，表现为局灶性狼疮性肾炎（肾小球受累<50%）；Ⅳ型表现为弥漫性狼疮性肾炎（肾小球受累≥50%），其又细分为两种亚型，即超过50%肾小球节段性病变和超过50%肾小球的球性病变；Ⅴ型为膜型狼疮性肾炎；Ⅵ型为严重硬化型狼疮性肾炎，即超过90%的肾小球呈球性硬化，不再有活动性病变。

4. 狼疮性肾炎的治疗　常用于治疗狼疮性肾炎的药物包括：糖皮质激素、环磷酰胺、吗替麦考酚酯、嘌呤拟似物、环孢素、他克莫司、羟基氯喹或免疫吸附、利妥昔单抗、多靶点治疗。诱导期的治疗目的在于迅速达到免疫缓解，时间约为3个月至1年，平均6个月，维持期的治疗目的在于防止复发，并减少发展至终末肾疾病的风险，治疗时间至少2~3年，甚至更长。中华医学会儿科学分会肾学组提出狼疮性肾炎的治疗目标为：完全缓解，尿蛋白/肌酐比值<0.2，或24小时尿蛋白定量<150mg，镜检尿红细胞不明显，肾功能正常；部分缓解，尿蛋白降低≥50%，非肾病范围为血肌酐稳定（±25%）或改善，但未达到正常水平。治疗目标最好在初始6个月达到，最迟不超过12个月。治疗获得完全缓解及早期获得治疗反应的狼疮性肾炎患者，远期肾预后良好。

【典型图表】

肾活组织病理检查（图 2-20-1）有利于狼疮性肾炎的诊断。

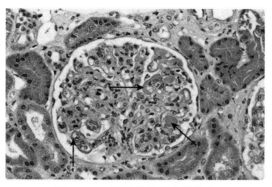

图 2-20-1　肾活体组织病理检查

肾小球体积增大，呈弥漫性中-重度系膜增生及系膜基质增多，内皮细胞增生，小球内可见多个中性粒细胞，弥漫性毛细血管增厚及嗜伊红物质沉积，阶段性可见"白金耳"样改变，PASM 染色见肾小球基底膜"双轨"形成及内皮下伊红物质沉淀，可见脏层及壁层上皮肿胀，1 个小球见小的细胞性新月体。图中箭头示蛋白沉积，黑箭头示透明血栓

（王　晔　魏　兵）

参 考 文 献

[1] 中华医学会儿科学分会肾脏病学组. 儿童常见肾脏疾病诊治循证指南（试行）（六）：狼疮性肾炎诊断治疗指南[J]. 中华儿科杂志，2010，48（9）：695-697.

[2] Appel GB，contreras G，Dooley MA，et al. Mycophenolate modifetil versus cyclophosphamide for induction treatment of lupus nephritis[J]. J Am Soc Nephrol，2009，20（5）：1103-1112.

[3] Tamirou F，D'Cruz D，Sangle S，et al. Long-term follow-up of the MAINTAIN nephritis trial，cmparing azathioprine and mycophenolate mofetil as maintenance therapy of lupus nephritis[J]. Ann Rheum Dis，2016，75（3）：526-531.

[4] 中国狼疮肾炎诊断和治疗指南编写组. 中国狼疮肾炎诊断和治疗指南[J]. 中华医学杂志，2019，99（44）：3441-3454.

第3章

消化系统疾病

病例1 发热，慢性腹泻，营养不良

[极早发型炎症性肠病]

【病例摘要】

患儿女，3 月龄，以"出生后间断腹泻 3 个月"为主诉入院。患儿足月剖宫产，出生后母乳喂养，排黄色稀糊状便，约 10 次/日，50 余天后改为混合喂养，排黏液便，阴道口可见粪便排出，每日 10 余次，吃奶过程中常有呛咳，偶伴呕吐。患儿平素吃奶 120ml 左右，近半个月吃奶差，每顿约 60ml，每日总量约 300ml，口服蒙脱石散及益生菌，腹泻不见好转，出生后体重增长不理想。自出生后间断出现湿疹，呈周身分布，4 天前患儿排便带血丝，2 天前出现发热，热峰 38.4℃，口服退热药热退，伴咳嗽，口服头孢克洛（希刻劳）后热退，但仍有咳嗽，睡眠正常，尿量正常，夜间汗多。家属为求进一步诊治来我院就诊，门诊以"腹泻病"为诊断收入院。

既往史：出生后半个月患"肺炎"住院约 20 余天，好转出院。否认结核、肝炎病接触史，否认手术、输血、外伤史。

家族史：父亲有轻微过敏体质，否认家族遗传疾病病史。

过敏史：否认具体食物及药物过敏史。头孢个别批号过敏。

个人史：G_2P_2，出生体重 3.4kg，出生身长 51cm，疫苗未按时接种。

查体：T 36.5℃，P 118 次/分，R 24 次/分，BP 85/50mmHg，Wt 3.98kg；神志清楚，精神状态可，呼吸平稳，无鼻翼扇动及三凹征，前囟平软，约 1.0cm×1.5cm；周身皮肤、黏膜及巩膜无黄染，无皮疹及出血点，皮肤弹性可，无明显贫血貌，口腔黏膜光滑；双瞳孔等大正圆，对光反射灵敏，双眼眶无凹陷；咽部无充血，颈软，气管居中，胸廓对称，双肺听诊呼吸音粗，可闻及痰鸣音；心音有力，心律齐，各瓣膜听诊区未及病理性杂音；腹软不胀，无压痛，反跳痛及肌紧张，肝肋下 1cm，质软，脾肋下未及，未触及异常包块，肠鸣音正常。四肢活动良好，肌张力可，肢端温，CRT<3 秒；神经系统检查未及异常。肛周红肿，肛门处可见脱出赘生物。

实验室检查：暂无。

【诊治经过】

（一）病例特点

患儿为小婴儿，慢性腹泻伴有营养不良，同时肛门有赘生物。

（二）诊断及鉴别诊断

1. 入院诊断　①慢性腹泻病：腹泻病程超过 2 个月，经治疗效果差。②蛋白质-能量营养不良：患儿体重低于同年龄、同性别第 3 百分位数。③上呼吸道感染：患儿发热，咳嗽，查体双肺呼吸音粗。

2. 疾病鉴别　患儿慢性腹泻伴有营养不良，同时肛门有赘生物，应与以下疾病进行鉴别。

（1）牛奶蛋白过敏性腹泻：该病同样可以表现为迁延性或慢性腹泻，同时伴有哭闹，生长发育落后，大便中有血丝，与本例患儿症状相符，同时患儿还应该有皮肤湿疹，明确的家族过敏史等可以佐证，最关键的是，可以通过回避激发试验加以鉴别。

（2）感染性腹泻：该病主要表现为发热、腹痛腹泻，可有里急后重、黏液脓血便表现，化验血常规、C 反应蛋白（CRP）、便常规、便培养可以进一步明确诊断并能够明确病原体。该患儿需要进一步完善相关检查。

（三）治疗经过

患儿主要是以消化道症状为首发症状入院，因此需要完善血常规、尿常规、便常规、尿便细菌培养、胸部 DR，腹部彩超及胸部 X 线片等初步检查，以指导进一步诊断及治疗方向。治疗措施上给予积极纠正及预防脱水症状（静脉给予 1/2 张含钾液体 80～100ml/kg 补液），调节肠道菌群（口服酪酸梭菌双歧杆菌二联活菌胶囊），因考虑患儿不能除外牛奶蛋白过敏所致腹泻，给予氨基酸奶粉喂养配合静脉营养支持治疗，并静脉滴注拉氧头孢钠（噻吗灵）抗感染及氨溴索（沐舒坦）泵吸化痰对症治疗，院内制剂甲庆栓（甲硝唑、庆大霉素）肛入治疗直肠阴道瘘。化验回报：血常规示白细胞 23.5×10^9/L[（4～10）×10^9/L]，中性粒细胞百分比 0.357，血红蛋白 88g/L，血小板 312×10^9/L[（100～300）×10^9/L]；C 反应蛋白 75mg/L（0～8mg/L），红细胞沉降率 39mm/h（0～15mm/h）；肝功能检查示总蛋白 42.2g/L（60～80g/L），白蛋白 28g/L（35～53g/L），丙氨酸氨基转移酶 9U/L（0～40U/L），天冬氨酸氨基转移酶 13U/L（5～34U/L）；食物+呼吸过敏原，未见异常。便常规示白细胞 5～10 个/HP（0～3 个/HP），肠道菌群 10～100/油镜（500～5000/油镜）；尿、便培养阴性；CMV-DNA 4.25×10^3 Copies/ml（＜1.0×10^{2}Copies/ml）。腹部影像学提示患儿小肠及结肠有限局性增厚。化验提示患儿贫血，低白蛋白血症，C 反应蛋白明显升高，体温反复升高，腹部影像学提示患儿小肠及结肠有限局性增厚，提示肠壁有炎症，并且患儿有巨细胞病毒感染，提示患儿的病情可能为伴有免疫功能缺陷的肠道炎症性疾病。因此，进行结肠镜及二代基因测序检查（重点是肠道基因异常疾病）。结肠镜检查提示结肠黏膜充血水肿，铺路石样改变，可见多处深大溃疡，病变呈非连续性，可见直肠阴道瘘口。根据结肠镜下的表现及患儿对目前治疗的反应效果，我们调整了治疗方案为：抗生素升级为头孢吡肟（马斯平）静脉滴注，口服 5-氨基水杨酸、谷氨酰胺胶囊、沙利度胺治疗，同时给予丙种球蛋白及静脉营养支持治疗。患儿病情重，治疗经过 1 个月余，终因重症脓毒症合并多脏器功能衰竭而死亡。

（四）确定诊断

患儿发病年龄、临床、结肠镜表现提示炎症性肠病儿童极早发型。家系全外显子组测序（Trio WES）回报：炎症性肠病相关基因 *IL10RA* 存在两处杂合突变，分别来自其父母，为复合杂合突变。

（五）最终诊断

①极早发型炎症性肠病（very early onset inflammatory bowel disease，VEO-IBD）。②蛋白质-能量营养不良。

【临床思路及诊治评述】

患儿为小婴儿，但病史不短，出生后排稀便至入院前达 3 个月，符合慢性腹泻病诊断标准，体重增长缓慢，已经达到营养不良的程度，提示患儿腹泻为非功能性疾病；阴道内有粪便排出，考虑为直肠阴道瘘，提示肠道病变可能较重；患儿同时伴有呼吸系统感染症状，结合患儿的月龄，提示患儿可能有原发或继发免疫功能不全。但患儿是小婴儿，不符合炎症性肠病（IBD）的常见发病年龄，按照 IBD 的诊断标准，可考虑为极早发炎症性肠病，即 VEO-IBD。常见的 IBD 发病原因为免疫功能异常、感染因素、饮食因素及基因异常；患儿年龄幼小，前述 3 种因素均不太可能在 3 月龄婴儿起到致病作用，因此我们检测了患儿的相关基因，基因检测回报：炎症性肠病相关基因 *IL10RA* 存在两处杂合突变，分别来自其父母，为复合杂合突变。因为 IL-10 是炎症抑制因子，如果其受体异常，不能发挥炎症抑制作用，促炎因子增多，固有和适应性免疫细胞的炎性反应增多，免疫失调，细胞病态增殖，无法分泌细胞因子和表达炎症免疫细胞共刺激分子，导致肠道稳态的破坏，则失控的炎症会导致靶器官病变。

极早发炎症性肠病（VEO-IBD）是指在 6 岁以前发病并诊断的 IBD。近年来 VEO-IBD 发病率和患病率不断升高，其表型、遗传背景和发病机制也与较晚发 IBD 不同，疾病表现更严重，侵袭性更强，对多数常规治疗耐药。有的儿童就可能对多种食物过敏，如同时对牛奶、鸡蛋或花生等几种食物均产生过敏。

1. VEO-IBD 的发病机制　VEO-IBD 主要是由单基因遗传缺陷所致。目前检测到至少有 58 个易感基因与 VEO-IBD 发病有关，其中 5 个基因位点与 CD 有关，5 个与 UC 有关，48 个与 CD、UC 和未分类 IBD 均有关。易感基因可通过干扰肠上皮屏障功能、损害固有和适应性免疫、影响识别和清除细菌能力或导致超高及自身免疫疾病等引起。

2. VEO-IBD 的临床表现　VEO-IBD 发病早，反复腹痛、腹泻、黏液血便，发育障碍，反复感染、肛周瘘和脓肿。结肠镜下表现为全结肠炎、黏膜鹅卵石样改变、深大溃疡。

3. VEO-IBD 的治疗　包括常规治疗如皮质类固醇、甲氨蝶呤和美沙拉嗪、巯嘌呤等；同时营养支持治疗，必要时手术治疗。但常规治疗效果较差。目前有研究显示造血干细胞移植术可能有较好效果。

VEO-IBD 是一种罕见疾病，特别是新生儿期 IBD，具有很高的基因突变概率，最常见的突变为 *IL-10* 或 *IL-10R* 基因突变。早期识别新生儿 *IL-10* 基因或 *IL-10R* 基因突变的 VEO-IBD 表型，及时进行基因检测，可帮助这些患儿早期得到诊断和治疗。

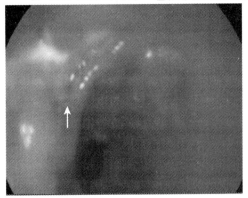

图 3-1-1　结肠镜检查

可见结肠黏膜多发深大溃疡，表面白苔，病理未见到典型的非干酪样坏死（与肠结核相鉴别）

【典型图表】

1. 肠镜检查提示结肠黏膜充血水肿，铺路石样改变，多处深大溃疡（图 3-1-1）。

2. 家系全外显子组测序（Trio WES）结果示 *IL-10R* 基因有两处突变（表 3-1-1）。

表 3-1-1　家系全外显子组测序（Trio WES）结果

基因	突变信息	患儿	父亲	母亲
IL10RA	C.301C＞T chr11：117860269p.R101W	杂合突变	无突变	杂合突变
IL10RA	C.537G＞A chr11：117864125p.T179T	杂合突变	杂合突变	无突变

检测分析结论：*IL-10R* 基因有两处突变，杂合突变分别来自患儿的父亲、母亲

（滕　旭）

参 考 文 献

[1] Kotlarz D，Beier R，Murugan D，et al. Loss of interleukin-10 signaling and infantile inflammatory bowel disease：implications for diagnosis and therapy[J]. Gastroenterology，2012，143（2）：347-355.

[2] 彭凯玥，钱晓文，吴冰冰，等. 脐血干细胞移植治疗白介素 10 受体 A 基因突变导致的极早发型炎症性肠病 1 例病例报告并文献复习[J]. 中国循证儿科杂志，2016，11（3）：171-176.

[3] Kelsen JR，Dawany N，Conrad M，et al. Commentary on mutations in interleukin-10 receptor and clinical pheno-types in patients with very early- onset inflammatory bowel disease：a chinese VEO-IBD collaboration group survey[J]. Inflamm Bowel Dis，2017，23（4）：591-592.

病例 2　慢性腹泻伴难治性低钾血症

［分化型神经母细胞瘤］

【病例摘要】

患儿男，1 岁 8 月龄，以"持续腹泻 1 年余"为主诉入院。患儿 1 年前无明显诱因出现腹泻，黄色稀水样便，无黏液或脓血，大便每日 2～3 次，无发热、无恶心呕吐，就诊于外院，给予口服"益生菌、乳糖酶"腹泻无明显好转，后予"中药汤剂、小儿推拿"治疗后仍腹泻，近 6 个月患儿体重下降 3.1kg，遂就诊于我院，门诊以"慢性腹泻"收入我科。患儿病来精神状态可，无发热，无咳喘，无恶心呕吐，饮食尚可，睡眠可，尿量正常。

既往史：既往体健，否认肝炎、痢疾、结核等传染病史。

家族史：否认遗传性疾病家族史。

过敏史：否认药物、食物过敏史。

个人史：G_1P_1，足月顺产第一胎，出生体重正常，混合喂养。

查体：T 37℃，P 118 次/分，R 24 次/分，BP 92/61mmHg，Wt 8.9kg（＜第 3 百分位），身高 85cm（第 50 百分位）；神志清楚，精神状态可，口唇黏膜略干燥，皮肤弹性差，皮下脂肪层厚约 4mm；心肺听诊无异常，腹软不胀，全腹无压痛，无反跳痛及肌紧张，肝脾肋下未及，未触及异常包块，肠鸣音正常。

辅助检查：血常规未见异常，血气离子分析示 pH 7.315～7.491（7.35～7.45），BE −6.1～2mmol/L（−3～3mmol/L），Na^+ 128～134mmol/L（130～150mmol/L），K^+ 1.5～1.8mmol/L（3.5～5.5mmol/L），白蛋白 44.3g/L（35～53g/L），支原体、EB 病毒、病毒抗体八项等病原抗体阴性，

淋巴细胞计数正常，便常规、轮状病毒抗原阴性，便钙卫蛋白阴性，尿常规正常。

【诊治经过】

（一）病例特点

患儿为幼儿，病程长，反复治疗无显效，并且出现营养不良及顽固性低钾血症。

（二）诊断及鉴别诊断

1. 入院诊断　①慢性腹泻病：腹泻反复发生，病程超过 2 个月。②低钾血症：反复检测血钾，均低于 3.5mmol/L，且补钾效果差。③蛋白质-能量营养不良：体重低于同年龄、同性别第 3 百分位数。

2. 疾病鉴别　患儿为幼儿，病程长，反复治疗无显效疗效，并且出现营养不良及顽固性低钾血症，需与下列疾病进行鉴别。

（1）食物过敏所致腹泻病：该病好发于婴幼儿，病程长可以导致营养不良，生长发育落后。但该病很少造成顽固性低钾，即使有低钾血症，给予补钾治疗后可很快缓解，与本患儿不同。

（2）感染性腹泻：该病主要表现为发热，腹泻，粪便性状以黏液便或黏液血便为主。化验指标中，感染相关指标如血常规、CRP，便常规、便培养可以进一步明确病原体。该患儿病程中无反复发热病史，院外相关化验指标均未提示感染，需要我们进一步完善相关指标，除外特殊病原（如结核杆菌、难辨梭状杆菌等）感染。

（三）治疗经过

按照慢性腹泻病诊断治疗常规，完善包括结核杆菌、难辨梭菌等的特异性标志物检查，食物、呼吸过敏原检查，免疫功能检查，腹部影像学检查，积极准备肠镜检查。治疗上给予去乳糖喂养、积极纠酸，补液纠正离子紊乱，补充益生菌。但是患儿经对症治疗后腹泻无缓解，排稀水样便，一日十余次，每次量中等，大量补钾后血清钾离子仍波动于 1.8~2.8mmol/L。腹部增强 CT：左侧腹后壁类圆形肿块，大小约 4.5cm×4.2cm，其内密度不均匀，见多发斑块状钙化，增强扫描明显不均匀强化。小肠受压向右移位，部分肠管积气扩张。神经元特异烯醇酶（NSE）51.55mg/ml（0~16.3mg/ml）。

患儿转往儿外科，探查腹腔：肿瘤位于左侧腹膜后，脊柱旁，实性，质硬，直径 6.0cm，边界清楚。肿瘤病理结果：肿物内密布大小不等的结节，结节由分化的神经节细胞和丰富的神经毡构成，结节间见施万细胞间质，提示分化型神经母细胞瘤。

随访结果：①患儿术后无呕吐，腹泻次数明显减少，大便次数每日 1~2 次，为成形软便。②经对症治疗后，患儿血钾离子升高，波动于 3.54~3.47mmol/L。③术后 20 天体重增长 1.9kg。

（四）确定诊断

患儿反复腹泻、顽固性低钾血症、腹部影像学、外科手术所见及病理、NSE 等可以明确诊断为分化型神经母细胞瘤。

（五）最终诊断

①分化型神经母细胞瘤；②蛋白质-能量营养不良。

【临床思路及诊治评述】

患儿为小幼儿，病史长，反复腹泻超过 1 年，并且有明显生长发育落后（体重小于同年龄、同性别儿童第 3 百分位数），提示患儿在腹泻症状后面可能存在某个严重的病因。而且该患儿还有一个特别明显的临床特征就是顽固性低钾血症。而低钾血症一般分 3 种原因。①摄入不足：一般有厌食、禁食或拒食，该患儿不存在这个问题，可以除外。②丢失过多：肾外丢失，可以通过肠道、皮肤或胰腺、胆囊丢失。该患儿皮肤、胆囊、胰腺均无明显病变，肠道虽然有腹泻，但经过积极止泻、补钾，低钾血症仍无好转，难以解释。肾性丢失，包括各种与内分泌有关的疾病，如肾小管性酸中毒、巴特综合征、范科尼综合征、原发性醛固酮综合征等，该患儿也可除外这些病因。③钾离子体内分布异常：如钡中毒、甲状腺功能亢进、周围性麻痹、糖尿病酮症酸中毒胰岛素治疗等，患儿均不具备这些原因，那么患儿为什么出现慢性腹泻伴顽固性低钾血症？经过影像学及病理专家的帮助，逐渐明确为神经母细胞瘤。

1. 神经母细胞瘤的发病机制　神经母细胞瘤起源于交感神经节，是由胚胎时期的神经嵴逐渐分化为神经组织而形成的肿瘤，恶性程度高，进展快，占所有儿童肿瘤的 8%～10%，中位年龄约为 18 个月。在儿童中，其可发生于身体的多个部位，包括肺、支气管、胸腺、睾丸、甲状腺、神经节，但最常见的是胃肠道和胰腺。以顽固性腹泻为主要症状的神经母细胞瘤较为罕见，故在疾病早期不易诊断。

2. 神经母细胞瘤的表现与诊断　以顽固性腹泻为主要症状的神经母细胞瘤是由于肿瘤分泌大量的血管活性肠肽（VIP）所致，腹泻多为慢性、大量水样便，在禁食 48 小时后通常不会消失，饮食调节和全胃肠外营养治疗无效。该病的诊断主要依靠特异性肿瘤标志物如 VIP, CgA（嗜铬素 A）及其分泌的特殊激素，确诊需要依靠病理学检查。

3. 神经母细胞瘤的治疗　外科手术切除是治疗本病的根本方法。生长抑素类似物（奥曲肽）是缓解症状的最有效手段，且对于发生远处转移的患者，也可减小肿块体积，改善体内激素水平和症状。

经一般治疗无缓解的顽固性腹泻病，当不能以感染、饮食等原因解释时，如伴有顽固性低钾血症，糖耐量异常等的患者应警惕是否存在内分泌性肿瘤的可能。及时行腹部和胸部影像学检查确定是否有肿块存在，避免误诊。

【典型图表】

1. 患儿腹泻 2 月余，呈营养不良、脱水貌（图 3-2-1）。

2. 患儿慢性腹泻伴顽固性低钾血症，血钾追踪监测情况见图 3-2-2。

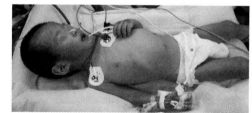

图 3-2-1　患儿呈营养不良、脱水貌

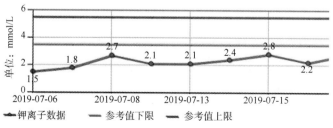

图 3-2-2　住院期间血钾变化情况

3. 患者行腹部 CT 检查，影像示：左侧腹后壁类圆形肿块（图 3-2-3）。

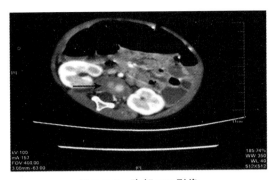

图 3-2-3　腹部 CT 影像

影像示：左侧腹后壁类圆形肿块，大小约 4.5cm×4.2cm，
其内密度不均匀，见多发斑块状钙化

（滕　旭）

参 考 文 献

[1] Bourdeaut F，de Carli E，Timsit S，et al. VIP hypersecretion as primary or secondary syndrome in neuroblastoma：a retrospective study by the Société Française des Cancers de l'Enfant （SFCE）[J]. Pediatr Blood Cancer，2009，52（5）：585-590.

[2] Han W，Wang HM. Refractory diarrhea：a paraneoplastic syndrome of neuroblastoma[J]. World J Gastroenterol，2015，21（25）：7929-7932.

[3] Kanik A，Baran M，Cayan O，et al. Vasoactive intestinal peptide releasing tumor which caused to chronic watery diarrhea and hypokalemia[J]. Turk Pediatri Ars，2014，49（2）：160-162.

[4] Moody TW，Nuche-Berenguer B，Jensen RT. Vasoactive intestinal peptide/ pituitary adenylate cyclase activating polypeptide，and their receptors and cancer[J]. Curr Opin Endocrinol Díabetes Obes，2016，23（1）：38-47.

[5] Husain K，Thomas E，Demerdash Z，et al. Mediastinal ganglioneuroblastoma- secreting vasoactive intestinal peptide causing secretory diarrhoea [J]. Arab J Gastroenterol，2011，12（2）：106-108.

病例 3　慢性腹泻伴低蛋白血症

［原发性小肠淋巴管扩张症］

【病例摘要】

患儿女，5 月龄，以"间断腹泻 2 个月，抽搐 1 次"为主诉入院。患儿 2 个月前无诱因出现腹泻，排黄色稀水样便，量不大，一日达 5～6 次，给予对症治疗腹泻症状无好转，病史中无热抽搐发作 1 次，表现为意识丧失、双手搐搦，1 分钟左右缓解，当地医院考虑为低钙抽搐。给予去乳糖奶粉喂养、对症补液、纠正酸中毒治疗后腹泻未见明显缓解，当地化验白蛋白水平持续减低，补充白蛋白后血浆白蛋白仍反复降低，遂来我院就诊，以慢性腹泻病收入。

既往史：既往体健，否认肝炎、结核等传染病史，否认手术外伤史。

家族史：否认遗传性疾病家族史。

过敏史：否认药物、食物过敏史。

个人史：G_1P_1，足月顺产第一胎，出生体重正常，人工喂养，按时接种疫苗。

入院查体：T 36.5℃，P 115 次/分，R 32 次/分，BP 88/56mmHg，Wt 6.9kg；神志清楚，状态一般，轻度脱水貌，皮肤弹力略差，咽部无充血；心肺听诊未闻及明显异常，腹软，肝肋下约 4cm，质软，脾肋下未及，肠鸣音活跃；肢端温，神经系统查体无异常。

辅助检查：总蛋白（TP）33.8g/L（60～83g/L），白蛋白（ALB）22.54g/L（35～53g/L），免疫球蛋白 G（IgG）1.59g/L（4.81～12.2g/L），免疫球蛋白 A（IgA）0.664g/L（0.42～1.58g/L），免疫球蛋白 M（IgM）0.463g/L（0.41～1.65g/L），淋巴细胞计数 900 个/μl（1100～2700 个/μl），总 T 细胞 0.16（0.55～0.84），CD4$^+$T 细胞 0.8（0.31～0.60），CD8$^+$T 细胞 0.06（0.13～0.41），总 B 细胞 0.43（0.05～0.20），自然杀伤细胞（NK）0.37（0.7～0.36），Ca^{2+} 0.93mmol/L（1.13～1.32mmol/L）。尿常规正常，便常规示脂肪球 8～10 个/HP（脂肪球 0 个/HP）。便轮状病毒抗原阴性，便钙卫蛋白阴性。

【诊治经过】

（一）病例特点

患儿为小婴儿，病程 2 个月，腹泻伴有抽搐，血浆白蛋白、球蛋白、血淋巴细胞计数、血清钙离子均明显低于正常。

（二）诊断及鉴别诊断

1. 入院诊断　①慢性腹泻：反复腹泻，病程超过 2 个月；②无热惊厥原因待查：无热惊厥一次伴低钙血症；③低蛋白血症：患儿血浆白蛋白、球蛋白明显低于正常值，补充后反复降低；④低丙种球蛋白血症：免疫球蛋白 G（IgG）1.59g/L（4.81～12.2g/L），免疫球蛋白 A（IgA）0.664g/L（0.42～1.58g/L），免疫球蛋白 M（IgM）0.463g/L（0.41～1.65g/L）。

2. 疾病鉴别　患儿腹泻 2 个月伴有抽搐，血浆白蛋白、球蛋白、血淋巴细胞计数、血清钙离子均明显低于正常，应与下列疾病进行鉴别。

（1）婴儿暂时性低丙种球蛋白血症，该病可以出现暂时性低丙种球蛋白，但不伴有低白蛋白及淋巴细胞绝对值下降。

（2）牛奶蛋白过敏性腹泻，可能伴有低白蛋白血症，但很少同时有低钙血症、低丙种球蛋白血症及低淋巴细胞。

（三）治疗经过

常规给予补液及补充白蛋白、丙种球蛋白治疗，同时进一步完善腹部增强 CT 及胃肠镜检查。

增强 CT 回报：为弥漫性小肠壁增厚和水肿并出现"晕轮征"。该种影像学异常高度提示胃肠黏膜有明显病理改变，完善胃镜检查及病理检查成为必要。

胃镜提示：十二指肠黏膜弥漫性水肿，表面可见白色点状绒毛和黏膜下扩张的淋巴管。

病理提示：镜下可见黏膜固有层、黏膜下层及浆膜层扩张的淋巴管。

（四）确定诊断

患儿反复腹泻，血浆白蛋白、球蛋白、血淋巴细胞计数、血清钙离子均明显低于正常，腹部 CT、胃镜下表现及病理改变均提示小肠淋巴管扩张。

（五）最终诊断

原发性小肠淋巴管扩张症（primary intestinal lymphangiectasis，PIL）。

【临床思路及诊治评述】

患儿为小婴儿，病程 2 个月，腹泻伴有抽搐。但腹泻伴抽搐多见于低钙血症性惊厥，此现象在重症腹泻中并不罕见。但该患儿比较突出的特征见于实验室检查结果出现的明显异常情况：血浆白蛋白、球蛋白、血淋巴细胞计数、血清钙离子均明显低于正常，似乎是患儿身体有个巨大的漏洞，血液中很多成分都无差别的漏了出去。患儿尿常规未见蛋白，提示患儿肾功能无明显异常，而便中有脂肪球，并且患儿反复腹泻，那么患儿肠道是否出现了问题，导致大量的血清蛋白甚至是血细胞（半衰期较长的 CD4$^+$T 淋巴细胞）经肠道丢失？经过临床证据的寻找，我们确定了该患儿为原发性肠淋巴管扩张症（PIL）。

1. 原发性肠淋巴管扩张症的发病机制　　PIL 是一种罕见的疾病，以小肠淋巴管回流受阻、乳糜管扩张及绒毛结构扭曲为特征，淋巴管的阻塞及小肠淋巴管压力的升高导致淋巴液漏出至小肠管腔，最终导致吸收不良和蛋白丢失。

2. 原发性肠淋巴管扩张症的诊断标准　　①典型的临床表现；②外周血淋巴细胞绝对计数减少；③血浆白蛋白和 IgG 同时降低；④内镜活检或手术标本病理证实为 IL；⑤辅助检查证明有肠道丢失蛋白质增多。

具备前 3 条为疑似诊断，具备后 2 条即可确诊。

诊断 PIL 时需排除继发性 IL 因素。继发性 IL 与自身免疫性疾病、肿瘤、感染（结核、丝虫病等）、肝硬化门静脉高压、缩窄性心包炎、腹部外伤或手术损伤等因素而造成淋巴管及周围组织的炎症和狭窄，使淋巴循环受压或回流不畅有关。

3. 原发性肠淋巴管扩张症的治疗

（1）PIL 目前尚无特效疗法。

（2）正常热量、低脂、高蛋白、富含中链三酰甘油（MCT）饮食是目前最主要的疗法。

（3）同时可采用大豆油按摩患儿周身皮肤，促进长链三酰甘油（LCT）通过皮肤直接进入血液循环，以补充长链三酰甘油的摄入不足。

（4）其他治疗包括奥曲肽、抗纤维蛋白溶酶及营养支持治疗（定期输注白蛋白，补充脂溶性维生素、谷氨酰胺及重组人生长激素等）。

（5）对于部分罕见的局限性（十二指肠）肠淋巴管扩张症，手术治疗是有效的。

注意：食物中所含的脂肪主要为不溶于水的 LCT，LCT 要经肠道淋巴管吸收入血，而 PIL 患者由于小肠淋巴管引流受阻，无法通过小肠淋巴管吸收并增加淋巴管压力。

MCT 在胃和十二指肠内可被脂肪酶分解成甘油和中链脂肪酸，具有较好的水溶性，在小肠内可不经胆汁乳化，其水解速度是长链脂肪酸的 6 倍。其在小肠黏膜上皮细胞可以甘油和 MCFA 形式吸收，吸收率为长链脂肪酸的 4 倍，然后直接通过小肠毛细血管进入静脉，快速转移到肝内，不需淋巴运转，故可减轻淋巴管压力，进而减少淋巴液渗漏，使蛋白丢失减少。

【典型图表】

1. 腹部增强 CT 影像示弥漫性小肠壁增厚和水肿并出现"晕轮征"（图 3-3-1）。

2. 胃镜见十二指肠黏膜弥漫性水肿，黏膜下的淋巴管扩张等（图 3-3-2）。

3. 长链三酰甘油及中链三酰甘油吸收进入肝的过程见图 3-3-3。

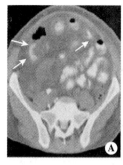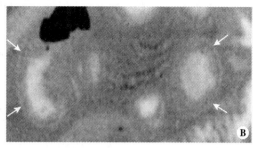

图 3-3-1　腹部增强 CT 影像

A. 箭头处为弥漫结节的小肠壁增厚和水肿；B. 箭头处为"晕轮征"。"晕轮征"：内环由炎性、水肿及不规则的黏膜、黏液组成；外环为增厚的纤维化黏膜下层、肌层和浆膜层；中间更低密度环目前考虑为黏膜下层扩张的乳糜管和水肿

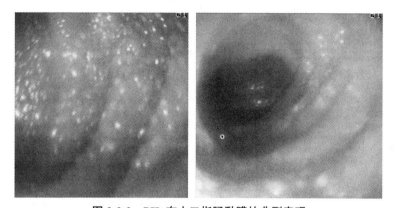

图 3-3-2　PIL 在十二指肠黏膜的典型表现

胃镜下可见十二指肠黏膜弥漫性水肿，表面可见白色点状绒毛和黏膜下扩张的淋巴管

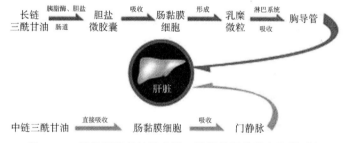

图 3-3-3　长链三酰甘油及中链三酰甘油吸收进入肝的过程

（滕　旭）

参 考 文 献

[1] Borzutzky A，Espino A，Alberti G，et al. Primary intestinal lymphangiectasia（waldmann's disease）[J]. Am J Gastroenterol，2019，114（2）：197.

[2] Prasad D，Srivastava A，Tambe A，et al. Clinical profile，response to therapy，and outcome of children with primary intestinal lymphangiectasia[J]. Dig Dis，2019，37（6）：458-466.

[3] 厉有名，张冰凌. 小肠淋巴管扩张症的研究现状[J]. 诊断学理论与实践，2008，7（1）：9-11.

病例 4　周身皮肤反复黄染 6 个月

[希特林蛋白缺陷病（Citrin 缺陷病）]

【病例摘要】

患儿男，6 月龄，以"周身皮肤反复黄染 6 个月"为主诉入院。患儿出生后 3 天出现颜面及躯干部黄染，无热，给予茵栀黄口服后皮肤黄染较前明显减轻，停用茵栀黄后患儿肤色黄染再次加重。出生后吃奶可，无腹泻，无白便，排尿正常，体重增长正常。

既往史：既往体健，否认肝炎、结核等传染病史。

家族史：否认家族黄疸肝病史。

过敏史：否认药物、食物过敏史。

个人史：G_1P_1，足月剖宫产，出生体重 2600g，人工喂养，因黄疸未按时接种疫苗。

入院查体：T 36.0℃，P 120 次/分，R 29 次/分，BP 86/52mmHg，W 7kg；神志清楚，一般状态可，前囟平坦，面部脂肪较丰满，皮肤、巩膜中度黄染，心肺听诊无异常，腹软略膨隆，肝右锁中线上肋下 3cm，质软，脾肋下未触及，神经系统查体无异常。

辅助检查：白蛋白 37.5g/L（35～53g/L），丙氨酸氨基转移酶 81U/L（0～40U/L），天冬氨酸氨基转移酶 126U/L（5～34U/L），γ-谷氨酰基转移酶 93U/L（9～64U/L），总胆红素 63.6μmol/L（3.4～20.5μmol/L），结合胆红素 44.9μmol/L（0～8.6μmol/L），血清总胆汁酸 473.6μmol/L（0.5～10.0μmol/L），血氨 56.8μmol/L（0～34μmol/L），胆固醇 5.86mmol/L（3.36～5.69mmol/L），Glu（空腹）2.87mmol/L（3.9～6.1mmol/L），巨细胞病毒-IgM 抗体阳性，凝血功能示凝血酶原时间 18.9 秒（10.5～13.5 秒），部分凝血活酶时间 46 秒（21～37 秒）。

【诊治经过】

（一）病例特点

患儿为婴儿，黄疸病程长，常规治疗无效，化验提示胆汁淤积性黄疸伴肝功能损伤。

（二）诊断及鉴别诊断

1. 入院诊断　①胆汁淤积性肝炎：生后皮肤、巩膜黄染；化验结果显示结合胆红素 44.9 μmol/L（0～8.6μmol/L），胆汁酸明显升高，γ-谷氨酰基转移酶升高，丙氨酸氨基转移酶、天冬氨酸氨基转移酶升高。②高氨血症：血浆氨高于正常值。③巨细胞病毒感染：巨细胞病毒抗体 IgM 阳性。④低血糖：血糖（空腹）2.87mmol/L（3.9～6.1mmol/L）。

2. 疾病鉴别　患儿黄疸病程长，常规治疗无效，化验提示胆汁淤积性黄疸伴肝功能损伤，需与下列疾病进行鉴别。

（1）胆道闭锁：胆道闭锁患儿表现为中重度黄疸，排白色便，肝功能指标中胆汁淤积更严重，γ-谷氨酰基转移酶升高明显高于正常值，并且肝彩超及胆囊收缩试验可做出初步诊断，与本病例区别较大。

（2）遗传代谢性肝病：亦有明显的胆汁淤积临床表现，必要时需要完善相关基因检测。

（三）治疗经过

入院后完善肝、胆、脾、胰腺三维彩超及胆囊收缩试验，除外了先天性胆道闭锁。给予富含中链三酰甘油奶粉喂养，口服中药退黄汤及熊去氧胆酸，肌内注射维生素 K_1，静脉滴注丁二磺酸腺苷蛋氨酸（思美泰）及甘草酸苷利胆保肝治疗。患儿经治疗 1 周，病情无明显变化，此时血、尿氨基酸代谢筛查结果回报，提示高瓜氨酸血症及高甲硫氨酸血症。因此，患儿可能存在蛋白质及糖类代谢异常。完善二代基因测序，结果给了我们最终的诊断。

（四）确定诊断

患儿反复皮肤、巩膜黄染及外貌特征，结合血生化改变特点、血尿氨基酸筛查检测及基因测序的结果提示该患儿症状及体征等符合希特林蛋白（Citrin）缺陷病。

（五）最终诊断

希特林蛋白（Citrin）缺陷病。

【临床思路及诊治评述】

患儿为小婴儿，反复皮肤黄疸，治疗效果不佳，经检查肝功能，发现总胆红素升高，以结合胆红素升高为主，总胆汁酸升高，同时患儿转氨酶升高，因此可以考虑患儿诊断为胆汁淤积性肝炎。但仔细观察该患儿化验指标的变化，可以发现有如下特点：①患儿的天冬氨酸氨基转移酶明显高于丙氨酸氨基转移酶；②血浆氨升高较明显；③低血糖；④血胆固醇升高；⑤凝血功能紊乱较明显。上述变化提示患儿在蛋白质、糖类、脂类代谢三方面都出现了问题，并且凝血功能的改变与肝功能的变化也并不相符，那么患儿胆汁淤积性肝炎的改变是否仅仅是巨细胞病毒等病原感染所致？还是有基因方面的异常。为此我们进行了进一步检查，首先做了血、尿氨基酸代谢筛查。鉴于血、尿氨基酸代谢筛查结果提示患儿有明显异常，基因测序自然就成为下一步选择。

希特林蛋白（Citrin）缺陷病又称希特林蛋白缺乏所致新生儿肝内胆汁淤积症（neonatal intrahepatic cholestasis caused by citrin deficiency，NICCD）。

1. NICCD 的发病机制　　NICCD 是由于 *SLC25A13* 基因突变导致的一种常染色体隐性遗传病，该基因编码的蛋白称为希特林蛋白，*SLC25A13* 基因突变可以在某个环节上影响其肝内酶的活性，并继发性的降低该酶的水平，最终影响尿素循环导致氨代谢障碍，但并不直接影响编码精氨酸琥珀酸合成酶的基因本身的结构，机制至今仍不清楚。精氨酸琥珀酸合成酶是尿素循环中的限速酶，它的缺乏可导致瓜氨酸蓄积，精氨酸生成减少及高氨血症引发类似于肝性脑病的表现。该病有两种年龄相关表型：成年发病 Ⅱ 型瓜氨酸血症（CTLN-2）和 Citrin 缺陷所致的新生儿肝内胆汁淤积症（NICCD）。

2. NICCD 的临床表现　　多于新生儿期或婴儿时期发病，多见于出生后 2 个月内，很少晚于 5 月龄。主要临床表现：①新生儿或婴儿期起病，有肝大、黄疸等婴儿肝炎综合征表现，部分患儿可有凝血功能障碍，可有白内障等半乳糖血症表现；②发育迟缓；③血生化检测可发现胆红素（结合胆红素为主）、胆汁酸、酶学指标等升高，而白蛋白总蛋白降低，同时有不同程度高血氨、高乳酸血症，并往往伴甲胎蛋白明显增高；④血氨基酸分析发现瓜氨酸、苏氨酸、蛋氨酸、酪氨酸和精氨酸增高；⑤尿液分析可有半乳糖、半乳糖醇和半乳糖酸等半乳糖血症标志物的增高。

3. NICCD 的诊断依据 主要依据临床表现、实验室检查及基因测定等方面综合评估。其中以基因测定明确存在基因突变为诊断本病的金标准。

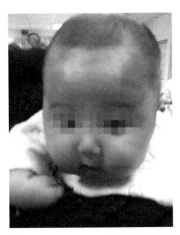

图 3-4-1 NICCD 的特征性面容

NICCD 的患儿面部脂肪丰满

4. NICCD 的治疗 ①基本治疗,对于患儿饮食方面可给予高蛋白、高脂、低糖类饮食,注意补充必需氨基酸包括精氨酸,不应限制或纠正其嗜食富含高脂、高蛋白而厌食谷类的饮食倾向。②熊脱氧胆酸对症处理黄疸;适当补充维生素可改善氧化、应激;有出血倾向患儿给予维生素 K₁ 治疗;少数病情严重患儿需进行肝移植。

5. NICCD 的预后 NICCD 病程多为自限性,预后较好。也有患儿尽管经过积极治疗仍然发展为肝衰竭,最终需要肝移植。

【典型图表】

1. 患儿面部脂肪较丰满成为其特征性面容(图 3-4-1)。
2. 血氨基酸筛查示:高瓜氨酸血症及高甲硫氨酸血症(表 3-4-1)。

表 3-4-1 血氨基酸筛查结果

项目	结果	参考值	提示
丙氨酸(Ala)	99.68	60.00～300.00	
天冬氨酸(Asp)	14.45	10.00～80.00	
谷氨酸(Glu)	63.59	45.00～200.00	
甲硫氨酸(Met)	58.98	8.00～35.00	↑
苯丙氨酸(Phe)	34.93	20.00～120.00	
酪氨酸(Tyr)	76.12	20.00～100.00	
亮氨酸(Leu)	84.78	50.00～250.00	
色氨酸(Trp)	16.35	10.00～75.00	
缬氨酸(Val)	70.69	80.00～300.00	↓
精氨酸(Arg)	16.91	1.00～25.00	
瓜氨酸(Cit)	125.81	7.00～35.00	↑
甘氨酸(Gly)	214.64	90.00～350.00	
鸟氨酸(Orn)	78.64	15.00～80.00	
谷氨酰胺(Gln)	4.49	6.00～30.00	↓
组氨酸(His)	137.93	10.00～300.00	
丝氨酸(Ser)	59.50	20.00～100.00	
苏氨酸(Thr)	147.87	15.00～100.00	↑
脯氨酸(Pro)	688.03	90.00～1700.00	
Arg/Orn	0.22	0.05～0.70	
Cit/Arg	7.44	0.60～10.00	
Orn/Cit	0.63	0.80～4.00	↓
Met/Phe	1.69	0.20～0.60	↑

续表

项目	结果	参考值	提示
Leu/Phe	2.43	1.50～4.00	
Phe/Tyr	0.46	0.50～2.00	↓
Gly/Phe	6.15	1.50～10.00	
Tyr/Phe	2.18	0.50～2.00	↑
Glu/Cit	0.51	2.45～15.00	↓
His/Phe	3.95	0.00～4.00	
Thr/Phe	4.23	0.00～1.50	↑
Trp/Phe	0.47	0.20～1.20	
Cit/Phe	3.60	0.15～0.80	↑
Glu/Phe	1.82	1.00～5.00	
游离肉碱（C0）	73.01	10.00～60.00	↑
乙酰肉碱（C2）	21.08	6.00～30.00	
丙酰肉碱（C3）	2.23	0.50～4.00	
丙二酰肉碱（C3DC）	0.09	0.03～0.40	
丁酰肉碱（C4）	0.19	0.06～0.50	
3-羟基丁酰肉碱（C4-OH）	0.06	0.02～0.35	
丁二酰肉碱（C4DC）	0.38	0.20～1.20	
异戊酰肉碱（C5）	0.11	0.04～0.30	
异戊烯酰肉碱（C5：1）	0.02	0.00～0.10	
3-羟基异戊酰肉碱（C5-OH）	0.14	0.06～0.60	
戊二酰肉碱（C5DC）	0.11	0.00～0.20	
己酰肉碱（C6）	0.10	0.01～0.15	
己烯酰肉碱（C6：1）	0.03	0.01～0.10	
3-羟基己酰肉碱（C6-OH）	0.04	0.00～0.10	
己二酰肉碱（C6DC）	0.03	0.00～0.06	
辛酰肉碱（C8）	0.16	0.01～0.30	
辛烯酰肉碱（C8：1）	0.36	0.03～0.50	
辛二烯酰肉碱（C8：2）	0.02	0.00～0.10	
辛二酰肉碱（C8DC）	0.05	0.00～0.04	↑
葵酰肉碱（C10）	0.16	0.02～0.50	
葵烯酰肉碱（C10：1）	0.15	0.03～0.45	
葵二烯酰肉碱（C10：2）	0.04	0.00～0.10	
葵二酰肉碱（C10DC）	0.45	0.02～0.40	↑
月桂酰肉碱（C12）	0.19	0.02～0.20	
月桂烯酰肉碱（C12：1）	0.12	0.02～0.20	
月桂二烯酰肉碱（C12：2）	0.01	0.00～0.10	
3-羟基月桂酰肉碱（C12-OH）	0.02	0.00～0.10	
月桂二酰肉碱（C12DC）	0.34	0.00～0.15	↑

项目	结果	参考值	提示
肉豆蔻酰肉碱（C14）	0.37	0.02~0.25	↑
肉豆蔻烯酰肉碱（C14：1）	0.13	0.01~0.30	
肉豆蔻二烯酰肉碱（C14：2）	0.08	0.00~0.20	
3-羟基肉豆蔻酰肉碱（C14-OH）	0.03	0.00~0.06	
肉豆蔻二酰肉碱（C14DC）	0.03	0.00~0.15	
棕榈酰肉碱（C16）	5.90	0.30~2.00	↑

3. 尿液酪氨酸代谢产物检测结果示：4-羟基苯乳酸（pHPP）及4-羟基苯丙酮酸增高（表 3-4-2）。

表 3-4-2　尿液酪氨酸代谢产物检测结果

项目	结果	参考值	提示
4-羟基苯乙酸	33.4	8.6~73.2	
乙酰甘氨酸-1（2）	0.0	0.0~0.0	
N-乙酰天冬氨酸-2	0.0	0.0~3.7	
辛烯二酸-2	0.0	0.0~0.0	
辛二酸-2	0.5	0.3~4.7	
2-酮己二酸-OX-3	0.0	0.0~6.5	
乳清酸-3	0.0	0.0~1.5	
高香草酸-2	3.1	5.8~24.9	↓
马尿酸-2	0.0	0.0~11.7	
枸橼酸-4	8.5	31.4~572.3	↓
马尿酸-1	0.9	0.0~284.0	
3-（3-羟苯基）-3-羟基丙酸-3	0.0	0.0~0.0	
3-羟基辛烯二酸-3	0.0	0.0~5.3	
尿香草扁桃酸-3	1.2	11.7~84.6	↓
葵二烯酸-2	0.0	0.0~2.3	
4-羟基苯丙酮酸-OX-2	77.4	0.0~0.9	↑
吲哚-3-乙酸-2	0.0	0.0~78.7	
棕榈酸-1	17.0	0.0~13.8	↑
3-羟基葵二酸-3	0.1	0.0~4.4	
十二烷二酸	0.0	0.0~0.0	
尿酸-4	3.6	0.0~7.2	
3-羟基-十二烷二酸	0.0	0.0~1.4	
2-酮戊二酸-OX-2（1）	0.0	0.3~21.3	↓
苯丙酮酸-OX-2	0.0	0.0~0.0	
2-羟基己二酸-3	0.2	0.0~2.0	
3-羟基己二酸-3	0.0	0.1~3.6	↓
3-甲基戊烯二酸-2（3）	0.0	0.0~0.0	
乌头酸-3	5.8	15.1~86.1	↓
香草酸-2	0.0	0.0~0.0	
壬二酸-2	1.0	0.0~10.7	
异枸橼酸-4	1.1	8.3~29.0	↓
尿黑酸-3	0.0	0.0~1.4	

续表

项目	结果	参考值	提示
甲基枸橼酸-4（1）	0.0	0.0～1.1	
甲基枸橼酸-4（2）	0.0	0.0～1.0	
3-羟基辛二酸-3	0.3	0.0～4.8	
癸二酸-2	0.0	0.4～7.0	↓
4-羟基苯乳酸-2	442.3	0.0～7.0	↑
2-羟基马尿酸-3	0.0	0.0～0.0	
辛二酰甘氨酸-2	0.0	0.0～0.0	
2-羟基葵二酸-3	0.4	0.0～5.3	
2-羟基马尿酸-2	0.4	0.0～17.6	
N-乙酰酪氨酸-3	0.0	0.0～0.0	
3，6-环氧-十二烷二酸-2	0.0	0.0～5.2	
3，6-环氧-十四烷二酸-2	0.0	0.0～3.9	

4. 二代基因测序结果提示：*SLC25A13* 基因有一个突变（图 3-4-2）。

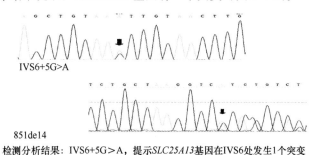

检测分析结果：IVS6+5G＞A，提示*SLC25A13*基因在IVS6处发生1个突变

图 3-4-2　*SLC25A13* 二代基因测序结果

（滕　旭）

参 考 文 献

[1] 鲁耀邦，彭菲，李孟贤，等. 希特林蛋白缺乏症的研究进展及展望[J]. 中华医学遗传学杂志，2006，23（6）：655-657.
[2] 王向波，堵向楠，丁岩. 希特林蛋白缺乏症的研究进展[J]. 疑难病杂志，2014，9（13）：980-982.

病例 5　反复皮肤、巩膜黄染 3 个月

［先天性肝内胆管发育不良征（Alagille 综合征）］

【病例摘要】

患儿男，3 月龄，以"反复皮肤、巩膜黄染 3 个月"为主诉入院，患儿出生后即出现巩膜黄染，家属未给予特殊处置，直至满月接种疫苗后，家属自觉患儿皮肤黄染逐渐加重，给予口服茵栀黄 12 天，症状无明显好转，来我院救治。患儿出生后母乳喂养，满月后出现恶心症状，7 天前出现偶有拒食症状，排绿色稀便，一日 7～8 次。

既往史：既往体健，否认肝炎、结核等传染病史。

家族史：否认家族黄疸肝病史。

过敏史：否认药物、食物过敏史。

个人史：G_1P_1，足月剖宫产，出生体重 3500g，人工喂养，因黄疸未按时接种疫苗。

入院查体：T 36.7℃，P 126 次/分，R 32 次/分，BP 78/55mmHg，Wt 7kg；神志清楚，精神状态可，面容略特殊，眼窝异常凹陷，尖下颌，皮肤、巩膜中度黄染；双肺呼吸音清，心音有力，心尖部可及Ⅱ级收缩期粗糙杂音；腹软不胀，肝肋下 2cm，质软，脾肋下未及，无压痛。

辅助检查：白蛋白 36.9g/L（35～53g/L），丙氨酸氨基转移酶 181U/L（0～40U/L），天冬氨酸氨基转移酶 96U/L（5～34U/L），γ-谷氨酰基转移酶 154U/L（9～64U/L），总胆红素 171μmol/L（3.4～20.5μmol/L），结合胆红素 102μmol/L（0～8.6μmol/L），血清总胆汁酸 213.6μmol/L（0.5～10.0μmol/L），空腹血糖 5.87mmol/L（3.9～6.1mmol/L），巨细胞病毒-IgM 抗体阳性；凝血功能：凝血酶原时间 11.8 秒（10.5～13.5 秒），部分凝血活酶时间 29 秒（21～37 秒）；胸部 CT 示胸 10 椎骨呈蝶形改变，心脏彩超示房间隔 2mm 缺损。

【诊治经过】

（一）病例特点

患儿为小婴儿，面容特殊，心脏有杂音，巨细胞病毒-IgM 抗体阳性，高结合胆红素血症。

（二）诊断及鉴别诊断

1. 入院诊断　①胆汁淤积性肝炎：生后反复皮肤、巩膜黄染 3 个月，化验结果显示结合胆红素 102μmol/L，血清总胆汁酸 213.6μmol/L，丙氨酸氨基转移酶、天冬氨酸氨基转移酶升高。②巨细胞病毒感染：巨细胞病毒抗体 IgM 阳性。③先天性心脏病：心尖部可及Ⅱ级收缩期粗糙杂音，心脏彩超示房间隔 2mm 缺损。

2. 疾病鉴别　患儿生后反复皮肤、巩膜黄染，面容特殊，心脏有杂音，化验提示巨细胞病毒感染，高结合胆红素血症，需与下列疾病进行鉴别。

（1）巨细胞病毒感染：该病也可引起胆汁淤积性肝炎改变，但该患儿除巨细胞病毒感染外，还有明显其他表现，需要进一步明确诊断。

（2）先天性胆道闭锁：可出现胆汁淤积性肝炎表现，但肝功能表现比该患儿更重，根据肝、胆、脾彩超可进一步鉴别。

（三）治疗经过

除外先天性胆道闭锁后，常规给予富含中链三酰甘油奶粉喂养，口服中药退黄汤及熊去氧胆酸（10mg/kg，一日 3 次），肌内注射维生素 K_1，静脉滴注丁二磺酸腺苷蛋氨酸（思美泰）及甘草酸苷利胆保肝治疗 1 周。患儿经治疗无显效，给予肝病相关基因的二代基因测序检查，发现病变基因，并最终确定诊断。

（四）确定诊断

综合患儿皮肤、巩膜黄染，心脏杂音，肝功能胆汁淤积的改变及转氨酶升高，基因检测的结果，得出最终诊断。

（五）最终诊断

Alagille 综合征（先天性肝内胆管发育不良征）。

【临床思路及诊治评述】

患儿为小婴儿，反复皮肤黄疸，经治疗无显效，仔细检查患儿发现患儿面容特殊，同时心脏有畸形，胆汁淤积等这些病变集中在一个患儿身上，提示患儿的病情不能仅仅用巨细胞病毒感染来解释，那么就可能是某种遗传代谢性疾病或综合征。鉴于我们现在能够开展第二代基因测序技术，给予患儿进行了肝病相关基因的检查，结果提示患儿为 Alagille 综合征，这是一种肝内毛细胆管发育不良，造成胆汁排泄困难的遗传代谢性疾病。

1. Alagille 综合征的发病机制　Alagille 综合征又称先天性肝内胆管发育不良征，是常染色体显性遗传病，90%患者是由 *JAG1* 基因变异导致的，之所以患儿父母亲没有表现该病，说明本病外显率不是 100%或有表现度差异。

JAG1 基因变异可影响多个系统的 NOTCH 信号转录而引起胆汁淤积、心脏畸形、骨骼畸形、角膜后胚胎环及面容畸形等多系统病变，是 Alagille 综合征的发病原因。

2. Alagille 综合征的临床表现　该病的主要诊断标准有五个：典型面容、慢性胆汁淤积、心脏畸形、角膜后胚胎环及椎体弓畸形，满足三条即可诊断。面部特征为前额突出、眼球深陷伴眼距中度增宽、尖下颌、鞍形鼻并前端肥大等。特殊面容可能早在婴儿期即已存在，小婴儿以前额突出和耳发育不良多见，随年龄增长，其他各项特征渐突出。肝病理表现为小叶间胆管缺乏。心血管异常（90%）表现常见肺动脉狭窄，肺动脉病变多单发，也可与其他心脏病变同时出现。角膜后胚胎环是最具有特征性的眼部改变，但眼部异常很少出现临床症状。Alagille 综合征患者可有脊椎异常，主要表现为蝶状椎骨。

3. Alagille 综合征的治疗与预后　本病的预后很大程度上取决于肝病严重程度及心血管的异常程度，有些患儿可能早期夭折。本病没有有效的治疗方法，有严重的纤维增生及慢性肝功能衰竭的患者可进行肝移植。

【典型图表】

1. Alagille 综合征的面部特征为前额突出、眼球深陷伴眼距中度增宽、尖下颌、鞍形鼻等（图 3-5-1）。

2. 患者可有脊椎异常，表现为蝶状椎骨（图 3-5-2，网络图片）。

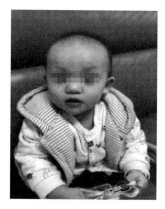

图 3-5-1　患儿 15 个月照片

患儿前额突出经治疗患儿仍眼窝凹陷，尖下颌

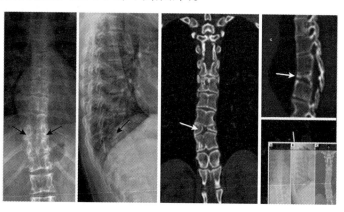

图 3-5-2　T$_{10}$ 胸椎蝶形椎骨

3. 二代基因测序检查，*JAG1* 基因发现位点 c.1437T＞A 杂合突变（表 3-5-1）。

表 3-5-1　*JAG1* 基因检测报告单

通过对疾病相关基因的测序分析，发现与疾病表型相关的高度可疑变异：

基因	染色体位置	基因突变信息	纯合/杂合	家系结果		正常人频率	预测	ACMG致病性分析	疾病/表型	遗传方式
				父亲	母亲					
JAG1	chr20：10629329	c.1437T＞A（p.Y479X）	杂合	无变异	无变异	－	－	致病	①Alagille 1 型；②法洛四联症？；③先天性心脏缺陷和后胚毒素	①AD ②AD ③-

预测：蛋白功能预测软件 REVEL；D：预测为有害；B：cbimo 良性；－：未知

变异解读：

该样本分析到 *JAG1* 基因有 1 个杂合突变：c.1437T＞A（exom12，NM_000214），第 1437 号核苷酸由胸腺嘧啶 T 变为腺嘌呤 A，导致氨基酸改变 p.Y479X，为无义突变，根据 ACMG 指南，该变异初步判定为致病性变异。

PVS1：该变异为零效变异（无义突变），可能导致基因功能丧失；

PS2：经家系验证分析，受检人之父该位点无变异，受检人之母该位点无变异，此变异为自发突变；

PM2：在正常人群数据库中的频率未知，为低频变异；

PP4：患者表型或家族史高度特异于单一遗传基础的疾病；

文献数据库未有该位点的相关性报道，Clin Var 数据库无该位点致病性分析结果

关联疾病：

（1）Alagille 综合征 1 型（OMIM：118450）是一种主要累及肝、心、眼睛、脸部和骨髓的多系统复杂疾病。其临床表现多样，即使在同一家族患者之中也是如此。ALGS 的主要临床表现为胆汁淤积（肝活检显示胆管稀少），主要累及肺动脉的先天性心脏病、眼后胚胎形成、典型的面部特征及蝴蝶椎。肾和中枢神经也时有累及。该病死亡率 10% 左右，其中血管意外、心脏病和肝疾病是主要的死亡原因。

（2）法洛四联症（OMIM：187500）是一种先天性心脏畸形，主要特征包括室间隔缺损、右心室流出道阻塞、主动脉骑跨、右心室肥厚。

（3）先天性心脏缺陷和后胚胎毒素（OMIM：617992）（？）

（滕　旭）

参 考 文 献

[1] Wakim El-Khoury J，Venetz JP，Rutz T，et al. Alagille Syndrome[J]. Rev Med Suisse. 2019，15（660）：1506-1510.

[2] 中华医学会肝病学分会，中华医学会消化病学分会，中华医学会感染病学分会. 胆汁淤积性肝病诊断和治疗共识（2015）[J]. 胃肠病学，2016，21（1）：39-49.

[3] Leonard LD，Chao G，Baker A，et al. Clinical utility gene card for：Alagille syndrome（ALGS）[J]. Eur J Hum Genet，2014，22（3）：1-4.

[4] Hua H，Li FW. Radiological changes of spine and liver in a case of Alagille syndrome[J]. Quant Imaging Med Surg，2018，8（3）：368-371.

病例 6　出生后皮肤黄染 1 个月

［进行性家族性肝内胆汁淤积症 2 型］

【病例摘要】

患儿男，1 月龄，以"出生后皮肤黄染 1 个月"为主诉入院。1 个月前患儿出生家属即发现

皮肤发黄，于当地医院检查提示黄疸，家属自行观察，但皮肤黄染未见缓解，1 天前就诊于当地医院，行肝功能化验示：丙氨酸氨基转移酶 207U/L（0～40U/L），天冬氨酸氨基转移酶 226U/L（5～34U/L），总胆红素 310.7μmol/L（3.4～20.5μmol/L），结合胆红素 114.3μmol/L（0～8.6μmol/L）。遂就诊于我院，门诊以"梗阻性黄疸"为诊断收入院。病来患儿无发热，无咳嗽，饮食睡眠可，小便正常。

既往史：既往体健，否认肝炎、结核等传染病史。

家族史：否认家族黄疸肝病史。

过敏史：否认药物、食物过敏史。

个人史：G_1P_1，足月顺产，出生体重 3100g，人工喂养，出生无缺氧窒息史，出生后 24 小时开奶，排墨绿色胎便，因黄疸未按时接种疫苗。

入院查体：T 36.5℃，P 130 次/分，R 30 次/分，BP 未测，Wt 3.67kg；神志清楚，发育正常，营养中等；皮肤黏膜中度黄染，淋巴结无增大；胸廓对称，双肺呼吸音清，心率 130 次/分，心律齐；腹部稍隆起，肝脾不大，未见腹壁静脉曲张，无胃肠型及蠕动波；腹部未触及包块，全腹无压痛、反跳痛及肌紧张；移动性浊音阴性，肠鸣音可。

辅助检查：丙氨酸氨基转移酶 436U/L（0～40）U/L；天冬氨酸氨基转移酶 527U/L（5～34U/L）；总胆红素 266.7μmol/L（3.4～20.5μmol/L）；结合胆红素 133.0μmol/L（0～8.6μmol/L）；非结合胆红素 133.7μmol/L（3.4～11.9μmol/L）；γ-谷氨酰基转移酶 43U/L（9～64U/L）；血清总胆汁酸 97μmol/L（0.5～10.0μmol/L）。TORCH-IgM 抗体测定示巨细胞病毒-IgM 抗体阴性（<5.0AU/ml），单纯疱疹病毒（Ⅰ+Ⅱ）-IgM 抗体阴性（<0.50index），风疹病毒-IgM 抗体阴性（<10.0AU/ml），弓形体-IgM 抗体阴性（<3.0AU/ml）；腹部彩超及 MRCP 未见异常。

【诊治经过】

（一）病例特点

患儿为小婴儿，出生后黄疸并持续 1 个月，生化指标提示为胆汁淤积症伴肝损害，TORCH-IgM 抗体阴性，肝、胆、脾影像学检查未见异常。

（二）诊断及鉴别诊断

1. 入院诊断　胆汁淤积性肝炎：出生后皮肤、巩膜黄染至今；化验结果显示结合胆红素 133.0μmol/L，非结合胆红素 133.7μmol/L，γ-谷氨酰基转移酶 43U/L，血清总胆汁酸 97μmol/L，丙氨酸氨基转移酶、天冬氨酸氨基转移酶升高，TORCH-IgM 抗体阴性。

2. 疾病鉴别　患儿出生后即出现黄疸并持续 1 个月，生化指标提示为胆汁淤积症伴肝损害，TORCH-IgM 抗体阴性，肝、胆、脾影像学未见异常，应与以下疾病进行鉴别。

（1）巨细胞病毒感染：该病也可引起胆汁淤积性肝炎改变，但该患儿检测 TORCH-IgM 抗体阴性，需要进一步检测巨细胞病毒相关抗体或核酸。

（2）先天性胆道闭锁：可出现胆汁淤积性肝炎表现，但肝功能表现比该患儿更重，γ-谷氨酰基转移酶往往明显升高，与本病例明显不同。

（三）治疗经过

因肝、胆、脾影像学检查未见异常，除外先天性胆道闭锁或占位性病变后，常规给予富含中链三酰甘油奶粉喂养，口服退黄汤及熊去氧胆酸，肌内注射维生素 K_1，静脉滴注丁二磺酸腺苷蛋氨酸（思美泰）及甘草酸苷利胆、保肝治疗 1 周。患儿经治疗无显效，复查肝功能：白蛋白 38.9g/L（35～53g/L），丙氨酸氨基转移酶 827U/L（0～40U/L），天冬氨酸氨基转移酶 946U/L（5～34U/L），γ-谷氨酰基转移酶 40U/L（9～64U/L），总胆红素 266.7μmol/L（3.4～20.5μmol/L），结合胆红素 177.0μmol/L（0～8.6μmol/L），非结合胆红素 89.7μmol/L（3.4～11.9μmol/L），血清总胆汁酸 103.1μmol/L（0.5～10.0μmol/L），虽经过对症治疗，但各项指标却有逐渐加重的趋势，γ-谷氨酰基转移酶仍无明显变化。这些现象提示我们患儿很可能罹患了遗传代谢性肝病，于是我们给予肝病相关基因的检查，发现病变基因，并最终确定诊断。

（四）确定诊断

综合患儿皮肤、巩膜黄染，肝功能胆汁淤积的改变，γ-谷氨酰基转移酶异常表现及转氨酶升高，基因检测的结果，提示进行性家族性肝内胆汁淤积症 2 型（PFIC-2）。

（五）最终诊断

进行性家族性肝内胆汁淤积症 2 型（Progressive familial intrahepatic cholestasis 2，PFIC-2）。

【临床思路及诊治评述】

患儿为小婴儿，出生后皮肤黄疸，影像学基本可除外胆道闭锁或占位性病变，肝功能化验提示患儿为胆汁淤积性肝炎。其中结合胆红素及胆汁酸均提示胆汁淤积性改变，但我们也看到了另外一个指标 γ-谷氨酰基转移酶，这个指标比正常范围上限略高一点。我们知道，在肝功能指标中，结合胆红素、胆汁酸、γ-谷氨酰基转移酶、碱性磷酸酶、5-核苷酸酶五个指标都是反映胆汁淤积的，一般这些指标都是协同变化的，如果某一个指标与其他的指标明显不一致，则可能提示有不同寻常的情况发生。无论如何，我们暂时按照胆汁淤积性肝炎对症治疗 1 周后进行再次评估。

1 周后复查肝功能各项指标均有逐渐加重的趋势，但只有 γ-谷氨酰基转移酶仍无明显变化。这些提示我们，患儿很可能罹患了遗传代谢性肝病，于是我们给予肝病相关基因的检查，结果提示患儿为进行性家族性肝内胆汁淤积症 2 型（progressive familial intrahepatic cholestasis 2，PFIC-2）。

进行性家族性肝内胆汁淤积症（PFIC）是一种严重的胆汁淤积性肝病，为常染色体隐性遗传性疾病。此类疾病主要是因为各种基因突变而造成肝细胞和胆管上皮细胞上各功能蛋白的生成、修饰、调控缺陷导致肝细胞性胆汁淤积。目前该病尚无确切发病率，新生儿发病率估计为 1/100 000～1/50 000，无性别差异。该病主要表现为新生儿期或婴儿期肝细胞性胆汁淤积，在儿童期或青春期可因肝衰竭致死，占儿童胆汁淤积原因的 10%～15%，占儿童肝移植原因的 10%～15%。

其中伴有低谷氨酰转肽酶活性的一型称为低 GGT 型 PFIC，根据特异性基因缺陷低 GGT 型 PFIC 被分为 2 个亚型，PFIC-1 型（即原来的 Byler 病）和 PFIC-2 型，除了基因上的差异外，症状上 PFIC-1 和 PFIC-2 型相似，均是由于胆汁形成异常和小胆管输出异常所致。还有一种家族性胆汁淤积伴有高血清 GGT，称为高 GGT 型 PFIC，或 PFIC-3 型。这类患者肝活检显示小叶间胆管增生伴胆栓形成，致使肝门区域增大，提示此型为梗阻性病变而不是原发于胆汁合成异常。

本病以肝内胆汁淤积为临床特征，根据其致病基因，目前 PFIC 至少可分 6 型：PFIC-1 型亦称为 Byler 病，由 *ATP8BI* 基因突变引起；PFIC-2 型亦称为胆汁酸盐输出泵（bile salt export pump，BSEP）疾病，由 *ABCB11* 基因突变导致；而 PFIC-3 型则是由 *ABCB4* 基因突变造成的；*TJP2* 基因突变将导致 PFIC-4 型；*NR1H5* 基因突变引起的 PFIC-5 型；*MYO5B* 基因突变引起的 PFIC-6 型。其中 PFIC-1、PFIC-2、PFIC-4、PFIC-5、PFIC-6 型患者一般伴有 γ 谷氨酰转肽酶（GGT）水平低下，而 PFIC-3 型患儿伴有高 GGT 水平。

该病的主要临床表现为进行性加重的黄疸，胆汁淤积所致的高结合胆红素血症，具有反复发作性。突出的、特征性的瘙痒，因为胆盐在体内蓄积所致，与黄疸的程度相一致，可以不严重，也可随着黄疸程度改变消长。PFIC-1 型患儿继发肝外表现比较多，包括脂溶性维生素缺乏症，如佝偻病、骨龄延迟、干眼症、凝血功能障碍、维生素 E 吸收障碍所致的神经肌肉病变、感音神经性耳聋、水样腹泻和胰腺炎，亦可并发肝肿痛、胆囊结石、肝脂肪变性等。目前 PIFC 的治疗包括：药物治疗（如熊去氧胆酸），部分胆汁外分流术，部分胆汁内分流术，肝移植等治疗措施。治疗效果均不理想，所有类型的 PFIC 如果不经治疗在儿童时期就将是致命的。

【典型图表】

家系全外显子组测序（Trio WES）发现患儿 *ABCB11* 基因的两处突变（表 3-6-1）。

表 3-6-1　家系全外显子组测序（Trio WES）结果

受检者携带的 *ABCB11* 基因 c.320G＞A：p.C107Y 变异及 c.3071T＞A：p.V1024D 变异，经查询 HGMD，ClinVar 及其他常用数据库，均未见相关文献报道及收录。但相同氨基酸位点的其他形式变异（c.319T＞C：p.C107R），为 HGMD 收录和与家族进行性肝内胆汁淤积症相关的变异。

该疾病相关临床信息如下：

疾病名称	进行性家族性肝内胆汁淤积 2（Progressive familial intrahepatic cholestasis 2）
疾病介绍	该病是一种严重的新生儿期起病的遗传性肝胆汁生成障碍性疾病，通常肝的形态无明显异常
遗传模式	常染色体隐性遗传
疾病发生率及再风险	发病率：（1～9）/100 000；再发风险：在理论上，患者双亲再次生育，每个兄弟姐妹有 25% 的患病概率，有 50% 的概率成为无症状携带者，有 25% 的概率不患病也非携带者
疾病发生年龄层	新生儿期、婴儿期
症状	身材矮小，发育迟滞；肝内胆汁淤积、黄疸、肝大，活检显示小管内胆汁淤积、巨细胞转化、纤维化、肝硬化、脾大；腹泻，脂肪和脂溶性维生素吸收不良，瘙痒、高结合胆红素血、血清胆汁酸增加、血清碱性磷酸酶升高、血清 γ-GGT 正常或轻度升高、成年前的末期肝病；增加肝癌风险
疾病预防干预措施	所有患者均应采用熊去氧胆酸治疗，以预防肝损伤，但效果不明显。利福平有利于控制瘙痒。胆道引流对胆汁分流可能提供帮助。然而，由于严重的胆汁淤积、肝功能衰竭或肝细胞癌，50% 患者最终选择肝移植
家庭生育计划及注意事项	如果家族中已有人确诊携带致病基因变异，可以对有遗传风险的亲属做携带者检测，对有遗传风险的妊娠做产前检测，取样绒毛（怀孕 10 周，即从最后一次月经的起始日计算）或羊水（怀孕满 16 周，在第 17 周左右是最佳的时机）进行相关检测，确认他们中是否遗传了致病基因变异，必要时进行 PGD（以试管婴儿的方式进行胚胎植入前产前诊断）

（滕　旭）

参 考 文 献

[1] 孙梅，郭亚琼. 进行性家族性肝内胆汁淤积症的诊治进展[J]. 中国实用儿科杂志，2008，23（1）：6-9.
[2] 徐志强，张鸿飞，董漪，等. 进行性家族性肝内胆汁淤积症 1 型 1 例及文献复习[J]. 传染病信息，2013，26（5）：304-306.

病例 7　腹痛伴呕吐，严重高脂血症

［家族性混合型高脂血症］

【病例摘要】

患儿女，1岁5月龄，以"腹痛伴呕吐2天"为主诉入院。患儿入院前1天无明显诱因出现呕吐，进食后为著，每日7次，非喷射性，呕吐物为胃内容物，含少量胆汁，不含血性物质；腹痛，具体疼痛部位不详，表现为屈膝位，伴哭闹，夜内可痛醒，就诊于我院急诊。化验：血脂肪酶1013.6U/L（0～60U/L），血淀粉酶163U/L（25～125U/L）。给予患儿静脉滴注"兰索拉唑"抑制胃酸分泌，静脉补液治疗，但腹痛未见缓解，急诊以"胰腺炎"为诊断收入我科。

既往史：否认结核、肝炎等疾病接触史，否认手术、输血、外伤史。

家族史：患儿祖父37岁时患急性胰腺炎，胰头糜烂，用药后好转。

过敏史：否认具体食物及药物过敏史。

个人史：G_1P_1，出生体重3.2kg，疫苗按时接种。

入院查体：T 36.6℃，P 112次/分，R 27次/分，BP 80/55mmHg，Wt 10kg；神志清楚，发育正常，营养中等。皮肤黏膜无黄染，淋巴结无肿大。胸廓对称，双肺呼吸音清，心率100次/分，心律齐。腹软，肝脾不大，无胃肠型及蠕动波，腹部未触及包块。全腹无压痛、反跳痛及肌紧张。移动性浊音阴性，肠鸣音可。

辅助检查：①血常规示白细胞$9.5×10^9$/L，中性粒细胞百分比0.357，血红蛋白108g/L，血小板$328×10^9$/L。②免疫学检查示C反应蛋白4.1mg/L（0～8mg/L）。③血生化检查示总蛋白74.7g/L（60～83g/L），白蛋白44.3g/L（35～53g/L），丙氨酸氨基转移酶12U/L（0～40U/L），天冬氨酸氨基转移酶35U/L（5～34U/L），三酰甘油15.1mmol/L（0.4～1.69mmol/L），胆固醇7.73mmol/L（3.36～5.69mmol/L），高密度脂蛋白胆固醇0.78mmol/L（1.04～1.83mmol/L），低密度脂蛋白胆固醇0.92mmol/L（<3.372mmol/L），载脂蛋白A 11.13g/L（1.2～1.9g/L），载脂蛋白B 1.09g/L（0.75～1.5g/L）；血脂肪酶1013.6U/L（0～60U/L），血淀粉酶163U/L（25～125U/L）。④影像学检查示胰腺彩超示胰腺饱满，未见明显渗出及出血。

【诊治经过】

（一）病例特点

患儿为幼儿，急性起病，有腹痛、呕吐症状，血淀粉酶、脂肪酶3倍以上升高，胰腺影像学改变，血脂异常升高。

（二）诊断及鉴别诊断

1. 入院诊断　①急性胰腺炎：急性起病，腹痛、呕吐症状，血淀粉酶、脂肪酶3倍以上升高，胰腺声像学示胰腺饱满。②高脂血症：血脂异常升高。

2. 疾病鉴别　患儿急性起病，腹痛、呕吐症状，血淀粉酶、脂肪酶3倍以上升高，胰腺声像学改变，血脂异常升高，但如此明显的血脂异常升高在儿童少见，应与以下疾病进行鉴别。

（1）饮食异常所致高脂血症：一般常见于高脂食物摄入过多，该患儿饮食合理，无高脂食物过量食用史。

（2）家族型高胆固醇血症：本病为一种常染色体显性遗传病，表现为高脂血症，主要特点为血浆总胆固醇（TC）、低密度脂蛋白胆固醇 C（LDL-C）明显升高，皮肤及跟腱黄色瘤，早发冠心病。本病例主要是三酰甘油升高为主，需要进一步鉴别。

（三）治疗经过

按照急性胰腺炎的诊疗常规给予补液、抑酸（兰索拉唑）、调节胃肠功能（口服益生菌）等治疗，同时改善患儿生活方式，合理饮食（正常蛋白、低脂、高维生素、正常热量），适量运动，患儿家人避免吸烟。经过 1 周治疗后复查胰酶及肝功能血脂结果如图 3-7-1、图 3-7-2、图 3-7-3、表 3-7-2。患儿腹痛、呕吐等临床症状明显缓解，胰酶指标迅速恢复正常，胰腺彩超提示胰腺形态正常，但三酰甘油水平一直居高不下，甚至一度达到正常值上限的 20 倍，血胆固醇下降较明显，接近正常值上限。因严重高脂血症，不能除外遗传代谢性疾病的存在，经二代基因测序，结果提示 *LPL* 基因有 2 个杂合突变。

（四）确定诊断

综合患儿急性起病，有腹痛、呕吐症状，血淀粉酶、脂肪酶 3 倍以上升高，胰腺影像学改变，血脂异常升高，二代基因测序结果等提示家族性复合高脂血症、高脂蛋白血症Ⅰ型。

（五）最终诊断

①家族性混合型高脂血症（familial combined hyper- lipidemia，FCHL）；②急性胰腺炎。

【临床思路及诊治评述】

根据儿童胰腺炎诊断标准，患儿有腹痛、呕吐的临床表现，同时胰酶（淀粉酶、脂肪酶）明显升高，高于正常值上限 3 倍以上，胰腺影像学检查表现为胰腺饱满，则患儿诊断急性胰腺炎是成立的。关键是患儿为什么会罹患胰腺炎，有什么感染因素、药物因素？还是先天胰腺发育异常？找到引起胰腺炎背后的原因才是关键。

仔细查看患儿的入院化验单，我们发现患儿血脂明显异常，三酰甘油高出正常值上限几倍，胆固醇亦增高，而高密度脂蛋白胆固醇、低密度脂蛋白胆固醇均无增高。患儿仅仅为 1 岁幼童，体型正常，无肥胖，平时饮食合理，无高脂饮食史，否认家族高血脂病史。患儿的高血脂是怎么造成的？是否是高脂性胰腺炎？我们先给予患儿治疗胰腺炎，同时严格控制患儿的饮食，保证低脂饮食，复查发现：患儿胰酶恢复正常，但血三酰甘油水平仍明显高于正常，胆固醇亦未恢复正常，这就提示患儿的脂类代谢可能存在异常，于是我们做了血脂基因测序，结果：*LPL* 基因有 2 个杂合突变，考虑家族性复合高脂血症、高脂蛋白血症Ⅰ型。

1. **FCHL 的病因**　FCHL 是以家族成员血浆总胆固醇（total cholesterol，TC）和（或）血清三酰甘油（triglyceride，TG）升高，并可伴低密度脂蛋白胆固醇（low density lipoprotein cholesterol，LDL-C）升高为特征的脂蛋白代谢紊乱的多基因遗传病，具有明显的家族聚集性，但不符合孟德尔遗传方式。吸烟、饮酒、肥胖等环境因素可影响血浆 TG 水平，但遗传是主要的决定因素。

2. **FCHL 的诊断标准**　目前该病在我国无儿童诊断标准，在芬兰 FCHL 家系、血浆总胆固醇、三酰甘油以大于人群年龄、性别第 90 百分位点为受累诊断标准，并合并肥胖和 2 型糖尿病患者。

3. **FCHL 的治疗**　对于 FH 患儿，首先要改善生活方式，合理饮食，适量运动。吸烟是动脉粥样硬化性心血管疾病（ASCVD）的独立危险因素，因此患儿及其家人应避免吸烟。对饮食和运动治疗不能达标的患儿，应选择给予药物治疗。他汀类药物也能减少 ASCVD 及全因死亡率，因此儿童降脂首选他汀类药物，而依折麦布是他汀类药物不能达标或是不能耐受时的合理选择。

他汀类药物主要是通过抑制 HMG-CoA 还原酶减少胆固醇在肝及其他组织的内源性合成；依折麦布作用于小肠绒毛刷状缘的胆固醇转运蛋白从而抑制胆固醇的肠道吸收。

但是要注意，许多他汀类药物需要从 8～10 岁开始使用，阿托伐他汀可以用于 6 岁以上的儿童。该病例仅为 1 岁 5 个月，无相关药物可选择。病情严重时可进行肝移植来改善患者的脂质代谢。

【典型图表】

1. 血液生化检验结果示患儿明显高脂血症（表 3-7-1）。

表 3-7-1　患儿血液生化检查情况

项目编码	项目名称	检验结果	结果标识	参考范围	检测单位
TP	总蛋白	74.7	正常	60～83	g/L
AlbG	白蛋白	44.3	正常	35～53	g/L
A/G	白球比	1.5	正常	1.1～2.0	1:1
ALT	丙氨酸氨基转移酶	12	正常	0～40	U/L
AST	天冬氨酸氨基转移酶	35	↑	5～34	U/L
Alkp	碱性磷酸酶	180	正常	40～375	U/L
GGT	γ-谷氨酰基转移酶	11	正常	9～64	U/L
CHE1	胆碱酯酶	7191	正常	4000～11 700	U/L
PAl	前白蛋白	0.108	↓	0.18～0.45	g/L
BilT	总胆红素	5.5	正常	3.4～20.5	μmol/L
BilD	结合胆红素	0.7	正常	0～8.6	μmol/L
UNBIL	非结合胆红素	4.8	正常	3.4～11.9	μmol/L
TBA	血清总胆汁酸	0.5	正常	0.5～10.0	μmol/L
MAO	单胺氧化酶	3.85	正常	<12	U/L
Urea	尿素	3.49	正常	2.5～7.2	mmol/L
Crea	肌酐	26.6	↓	45～84	μmol/L
CYSC	血清胱抑素 C	1.07	↑	0.59～1.03	mg/L
Uric	尿酸	419	正常	142～420	μmol/L
Clq	补体	180.6	正常	159～233	mg/L
GluO	血糖（空腹）	3.13	↓	3.9～6.11	mmol/L
Trig	三酰甘油	15.10	↑	0.4～1.69	mmol/L
Chol	胆固醇	7.73	↑	3.36～5.69	mmol/L
HDL	高密度脂蛋白胆固醇	0.78	↓	1.04～1.83	mmol/L
LDL	低密度脂蛋白胆固醇	0.92		正常人群<3.37；高危人群<2.59；极高人群<2.07	mmol/L

续表

项目编码	项目名称	检验结果	结果标识	参考范围	检测单位
ApoAl	载体蛋白 A1	1.13	↓	1.20～1.90	g/L
ApoB	载体蛋白 B	1.09	正常	0.75～1.50	g/L
Sd-LDL	小而密低密度脂蛋白胆固醇	0.6197			mmol/L
K	钾	4.94	正常	3.5～5.5	mmol/L
Na	钠	136	正常	136～145	mmol/L
Cl	氯	104.6	正常	96～108	mmol/L
Ca	钙	2.40	正常	1.9～2.6	mmol/L

2. 脂肪酶监测情况见图 3-7-1。

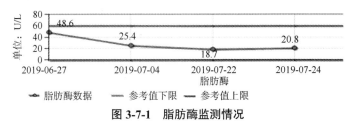

图 3-7-1　脂肪酶监测情况

3. 三酰甘油监测情况见图 3-7-2。

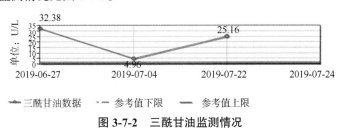

图 3-7-2　三酰甘油监测情况

4. 胆固醇监测情况见图 3-7-3。

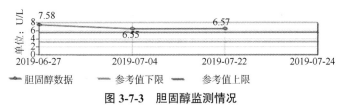

图 3-7-3　胆固醇监测情况

5. 血低密度脂蛋白胆固醇监测情况见表 3-7-2。

表 3-7-2　血低密度脂蛋白胆固醇监测情况

序号	项目名称	结果（mmol/L）	参考范围（mmol/L）	检查时间
1	低密度脂蛋白胆固醇	2.12	<3.37	2019-06-27
2	低密度脂蛋白胆固醇	3.77	<3.37	2019-07-04
3	低密度脂蛋白胆固醇	0.41	<3.37	2019-07-22
4	低密度脂蛋白胆固醇	0.75	<3.37	2019-09-20

6. LPL 二代基因测序结果见表 3-7-3。

表 3-7-3　*LPL* 二代基因测序结果

通过对疾病相关基因的测序分析，发现与疾病表型相关的高度可疑变异：

基因	染色体位置	转录本外显子	核苷酸氨基酸	纯合/杂合	正常人频率	预测	致病性分析	遗传方式	疾病或表型	变异来源
LPL	chr8：.19813405	NM_000237；exon6	c.829G>A（p.D277N）	杂合	0.00001	D	可能致病	1. AD 2. AR	1. 家族性复合高脂血症 2. 高脂蛋白血症 I 型	父亲
LPL	chr8：.19818517-19818518	NM_000237；exon8	c.1246delA（p.S416Afs*18）	杂合	未知	未知	可能致病	1. AD 2. AR	1. 家族性复合高脂血症 2. 高脂蛋白血症 I 型	母亲

预测：蛋白功能预测软件 REVEL（rare exome vanart ensemble leamer）；D：预测为有害；B：预测为良性

变异解读：该样本分析到 *LPL* 基因有 2 个杂合突变。

（1）c.829G>A（编码区第 829 号核苷酸由鸟嘌呤变异为腺嘌呤），导致氨基酸改变 p.D277N（第 277 号氨基酸由天冬氨酸变异为天冬酰胺），为错义突变。根据 ACMG 指南，该变异初步断定为疑似致病性变异。

PS1：HGMD 数据库已有该位点 Lipoprotein lipase deficiency 的相关性报道，Clinvar 数据库对该位点的致病性为 pathogenic；Hyperlipoproteinemia；type I；

PM2：在正常人群数据库中的频率为 0.00006，为低频变异；

PP3：生物信息学蛋白功能预测软件 SIFT、PolyPhen_2、MutationTaster、GERP++、REVEL 分别预测为有害、良性、有害、有害、有害；

经家族验证分析，受检人之父该位点杂合变异，受检人之母该位点无变异。

（2）c.1246delA，导致氨基酸改变 p.S416Afs*18，为移码突变。根据 ACMG 指南，该变异初步判定为疑似致病性变异（Likely pathogenic）。

PS1：该变异为零效变异（移效突变），可能导致基因功能丧失；

PM2：在正常人群数据库中的频率为-，为低频变异；

HGMD 数据库未有该位点的相关报道，Clinvar 数据库无该位点致病性分析结果；经家系验证分析，受检人之父该位点无变异，受检人之母该位点杂合变异；生物信息学蛋白功能预测软件 SIFT、PolyPhen_2、MutationTaster、GERP++、REVEL 分别预测预测结果均未知

（滕　旭）

参 考 文 献

[1] Wiegman A，Gidding SS，Watts GF，et al. Familial hypercholesterolemia in children and adolescents：gaining decades of life by optimizing detection and　treatment[J]. Eur Heart J，2015，36（36）：2425-2437.

[2] 裴卫东，吴锡桂，惠汝太，等. 家族性混合型高脂血症临床诊断标准及遗传流行病学研究进展[J]. 高血压杂志，1999，7（4）：299-300.

第4章

血液系统疾病

病例1　腰腿痛1个月，进行性加重伴皮肤包块半个月

[神经母细胞瘤IV期]

【病例摘要】

患儿女，12岁，以"腰腿痛1个月，进行性加重伴皮下结节半个月"为主诉入院。

患儿1个月前无明显诱因出现腰部疼痛及双腿酸痛，能行走，但活动后疼痛明显。近半个月疼痛进行性加重，且颈部、足踝处皮肤出现瘀斑及针尖大小出血点，左侧前胸部皮下出现一个3.0cm×3.0cm大小结节，无红肿热痛，无进行性增大，但皮下结节逐渐增多，蔓延至前胸、后背，呈绿豆至黄豆大小。病来有间断发热，最高体温39.5℃，有头晕，乏力，无抽搐及晕厥。于当地医院化验血常规发现重度贫血及血小板减少而来我院就诊，门诊以"皮下肿物，血液系统恶性病待查"收入血液病房。

患儿既往健康，否认特殊疾病及外科手术史，否认家族中有肿瘤性疾病及血液系统疾病史，G_1P_1足月顺产，生长发育无异常，无药物及食物过敏史。

入院查体：T 38.3℃，P 160次/分，R 24次/分，BP 105/60mmHg，Wt 33kg；神志清楚，一般状态稍差，重度贫血貌，颈部、腋下及腹股沟可触及多个肿大淋巴结，最大者直径1.5cm×1.5cm，活动度良好，无红肿热痛。左侧胸壁可见一3.0cm×3.0cm大小结节，质硬，固定，无红肿热痛。前胸后背散在多个绿豆至黄豆大小同质的结节。腹软，肝肋下2.5cm，脾肋下3.0cm，质均、中等硬度。腹部未触及包块及压痛，双下肢皮肤散在陈旧性瘀斑及出血点。

辅助检查：①入院后化验白细胞$24.7×10^9$/L，中性粒细胞$4.52×10^9$/L，红细胞$1.42×10^{12}$/L，血红蛋白42g/L，血小板$23×10^9$/L。丙氨酸氨基转移酶15U/L（0～40U/L），天冬氨酸氨基转移酶94U/L（5～34U/L），C反应蛋白14.5mg/L（0.0～8.0mg/L），神经元特异烯醇酶（NSE）66.11ng/ml（0～16.3ng/ml），D-二聚体（DDU）6687μg/L（0～252μg/L），24小时尿香草苦杏仁酸3.7mg/24h（1.4～6.5mg/24h），乳酸脱氢酶505U/L（12～243U/L）。②腹部双侧肾上腺超声可见腹主动脉右侧至右肾后上方12.2cm×5.7cm实性肿物，形态不规整，边界尚清，内呈不均质低回声；彩色多普勒血流显像（color doppler flow imaging，CDFI）可检测出血流信号。左肾上腺区可见5.7cm×4.3cm实性肿物，形态不规则，边界尚清，内呈低回声，CDFI可检测出血流信号。胸部CT可见右肺少许炎症及胸腔积液。发射型计算机断层扫描仪（emission computed tomography，ECT）见多发性骨损害。③骨髓形态学结果示骨髓增生明显活跃，粒系增生减低、红系增生重度减低、巨核系增生减低，血小板罕见。分数内可见到疑似骨髓转移瘤细胞70.4%，其胞体较大，呈圆

形或类圆形，胞质量较丰富，染蓝色或灰蓝色，边缘较清楚，呈泡沫感，胞核呈类圆形或不规则形，可见双核及多核型，核染色质较疏松，核仁可见，此外可见成团分布。流式细胞术结果示可疑异常表型细胞占 7.26%，表达 CD56，部分细胞表达 CD23，CD61。考虑骨髓外肿瘤转移。④左胸壁皮下结节活检病理检查结果：提示小圆细胞恶性肿瘤，结合临床及免疫组化为神经母细胞瘤，未分化型，*N-Myc* 基因扩增阳性。

【诊治经过】

（一）病例特点

患儿为 12 岁青春期女孩，急性起病，主要表现为发热、腰腿痛、皮下结节及重度贫血、血小板减少及出血倾向。就诊前病程 1 个月，腰腿痛及贫血进行性加重来诊，进一步检查发现腹腔、肾上腺及腹膜后巨大肿物占位，骨髓检查提示转移癌。

（二）诊断及鉴别诊断

1. 入院诊断　血液系统恶性病性质待查：急性白血病（？），非霍奇金淋巴瘤（？），神经母细胞瘤（？）。

2. 疾病鉴别　患儿发热、骨痛、皮下结节、皮肤瘀斑及出血点，重度贫血及血小板减少，应考虑如下疾病。

（1）急性淋巴细胞白血病（ALL）：急性白血病占儿童恶性肿瘤首位，小儿白血病 95% 为急性白血病，其中 ALL 约占 2/3。ALL 一般为急性起病，也有部分患儿起病时症状隐匿，持续 1 月至数月。临床主要表现为发热、贫血、出血和浸润四大主症。70%～80% 的患儿发病时有不同程度的肝、脾、淋巴结增大，其次是骨、关节浸润引起的肢体疼痛，还有其他少见部位的浸润如皮肤可有结节、肿块及斑丘疹，唾液腺及腮腺肿大。患儿腹腔巨大肿物占位，骨髓形态学及流式细胞术分类细胞非淋巴细胞来源可予鉴别。

（2）急性髓细胞白血病（AML）：AML 约占急性白血病的 1/3，临床表现主要是由骨髓造血克隆性改变和白血病细胞浸润脏器引起。浸润主要表现在骨痛、肝脾大、牙龈增生、视觉障碍，白血病细胞聚集成团可形成肿物如髓细胞肉瘤或绿色瘤。髓细胞肉瘤可表现为皮肤结节、包块等。骨髓的形态学及流式细胞术可确定白血病细胞的来源。

（3）非霍奇金淋巴瘤（NHL）：NHL 临床表现异质性很大，一些患儿仅有无痛性外周淋巴结增大，几乎无全身症状。但有部分患儿临床表现复杂而危重，无明确原发肿瘤病灶而转移至骨髓达到白血病期时，与 ALL 很难鉴别。原发于腹部 NHL 的肿块多见于右下腹，可有腹痛、肝脾大及腹水，有时可表现为肠套叠及阑尾炎样表现。儿童 NHL 可在诊断时和病程中出现骨髓、中枢神经系统、骨及关节、皮肤、腮腺及颌下腺等部位浸润。诊断依赖骨髓检查及肿瘤部位的病理检查。

（4）神经母细胞瘤（NB）：起源于胚胎神经嵴细胞，多位于肾上腺、腹膜后或胸部等交感神经部位。是儿童最常见的颅外实体肿瘤。有将近 1/2 的 NB 发生于 2 岁以内的婴幼儿。NB 的生物学行为呈多样性、复杂且易转移，转移至骨髓可出现类似白血病表现；转移至骨可形成颅骨"乒乓球"样隆起；眼球后浸润可引起突眼，眼部淤青的"熊猫眼"；浸润皮下可形成皮下结节。

（5）肾母细胞瘤（Wilms 瘤）：是一种来源于肾内残留的后肾胚基细胞的恶性胚胎性肿瘤。

是婴幼儿腹部最常见的恶性实体瘤，主要发生在 5 岁以内小儿，病理可明确诊断。

（三）治疗经过

患儿入院后立即给予积极血液支持，多次输注悬浮红细胞改善和纠正贫血，输注血小板防止出血，并完成骨髓检查及其他必要相关检查。给予头孢呋辛钠抗感染，异甘草酸镁保护肝，磷酸肌酸钠保护心肌，维持水、电解质及内环境稳定。患儿腹腔左肾上腺及腹膜后巨大占位病变，胸壁及后背部多发皮下结节，选取左胸壁皮下结节进行病理检查以明确肿瘤性质。患儿入院后虽经过积极治疗，完成必要的检查和评估，但病情进展迅速，呈现进行性多器官功能衰竭，于入院第 13 日突然发生呼吸、心搏骤停，经抢救无效死亡。

（四）确定诊断

NB 的诊断标准符合以下两项之一者可确诊：

1. 肿瘤组织光镜下获得肯定的病理学诊断（下列检查可有可无：免疫组化学染色、电镜检查、血清 NSE 或尿中儿茶酚胺代谢产物升高）。

2. 骨髓抽吸涂片和活检发现特征性神经母细胞瘤（小圆细胞，呈巢状或菊花团状排列；抗CD2 抗体染色阳性），并且伴有血清 NSE 或尿中儿茶酚胺代谢产物升高。

结合患儿肾上腺肿物，皮下结节组织病理结果为 NB 未分化型，N-myc 基因扩增阳性，骨髓涂片及流式细胞术显示骨髓外肿瘤浸润，骨痛及 ECT 提示多发骨损害，血清 NSE 及尿中儿茶酚胺代谢产物均正常，可以确定神经母细胞瘤的诊断。

（五）最终诊断

①神经母细胞瘤Ⅳ期（骨、皮肤及骨髓转移），N-myc 基因扩增阳性，高度危险组；②呼吸、心搏骤停；③胸壁皮下肿物活检术后；④急性支气管肺炎，右侧胸腔积液；⑤离子紊乱（低钾、低钠、低氯血症）。

【临床思路及诊治评述】

患儿 12 岁龄，入院时发热，骨痛，皮下结节，皮肤瘀斑及出血点，重度贫血及血小板减少，即发热、贫血、出血和浸润表现，临床指向为儿童急性白血病或已发生转移的儿童恶性肿瘤。因而入院后的检查以生化学检查评估基本状态、骨髓检查、可能的肿瘤病灶查找、相关肿瘤标志物的检查及受累脏器的评估为主。

患儿左胸壁皮下结节活检病理结果取材活检冷冻病理检查为小圆细胞恶性肿瘤（MSRCT）。MSRCT 是一组光镜下不易区分，组织来源不易确切诊断，形态以小圆细胞为主的一类恶性肿瘤，尤其当某些肿瘤分化很差时，仅凭 HE 切片的光镜观察，诊断十分困难，需要结合免疫组化表型、分子生物学标志物等多种方法加以分类。MSRCT 多见于横纹肌肉瘤、尤因肉瘤或原始神经外胚层肿瘤、神经母细胞瘤、肾母细胞瘤、胶质瘤、单形性滑膜肉瘤、小细胞性间皮瘤、非霍奇金淋巴瘤、骨肉瘤等。

1. NB 的发病特点　神经母细胞瘤（neuroblastoma，NB）好发于婴幼儿，中位发病年龄 22个月，97%NB 发生在 <10 岁的儿童。年长儿童和成年人少见，且预后极差。原发肿瘤最常见的发生部位是肾上腺，也可以发生在颈部、胸部、腹部及盆腔的神经组织，也有极少数发生在鼻、膀胱及小肠等特殊部位，还有 10% 左右找不到原发肿瘤。约有 70% 患儿确诊时肿瘤已转移，

尤其当肿瘤原发于非体表部位, 未形成压迫症状或全身症状时不易发现, 晚期才出现症状或体征, 就诊时已存在转移灶。本例患儿就诊时已出现全身播撒, 出现全身症状如苍白、消瘦、发热、骨关节痛、出血、肝脾及淋巴结大、皮下结节等, 病情进展迅猛, 诊断过程中即进入临床终末期。

2. NB 的转移与预后　NB 最常见的转移部位为骨、骨髓和肝。皮肤转移少见。既往国内文献报道 1 例婴儿 NB 皮肤转移和 1 例新生儿 NB 皮肤转移, 女性患儿, 3 月龄, 于出生半个月开始出现皮下结节, 腹部超声发现上腹中线区巨大肿物, 肝实质有浸润灶, 骨髓有幼稚细胞 1.5%, 皮损组织病理检查及免疫组化符合 NB, 诊断为神经母细胞瘤Ⅳs 期 (肝、皮肤转移), 家属未予治疗, 随访 2 年正常生存, 皮下结节部分自行吸收消退。另 1 例男性婴儿, 1 月 5 日龄, 右大腿皮下包块, 腹部超声发现肾上腺肿物, 取皮下结节进行病理检查, *N-myc* 基因不扩增, 诊断为肾上腺神经母细胞瘤Ⅳs 期 (肝、皮肤转移), 家属未予治疗, 随访 1 年正常生存, 超声复查右肾上极区占位消失, 证实该瘤自然消退。低风险 NB 具有自行消退与体外诱导分化成熟的特点, 尤其Ⅳs 期患儿。而高风险 NB 恶性度极高, 早期即广泛转移, 预后极差。

3. NB 的治疗　目前对Ⅲ/Ⅳ期 NB 采取化疗、手术、自体造血干细胞移植、局部放射治疗及生物治疗等综合治疗手段, 治愈率仍只有 50%。

4. 诊断 NB 注意的问题　当临床出现以下症状时应高度注意 NB 的可能: ①不明原因的贫血、血小板减少等血液学异常; ②不明原因的血压增高、顽固性腹泻、肢体疼痛及肢体无力; ③对于化验中发现乳酸脱氢酶及 D-二聚体明显增高, 不能用其他原因解释; ④腹部或胸部发现肿块、皮肤结节或突眼; ⑤持续不明原因发热。

【典型图表】

1. 骨髓形态学检查, 可见骨髓转移成团瘤细胞的多核型瘤细胞 (图 4-1-1)。

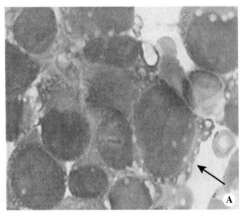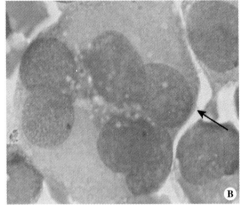

图 4-1-1　骨髓形态学

A. 骨髓转移瘤细胞成团分布; B. 多核型瘤细胞

2. 患儿左胸壁皮下结节活组织病理检查, 结果示: 光镜下组织来源不易确切诊断, 形态以小圆细胞为主的一类恶性肿瘤 (图 4-1-2)。

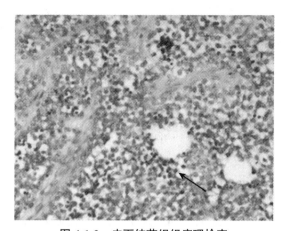

图 4-1-2　皮下结节组织病理检查

取左胸壁皮下结节组织检查，病理结果提示：小圆细胞恶性肿瘤

（王　弘　孙若文）

参 考 文 献

[1] 肖媛媛，伏利兵，张立新，等. 婴儿神经母细胞瘤皮肤转移一例[J]. 中华皮肤科杂志，2012，45（3）：210-211.

[2] 徐红艳，曾华，吴艳，等. 新生儿神经母细胞瘤皮肤转移 1 例[J]. 临床与实验病理学杂志，2016，32（2）：239-240.

[3] 中国抗癌协会小儿肿瘤专业委员会，中国医学会小儿外科学分会肿瘤外科学组. 儿童神经母细胞瘤诊疗专家共识[J]. 中华小
儿外科杂志，2015，36（1）：3-7.

[4] 王培培，唐锁勤，翟谦宇. 儿童Ⅲ/Ⅳ期神经母细胞瘤的综合治疗及生存分析[J]. 解放军医学院学报，2019，40（6）：533-536，543.

病例 2　持续发热，咽痛伴乏力 2 周

［传染性单核细胞增多症，遗传性球形红细胞增多症］

【病例摘要】

患儿男，10 岁，以"持续发热、咽痛伴乏力 2 周"为主诉入院。

患儿 2 周前无明显诱因出现发热、每日热峰波动在 38.0～40.0℃，伴有流涕、咽痛、乏力及轻咳，于当地医院化验支原体阳性，肺部 CT 显示肺部散在炎症，故以"急性支气管肺炎"诊断给予患儿静脉输注阿奇霉素联合头孢西丁钠 5 天，炎琥宁 7 日，并间断应用地塞米松，减轻炎症反应。患儿发热没有终止，近 2 日有声音嘶哑、鼻塞症状，家属携带患儿于当地医院再次就诊。化验发现白细胞增高，淋巴细胞为主，贫血，肝功能异常，为求进一步诊治来我院，门诊以"发热、肝功能异常原因待查"收入血液病房。

患儿病来无寒战，无抽搐，无恶心呕吐，无腰背部及腹部疼痛，无肢体疼痛，发热时伴有乏力，饮食差，尿便正常。

既往健康，无手术外伤史，家族中大伯因肺癌于 6 年前病逝，否认其他成员血液病家族史，G_2P_2 足月顺产，其有一位 13 岁姐姐，健康，否认过敏史及特殊用药史。

入院查体：T 36.7℃，P 120 次/分，R 24 次/分，BP 110/65mmHg，Wt 30kg；神志清楚，精神状态可，轻度贫血貌；颈部、腋下及腹股沟可触及多个增大淋巴结，最大者直径 3.0cm×3.0cm，

活动度良好，无红肿热痛；口唇干裂，无杨梅舌，周身皮肤未见皮疹及出血点，皮肤黏膜无黄染，咽赤，双侧扁桃体Ⅲ度大，可见少许白苔；胸骨压痛阴性，颈软，双瞳孔等大正圆，对光反射灵敏，呼吸平稳，双肺呼吸音粗，可闻及少许痰鸣及散在中小水泡音，无三凹征，无发绀；心音有力，节律齐，腹软，肝肋下 4cm，质软，脾大Ⅰ线 6cm，Ⅱ线 11cm，Ⅲ线 4cm，质软，肝脾叩痛阴性，肠鸣音正常，全腹未触及包块，神经系统查体无异常。

辅助检查：①血常规示白细胞波动于（6.6～16.8）×10⁹/L，中性粒细胞（1.1～2.7）×10⁹/L，淋巴细胞（5.2～7.5）×10⁹/L，单核细胞（0.3～0.9）×10⁹/L，红细胞（2.56～3.06）×10¹²/L，血红蛋白 76～90g/L，血小板（258～290）×10⁹/L。异型淋巴细胞 0.10～0.25，网织红细胞 0.114～0.057。②血生化示丙氨酸氨基转移酶 88U/L（0～40U/L），天冬氨酸氨基转移酶 69U/L（5～34U/L），总胆红素 22.7μmol/L（3.4～20.5μmol/L），结合胆红素 7.0μmol/L（0～8.6μmol/L），非结合胆红素 15.70μmol/L（3.4～11.9μmol/L），乳酸脱氢酶 471U/L（12～243U/L），铁蛋白 163.5ng/ml（11～336.2ng/ml）。③免疫学检查示 C 反应蛋白 12.6mg/L（0.0～8.0mg/L）。④凝血五项示凝血酶原时间 13.8 秒（9.4～12.5 秒），部分凝血活酶时间 34.5 秒（21～37 秒），纤维蛋白原 1.81g/L（2～4g/L），D-二聚体 419μg/L（0～252μg/L）。⑤影像学检查，肝、胆、脾三维超声提示胆囊泥沙样结石，脾大；鼻咽侧位 DR 提示增殖腺肥大、扁桃体肥大、咽腔明显狭窄；胸部 CT 显示双肺散在炎症、左侧胸腔少量积液，纵隔及双侧腋下多发稍大淋巴结；腹部 CT 示肝大、脾大、胆囊泥沙样结石，胆汁淤积，双肾及肾上腺形态未见异常。⑥骨髓形态学示骨髓增生明显活跃，粒系增生减低，红系增生明显活跃，部分幼红细胞核质疏松，可见双核、花瓣核、嗜碱点彩及嗜多色性红细胞；巨核细胞正常，可见产板巨核细胞 13 个；组织细胞 5.2%，可见淋巴样及单核样组织细胞，分数外可见吞噬细胞，吞噬物为无核红细胞、血小板及色素颗粒；外周血涂片可见异型淋巴细胞 0.41，网织红细胞比值明显增高占 0.20，球形红细胞占 0.166；骨髓象提示传染性单核细胞增多症，溶血性贫血（球形红细胞比值增高）。⑦病原学检查示肺炎支原体 DNA 测定阴性，腺病毒病原体 DNA 测定阴性，单纯疱疹病毒 IgM 测定阴性，其他病毒抗体八项测定均阴性，抗链球菌溶血素 O 测定 60U/ml（0～200U/ml），EB 病毒-IgM 抗体阳性，EB 病毒 EA-IgG 抗体阳性，EB 病毒 NA-IgG 抗体阳性，EB 病毒 VCA-IgG 抗体阳性，EB 病毒 DNA 定量 6.24E+03Copies/ml（正常值＜1.0E+03Copies/ml）阳性，血细菌培养阴性。⑧血清补体及抗核抗体系列阴性。⑨贫血系列检查，促红细胞生成素 35.63mU/ml（2.59～18.5mU/ml），铁蛋白、维生素 B₁₂ 及叶酸含量正常；溶血像示直接 Coombs 阴性，抗 C3d 阴性，抗 IgG 阴性，酸溶血及糖溶血阴性，孵育脆性开始溶血 0.60%NaCl（正常对照为 0.56% NaCl），孵育脆性完全溶血 0.40% NaCl（正常对照为 0.36% NaCl），渗透脆性开始溶血 0.48% NaCl（正常对照为 0.44% NaCl），渗透脆性完全溶血 0.36% NaCl（正常对照为 0.32% NaCl）。EMA 结合试验：红细胞 E5'M 的 MFI 减弱百分比 42.48%（正常值＜16%）。

【诊治经过】

（一）病例特点

患儿为 10 岁男孩，急性起病，主要表现为发热、咽痛、淋巴结大、贫血、肝脾大。血常规示中度贫血且网织红细胞增高，外周血异型淋巴细胞比例增高，轻度肝功能异常，肝脾大且以脾大为主，肝彩超示胆囊泥沙样结石。

（二）诊断及鉴别诊断

1. 入院诊断

（1）传染性单核细胞增多症：发热、咽扁桃体炎、颈部、腋下及腹股沟淋巴结大、脾大、肝大；EB 病毒-IgM 抗体阳性，EB 病毒 EA-IgG 抗体阳性，EB 病毒 NA-IgG 抗体阳性，EB 病毒 VCA-IgG 抗体阳性，EB 病毒 DNA 定量阳性；外周血异型淋巴细胞百分比＞0.10（0.10～0.25），淋巴细胞增多≥$5.0×10^9$/L（患儿最高为 $5.2×10^9$/L）。

（2）急性支气管肺炎：发热、咳嗽，血白细胞计数最高 $16.8×10^9$/L，胸部 CT 提示双肺散在炎症、左侧胸腔少量积液。

（3）急性溶血性贫血，中度：患儿血红蛋白 76～90g/L，贫血呈平行性贫血，程度为中度，网织红细胞 0.1137～0.0573，非结合胆红素 15.70μmol/L（3.4～11.9μmol/L）；骨髓形态学中红系增生明显活跃，部分幼红细胞核质疏松，可见双核、花瓣核、嗜碱点彩及嗜多色性红细胞，符合溶血表现。

2. 疾病鉴别　患儿发热，淋巴结大，贫血，肝脾大，应与如下疾病进行鉴别。

（1）急性淋巴细胞白血病（ALL）：是儿童期发病率首位的恶性肿瘤性疾病，发热可为首发症状，多为肿瘤热或感染所致，贫血多为进行性加重，少部分病例也可发生溶血性贫血或 Evans 综合征，出血也是 ALL 比较早发的症状及白血病浸润的表现如骨痛，肝脾大，淋巴结大，上纵隔综合征，腮腺肿大，睾丸肿大等。尤其当传染性单核细胞增多症出现发热、肝脾大和（或）淋巴结大，外周血表现为白细胞及淋巴细胞增高，异型淋巴细胞增多时，易与 ALL 混淆，主要通过骨髓检查发现异常原始及幼稚淋巴细胞及流式细胞术鉴定细胞来源进行鉴别。

（2）系统性红斑狼疮（SLE）：是一种侵犯多系统和多脏器的全身结缔组织的自身免疫性疾病。多系统受累和多种自身抗体阳性为主要临床特征。除发热、皮疹等表现外，常累及血液、泌尿、神经、呼吸及心血管等多个系统。血液系统多表现为不同程度的贫血，可伴有网织红细胞增多和 Coombs 试验阳性，可有白细胞或中性粒细胞减少，血小板减少亦多见。本例患儿免疫学指标不符合，尤其补体及抗核抗体系列均正常。

（3）红细胞葡萄糖-6-磷酸脱氢酶（G6PD）缺乏症：属于遗传性急性溶血性疾病，是红细胞酶缺陷病。阳性家族史及既往有进食蚕豆及蚕豆制品或服用具有氧化作用的药物而有急性溶血发作的病史，或新生儿黄疸、或自幼即出现原因未明的慢性溶血者，需考虑本病，需要进行红细胞 G6PD 酶活性测定。本例患儿有明显血管外溶血表现，脾大，胆囊泥沙样结石，红细胞脆性试验阳性，伊红-5′-马来酰亚胺（EMA）结合试验阳性。

（4）继发性噬血细胞综合征（sHLH）：属于单核-巨噬细胞系统反应性增生疾病。持续发热为最常见症状，可有皮疹、贫血、出血等表现，肝脾大并可呈进行性增大，可伴有其他系统损害如中枢神经系统或周围神经系统，引起抽搐、偏瘫、面神经麻痹等。累及胸膜可有胸腔积液。多伴有肝功能异常及凝血功能异常。EB 病毒感染是 sHLH 的最常见诱因。本例患儿 EB 病毒感染，但还在传染性单核细胞增多症阶段，尚未激发噬血细胞综合征，血小板无减少、纤维蛋白原未下降，铁蛋白无增高，肝功能无进行性加重，三酰甘油无增高。

（三）治疗经过

患儿入院后给予更昔洛韦及干扰素抗病毒治疗，同时给予谷胱甘肽保护红细胞膜，给予磷酸肌酸钠保护心肌，给予小剂量甲泼尼龙抑制单核巨噬细胞系统，减少反应性组织细胞增多及吞噬血细胞，并抑制脾破坏红细胞，减轻全身炎症反应综合征；动态监测患儿血小板变化、肝功能指标、铁蛋白及出凝血指标，及早发现 EB 病毒相关性噬血细胞综合征的发生；同时监测红细胞系统、胆红素水平变化，以评估溶血进展情况，密切注意溶血危象发生。患儿治疗进展顺利，入院后 4 日体温平稳，血红蛋白无进行性下降，脏器功能平稳，无相关并发症及危重症发生，住院 10 日，顺利出院。

（四）确定诊断

患儿急性起病，发热、咽痛、淋巴结大、贫血、肝脾大、网织红细胞增高，外周血异型淋巴细胞比例增高，肝功能异常，肝胆囊泥沙样结石。结合 EB 病毒病原学阳性，可以诊断为传染性单核细胞增多症；但同时存在网织红细胞增高，肝脾大，以脾大为主，肝胆囊泥沙样结石，红细胞脆性试验及 EMA 结合试验阳性、骨髓象显示有溶血改变，提示患儿符合遗传性球形红细胞增多症的临床过程。

（五）最终诊断

①传染性单核细胞增多症（infectious mononucleosis，IM）；②遗传性球形红细胞增多症（hereditary spherocytosis，HS）；③急性溶血发作，中度；④急性支气管肺炎，左侧胸腔积液。

【临床思路及诊治评述】

患儿 10 岁龄，此次入院的特点是累及多脏器的急性感染表现及急性溶血发作的症状。临床表现为发热、咽扁桃体炎和颈部等浅表淋巴结大，肝脾大、外周血异型淋巴细胞增高，结合 EB 病毒病原学阳性，因而诊断传染性单核细胞增多症（IM）。进而，急性溶血发作是作为 IM 的一个血液系统表现如自身免疫性溶血性贫血（AIHA）还是其他独立的溶血性疾病则需要进一步分析。患儿既往无明确反复溶血病史，此次溶血发作以红细胞及血红蛋白平行性贫血为主，平均红细胞体积（MCV）正常，但患儿有明确的肝脾大，脾大为主，肝胆囊泥沙样结石，提示患儿既往有反复慢性的溶血病史，符合遗传性球形红细胞增多症（HS）的临床过程，红细胞脆性试验及 EMA 结合试验阳性、骨髓溶血改变给予确诊。患儿既往并未发现慢性溶血过程，此次为 EB 病毒感染引起 IM 并诱发 HS 急性溶血发作。

1. **患儿发病的危险性**　患儿此次发病的危险性在于：①IM 是一种良性自限性疾病，多数预后较好，但有少部分可引起血小板减少、肝功能损害、脾大，甚至出现噬血细胞综合征、慢性活动性 EB 病毒感染、淋巴瘤等临床危重状态。②感染，尤其是微小病毒 B19 诱发的急性溶血发作，可出现溶血危象或溶血-再障危象。③如果患儿出现右上腹绞痛、发热加重、进行性黄疸等症状，要注意胆道感染及胆囊炎。

2. **HS 的发病机制**　HS 中约 75% 为常染色体显性遗传，25% 为常染色体隐性遗传，还有部分为新生突变导致。与 HS 发病相关的突变基因有 *ANK1*、*SPTB*、*SLC4A1*、*EPB42* 和 *SPTA1*，分别导致锚蛋白、β 收缩蛋白、带 3 蛋白、带 4.2 蛋白和 α 收缩蛋白缺陷或异常。带 3 蛋白本身异常或原发其他膜骨架蛋白异常，最终均可导致红细胞带 3 蛋白减少。测定红细胞膜带 3 蛋白含量，可反映膜骨架蛋白缺失及其严重程度。伊红-5'-马来酰亚胺（EMA）可与红细胞膜带 3 蛋白复合物共价结合，可定量测定红细胞膜带 3 蛋白缺失程度，诊断 HS 具有较高的特异性，可与红细胞渗透脆性测定方法相结合以提高诊断的敏感性。

3. **HS 的病因**　绝大多数 HS 患者在儿童和青年阶段即已明确诊断，但也可直到老年才首次确诊。溶血较重者新生儿期或婴幼儿期即获诊断。一般引起 HS 的发作诱因包括感染、情绪紧张和劳累、淋雨着凉、特殊药物等。HS 包括典型和非典型两种类型。非典型 HS 患者缺乏家族史，临床表现为轻型或无症状型，血涂片球形红细胞少或形态不典型，红细胞渗透脆性试验阴性，往往不易诊断。对于不典型 HS 要选择红细胞膜蛋白分析及 EMA 结合试验以明确诊断。当临床出现非自身免疫性溶血，需要进行三大遗传性溶血性贫血的病因分析，包括红细胞酶、膜及血红蛋白质量的检测。既往文献报道 3 例 HS 合并 β 地中海贫血的双重溶血性贫血病例。

4. HS 的治疗　目前，全脾切除仍然是有效控制 HS 贫血的治疗方法。但脾切除也可以产生相关并发症如肠系膜感染、门静脉闭塞、严重细菌感染、缺血性心脏病等。因而需要严格掌握脾切除术的适应证和时机，避免和减轻胆石症、脾功能亢进的发生。若有胆石症，术中尽量保留胆囊取石。脾切除术前给予接种多价肺炎球菌疫苗。脾切除术后，应用长效青霉素预防治疗 6～12 个月，并控制继发性血小板增高。当然，溶血发作及造血代偿需要补充造血原料叶酸，而破坏的红细胞及不可避免的输血又是铁的重要来源，因而原则上不需要额外补充铁剂。

【典型图表】

1. 外周血可见球形红细胞和异型淋巴细胞，异型淋巴细胞比例>0.10（图 4-2-1）

2. 骨髓形态学中红系增生明显活跃，部分幼红细胞核质疏松，亦可见异型淋巴细胞（图 4-2-2）。

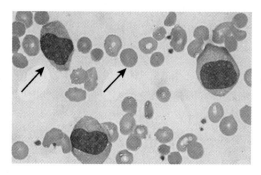 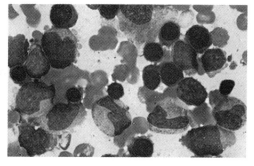

图 4-2-1　外周血涂片	图 4-2-2　骨髓形态
可见球形红细胞及异型淋巴细胞	可见红系增生旺盛和异型淋巴细胞

3. EAM 流式检测示红细胞 E5'M 的 MFI 减弱，百分比为 42.48%，为阳性（表 4-2-1）。

表 4-2-1　流式细胞报告单

姓名：×××	样本编号：18804	医院：××××××	样本类型：外周血
性别：男	申请序号：23009182	科室：小儿血液科	取材部位：手部
年龄：10 岁	病案号：	医师：	临床诊断：

检查项目：EAM 流式检测

检测结果：

序号	中文名称	结果	生物参考区间	单位
1	红细胞 E5'M 的 MFI 减弱百分比	42.48	<16	%

（王　弘　孙若文）

参 考 文 献

[1] 孙秀娟，李海燕，李大鹏，等. 遗传性球形红细胞增多症红细胞膜蛋白基因突变的临床特征研究[J]. 中华血液学杂志，2018，39（11）：912-916.

[2] 彭广新，杨文睿，井丽萍，等. EMA 结核试验检测的红细胞膜带 3 蛋白缺失程度与遗传性球形红细胞增多症临床表现型的关系[J]. 中华血液学杂志，2017，38（6）：537-541.

[3] King MJ, Garcon L, Hoyer JD, et al. ICSH guidelines for the laboratory diagnosis of nonimmune hereditary red cell membrane disorders[J]. Int J Lab Hematol, 2015, 37（3）：304-325.

[4] 谭燕莉，蒋瑾瑾. 遗传性球形红细胞增多症诊治进展[J]. 河北医药，2018，40（7）：1086-1089.

病例 3　反复血小板减少伴湿疹 2 年，面色苍黄 20 日

［湿疹-血小板减少-免疫缺陷综合征］

【病例摘要】

患儿男，2 岁 4 月龄，以"周身皮肤苍黄 20 日，发热、咳嗽 2 日"为主诉入院。

患儿 20 日前无明显诱因出现皮肤苍黄伴乏力，近 2 日出现发热伴咳嗽，最高体温 39.0℃，声咳，有痰不易咳出，不伴有寒战，发热时皮肤黄染有加重。于当地医院就诊发现血小板及血红蛋白重度减少，急来我院就诊，门诊以"贫血、血小板减少"收入血液病房。患儿病来精神状态不佳，不爱活动，饮食差，无鼻出血及消化道出血，偶有腹痛，无抽搐及晕厥。

既往史：反复血小板减少伴湿疹 2 年。患儿出生后 1 个月时开始反复出现湿疹，4 个月时因发热、咳嗽于当地医院住院治疗，化验发现血小板减少，当时血小板 10×10^9/L，血红蛋白 61g/L，为小细胞低色素性贫血，便常规未发现红细胞，巨细胞病毒 DNA 定量阴性，肝功能中酶学及胆红素正常，当时诊断：①急性免疫性血小板减少症；②急性支气管肺炎；③婴儿湿疹。于当地医院给予丙种球蛋白及甲泼尼龙治疗，间断输注红细胞 0.5U，血小板 1 治疗量，同时抗感染对症治疗。患儿血小板只在输注血小板次日升至 165×10^9/L，随后逐渐下降至 22×10^9/L，后曾多次就医，常规治疗血小板无明显上升。

家族史：家族中无血小板减少及出血症病史。

个人史：G_1P_1 足月顺产，否认出生窒息史，生长发育同正常同龄儿。

入院查体：T 38.5℃，P 86 次/分，R 26 次/分，BP 86/55mmHg，Wt 15kg。神志清楚，一般状态稍差，重度贫血貌，皮肤黏膜轻度黄染；颈部及腋下可触及多个增大淋巴结，最大者直径 2.0cm×1.0cm，活动度良好，无红肿热痛；面部及躯干部皮肤可见陈旧性湿疹及暗色色素沉着。双肺呼吸音粗，右下肺可闻及少许中小水泡音，无喘鸣音，少许痰鸣；腹软，肝肋下触及边缘，质软，脾肋下未及，腹部未触及包块及压痛；双下肢皮肤散在陈旧性出血点；神经系统查体未见异常。

辅助检查：①血常规示白细胞 8.8×10^9/L，中性粒细胞百分比 0.583，血红蛋白 35g/L，血小板 33×10^9/L，网织红细胞百分比 0.085（0.005～0.020）。②肝功能示转氨酶正常，总胆红素 35.5μmol/L（3.4～20.5μmol/L），非结合胆红素 28.6μmol/L（3.4～11.9μmol/L）。③直接抗人球蛋白试验抗 IgG+C3d，抗 C3d 及抗 IgG 均为阳性，酸溶血、糖溶血及红细胞脆性试验为阴性；

补体 C3 0.807g/L（0.9～1.8g/L），补体 C4 0.173g/L（0.1～0.4g/L），免疫球蛋白 M 0.32g/L（0.41～1.65g/L），免疫球蛋白 G 16.60g/L（4.81～12.21g/L），免疫球蛋白 A 1.49g/L（0.42～1.58g/L）；抗核抗体 IgG（ANA）1：80（正常值<1：80），抗 SS-A、抗 SS-B 阳性。④肝炎病毒阴性，EB 病毒与支原体 IgG 抗体阳性，巨细胞病毒阴性。⑤影像学检查，超声提示双侧颈部淋巴结大，较大者约 2.2cm×0.7cm，肝脾不大；胸部 CT 提示右肺中叶及双肺下叶少许炎症，颈部及双侧腋窝多发增大淋巴结（炎性），心脏密度减低，注意贫血，肠系膜、腹膜后、双侧腹股沟区多发淋巴结，部分稍大，盆腔少量积液，头部 CT 未见确切异常。⑥骨髓检查示骨髓象增生明显活跃，粒、红比例倒置，红系增生旺盛，巨核细胞产板不良，诊断为 Evans 综合征。染色体检查未见异常。

【诊治经过】

（一）病例特点

患儿婴儿期起病，发病年龄早，呈慢性病程，临床表现为首发湿疹且迁延不愈，持续性血小板重度减低，常规治疗无效，反复出血倾向，反复下呼吸道感染及自身免疫性溶血发作。

（二）诊断及鉴别诊断

1. 入院诊断

（1）湿疹-血小板减少-免疫缺陷综合征（Wiskott- Aldrich syndrome，WAS）可能性大：婴儿期起病，发病年龄早，呈慢性病程，湿疹且迁延不愈，持续性血小板重度减低，常规治疗无效，反复出血倾向，反复下呼吸道感染，免疫球蛋白 M 降低。

（2）自身免疫性溶血性贫血，重度：周身皮肤苍黄 20 日，重度贫血貌，血红蛋白 35g/L，网织红细胞百分比增高，贫血程度为重度。总胆红素及非结合胆红素增高，直接抗人球蛋白试验阳性，骨髓形态学检查呈现粒、红比例倒置，红系增生旺盛，溶血表现。

（3）急性支气管肺炎：入院前 2 日出现发热伴咳嗽，胸部 CT 提示右肺中叶及双肺下叶少许炎症。

2. 疾病鉴别　患儿持续血小板重度减少，湿疹，反复下呼吸道感染，伴有自身免疫性溶血性贫血，应与以下疾病相鉴别。

（1）巨细胞病毒感染：人巨细胞病毒感染（HCMV）为疱疹病毒组 DNA 病毒，可以感染人体各个系统，组织嗜性非常广泛，原发感染多发生于婴幼儿期，最常累及肝、肺、脑、血液、皮肤等器官。对于血液系统可引起中性粒细胞计数和比例减少，血小板减少，贫血包括自身免疫性溶血性贫血或 Evans 综合征，或全血细胞减少等。累及皮肤可形成湿疹样改变或渗出性多形红斑等。病毒学检测 HCMV 的证据和脏器损害评估给予诊断。

（2）慢性血小板减少症：血小板减少症（ITP）是儿童期最常见的出血性疾病，多见于 1～5 岁小儿，急性患儿于发病前 1～3 周常有急性病毒感染史，也可见于免疫接种后，以自发皮肤和黏膜出血为主要表现，重者可有颅内出血或胃肠道出血。80%～90%患儿于发病后 1～6 个月痊愈，10%～20%的患儿呈慢性病程，血小板减少持续时间大于 12 个月，即为慢性血小板减少症。慢性 ITP 多见于学龄期或年长儿，女孩多见，轻至中度血小板减少且出血倾向不重，往往对激素依赖或无效。

（3）系统性红斑狼疮（SLE）：是一种侵犯多系统和多脏器的全身结缔组织的自身免疫性疾

病。血清中出现以抗核抗体为代表的多种自身抗体和多系统受累是 SLE 的两个主要临床特征。发热、皮疹为常见的表现，最常受累的包括肾、血液、神经系统，血液系统改变包括血小板减少、自身免疫性溶血性贫血，Evans 综合征，中性粒细胞减少或全血细胞减少。

（4）肝门静脉海绵样变性（CTPV）：儿童 CTPV 多属于原发性，主要是肝门部及其分支部的门静脉管腔缺失，结构先天发育异常，狭窄或闭锁所致。早期可无任何不适，当有脾大、脾功能亢进时，可出现腹部不适或腹痛，血液系统仅表现为血小板进行性减少，常规 ITP 治疗无效。当脾功能亢进进展时，会出现全血细胞减少。患儿肝功能正常，因而很少出现腹水、黄疸及肝性脑病等症状。当出现门静脉高压时，可有反复呕血和柏油样便。因而临床对于血小板减少患儿应进行常规的肝、胆、脾及肾上腺超声检查，以发现血管畸形或肿瘤等原发疾病。

（5）神经母细胞瘤（NB）：NB 起源于胚胎神经嵴细胞，多位于肾上腺、腹膜后或胸部等交感神经部位，少部分患儿找不到原发灶。NB 是儿童期最常见的颅外实体肿瘤，具有早期转移的特点，易转移至骨髓，引起血小板减少、贫血或全血细胞减少等改变。因而本例患儿贫血、血小板减少需与骨髓浸润的 NB 进行鉴别。主要进行骨髓检查发现特征性 NB 细胞及尿中儿茶酚胺代谢产物升高或肿物组织病理学的确定给予诊断。

（三）治疗经过

入院后立即给予积极抗感染及支持治疗，给予间断输注洗涤红细胞悬液改善贫血状态，输注滤白单采血小板防止重要脏器出血；应用头孢曲松钠联合阿奇霉素抗感染，丙种球蛋白静脉滴注总计 15g（剂量为 1g/kg），甲泼尼龙 2mg/（kg·d）静脉滴注 3 日减轻自身免疫反应，以期终止溶血；给予谷胱甘肽保护肝，磷酸肌酸钠加强心肌能量供应；调整水、电解质及热量、营养稳态，给予口服维生素 B_{12} 及叶酸片增加溶血后造血原料的补充。入院第 10 日，发热终止，复查胸部 CT 示双肺炎症较前好转，复查血常规示白细胞 $5.2×10^9$/L，中性粒细胞 $2.1×10^9$/L，血红蛋白 68g/L，血小板 $30×10^9$/L，准予出院。

（四）确定诊断

患儿出生后 1 个月时开始反复出现湿疹，呈慢性病程，持续性血小板重度减低，常规治疗无效，反复出血倾向，反复下呼吸道感染及自身免疫性溶血发作。出院后基因检测结果回报：WASP 基因存在 1 个纯合插入突变，即 c.1033dupG，该突变位点会造成氨基酸编码提前终止。

（五）最终诊断

①湿疹-血小板减少-免疫缺陷综合征（Wiskott-Aldrich syndrome，WAS）；②急性支气管肺炎。

【临床思路及诊治评述】

此患儿婴儿期发病，临床特点包括生后早期出现湿疹、慢性反复难治的血小板减少及出血倾向，反复下呼吸道感染及急性自身免疫性溶血发作，辅助检查 IgM 下降，WAS 基因纯合突变，WAS 诊断明确。

WAS 是一种罕见的 X 连锁隐性遗传病，发病率为 1/1 000 万～1/100 万。WAS 是具有特征性临床表现的原发性免疫缺陷病（PID）之一，但由于同时存在明显的血小板减少和出血倾向并常继发自身免疫性溶血性贫血（AIHA），因此也属于先天遗传性血液病范畴。

1. WAS 的临床表现与诊断　典型 WAS 临床表现和具有诊断价值的实验室检查包括：①反复或严重湿疹；②血小板计数、功能和形态学异常：持续性血小板减少，平均血小板体积缩小，以消化道出血（便血）为主的出血倾向；③不同程度感染倾向；④易继发以 AIHA 为主的自身免疫性疾病或恶性肿瘤；⑤存在 WAS 基因突变和 WAS 产物蛋白（WASP）表达降低或缺失。

2. WAS 的分类　可分为 4 类，包括：①典型 WAS；②X 连锁血小板减少症（XLT）；③间歇性 XLT；④X 连锁粒细胞减少症（XLN）。

3. WAS 的临床评分　由于 WAS 基因可有数百种突变类型，使 WASP 出现不同程度缺陷，故临床表现和严重程度存在明显差异。WAS 的临床评分标准：1 分，微量血小板减少症；2 分，轻度湿疹、免疫缺陷和偶尔轻度感染；3 分，更严重的免疫反应，反复、长期感染；4 分，湿疹或感染持续存在，且不易对常规治疗做出反应；5 分，中、重度湿疹合并中、重度感染及恶性肿瘤、其他免疫系统疾病，且存在严重、难治性血小板减少症。

4. WAS 的治疗　造血干细胞移植是目前治疗 WAS 最有效的手段，接受造血干细胞移植的 WAS 患儿总体生存率接近 90%，其中 HLA 相合的同胞供体移植预后最好，最佳移植年龄在 1～2 岁。近年来基因治疗也开始进入临床研究中。

【典型图表】

1. WASP 基因突变（exon1-12）检测示：存在 1 个纯合插入突变，即 c.1033dupG（表 4-3-1）。

表 4-3-1　WASP 基因突变（exon1-12）检测报告单

姓名：×××	性别：男	年龄：2 岁 4 个月		标本编号：P17060157
身份证：				标本类型：外周血
送检医院：××××××××		送检时间：2017-05-31		就诊类型：

检测结果	检测外显子 （含部分周围内含子）	突变位点及 突变杂合状态	突变类型	突变的 病理意义
	EXON10	C.1033dupG 纯合	插入突变	见报告解释

2. 纯合插入突变位点于 c.1033dupG（图 4-3-1）。

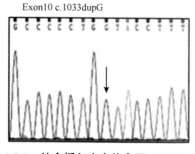

图 4-3-1　纯合插入突变位点于 c.1033dupG

（孙若文　王　弘）

参 考 文 献

[1] 江载芳，申昆玲，沈颖. 诸福棠实用儿科学[M]. 8 版. 北京：人民卫生出版社，2015：1896-1899.

[2] Kenneth K，Marshall A，Lichtman. 威廉姆斯血液学[M]. 陈竺，陈赛娟　译. 9 版. 北京：人民卫生出版社，2018：1120.

[3] Vignesh P，Suri D，Rawat A，et al. Sclerosing cholangitis and intracranial lymphoma in a child with classical Wiskott-Aldrich syndrome[J]. Pediatr Blood Cancer，2017，64（1）：106-109.

[4] Amarinthnukrowh P，Ittiporn S，Tongkobpetch S，et al. Clinical and molecular characterization of Thai patients with Wiskott-Aldrich syndrome[J]. Scand J Immunol，2013，77（1）：69-74 .

[5] 赵惠君. Wiskott-Aldrich 综合征诊断治疗进展[J]. 中华实用儿科临床杂志，2016，31（15）：1129-1132.

[6] 卞馨妮，胡绍燕. 湿疹、血小板减少伴免疫缺陷综合征的诊治进展[J]. 世界临床药物，2019，40（6）：396-401.

病例 4　双下肢无力，牙龈红肿，发热伴全血细胞减少

[骨髓增生异常综合征-难治性贫血伴原始细胞增多]

【病例摘要】

患儿男，8 岁，以"双下肢无力、牙龈红肿伴发热 3 日"为主诉入院。患儿 3 日前无明显诱因出现双下肢无力，无疼痛及感觉异常，同时伴有右侧牙龈红肿，牙龈无出血，发热，热峰 40.2℃，逐渐加重。不伴有寒战及抽搐，家属自行给予阿奇霉素口服 3 日，症状无改善，遂来我院门诊就诊。完善血常规显示白细胞 1.65×10^9/L，中性粒细胞 0.45×10^9/L，淋巴细胞 0.83×10^9/L，单核细胞 0.36×10^9/L，红细胞 1.93×10^{12}/L，血红蛋白 52g/L，血小板 7×10^9/L，C 反应蛋白 9mg/L（$0.0 \sim 8.0$mg/L）。门诊以"发热、全血细胞减少"收入血液病房。患儿病来状态反应差，无咳嗽，无呕吐，无腹痛及腹泻，无鼻出血，饮食、睡眠可，无血尿及黑粪。

既往史：患儿于入院前半年曾因发热、咳嗽于当地医院住院 1 周，其间化验血常规白细胞减少，血小板及血红蛋白未见异常。

家族史：否认家族遗传代谢病病史，否认家族血液系统疾病及恶性肿瘤病史。

个人史：患儿系 G_2P_2 足月顺产，有一哥哥，身体健康。

入院查体：T 40.2℃，P 112 次/分，R 26 次/分，BP 96/56mmHg，Wt 26kg。神志清楚，状态反应差，呼之能正确应答。周身皮肤可见散在瘀斑及出血点，以双下肢为主，皮肤黏膜无黄染及皮疹。颈部未触及淋巴结。双瞳孔等大正圆，D=3.0mm，光反射灵敏。口唇无肿胀、破溃，右侧上部牙龈红肿，可见一黑色溃疡灶，直径 1.0cm×1.0cm。咽赤，扁桃体 I 度肿大，无化脓灶。胸骨压痛阴性。颈软，呼吸平稳，双肺听诊呼吸音粗，未闻及干湿啰音。心音有力，节律齐，各瓣膜听诊区未闻及杂音。腹平软，肝肋下未及，脾肋下 2cm，质软。全腹无包块，无压痛及反跳痛。四肢活动正常，双下肢肌力、肌张力及感觉无异常，CRT<3 秒，神经系统查体未见异常。

辅助检查：①入院后复查白细胞 1.1×10^9/L，中性粒细胞 0.3×10^9/L，淋巴细胞 0.4×10^9/L，单核细胞 0.3×10^9/L，红细胞 1.67×10^{12}/L，血红蛋白 45g/L，血小板 8×10^9/L，幼稚细胞占比 6%（正常值 0%），幼稚细胞计数 0.07×10^9/L（正常值 0×10^9/L）；凝血五项示 D-二聚体（DDU）471μg/L（$0 \sim 252$μg/L）；C 反应蛋白 58mg/L（$0.0 \sim 8.0$mg/L）。②肝、肾功能、心肌酶基本正常，乳酸脱氢酶 540U/L（$12 \sim 243$U/L）。③病原学检测 EB 病毒抗体及 DNA 定量阴性，支原体及衣原体抗体阴性；血培养阴性。④胸部 CT 提示左肺下叶肺野透过度不均匀；头部 CT 提示左侧颞极、枕大池脑外间隙增宽，蛛网膜囊肿不除外；肝、胆、脾超声提示肝、脾大。⑤骨髓形态学提示骨髓增生减低，粒系异常增生，各阶段比值呈成熟障碍，可见原始粒细胞占 6%，偶见 Auer 小体，早幼粒细胞比值增高占 28%，部分中、晚幼粒细胞核质发育不平衡，部分胞质减少，缺

失，部分胞质偶见颗粒呈土黄色改变；红系增生减低，其胞体大小不等，核质呈类巨变，可见嗜碱点彩及 H-J 小体等现象；淋巴细胞占 21.20%；视全片见到巨核细胞 2 个，未见产板巨核细胞，可见小巨核细胞，血小板少见；外周血涂片可见原始粒细胞占 4%，无核红细胞大小不等，偶见少许畸形改变。骨髓形态学提示，骨髓增生异常综合征-难治性贫血伴原始细胞增多（MDS-RAEB）。骨髓免疫分型提示 20.20%细胞（占全部有核细胞）表达 CD45dim，CD33，CD13，CD38，MPO；部分表达 CD117，HLA-DR，CD64，CD4，CD15；不表达 CD34，D10，CD19，CD9，CD2，CD7，CD56，CD11b，CD16，CD14，cCD79a，cCD3；为恶性幼稚髓细胞。*WT1* 基因阳性，染色体表型未见异常。

【诊治经过】

（一）病例特点

学龄期男童，急性起病，表现为发热，贫血、出血、牙龈感染溃疡灶，肝脾大，血常规示全血细胞减少伴有可疑幼稚细胞出现。

（二）诊断及鉴别诊断

1. 入院诊断　全血细胞减少原因待查。

（1）急性白血病：发热、贫血、出血的临床症状，外周血可疑幼稚细胞，且伴有脾大，但外周血不符合高白细胞负荷，为全血细胞减少，注意低增生性白血病的可能。

（2）骨髓增生异常综合征：患儿发热、感染、出血、贫血等临床症状，全血细胞减少伴有脾大，6 个月前发热时曾发现白细胞减少现象。

（3）再生障碍性贫血：全血细胞减少，发热感染表现，不支持点为脾大。

2. 疾病鉴别　患儿发热、出血、贫血及全血细胞减少，应与以下疾病相鉴别。

（1）低增生性白血病（HLA）：是急性白血病中的一种少见类型，占 5%~10%。其临床特点为骨髓有核细胞增生减低，外周血呈现全血细胞减少，可无外周血白血化，一般无肝、脾及淋巴结大。但骨髓中原始细胞比例仍可诊断白血病。

（2）原发性急性髓细胞白血病（AML）：原发 AML 一般起病急、进展快，而 MDS 转化的 AML 需要一定病程。原发 AML 具有白血病极度增殖的特征，故外周血白细胞增高严重程度和肝脾大等肿瘤负荷加重的表现更为突出。虽然少数情况下，AML 也可出现病态造血现象，但多限于粒系细胞，而 MDS 出现多系细胞的形态异常。AML 常见染色体易位等结构异常，而 MDS 为整条或部分染色体的拷贝数异常，尤其是-7/7q-具有 MDS 确诊价值。

（3）类白血病反应：一般继发于细菌或病毒的严重感染，急性溶血性贫血发作或某些药物影响，而引起某种细胞增多或核左移反应，外周血可见到中晚幼的幼稚细胞，如中性粒细胞型、红白血病型、淋巴细胞型、单核细胞型等，骨髓细胞分类基本正常，原发病去除后，血象变化可恢复正常。

（4）慢性获得性再生障碍性贫血：骨髓造血衰竭所致的全血细胞减少，主要表现为全血细胞减少的相应临床表现如贫血、出血及感染。一般无肝、脾及淋巴结大。骨髓有核细胞增生减低，巨核细胞明显减少或缺如，红系、粒系可明显减少，非造血细胞（淋巴细胞、网状细胞、浆细胞、嗜碱细胞等）比例增高。骨髓活检亦可帮助诊断。

（5）肿瘤类疾病骨髓转移：非霍奇金淋巴瘤、神经母细胞瘤等肿瘤类疾病，可有肿瘤引起的发热、乏力、局部疼痛、肝脾大等症状。当出现骨髓转移时,可以表现为全血细胞减少,外周血出现幼稚细胞,可有其他位置如牙龈的转移及浸润,查找原发肿瘤灶及病理学检查可确诊。

(三)治疗经过

患儿入院时呼吸急促,状态差,重度贫血貌,发热,考虑患儿重度贫血、中性粒细胞缺乏及重度血小板减少的基础状态,立即给予心电血氧监护,低流量鼻导管吸氧,紧急输注滤白红细胞悬液改善贫血状态,维持水、电解质平衡。给予亚胺培南西司他丁钠及万古霉素抗感染,对症输注血小板、继续间断输注滤白红细胞悬液治疗。入院 4 日后患儿体温基本平稳,入院第 7 日抗生素降级至头孢他啶。纠正患儿的贫血状态,积极控制感染后,给予患儿地西他滨联合三氧化二砷治疗 5 日,化疗后抗感染支持治疗 14 日,复查骨髓,形态学提示原始粒细胞 2.5%;骨髓免疫分型提示 2.5%细胞表达 CD45dim,CD117,CD13,CD33,HLA-DR,CD38,CD96;不表达 CD34,CD7,CD56,CD19,CD11b,为异常表型髓系幼稚细胞。复查血常规:白细胞 1.5×10^9/L,中性粒细胞 0.3×10^9/L,红细胞 2.4×10^{12}/L,血红蛋白 72g/L,血小板 20×10^9/L。予以出院,建议患儿进行造血干细胞移植。

(四)确定诊断

患儿急性起病,表现为发热、贫血、出血、牙龈感染溃疡灶,肝脾大,血常规全血细胞减少伴有可疑幼稚细胞出现,结合骨髓象:粒系异常增生,原始粒细胞占 6%,偶见 Auer 小体,粒红巨系存在病态造血,除外急性白血病、再生障碍性贫血、脾功能亢进等引起全血细胞减少的疾病而诊断骨髓增生异常综合征(myelodysplastic syndrome,MDS)。

(五)最终诊断

①骨髓增生异常综合征-难治性贫血伴原始细胞增多(MDS-RAEB);②急性支气管肺炎。

【临床思路及诊治评述】

目前骨髓增生异常综合征(MDS)的定义为:造血干(或祖)细胞的恶性髓系克隆性疾病,表现为难治性血细胞减少,骨髓造血发育和形态异常,易演变成急性髓系白血病(AML)。WHO 已将 MDS 纳入恶性血液肿瘤范畴。将"骨髓造血细胞发育和形态异常"理解为"骨髓病态造血"更为确切。

1. MDS 的特征   对于 MDS 的定义,可归纳为 4 个方面特征:①疾病性质:髓系造血细胞恶性克隆性疾病;②临床表现:难治性血细胞减少,易演变成 AML;③病理特征:骨髓造血细胞病态造血;④细胞遗传学:染色体核型或拷贝数异常。儿童 MDS 发病率较成年人少见,约为 0.18/10 万。男性患儿多于女性患儿。

2. MDS 的类型   可分为原发性和继发性两大类,儿童 MDS 中近 70%为原发性,30%为继发性。儿童 MDS 的主要类型为:①儿童难治性血细胞减少症(RCC);②难治性贫血伴原始细胞增多(RAEB);③RAEB 向白血病转化或转化中的 RAEB(RAEB-t)。

3. 儿童 MDS 诊断标准   ①外周血细胞减少:外周血细胞一系或一系以上,不同程度持续下降 3 个月以上,原因不明;②造血细胞发育和形态异常:骨髓涂片和活检显示:至少两系骨髓细胞发育和形态异常;③细胞遗传学异常:造血细胞出现各种细胞遗传学的染色体核型异常;④原始细胞增多:外周血和骨髓原始细胞异常增多;⑤完成必要鉴别诊断:能够除外其他可导致血细胞减少和发育异常的造血或非造血系统疾病。符合⑤及①~④中≥2 项即可诊断。本例患儿符合外周血全血细胞减少，白细胞及中性粒细胞减少 6 个月，骨髓涂片原粒细胞占 6%，可见到 Auer 小体，早幼粒细胞比值增高占 28%，粒系、红系及巨核细胞存在病态造血，流式计数提示 20.20% 为异常幼稚细胞。外周血亦存在原始粒细胞 4% 及畸形无核红细胞。除外急性白血病、非霍奇金淋巴瘤、神经母细胞瘤、自身免疫性疾病、骨髓衰竭性疾病等，诊断 MDS-RAEB。

　　4. MDS 的治疗　　MDS 目前尚无确切有效的药物疗法，因而异基因造血干细胞移植是目前唯一可能根治 MDS 的疗法，如输血依赖的 RCC、疾病进展到 RAEB 和 RAEB-t 程度和存在 7- 或复杂核型等。另外对于 RCC 患儿免疫治疗（IST）如抗胸腺细胞球蛋白（ATG）联合环孢素（CSA）治疗 MDS 获得一定疗效。免疫调节药来那度胺及去甲基化药物地西他滨也应用于 MDS 治疗。另外成分输血、粒细胞刺激因子、祛铁治疗均可应用。

【典型图表】

外周血检查可见原始粒细胞及畸形无核红细胞等（图 4-4-1）。

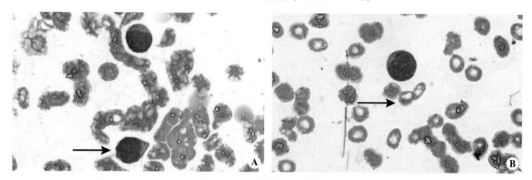

图 4-4-1　外周血异常细胞
A. 原始粒细胞；B. 无核红细胞大小不等，偶见少许畸形改变

（孙若文　王　弘）

参 考 文 献

[1] 谢晓恬. 《儿童骨髓异常增生综合征诊治—中国专家共识》的理解与实践[J]. 中华实用儿科临床杂志，2016，31（15）：1125-1128.
[2] 程焕臣，刘生伟，刘宇，等. 二代测序在 AML/MDS 诊治中的应用研究[J]. 中国实验血液学杂志，2017，25（6）：1631-1635.
[3] 孙伊娜，胡绍燕，何海龙，等. 异基因造血干细胞移植治疗儿童骨髓增生异常综合征/骨髓增殖性肿瘤 10 例疗效分析[J]. 中华血液学杂志，2018，39（2）：162-164.
[4] 韩颖，张晋，季静，等. 地西他滨抑制 *SHP-1* 基因甲基化对 MDS 细胞株 Skm-1 增殖及凋亡影响[J]. 中国实验血液学杂志，2019，27（5）：1561-1567.

病例 5　面色苍白半个月

［遗传性球形红细胞增多症］

【病例摘要】

患儿女，53 日龄，以"面色苍白半个月"为主诉入院。

患儿半个月前无明显诱因出现面色及甲床苍白，就诊于我院儿科门诊。化验血常规提示血红蛋白66g/L，呈小细胞性贫血，遂给予蛋白琥珀酸铁治疗2周。复查血常规提示血红蛋白54g/L，呈进行性下降，门诊以"贫血原因待查"收入血液病房。患儿病来无发热及抽搐、无咳嗽、无恶心及呕吐，出生后至今混合喂养，耐受良好，无吐奶及呛奶，吮奶有力，哭声稍弱，精神状态可，尿量正常，排便正常。

既往史：患儿于新生儿期黄疸持续不退，于当地医院新生儿科住院，诊断为"新生儿贫血、新生儿高胆红素血症、新生儿溶血可能性大"，给予丙种球蛋白输注、间断输血及蓝光治疗好转后出院。出院后监测血常规，血红蛋白80g/L左右。

家族史：否认家族中出血性疾病、溶血病及遗传代谢病等相关疾病病史。患儿父母均为北方人，无南方血统。

个人史：患儿血型为B型，Rh阳性，其母为A型，Rh阳性，母女无血型不合。G_3P_1自然受孕，母亲既往胚胎发育停止1次，人工流产1次。足月剖宫产，出生后无窒息史。

入院查体：T 37℃，P 165次/分，R 49次/分，BP 102/59mmHg，Wt 4.7kg。神志清楚，精神状态可，皮肤黏膜及口唇、甲床苍白，周身未见皮疹及出血点。颈部、腋窝及腹股沟未触及浅表淋巴结增大，眼睑无水肿，巩膜无黄染，瞳孔等大正圆，D=3.0mm，对光反射灵敏。咽赤（−），双侧扁桃体未见肿大，表面无脓苔，呼吸平稳，气管居中，双肺听诊呼吸音粗，未闻及干湿啰音。心音有力，律齐，各瓣膜听诊区未闻及杂音。腹软不胀，全腹无压痛、无反跳痛及肌紧张，肝肋下4cm，质软，脾肋下未及，听诊肠鸣音正常，四肢肌张力及肌力正常，无活动受限，末梢温，CRT<3秒。神经系统查体未见异常。

辅助检查：血常规示白细胞$7.32×10^9$/L，中性粒细胞百分比0.166，淋巴细胞百分比0.756，红细胞$1.75×10^{12}$/L，血红蛋白54g/L，血小板$269×10^9$/L，平均红细胞体积84fl（83～101fl），平均血红蛋白浓度29.1pg（27.2～34.7pg），网织红细胞百分比0.069（0.005～0.020）；C反应蛋白正常，凝血五项正常，尿常规显示尿胆原、胆红素均正常；巨细胞病毒IgM及DNA定量均阴性，直接抗人球蛋白试验阴性；蔗糖溶血试验及血清酸化溶血试验阴性；促红细胞生成素（EPO）290.55mU/ml（2.59～18.5mU/ml），铁蛋白422.8ng/ml（11～336.2ng/ml），叶酸>23.8ng/ml（3.1～19.9ng/ml）维生素B_{12}为492pg/ml（180～914pg/ml）；肝功能示天冬氨酸氨基转移酶49U/L（5～34U/L），丙氨酸氨基转移酶43U/L（0～40U/L），总胆红素30.8μmol/L（3.4～20.5μmol/L），结合胆红素7.6μmol/L（0～8.6μmol/L），非结合胆红素23.20μmol/L（3.4～11.9μmol/L）；外周血涂片可见胞体小、染色深、中心浅染区消失的球形红细胞增多，比例为12%。脆性试验，孵育脆性开始溶血0.52%NaCl（正常对照为0.56%NaCl），孵育脆性完全溶血0.36%NaCl（正常对照为0.36%NaCl），渗透脆性开始溶血0.44%NaCl（正常对照为0.44%NaCl），渗透脆性完全溶血0.28%NaCl（正常对照为0.32%NaCl），伊红-5'-马来酰亚胺（EMA）结合试验结果为39.07%阳性（正常值<16%）。肝、胆、脾超声提示肝大肋下长3.9cm，表面光滑，实质回声均匀，肝区未见明显占位性病变；肝内外胆管未见扩张；胆囊及脾未见异常。

【诊治经过】

（一）病例特点

患儿足月儿，新生儿期起病，新生儿溶血发作致新生儿溶血性贫血及新生儿高胆红素血症。

发病年龄早，至出生后 53 日龄，反复因重度溶血性贫血入院。患儿生后即反复溶血发作，符合遗传性溶血病表现，需要系统查找红细胞膜、酶及血红蛋白质量异常。

（二）诊断及鉴别诊断

1. 入院诊断　急性溶血性贫血，重度：面色苍白，贫血貌，红细胞 $1.75×10^{12}/L$，血红蛋白 54g/L，网织红细胞比例增高，非结合胆红素增高，外周血球形红细胞比例增高达 12%，符合溶血改变，贫血程度为重度。

2. 疾病鉴别　患儿新生儿期起病，正细胞正色素性贫血，网织红细胞比例升高，高非结合胆红素血症，肝大，提示为溶血性贫血，需要与以下疾病相鉴别。

（1）红细胞葡萄糖-6-磷酸脱氢酶（G6PD）缺乏症：是一种遗传性急性溶血病，为 X 连锁不完全显性遗传，高发地区包括地中海沿岸国家和我国长江流域及其以南各省，以四川、广东、广西、云南、福建、海南等地区发病率较高。G6PD 缺乏症的一个临床类型即为新生儿溶血，新生儿缺氧、感染、乳母服用氧化剂药物等诱发，表现为苍白、黄疸，多于出生后 2～4 日达高峰，1/2 病例可有肝大、脾大。贫血多呈轻至中度，血清胆红素增高，重症可以引起胆红素脑病。检测红细胞 G6PD 活性降低。严重贫血者，可以输注 G6PD 活性正常的红细胞。

（2）地中海贫血：是血红蛋白中一种或多种珠蛋白肽链的合成受阻或完全抑制的血红蛋白病。其中重型者，多于婴儿期发病，出生后 6 个月内发病者占 50%，偶有新生儿期发病。发病年龄越早，病情越重。呈严重的进行性贫血，面色苍白，可有黄疸，特殊面容，肝、脾日渐增大，依赖输血。血红蛋白电泳和基因诊断可确诊。

（3）自身免疫性溶血性贫血：因各种原因导致产生抗自身红细胞膜的抗体，导致红细胞破坏加速所致贫血。婴幼儿以病毒感染，尤其是巨细胞病毒感染为主要原因。急性起病，发热、苍白、乏力、腹痛及血红蛋白尿，黄疸，肝脾大等。可查到病原学证据，直接抗人球蛋白试验阳性。

（三）治疗经过

患儿入院后给予多烯磷脂酰胆碱保护肝，间断输注新鲜红细胞改善及纠正贫血直至血红蛋白升至 104g/L，网织红细胞百分比下降至 0.032 1，肝功能转氨酶正常，胆红素正常。住院 11 日后出院。

（四）确定诊断

患儿新生儿期起病，因溶血发作致新生儿溶血性贫血及新生儿高胆红素血症。发病年龄早，病情迁延至出生后 53 日龄，反复因重度溶血性贫血入院，伊红-5'-马来酰亚胺（EMA）结合试验结果为 39.07%（正常值<16%）。结合患儿新生儿期至出生后 53 日反复溶血发作病史，诊断为遗传性球形红细胞增多症，重型。

（五）最终诊断

遗传性球形红细胞增多症，重型。

【临床思路及诊治评述】

遗传性球形红细胞增多症（hereditary spherocytosis，HS）是一种遗传性溶血性贫血。

1. HS 的临床特征　红细胞膜骨架主体的任一组分缺陷导致红细胞膜不稳定，红细胞形态异常及寿命缩短，临床以不同程度贫血、间断发作性黄疸、脾大、球形红细胞增多及红细胞渗透脆性增加为特征。婴儿和儿童患者贫血的程度差异较大，大多为轻至中度贫血。黄疸可见于大部分患者，多为轻度，呈间歇性。几乎所有患者有脾大，且随年龄增长而逐渐显著，溶血危象时增大明显。肝多为轻度增大。未行脾切除患者可并发色素性胆石症，较常见于年长儿。在慢性病程中，常因感染、劳累或情绪紧张等因素诱发溶血发作，即贫血和黄疸突然加重，可伴有发热、寒战、呕吐，脾大显著并有疼痛。

2. HS 的程度划分　根据病情分为轻型、中间型和重型。轻型多见于儿童，约占 1/4，由于骨髓代偿功能好，可无或仅有轻度贫血及脾大。中间型约占 2/3，多成年发病，有轻及中度贫血及脾大。重型少见，贫血严重，常依赖输血，生长迟缓，面部骨结构改变类似地中海贫血，偶尔或 1 年内数次出现溶血危象或再生障碍性危象。

3. 新生儿 HS　新生儿 HS 应引起临床重视。新生儿期发生的溶血一般较严重。有新生儿高胆红素血症、严重的贫血；但细胞数多增高不明显，如网织红细胞、血涂片球形红细胞多正常。红细胞渗透脆性试验可正常，同时又缺乏回顾性反复发作的临床表现及累积症状如色素性胆石症及脾大等症状，因而诊断有一定困难性。在新生儿期不能诊断的病例，不能否定 HS 诊断，而应延迟在 6 月龄后重复相关检查。既往国内报道 170 例确诊 HS 的患儿中，回顾性追溯有 23 例（13.5%）于新生儿期出现了高胆红素血症，因而新生儿期发生溶血及胆红素增高，一定警惕 HS 的可能，给予详细的诊断及鉴别诊断。

4. HS 的实验室检查　平均球形红细胞体积（MSCV）和平均红细胞体积（MCV）是高度有效的 HS 诊断指标，当 MCV-MSCV>9.6fl 时，诊断 HS 的敏感性为 100%，特异性为 90.57%。盐水渗透脆性试验的敏感性因 HS 膜蛋白缺陷类型不同而异，诊断 HS 的敏感性为 48%～95%，同时该方法也不能鉴别健康人与轻型 HS。红细胞孵育脆性试验敏感性为 78.7%，特异性为 95.3%。EMA 结合试验对带 3 蛋白缺陷的 HS 的敏感性为 88%，对合并带 3 蛋白和收缩蛋白缺陷的 HS 的敏感性为 100%，对膜蛋白缺陷未明的 HS 的敏感性为 88%。该方法还有利于检出轻型 HS、HS 合并 β-地中海贫血的双重溶血性贫血。膜蛋白分析和基因突变检测能确定缺陷类型。

脾切除术是 HS 最有效的治疗办法，但婴幼儿患者应尽量延迟至 4～5 岁后手术，少数贫血严重且多次出现溶血危象或再生障碍危象以致需要反复输血维持生命者，亦可提前手术，但 1 岁以内仍视为禁忌。

【典型图表】

EAM 流式检测示红细胞 E5'M 的 MFI 减弱，百分比为 39.07%，为阳性（表 4-5-1）。

表 4-5-1　流式细胞报告单

姓名：×××	样本编号：15805	医院：××××××	样本类型：外周血
性别：女	申请序号：23009107	科室：小儿血液科	取材部位：手部
年龄：1 个月	病 案 号：	医师：	临床诊断：

检查项目：EAM 流式检测

检测结果：

序号	中文名称	结果	生物参考区间	单位
1	红细胞 E5'M 的 MFI 减弱百分比	39.07	<16	%

（孙若文　王　弘）

参 考 文 献

[1] Bolton-Maggs PHB, Langer JC, Iolascon A, et al. Guidelines for the diagnosis and management of hereditary spherocytosis[J]. Br J Haematol, 2012, 156（1）：37.
[2] 谭燕莉, 蒋瑾瑾. 遗传性球形红细胞增多症诊治进展[J]. 河北医药, 2018, 40（7）：1086-1089.
[3] 丁翊君, 林影, 姜敏, 等. 新生儿遗传性球形红细胞增多症一例[J]. 中国新生儿科杂志, 2010, 25（2）：113.
[4] 邓增富, 林发全. 遗传性球形红细胞增多症的实验室检查技术进展[J]. 临床检验杂志, 2014, 32（3）：217-219.
[5] 桂永浩. 小儿内科高级教程[M]. 北京：中华医学电子音像出版社, 2016：312.

病例 6　血小板减少，D-二聚体增高，腹部巨大肿物

［巨大血管瘤-血小板减少综合征（Kasabach-Merritt 综合征）］

【病例摘要】

患儿男，1 岁 10 月龄，以"发热、咳嗽伴血小板减少 3 日"为主诉入院。患儿 3 日前无明显诱因出现发热，最高体温 38.5℃，伴咳嗽，有痰不易咳出，口服布洛芬混悬液（美林）后热可退，但之后体温复升，不伴有寒战及抽搐，无流涕，家属给予患儿口服蒲地蓝消炎片及环酯红霉素，仍无明显好转，就诊于当地医院，化验血常规发现血小板重度减少（10×10^9/L），遂急来我院就诊，门诊以"血小板减少原因待查"收入血液病房。患儿病来精神状态良好，无鼻出血及皮肤黏膜出血，无黄染，无皮疹，无吐泻，食、睡可，尿便正常。

既往史：否认重大疾病及手术史，否认湿疹及过敏史。

家族史：否认家族遗传病及血液病史。

个人史：患儿 G_3P_2，36^{+6} 周剖宫产，出生体重约 3.1kg。无出生窒息史，生长发育同同龄儿童，正常疫苗接种。

入院查体：T 37.8℃，P 92 次/分，R 20 次/分，Wt 11kg；神志清楚，一般状态可，无明显贫血貌，皮肤黏膜无黄染，无皮疹及出血点；颈部、腋下及腹股沟未触及肿大淋巴结；瞳孔等大正圆，D=3.0mm，对光反射灵敏；咽赤（－），双侧扁桃体未见肿大，呼吸平稳，双肺听诊呼吸音粗，未闻及干湿啰音，可闻及少许痰鸣；心音有力，律齐，各瓣膜听诊区未闻及杂音；腹软，略膨隆，脐部膨出，不随呼吸节律改变，未见肠型；肝肋下 1cm，质软，脾肋下未及，听诊肠鸣音正常，全腹无压痛、无肌紧张及反跳痛；神经系统查体未见异常。

辅助检查：①血常规示白细胞 6.2×10^9/L，中性粒细胞 1.1×10^9/L，红细胞 3.12×10^{12}/L，血红蛋白 92g/L，网织红细胞百分比 0.049（0.005～0.020），血小板 8×10^9/L；C 反应蛋白 12.8mg/L（0.0～8.0mg/L）；凝血五项示 D-二聚体（DDU）最高达 12 872μg/L（0～252μg/L），纤维蛋白原 1.2g/L（2～4g/L）；神经元特异烯醇酶（NSE）23.56ng/ml（0～16.3ng/ml），直接抗人球蛋白试验阴性，24h 尿香草扁桃酸（VMA）1.3mg/24h（正常值 1.4～6.5mg/24h）；免疫球蛋白 M 0.29g/L（0.41～1.65g/L），免疫球蛋白 G 8.39g/L（4.81～12.21g/L），免疫球蛋白 A ＜0.25g/L（0.42～1.58g/L）；EPO 50.45mU/ml（2.59～18.5mU/ml）；铁蛋白 161.0ng/m（11～336.2ng/ml）；叶酸＞23.2ng/ml（3.1～19.9ng/ml）；维生素 B_{12} 为 737pg/ml（180～914pg/ml）。②WAS 基因突变阴性。③骨髓形态学显示骨髓增生明显活跃，粒、红比例倒置，巨核细胞 352 个，未见产生血小板巨核细胞。免疫分型未见明显异常表型。染色体核型正常。④影像学检查，肝、胆、脾超声提示

肝轻度增大，门静脉左支旁伴行低回声带；双侧肾上腺超声提示未见占位病变；胸部 CT 提示双肺多发炎症；头部 CT 提示双侧额颞部脑外间隙增宽；睾丸超声提示双侧睾丸鞘膜积液；全腹 CT 提示腹膜后巨大包块，大小约 4.8cm×4.6cm，与邻近肠管分界不清，腹腔淋巴结增大，脐部膨出，双侧腹股沟疝。

【诊治经过】

（一）病例特点

患儿发病年龄 1 岁 10 个月，表现为呼吸道感染后血小板减少、非免疫性溶血表现，凝血异常以 D-二聚体显著增高为主，影像学发现腹膜后巨大包块，骨髓无浸润表现。

（二）诊断及鉴别诊断

1. 入院诊断　①血小板减少原因待查：发热，咳嗽，多次血常规示血小板减少；②急性支气管肺炎：发热、咳嗽，胸部 CT 提示双肺多发炎症；③睾丸鞘膜积液：1 岁 10 月龄，睾丸超声提示双侧睾丸鞘膜积液；④脐膨出：1 岁 10 月龄，查体可见脐部膨隆。

2. 疾病鉴别　患儿婴儿期起病，感染后血小板减少，D-二聚体显著增高，非免疫性溶血表现，骨髓无浸润表现，腹部 CT 发现腹膜后巨大包块，需与以下疾病相鉴别。

（1）神经母细胞瘤（NB）：起源于交感神经系统的任意神经嵴部位，儿童期最常见的颅外实体肿瘤，将近 1/2 的 NB 发生在 2 岁以内的婴幼儿。原发肿瘤最常见的部位为肾上腺，也可以发生在颈部、胸部、腹部及盆腔，也有少数发生在鼻、膀胱及小肠等特殊部位。肿瘤早期易转移，好转移至骨髓、肝、骨、皮肤等部位。骨髓中典型的 NB 细胞转移及 NSE 或 24 小时尿 VMA 增高，或组织病理检查确认 NB 均可以确诊。

（2）非霍奇金淋巴瘤（NHL）：淋巴瘤仅次于白血病和颅内肿瘤，占儿童肿瘤的第三位，其中 80% 为 NHL。原发于腹部的 NHL 最常见病变在肠系膜及腹膜后淋巴结，胃、肠道是最常见的结节外病变部位。非特异性指标如乳酸脱氢酶及铁蛋白增高，有骨髓转移时可出现贫血、血小板减少或急性白血病的改变，亦可出现高白细胞负荷。诊断依据病理的形态学、免疫学及分子遗传学。

（3）肾母细胞瘤（Wilms 瘤）：是一种胚胎性恶性肿瘤。是儿童中第二位常见的腹部恶性肿瘤，最多见于 3 岁以下的儿童。患儿绝大多数是无意中被发现腹部肿块，腹部膨隆或两侧不对称。部分患儿有腹痛、恶心、呕吐、食欲缺乏等消化道症状。诊断依靠影像学检查如腹部超声、CT 平扫或增强扫描及肿物组织进行病理检查确诊。儿童 Wilms 瘤经综合治疗，治愈率较高。

（三）治疗经过

患儿入院后给予小剂量甲泼尼龙及丙种球蛋白治疗，同时给予头孢西林钠抗感染，治疗后复查血常规，血小板持续 <10×10⁹/L，给予输注滤白单采血小板亦无增量。同时完善相关辅助检查，发现腹腔肿物，即进行骨髓检查及鉴别诊断中的 NSE 及 24 小时尿 VMA 等检测。患儿病史及入院诊治反应提示患儿发病年龄小，常规治疗及输注血小板无治疗应答，D-二聚体常规无法解释的显著增高，非免疫性溶血表现，并且腹部超声及腹部 CT 提示腹膜后的肿物，但界线和范围不清晰。提示临床考虑巨大血管瘤伴血小板减少综合征，需腹部增强 CT 确诊。

腹部增强 CT 提示腹膜后巨大血管瘤，外科手术困难，给予药物治疗，选择一线糖皮质激素静脉应用及序贯口服治疗，并每周应用长春地辛抑制血管生成，目前患儿仍在药物治疗中，无危及生命的出血及弥散性血管内凝血发生。

（四）确定诊断

患儿表现为呼吸道感染后血小板减少、非免疫性溶血表现，凝血异常以 D-二聚体显著增高为主，且纤维蛋白原下降，影像学发现腹膜后巨大包块，骨髓无浸润表现，进一步行腹部增强 CT 检查，可见肠系膜根部血管畸形（动、静脉扩张，可能有动静脉分流，但未见具体分流血管），形成巨大血管网，向周围肠管扩张，肝大，腹腔少量腹水，确诊为巨大血管瘤-血小板减少综合征（Kasabach-Merritt syndrome，KMS；Kasabach-Merritt 综合征，K-M 综合征）。

（五）最终诊断

巨大血管瘤-血小板减少综合征（K-M 综合征）。

【临床思路及诊治评述】

K-M 综合征是以弥散生长的巨大血管瘤伴血小板减少为特征的一种综合征，是血管瘤中的一种特殊类型，属于罕见病。

1. K-M 综合征的特征　多在新生儿及婴幼儿时期发病，发病率约占血管瘤的 1%，发生于四肢、躯干、腹膜后及肝，病理构成以簇生血管瘤和血管内皮瘤为主。K-M 综合征是在血管瘤病变的基础上，出现血小板减少、微血管病性溶血性贫血和消耗性凝血功能障碍。由于血管瘤体积大、范围广，造成大量血液滞留，引起凝血因子、纤维蛋白原、血小板消耗，后期可出现严重出血倾向，主要死亡原因是出血，其次是消耗性凝血障碍，死亡率可达 50%。偶见血管瘤内血管栓塞，肿瘤缩小而自愈。

2. K-M 综合征的诊断标准　本例患儿发病年龄 22 个月，难治性血小板减少伴非免疫性溶血表现，而 D-二聚体显著增高伴纤维蛋白原下降，因而临床高度怀疑 K-M 综合征的可能，进而需要影像学排查，发现腹膜后巨大包块，形成巨大血管网而给予确诊。K-M 综合征的诊断标准：①皮肤或内脏血管瘤；②血小板减少和消耗性凝血障碍；③超声、CT 或 MRI 确认为血管瘤；④排除其他病因如脾功能亢进等。当临床发现血小板减少、继发性纤维蛋白减少等异常，尤其本例患儿出现显著性 D-二聚体增高，最高达 12872μg/L（0～252μg/L），应引起临床警惕。肿瘤、弥散性血管内凝血、感染及组织坏死均可导致 D-二聚体增高，提示高凝状态和继发性的纤维蛋白溶解亢进，应深入查找原因，考虑到 K-M 综合征的可能。进一步应用影像学检查查找是否存在巨大的血管瘤。

3. K-M 综合征的治疗　目前治疗 K-M 综合征尚无统一标准，包括手术治疗、药物治疗、介入治疗、注射治疗、支持治疗等。①手术切除是治疗体表血管瘤的有效方式，对于无法完全切除者，也可通过手术减瘤，术后辅以药物治疗，亦可有效抑制残余病灶。②介入手术主要采用硬化剂和栓塞剂栓塞瘤体供血动脉，缩小瘤体体积，甚至完全消除瘤体。③对于瘤体较大者，不易手术切除且内科治疗无效的患儿可以考虑病灶局部注射平阳霉素、糖皮质激素等。药物治疗包括糖皮质激素、西罗莫司及其衍生物依维莫司等，对糖皮质激素不敏感者可应用干扰素，长春新碱可以抑制内皮细胞增殖，亦有报道普萘洛尔有效。④另外支持治疗是避免危重患儿发展为弥散性血管内凝血的关键，包括输注血制品及丙种球蛋白。

【典型图表】

腹部增强 CT 检查，可见肠系膜根部血管畸形、肝大，少量腹水（图 4-6-1）。

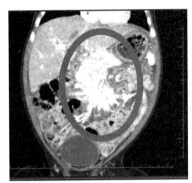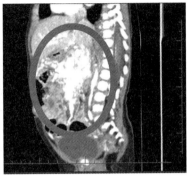

图 4-6-1　腹部增强 CT

可见肠系膜根部血管畸形（动、静脉扩张，可能有动静脉分流，但未见具体分流血管），形成巨大血管网，向周围肠管扩张，肝增大，腹腔少量腹水

（王　弘　孙若文）

参 考 文 献

郭磊，王亮，李静，等.Kasabach-Merritt 现象的治疗研究进展[J]. 中国医学影像学杂志，2018，26（2）：156-160.

病例 7　反复血小板减少伴出血，自身免疫性溶血及免疫指标阳性

［抗磷脂综合征］

【病例摘要】

患儿女，11 岁，以"反复血小板减少 3 个月，发现周身出血点 3 日，加重 1 日"为主诉入院。

患儿 3 日前无明显诱因四肢皮肤出现针尖大小的出血点，近 1 日来逐渐增多并蔓延至躯干、四肢及面部，同时出现紫癜及瘀斑，局部聚合成片，以大腿及臀部为主，呈深紫色，皮肤无黑斑、无坏死，偶有乏力，家属自行给予口服泼尼松片后未见好转，于我院就诊，化验血小板计数 $4×10^9/L$，门诊以"重度血小板减少症"收入病房。患儿病来无发热，无咳嗽，无恶心呕吐，无黄染，无鼻出血，无腹痛及黑粪，无肢体疼痛，无心前区不适及抽搐，饮食及睡眠可，尿便正常。

既往史：患儿于 3 个月前无明显诱因出现下肢瘀斑、紫癜及密集出血点，并鼻出血 2 次，第一次住院治疗 14 日。其间化验血常规示白细胞 $8.11×10^9/L$，血红蛋白 127g/L，血小板 $4×10^9/L$；凝血五项示 PT 12.0 秒（9.4～12.5 秒），APTT 63.0 秒（21～37 秒）；补体 C3 及 C4 无降低，免疫球蛋白、抗核抗体系列未见异常；病原学检测无异常。骨髓检查，可见巨核细胞 174 个，未见典型产板巨核细胞，未见 LE 细胞，骨髓符合急性免疫性血小板减少症。给予患儿应

用静脉丙种球蛋白、肾上腺糖皮质激素联合重组人血小板生成素治疗，14 日后血小板升至 $174 \times 10^9/L$，APTT 下降至 43.5 秒。其后定期门诊监测血常规，血小板维持在（50～170）$\times 10^9/L$。1 个月前患儿血小板再次降至 $8 \times 10^9/L$，自行应用丙种球蛋白及中药治疗后血小板升至 $70 \times 10^9/L$。

家族史：否认家族血栓性疾病史。否认存在遗传代谢病及肿瘤、自身免疫病家族史。

个人史：G_1P_1，足月顺产，否认手术输血史，无明确食物及药物过敏史。生长发育正常，按时接种疫苗，无不良反应史。

入院查体：T 36.5℃，P 96 次/分，R 20 次/分，BP 105/ 70mmHg，Wt 45kg；神志清楚，一般状态稍差，反应良好。皮肤黏膜无黄染，面部、四肢及躯干存在密集出血点及聚集成片的紫癜及瘀斑，舌体可见 4～5 处 0.2cm×0.2cm 发绀色瘀斑，肢端无网状青斑，皮肤无溃疡；颈部、腋窝及腹股沟处浅表淋巴结未触及增大，颈软。双眼睑无水肿，瞳孔等大正圆，直径约 3.0mm，对光反射灵敏，巩膜无黄染；口唇无发绀，咽赤（－），扁桃体无肿大；气管居中，胸廓对称，胸骨压痛阴性，双肺呼吸音粗，未闻及干湿啰音；心音有力，律齐，未闻及病理性杂音；腹软不胀，无压痛、反跳痛，无包块，肠音可，肝脾肋下未及；肢端温，神经系统查体未见明显阳性体征。

辅助检查：入院后复查血常规示白细胞 $6.0 \times 10^9/L$，中性粒细胞 $3.9 \times 10^9/L$，红细胞 $3.47 \times 10^{12}/L$，血红蛋白 109g/L，血小板 $1 \times 10^9/L$，网织红细胞百分比 0.046（0.005～0.020），网织红细胞计数 $162.7 \times 10^9/L$[（20～100）$\times 10^9/L$]。红细胞直接 Coombs 试验，抗 IgG+C3d 阳性，抗 C3d 阳性，抗 IgG 阴性。凝血五项示凝血酶原时间正常，活化部分凝血活酶时间 57.9 秒（21～37 秒），D-二聚体 271μg/L（0～252μg/L），纤维蛋白原正常。C 反应蛋白正常。肝肾功能及心肌酶正常，乳酸脱氢酶正常。补体 C3 及 C4 无下降，免疫球蛋白 A 及免疫球蛋白 M 正常，免疫球蛋白 G19.3g/L（6.95～15.15g/L），红细胞沉降率正常。狼疮抗凝物结果为阳性，狼疮抗凝物 SCT 筛查 94.9 秒，狼疮抗凝物 SCT 确定 37.5 秒，标准化 SCT 比值 2.26（0.84～1.16）；狼疮抗凝物 dRVVT 筛查 50.7 秒，狼疮抗凝物 dRVVT 确定 30.1 秒，标准化 dRVVT 比值 1.63（0.92～1.11）。抗心磷脂抗体 IgM 阴性，抗心磷脂抗体 IgG 阳性，抗心磷脂抗体 IgA 阴性。抗 β_2 糖蛋白 IgM 阴性，抗 β_2 糖蛋白 IgG 阳性，抗 β_2 糖蛋白 IgA 阴性。抗双链 DNA 抗体 IgG 阳性，抗核抗体 IgG 阳性。尿常规示尿蛋白阴性，白细胞 12.8 个/HP（0～2.2 个/HP），红细胞 27.8 个/HP（0.1～2.2 个/HP）。骨髓检查仍符合免疫性血小板减少症，未找到狼疮细胞。染色体核型正常。胸部 CT 未见异常。肝、胆、脾超声未见异常，肝、脾大小在正常范围，门静脉主干直径正常范围。心电图未见异常。双上肢及下肢深浅动、静脉血管超声未见血栓。头部 CT 未见异常。

【诊治经过】

（一）病例特点

11 岁，女孩，持续性血小板减少伴有皮肤黏膜出血倾向，有血小板重度减少伴明显出血表现，常规糖皮质激素及丙种球蛋白治疗不能维持血小板在安全范围，存在免疫指标异常如抗人红细胞抗体阳性，狼疮抗凝物阳性，抗心磷脂抗体 IgG 阳性，抗 β_2 糖蛋白 IgG 阳性，抗双链 DNA 抗体 IgG 阳性，抗核抗体 IgG 阳性，活化部分凝血活酶时间延长。

（二）诊断及鉴别诊断

1. 入院诊断　①持续性免疫性血小板减少症：患儿反复血小板减少伴有皮肤黏膜出血且持

续>3个月；②自身免疫性溶血性贫血（轻度）：患儿临床无苍白及黄染，血红蛋白109g/L，贫血呈轻度，网织红细胞比例增高，红细胞直接Coombs试验阳性；③自身免疫性疾病可能性大：患儿女，10岁，持续性血液系统损害，表现为血小板减少及自身免疫性溶血性贫血，补体及抗Sm抗体阴性，但狼疮抗凝物结果为阳性，抗心磷脂抗体阳性，抗双链DNA抗体IgG阳性，抗核抗体IgG阳性，提示自身免疫紊乱。

2. 疾病鉴别　患儿持续性血小板减少，应用糖皮质激素及丙种球蛋白治疗后血小板一过性升至正常后反复下降，血小板时有重度减少伴明显出血倾向，直接Coombs试验阳性，需与以下疾病进行鉴别。

（1）系统性红斑狼疮（SLE）：是一种慢性多系统自身免疫性疾病。儿童SLE病程中，39%的患儿发生血液系统受累，15%以上的儿童SLE初始表现为自身免疫性血小板减少症，数月至数年可进展为SLE。20%～30%抗核抗体阳性的特发性血小板减少性紫癜患儿最终进展为SLE，因而应注意对这部分患儿的临床和免疫指标监测。此病例中患儿为青春期女孩，首发表现为血小板减少，继而出现自身免疫性溶血性贫血，曾经糖皮质激素及丙种球蛋白治疗有效，但停药后病情反复。临床其他表现如发热、皮疹、口腔溃疡，无神经系统症状、无典型肾受累，血清补体未见下降，骨髓穿刺检查未见到LE细胞，需与SLE进行鉴别。

（2）Evans综合征：以同时或相继发生自身免疫性溶血性贫血（AIHA）和免疫性血小板减少性紫癜（ITP）为特征。可因病毒感染或某些药物诱发，也可继发于系统性红斑狼疮、甲状腺功能亢进、类风湿关节炎等自身免疫性疾病，或非霍奇金淋巴瘤及急性白血病等血液系统恶性肿瘤性疾病。Evans综合征分为原发性及继发性，原发性Evans是一个排除性诊断，因而细致入微地查找引起Evans综合征的激发原因尤为重要。

（3）血栓性血小板减少性紫癜（TTP）：TTP为血栓性微血管病，由于ADAMTS13活性缺乏，形成过多的vWF多聚体，触发病理性血小板聚集，导致TTP的发生。临床特征为微血管病性溶血性贫血、血小板聚集消耗性减少及微血栓形成造成器官损害。临床以血小板减少、微血管病性溶血、神经系统症状、发热及肾损害称为TTP五联征，仅有前三项为三联征。本例患儿存在血小板减少，无发热、无神经系统症状，无肾损害，溶血为自身免疫性，而非微血管性，给予鉴别。

（4）儿童B淋巴系统肿瘤：儿童急性淋巴细胞白血病或B细胞来源的非霍奇金淋巴瘤可以以血小板减少、Evans综合征或米库利兹综合征为首发表现，骨髓检查予以鉴别。

（三）治疗经过

入院后立即给予患儿静脉丙种球蛋白封闭抗体，甲泼尼龙抑制免疫反应，重组人血小板生成素皮下注射提升血小板治疗，并辅以脏器功能保护治疗，输注新鲜冷冻血小板以防止危及生命的出血症。患儿输注血小板后增量不明显，血小板$18×10^9$/L，进一步完善自身免疫性疾病相关抗体检测，狼疮抗凝物阳性，抗心磷脂抗体IgG阳性，抗β_2糖蛋白1抗体IgG阳性，直接抗人球蛋白试验抗IgG+C3d阳性，抗C3d阳性，考虑符合抗磷脂综合征表现，立即给予环磷酰胺及他克莫司进行免疫治疗，应用环磷酰胺2天后患儿周身出血点渐消退，入院第5天血小板升至$45×10^9$/L，入院第10天血小板升至$147×10^9$/L。之后规律应用环磷酰胺并口服小剂量泼尼松。患儿血小板仍有一定波动，波动范围在（39～178）$×10^9$/L。治疗1个月后，红细胞直接Coombs试验转阴，治疗2个月后抗双链DNA抗体及抗核抗体IgG均转阴，治疗6个月后监测狼疮抗凝物始终阳性，抗心磷脂抗体-IgG 及抗 β₂ 糖蛋白 1 抗体-IgG 持续阳性，未发现血栓栓塞症状。风湿免疫科给予口服小剂量泼尼松配合低分子肝素治疗 4 个月，患儿无活动性出血，血小板升至 $130×10^9/L$ 未再下降。

（四）确定诊断

11 岁，女孩，持续性血小板重度减少，伴明显出血表现，常规糖皮质激素及丙种球蛋白治疗不能维持血小板在安全范围，存在免疫指标异常如抗人红细胞抗体阳性，狼疮抗凝物阳性，抗心磷脂抗体 IgG 阳性，抗 β₂ 糖蛋白 IgG 阳性，抗双链 DNA 抗体 IgG 阳性，抗核抗体 IgG 阳性，活化部分凝血活酶时间延长。符合抗磷脂综合征。

（五）最终诊断

抗磷脂综合征（antiphospholipid syndrome，APS）。

【临床思路及诊治评述】

本例患儿 11 岁女孩，持续 3 个月以上血小板减少，常规糖皮质激素及丙种球蛋白治疗不能维持血小板安全范围，有血小板重度减少伴明显临床出血症状，呈现爆发性表现，骨髓检查符合免疫性血小板减少症，除外了儿童期急性白血病、非霍奇金淋巴瘤骨髓转移等疾病，血液系统出现抗红细胞自身抗体所致的自身免疫性溶血性贫血，则临床重点是要进行以系统性红斑狼疮为代表性的自身免疫性疾病介导的血小板减少的排查。那么免疫指标的检查就显得尤为重要。患儿系统损害主要在血液系统，表现为血小板减少及自身免疫性溶血性贫血，多次检查血清补体正常，抗 Sm 抗体阴性，抗双链 DNA 抗体 IgG 阳性，抗核抗体 IgG 阳性，系统性红斑狼疮诊断指标不足。另外，患儿狼疮抗凝物阳性，抗心磷脂抗体 IgG 阳性及抗 β₂ 糖蛋白 IgG 阳性均持续 12 周以上，临床符合抗磷脂综合征（antiphospholipid syndrome，APS）的诊断。

1. 儿童 APS 的特点　APS 是一种非炎性反应性自身免疫性疾病，主要表现为反复发作的动脉和（或）静脉血栓形成、反复自然流产和（或）死胎、抗磷脂抗体持续阳性。儿童 APS 少见，女孩多于男孩，平均发病年龄 10 岁。儿童 APS 的特点在于各种血管性血栓、血小板减少、溶血性贫血及神经精神改变。与成年人相比，儿童的血栓发病率低，而 APS 是儿童时期引起免疫性血栓形成的最常见原因，可发生在消化系统、肺、神经系统和深静脉。其他部位的表现还有眼部血栓形成、心肌梗死、肢端坏疽和皮肤慢性溃疡，少见有肾上腺血栓和缺血性骨坏死等。

2. 儿童 APS 的诊断　因儿童无妊娠异常这一临床表现，且血栓发生率比成年人低，使 APS 的诊断更加困难。单从临床表现或实验室检查很难确诊 APS。所以对于一个有中高滴度抗心磷脂抗体和（或）狼疮抗凝物阳性的患者，并有以下情况应考虑 APS 的可能：①无法解释的动脉或静脉血栓；②发生在不常见部位的血栓（如肾或肾上腺）；③反复发生的血栓；④反复发生的血小板减少。而本例患儿即符合持续性抗心磷脂抗体和狼疮抗凝物阳性，伴有反复发生的血小板减少。

3. 儿童 APS 的临床表现　血小板减少或皮肤瘀斑可以是儿童 APS 早期唯一的临床表现，其他症状可延至数月至数年后出现，国内及国外均有病例分析报道从初始症状到确诊 APS 所需的中位时间为 30 个月，甚至有患者的误诊时间长达 50 年，因而需要引起临床医师高度警惕。

血小板减少发生机制为血清抗磷脂抗体（APL）与血小板膜磷脂结合，使其凝集加速，也可能为 APL 与血小板的磷脂结合后引起血小板破坏，使系统对血小板的吞噬增加，从而导致血小板减少。APL 是直接针对细胞膜的抗体,当其与红细胞膜结合后使其破坏,则会引起自身免疫性溶血性贫血。

4. 儿童 APS 的治疗　　国内单因素分析显示,合并血小板减少的 APS 患者血栓发生率明显低于不合并血小板减少者,考虑血小板减少可能是防止血栓形成的有利因素。而与此相反,国外相关研究显示血小板减少对血栓形成并没有保护作用,因而对于血小板减少患儿抗凝治疗需要综合权衡利弊,血小板<50×10⁹/L 的患儿应慎用抗凝治疗,可应用肾上腺糖皮质激素联合大剂量丙种球蛋白,或其他免疫抑制药治疗,使血小板上升后再予以抗凝治疗。

APS 目前尚无标准化治疗方案。治疗原则主要为防治血栓、控制出血、治疗并发症、对症处理和改善预后。临床仍时刻警惕恶性 APS 的发生。另外成年人 APS 中习惯性流产是最常见的临床表现,限于儿童特点,对于儿童 APS 女孩,当进入婚育年龄后是否存在此种临床表现,研究甚少,应对患儿家属进行必要的宣教和指导,生育年龄给予特殊关注和必要的监测。

【典型图表】

1. 骨髓检查可见大量中性中幼粒细胞和中晚幼红细胞(图 4-7-1)。

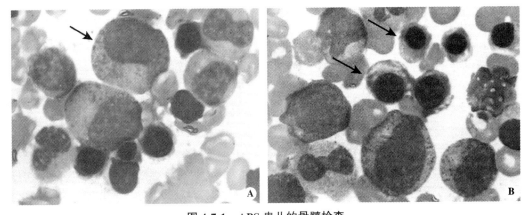

图 4-7-1　APS 患儿的骨髓检查

A. 可见中性中幼粒细胞(箭头所示);B. 可见中晚幼红细胞(箭头所示)

2. 在治疗中抗心磷脂抗体 IgG、抗心磷脂抗体 IgA 和抗心磷脂抗体 IgM 的监测性见图 4-7-2。

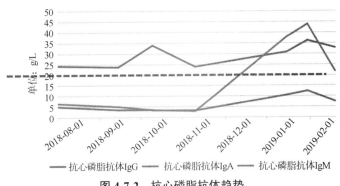

图 4-7-2　抗心磷脂抗体趋势

3. 在治疗中抗 β₂ 糖蛋白 1 抗体 IgG、抗 β₂ 糖蛋白抗体 IgA 对抗 P₂ 糖蛋抗体 IgM 的监测性能见图 4-7-3。

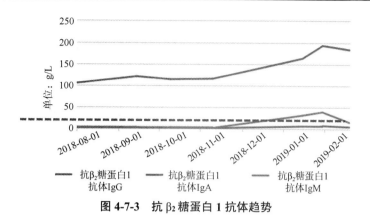

图 4-7-3 抗 β₂ 糖蛋白 1 抗体趋势

（王 弘 孙若文）

参 考 文 献

[1] 江载芳，申昆玲，沈颖. 诸福棠实用儿科学[M]. 8 版. 北京：人民卫生出版社，2015：1803-1804.

[2] Kaushansky K，Lichtman MA，Prchal JT，et al. 威廉姆斯血液学[M]. 陈竺，陈赛娟 译. 9 版. 北京：人民卫生出版社，2018：1827-1828.

[3] Firestein GS，Budd RC，Harris Jr ED，et al. 凯利风湿病学[M]. 贾占国，唐福林 译. 8 版. 北京：北京大学医学出版社，2011：1381-1391.

[4] Kasai H，Tanabe N，Koshikawa K，et al. The development of marked collateral circulation due to inferior vena cava filter occlusion in a patient with chronic thromboembolic pulmonary hypertension complicated with antiphospholipid syndrome[J]. Intern Med，2017，56（8）：931-936.

[5] Donnan PT，Mcdonald MJ. Patients' experiences of a diagnosis of Hughes' syndrome[J]. Clin Rheumatol，2009，28（9）：1091-1100.

[6] Abreu MM，Danowski A，Wahl DG，et al. The relevance of "non-criteria" clinical manifestations of antiphospholipid syndrome：14th International Congress on Antiphospholipid Antibodies Technical Task Force Report on Antiphospholipid Syndrome Clinical Features[J]. Autoimmun Rev，2015，14：401-414.

[7] 王江，吴凤岐，韩彤昕. 儿童抗磷脂综合征 14 例[J]. 实用儿科临床杂志，2003，18（10）：813-814.

[8] 吴小川，潘静. 儿童抗磷脂综合征[J]. 实用儿童临床杂志，2008，23（21）：1638-1641.

[9] 许菡苡，赵伟，胡红，等. 抗磷脂综合征 57 例临床分析[J]. 解放军医学院学报，2014，35（6）：541-544.

病例 8 持续黄疸，贫血，脾大

[遗传性球形红细胞增多症]

【病例摘要】

患儿女，10 岁，以"颜面及巩膜黄染 20 余日"为主诉入院。

患儿 20 余日前无明显诱因出现巩膜黄染，逐渐蔓延至颜面及手掌，无发热，无恶心呕吐，进食"肉制品"后偶有腹痛，为上腹部疼痛，可耐受。病来精神尚可，体力正常，食欲正常，睡眠正常，体重无明显变化，排尿量正常，尿色黄，大便正常。

既往史：患儿 1 年前曾出现周身皮肤及巩膜黄染，诊断为"胆囊炎、胆囊结石"，经治疗后好转。平素体质差，易"感冒"，否认肝炎、结核、疟疾等传染病史，否认手术史，否认外伤史，否认输血史。

家族史：父母体健，否认近亲婚配，家族中无传染病及遗传病史。

个人史：G_1P_1，足月顺产，出生体重 2.5kg，久居于本地，无疫区居住史，无疫源接触史，无放射物、毒物接触史，无毒品接触史。家族中无与患者疾病类似病史。

入院查体：T 36.3℃，P 104 次/分，R 26 次/分，BP 102/70mmHg，Wt 28kg；一般状态尚可，步入病房，神志清楚，语言正常；周身皮肤黏膜黄染，无皮疹及出血点，颈部可触及肿大淋巴结，最大呈 1cm×1cm，活动度好，无压痛，无粘连，无融合；头颅大小形态正常、无畸形，眼睑无水肿，巩膜黄染，结膜无充血，外耳道无畸形，鼻翼无扇动，口周、鼻唇沟无发绀，咽部无充血；颈软，三凹征（－）；胸廓对称无畸形，双肺呼吸运动一致，肋间隙无增宽，双肺呼吸音清，未闻及干湿啰音；心音有力，心率 104 次/分，律齐，未闻及病理性杂音；腹平软，上腹及脐周轻压痛，肝肋下未及，墨菲征（＋），脾肋下 5～6cm，质硬，肠鸣音 3～5 次/分；四肢肌张力正常，活动自如；神经系统检查未见异常。

辅助检查：血常规示白细胞 $7.9×10^9$/L，中性粒细胞百分比 0.650，红细胞 $2.47×10^{12}$/L，血红蛋白 79g/L，网织红细胞百分比 0.137；红细胞沉降率 24mm/h（0～20mm/h）；超敏 C 反应蛋白 0.72mg/L（0～3mg/L）；肝功能示血清丙氨酸氨基转移酶 8U/L（7～40U/L），血清天冬氨酸氨基转移酶 26U/L（13～35U/L），血清总胆红素测定 152.3μmol/L（5.1～22.2μmol/L），血清结合胆红素测定 10.4μmol/L（0～8.6μmol/L）；凝血功能示凝血酶原时间 17.4 秒（11.5～14.5 秒），纤维蛋白原 1.84g/L（2～4g/L）；血氨 42μmol/L（9～54μmol/L）；血 LAC 2.40mmol/L（0.7～2.1mmol/L）。肝、胆、脾彩超示胆囊结石，胆囊炎。

【诊治经过】

（一）病例特点

患儿为 10 岁女童，虽主诉为黄疸症状持续时间为 20 日，但该患儿近 1 年曾出现过黄疸症状，故考虑为慢性病史。查体发现脾大。化验检查提示胆红素明显升高，外周血红细胞及血红蛋白明显下降，网织红细胞增高。肝、胆、脾彩超：胆囊结石、胆囊炎。

（二）诊断及鉴别诊断

1. 入院诊断　①高胆红素血症：患儿周身皮肤及巩膜黄染 20 余日，逐渐加重；查肝功能为总胆红素 58.4μmol/L，结合胆红素 6.2μmol/L，非结合胆红素 52.2μmol/L。②中度贫血：血红蛋白 79g/L。③胆囊结石：进食肉制品后偶有腹痛，上腹痛；1 年前确诊为胆囊多发结石，肝、胆、脾彩超示胆囊结石（多发）。④胆囊炎：进食肉制品后偶有腹痛，上腹痛；查体上腹部及脐周压痛，墨菲征（＋）；肝、胆、脾彩超示胆囊结石（多发）、胆囊炎。

2. 疾病鉴别　患儿存在黄疸、贫血、脾大、胆囊结石（多发）等表现，应考虑与以下疾病相鉴别。

（1）遗传性球形红细胞增多症（HS）：为常染色体显性遗传病，10 岁以下较多见，起病缓慢，常见症状为中度的贫血和黄疸，肝脾大，贫血为正细胞高色素性，外周血涂片可见较小的球形红细胞增多，白细胞增高或正常，中性粒细胞增多，血小板正常，网织红细胞明显增高，红细胞盐水渗透试验脆性增加。

（2）红细胞葡萄糖-6-磷酸脱氢酶缺乏症：急性起病，常在进食蚕豆等食品后出现，常伴有发热、畏寒、恶心、呕吐等表现，Coombs 试验阳性。

（3）嗜血细胞综合征（HLH）：该病主要累及淋巴-网状内皮系统，可有发热、黄疸、消瘦、肝脾大、淋巴结大和贫血，实验室检查可见全血细胞减少或二系减少，凝血异常，肝功能异常，三酰甘油或胆固醇增高。

（三）诊治经过

入院后静脉滴注头孢哌酮舒巴坦钠抗感染，复方甘草酸苷联合丁二磺酸腺苷蛋氨酸保肝、利胆治疗。入院第 2 天患儿出现发热，最高体温 37.6℃，无其他不适症状。入院后完善相关化验及检查回报：红细胞渗透脆性（初溶）0.65%（0.45%～0.4%），红细胞渗透脆性（全溶）0.60%（0.4%～0.35%）；查异常红细胞形态，可见大小不等、小球形红细胞，约占 49%；血常规及 C 反应蛋白示，白细胞 6.3×10⁹/L，中性粒细胞百分比 0.516，红细胞 2.27×10¹²/L，血红蛋白 73g/L，血细胞比容 0.202；平均血红蛋白浓度 364g/L；平均红细胞体积 88.8fl；网织红细胞百分比 0.176（0.005～0.025）；C 反应蛋白 1.74mg/L（0～8mg/L）；血清总胆红素 59.4μmol/L（5.1～22.2μmol/L）；血清结合胆红素 17.5μmol/L （0～8.6μmol/L）。患儿红细胞形态可见 49%小球形红细胞，且红细胞渗透脆性试验阳性，不能除外遗传性球形红细胞增多症。血红蛋白较前下降，网织红细胞比值增高，提示患儿体内仍存在溶血。完善骨髓穿刺术，结果回报：可见小球形红细胞，约占 55%。

（四）确定诊断

结合患儿病史、查体及各项辅助检查，尤其是外周血红细胞形态检查及骨髓穿刺检查均提示遗传性球形红细胞增多症。

（五）最终诊断

①遗传性球形红细胞增多症（hereditary spherocytosis，HS）；②高胆红素血症；③中度贫血；④胆囊结石（多发）；⑤胆囊炎。

【临床思路及诊治评述】

患儿表现为反复黄疸、贫血继发胆结石、胆囊炎，针对胆囊炎治疗后，患儿黄疸症状减轻，但仍会反复出现黄疸。完善血常规、血涂片、孵育脆性试验及骨髓穿刺术检查后，可明确诊断为遗传性球形红细胞增多症。

1. HS 的病因　遗传性球形红细胞增多症是一种红细胞膜骨架蛋白异常引起的遗传性溶血性疾病，发病率约为 1/5000，常染色体显性遗传约占 3/4，少数患者为常染色体隐性遗传，仍有小部分患者无明确家族史，其原因可能为基因突变或表型变异有关。为明确该患儿家族中有无该病，为患儿父母完善了血常规、红细胞涂片及溶血象检查，结果均正常，未发现明确家族史。

2. HS 的临床特征　遗传性球形红细胞增多症临床特征为不同程度的溶血性贫血、黄疸、脾大、外周血中球形红细胞增多及红细胞渗透脆性增加（图 4-8-1），呈慢性病程，病程中反复急性发作。世界各地均有报道，无性别差异，任何年龄均可发病，以婴幼儿及儿童多见，发病年龄越小，病情越重。①轻度病变者红细胞的产生和破坏处于平衡状态，通常无症状，仅有轻度脾大、网织红细胞增多

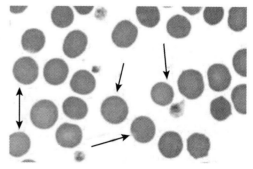

图 4-8-1　遗传性球形红细胞增多症的红细胞形态特征

外周血和骨髓涂片可见红细胞大小不等,较小的球形红细胞增多（箭头所示）

及极少量球形红细胞，常于体检时或某些诱因导致溶血加重时被发现，最常见的诱因为病毒感染、疲劳及情绪紧张。②中度病变者血红蛋白浓度在 80～110g/L，网织红细胞明显增加，一般＞0.06，约 50%的患者可有黄疸表现，脾大常为中度，部分患儿甚至重度脾大。③重度病变者血红蛋白可低至 60～80g/L，需要间歇输血以维持，网织红细胞一般＞0.10，胆红素明显升高。④此外尚有 3%～5%的患者表现为伴有致命性贫血的极重度病变，血红蛋白＜60g/L，需定期输血以维持血红蛋白浓度＞60g/L，此类患者几乎均为常染色体隐性遗传。

3. HS 的并发症　并发症有：①胆囊病变。慢性溶血可以导致胆结石形成，该患儿就发生了胆囊多发结石，胆囊炎。②造血危象。包括溶血危象、再生障碍危象和巨幼细胞性危象。溶血危象最为常见，一般不需特殊处理。严重的溶血危象时需要输血。再生障碍危象多继发于病毒感染，最常见的是微小病毒 B19 感染。巨幼细胞危象少见，为叶酸缺乏导致。为预防叶酸缺乏，建议遗传性球形红细胞增多症患儿每天服用 2～3mg 叶酸直至 5 岁，之后每天服用 5mg。③罕见的并发症有下肢复发性溃疡、痛风及慢性皮炎。

4. HS 的治疗　治疗首先需防治感染，避免劳累、情绪紧张，适当补充叶酸。轻度病变者无须输注红细胞，重度贫血及溶血危象时应输注红细胞。当发生再障危象时除输注红细胞外，必要时需输注血小板。脾切除为治疗遗传性球形红细胞增多症唯一方法。脾切除后可明显延长红细胞寿命，可显著改善贫血及黄疸症状，网织红细胞计数下降至正常。中、重度病变均适于脾切除手术。婴幼儿脾切除后发生感染风险很高，应尽可能延至 5 岁以后进行脾切除术。对于重度遗传性球形红细胞增多症的婴幼儿，机体免疫功能尚不健全，推荐进行脾次全切除或脾栓塞术。

（王　晔　魏　兵）

参 考 文 献

[1] 胡亚美，江载芳，申昆玲，等. 诸福棠实用儿科学[M]. 7 版. 北京：人民卫生出版社，2015：1845-1847.
[2] Bogusftawska DM, Heger E, Listowski M, et al. A novel L1340P mutation in the ANK1 gene is associated with hereditary spherocytosis[J]. Br J Haematol, 2014, 167（2）：269-272.
[3] 黄绍良，陈纯，周敦华. 实用小儿血液病学[M]. 北京：人民卫生出版社，2014：97-100.
[4] Seims AD, Breckler FD, Hardacker KD, et al. Partial versus total splenectomy in children with hereditary spherocytosis[J]. Surgery, 2013, 154（4）：849-853.
[5] Pincez T, Guitton C, Gauthier F, et al. Long-term follow-up of subtotal splenectomy for hereditary spherocytosis: a single-center study[J]. Blood, 2016, 127（12）：1616-1618.

第 5 章

循环系统疾病

病例 1　胸闷、胸痛 1 年，咳嗽、乏力 2 周

[冠状动脉起源异常：左冠状动脉开口于右窦]

【病例摘要】

患儿男，11 岁，以"胸闷、胸痛 1 年，咳嗽、乏力 2 周"为主诉入院。

患儿 1 年前游泳训练时出现胸闷、胸痛，无心前区不适及大汗，无面色苍白或发绀，之后每次游泳时均出现胸闷，做冲刺动作时症状明显，2 周前出现咳嗽，声咳，长出气，乏力，肌肉酸痛感，跑跳正常，无发热，无活动受限，胸闷亦无明显加重，家属自行给予患儿口服感冒药后咳嗽缓解，但乏力无明显缓解，家属为求进一步诊治来我院，门诊以"胸闷、乏力待查"收入我科。

病来患儿精神状态可，无发热，无呕吐、腹泻，咳嗽，无喘息，尿量可，饮食及睡眠可。

患儿既往体健，2 年前因四肢外伤于当地医院行清创缝合术，无肝炎、结核病史。

患儿系 G_2P_1，足月剖宫产，出生后无窒息史，生长发育同正常同龄儿。疫苗按时接种。否认食物及药物过敏史。否认家族特殊病史记载。

查体：T 36.8℃，P 76 次/分，R 20 次/分，BP 121/72mmHg；神志清楚，一般状态可，周身无皮疹及出血点，颈部淋巴结未触及增大；双瞳孔等大正圆，对光反射灵敏，球结膜无充血及水肿；呼吸平稳，咽赤（－），双扁桃体无肿大；听诊双肺呼吸音粗，未及干湿啰音；心音有力，律齐，无心脏杂音；腹软，肝脾肋下未及；肢温，四肢活动自如，腓肠肌略肥大，无压痛，肢端无水肿，CRT＜3 秒。

辅助检查：入院当天我院门诊化验示心肌酶谱 CK 91U/L（＜200U/L），CK-MB 19U/L（＜24U/L），LDH 354U/L（80～285U/L），HBDH 236U/L（72～182U/L）；肌钙蛋白 I　0.095μg/L（0～0.04μg/L），肌红蛋白 8.7μg/L（0～105.7μg/L），CKMB 同工酶质量 1.8μg/L（0～6.3μg/L）；超敏肌钙蛋白 T 0.039ng/ml（＜0.014ng/ml）；入院前 2 日外院胸部 DR 结果回报：双肺纹理增强，心腰平直。

【诊治经过】

（一）病例特点

患儿为年长儿，平素无症状体征，近 1 年来从事游泳训练时出现症状，冲刺动作时症状明显，但不伴有心前区不适及大汗，无面色苍白或发绀，近 2 周有咳嗽史，并出现长出气、乏力感。

（二）诊断及鉴别诊断

1. 入院诊断　①胸闷待查：患儿胸闷、胸痛 1 年，游泳运动时明显，查体心肺无明显异常，心肌标志物超敏肌钙蛋白 T 及肌钙蛋白 I 增高，胸部 X 线片提示双肺纹理增强，心腰平直。待进一步完善心肺相关检查。②乏力待查，心肌损害：咳嗽、乏力 2 周，有长出气，肌肉酸痛，查体心肺无明显异常，心肌标志物超敏肌钙蛋白 T 及肌钙蛋白 I 增高。待进一步完善心脏相关检查。

2. 疾病鉴别　患儿胸闷、乏力，应与以下疾病相鉴别。

（1）病毒性心肌炎：有前驱病毒感染史，常见病毒有柯萨奇病毒、埃可病毒、腺病毒，流感、副流感、单纯疱疹病毒等。临床症状表现轻重不一，部分患者起病隐匿，有乏力、胸闷、胸痛、心悸、活动受限等症状，少数重症可发生心力衰竭，并发严重心律失常、心源性休克，甚至猝死。体征上可有心脏轻度扩大、心音低钝、心动过速，严重者肺部出现湿啰音；肝脾大、呼吸急促、发绀、脉搏细弱、血压下降等。实验室检查心肌标志物增高，心电图可见严重心律失常，包括各种期前收缩、室上性和室性心动过速、二度或三度房室传导阻滞，房颤、室颤等，T 波降低、ST-T 改变。心脏超声可见心房、心室扩大，收缩功能减低，病毒学检查，疾病早期可从咽拭子、血液、粪便中分离出病毒。

（2）心律失常：是由心肌细胞的兴奋性、传导性、自律性等电生理发生变化，导致心律失常。可由感染、疲劳、精神紧张等引起，也可因某些药物、缺氧、酸碱失衡、电解质紊乱、心脏手术等引起。患儿可有胸闷、不适、心悸、乏力等表现，运动后症状可明显。辅助检查，心电图可见心律失常，如室性期前收缩、房性期前收缩，室上性心动过速，房室传导阻滞等；实验室检查，可伴有或不伴有心肌标志物的增高；心脏超声示心内结构及心脏收缩功能大多正常，病程长者心律失常未经治疗控制可导致心脏增大。

（3）先天性心脏病：患儿于胚胎期由于环境因素，如宫内感染，特别是母孕早期患病毒感染如风疹、流行性感冒、流行性腮腺炎、柯萨奇病毒感染等；母孕早期接触放射性、服用药物（如抗癌药、抗癫痫药等）；代谢性疾病（糖尿病、高钙血症等）。还有与遗传有关，可为染色体异常或多基因突变引起。症状可有乏力、多汗、活动后气促、面色苍白、体型瘦弱。辅助检查，心脏超声可确诊。

（4）哮喘：是由于过敏原或其他非过敏因素引起的一种支气管反应性过度增高的疾病。可有明显的过敏接触史或与季节有关，可有流涕、打喷嚏、咳嗽等先兆，可有胸闷、呼吸困难，查体可闻及哮鸣音，胸 X 线片可见肺透过度增高，肺 CT 可见透过度不均，肺功能检查有小气道功能降低。

（5）气胸：气胸是肺组织及脏层胸膜破裂，空气逸入胸膜腔，形成气胸。气胸使胸腔内压力增加，引起肺压缩，静脉血回流心脏发生障碍，造成不同程度的肺、心功能障碍。气胸可由于剧烈运动、进气用力提重物、咳嗽、喷嚏、大笑等诱发，也可继发于肺部疾病（慢支、哮喘、结核；肺大疱、脓肿、癌瘤等破裂）。患儿可有胸痛、呼吸困难、咳嗽、严重者出现休克。体格检查，患侧胸腔饱满，肋间隙增宽，呼吸运动减弱，可有呼吸音减弱或消失，左侧气胸时心尖搏动可触不到，左心界叩不出，心音遥远。辅助检查，胸部 X 线片或肺部 CT 可示气胸部位透过度增高，且无肺纹理可见，肺组织被压向肺门处萎缩，纵隔、心脏、气管可同时向对侧移位，膈肌下降。

（三）治疗经过

入院后完善化验检查，血气离子分析（静脉血）：pH 7.307（7.31～7.42），PCO_2 50.6mmHg（37～50mmHg），细胞外液 BE −1.6mmol/L（−3～3mmol/L），K^+ 4.51mmol/L（3.5～5.5mmol/L）；血常规：白细胞 5.88×10⁹/L，中性粒细胞百分比 0.550，异型淋巴绝对值 0.12×10⁹/L（正常值为 0）。患儿血气（静脉血）pH 偏低，二氧化碳分压略高，BE 正常，患儿无呕吐及腹泻，进食可。根据门诊及入院后检查，给予患儿注射用磷酸肌酸钠（英联）联合左卡尼汀静脉滴注营养心肌治疗。

入院第 2 天，化验回报：总 25-羟基维生素 D 15.830ng/ml（≤20ng/ml 维生素 D 缺乏），NT-proBNP、CRP、免疫球蛋白定量、ASO、肝功能、钙磷镁、血糖（空腹）、肾功能、肝炎病毒（发光法）未见明显异常；第二次复查血气离子分析：pH 7.362（7.31～7.42）；细胞外液 BE 3.2mmol/L（−3～3mmol/L）；K^+ 4.38mmol/L（3.5～5.5mmol/L）；Na^+ 139.0mmol/L（135～145mmol/L）；Cl^- 103mmol/L（98～106mmol/L）；血气基本正常。副流感病毒-IgA 抗体阳性。腺病毒、呼吸道合胞病毒、柯萨奇病毒、埃可病毒、支原体、衣原体、结核抗体等均阴性。常规心电图正常，窦性心律，心率 71 次/分。

患儿入院后第 3 天乏力症状缓解，声咳，无痰，无发热，无胸闷、胸痛，无长叹气。完善心脏超声：各心腔内径在正常范围，左室各壁向心运动良好，未见节段性运动异常。房、室间隔未见回声中断，多普勒未探及分流信号。动脉导管未见开放。各瓣膜开放良好，三尖瓣探及微量反流信号。冠状动脉显示清晰，左冠状动脉主干内径宽约 2.0mm，右冠状动脉主干内径宽约 1.7mm，左右冠状动脉内径未见限局性增宽。心包膜未见增厚，心包腔未见液性暗区。射血分数（EF）63%（>55%）。肺 CT 未见异常。

入院第 4 天，动态心电图结果回报：基础节律为窦性心律，最高心率 127 次/分，最低心率 44 次/分，平均心率 67 次/分，窦性心律不齐，部分时间 ST 段下移。肺功能：肺容量正常，肺通气功能正常，支气管舒张试验阴性，FeNO 呼出一氧化氮测定 10ppb（<20ppb）。PPD（−）。

入院第 5 天复查，超敏肌钙蛋白 T 0.022ng/ml（<0.014ng/ml）；肌钙蛋白 I 恢复正常。患儿临床症状已完全缓解，无胸闷、乏力，无发热，咳嗽减轻，无胸痛，饮食及睡眠可，尿便正常。

入院第六天，心肌灌注显像结果：静息左室前壁、心尖、后壁及后侧壁放射性分布稀疏，提示心肌炎改变、心肌缺血改变。需要进一步完善冠脉增强 CT，以除外冠脉病变导致的心肌缺血。

冠状动脉增强 CT：平扫，冠状动脉各支均未见钙化斑块。增强及三维重建，右冠状动脉开口于右窦，左冠状动脉开口于右窦，冠状动脉分布呈右优势型；左主干走行于右室流出道与主动脉根部之间，管腔通畅，管径稍细；左前降支、左旋支及右冠状动脉管壁较光整，管腔通畅，未见确切狭窄。心内结构未见异常。提示：左冠状动脉开口于右窦，左主干略受压。

（四）确定诊断

考虑患儿病史特点，动态心电图 ST 段下移，心肌灌注显像结果提示心肌缺血改变，冠脉增强 CT 提示：左冠状动脉开口于右窦，左主干略受压。因此，诊断考虑冠状动脉起源异常，左冠状动脉开口于右窦。

（五）最终诊断

①心肌缺血；②冠状动脉起源异常：左冠状动脉开口于右窦；③病毒感染（副流感病毒）；④维生素 D 缺乏。

【临床思路及诊治评述】

该患儿为运动时胸闷、胸痛，近期感染后出现乏力症状。需要鉴别与此症状相关疾病，包括：心脏相关疾病，如心肌炎、心律失常、先天性心脏病；呼吸系统相关疾病，如气胸、哮喘、肺炎等疾病。完善心肌标志物、病原学检查、心电图、心脏超声、动态心电图、心脏 ECT、肺部 CT、肺功能，以排查心肺疾病，最终冠脉 CTA 明确诊断。

1. 冠状动脉的起源与走行　冠状动脉是供给心脏血液的动脉，起于主动脉根部，左右冠状动脉是升主动脉的第一对分支。左冠状动脉为一短干，发自左主动脉窦，经肺动脉起始部和左心耳之间，沿冠状沟前行，分为前降支和回旋支。右冠状动脉起源于右窦。

2. 常见冠状动脉异常及影响　冠状动脉发育异常包括冠状动脉开口数量和（或）位置的明显异常，冠状动脉及其主要分支起源和分布的明显畸形等。

左冠状动脉起源于右冠窦，畸形起源的左冠状动脉主干，起始部分多行进于主动脉与主肺动脉或右室流出道之间，收缩期受到两根大动脉的挤压，影响心脏的血液供应。有研究报道国人冠状动脉发自对称冠状动脉窦，冠状动脉走行于主、肺动脉之间的起源异常发病率为 4.1‰。冠脉畸形起源于肺动脉者预后最差，全部冠脉畸形起源于肺动脉者多无法生存。

部分冠状动脉起源异常属于良性，对心肌供血无明显影响。少数冠状动脉畸形（例如，冠状动脉异位起源于肺动脉、冠状动脉异位起源于对侧冠状窦、单一冠状动脉等）影响心肌供血，引起缺血性心肌损害，并存在潜在危险。

在美国，先天性冠状动脉畸形是年轻人心源性猝死的第二大病因，仅次于肥厚型心肌病。冠状动脉变异中危险性最高的认为是冠状动脉异常起源于对侧冠窦，包括左冠状动脉主干起源于右侧冠窦及右侧冠状动脉异常起源于左冠窦，有研究报道，美军新兵因心血管疾病猝死的病例中，异常起源动脉间走行的冠状动脉是首要原因。

我国有报道在儿童及青少年运动诱发心源性晕厥病主要的病因为冠状动脉异常起源于对侧主动脉窦其次为肥厚型心肌病、遗传性心律失常。

3. 冠状动脉异常的临床表现　冠状动脉发育异常的临床表现差别很大，主要取决于畸形起源冠脉对心脏血液供应的影响程度，胎儿的生长发育一般很少受到影响，出生时多无特殊表现。轻的没有明显症状，重者随年龄增长，出现类似冠心病的心绞痛，一般与运动劳力有关，可伴有呼吸困难、面色苍白、心慌、恶心、咳嗽、哭闹、出汗，有的可出现突然晕厥，甚至猝死。心绞痛发作时可观察到出汗、呼吸急促、心率加快，心衰者听到呼吸音粗糙、干湿啰音，颈静脉压力升高，肝大、水肿，多数有心脏扩大。

心电图：可能有左心室扩大肥厚、心肌缺血，病理性 Q 波、ST 改变和 T 波倒置，右心室肥厚、各种心律失常。X 线检查：一般无特异性表现，可能有心脏扩大、肺动脉段突出、肺动脉高压表现，心导管检查、心血管造影具有重要价值，心脏 ECT 有助于确定心肌缺血状态。磁共振可显示异常起源的冠状动脉及其他心血管畸形。心脏超声：可有左心扩大。在正常部位往往不能显示冠状动脉的开口，但可显示其他冠状动脉异常增粗或代偿性扩张，从而提示冠状动脉畸形起源。冠状动脉 CTA 可清晰显示正常或畸形起源冠状动脉的部位、走行方向，冠状动脉增粗或代偿性扩张状况，清晰显示畸形冠状动脉与周围心血管组织结构的关系。

左冠状动脉起源于肺动脉的患儿，有的被误诊为心内膜弹力纤维增生症、心肌致密化不全、扩张型心肌病，冠状动脉-肺动脉瘘等病。故而应积极明确病因有利于治疗。

4. 冠状动脉异常的预后与治疗　预后取决于对心脏血液供应的影响程度和范围。治疗上尽量避免呼吸道感染，避免情绪激动，避免剧烈活动，应用药物包括 β 受体阻滞药，扩血管药物，对合并冠状动脉壁内走行及有症状的患者应及时手术治疗或介入治疗。

【典型图表】

冠状动脉增强 CT 及三维成像示：左冠状动脉（LCA）开口于主动脉（AO）右窦，冠状动脉左主干略受压，管径稍细（图 5-1-1、图 5-1-2）。

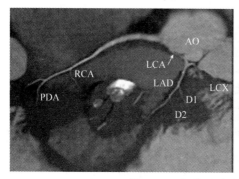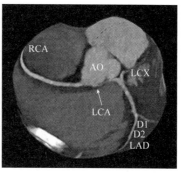

图 5-1-1　冠状动脉增强 CT 影像

影像可见：左冠状动脉开口于右窦，冠状动脉分布呈右优势型。左主干走行于右室流出道与主动脉根部之间，左主干略受压，管径稍细（AO. 主动脉；LCA. 左冠状动脉；RCA. 右冠状动脉；LAD. 左冠前降支；LCX. 左冠回旋支；PDA. 后降支）

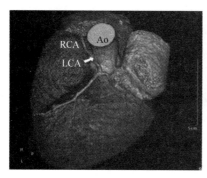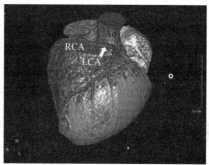

图 5-1-2　冠状动脉三维成像

由影像可见：左冠状动脉（LCA）开口于主动脉（AO）右窦，左主干走行于右室流出道与主动脉根部之间，左主干略受压

（陈　睿）

参 考 文 献

[1] 刘延玲，熊鉴然. 临床超声心动图[M]. 北京：科学出版社，2001：293-309.

[2] 李建民，朱莉. 冠状动脉起源异常的研究进展[J]. 中国临床医师杂志，2013，7（3）：1205-1207.

[3] 田建明，箫毅，李晓明，等. 64 层螺旋 CT 诊断先天性冠状动脉起源异常的价值[J]. 中国医学计算机成像杂志，2007，13（3）：172-173.

[4] 那嘉，于霞，袁越. 儿童冠状动脉起源异常合并心肌损害临床特征及治疗分析[J]. 中国实用儿科杂志，2019，34（2）：132-135.

[5] 韩咏. 儿童及青少年运动诱发心源性晕厥的临床研究[J]. 南方医科大学硕士论文集，2019.

[6] 汪周平，张丽，于明华，等. 儿童冠状动脉起源异常的临床分析[J]. 广东医学，2010，31（13）：1731-1733.

[7] 朱杰敏，范丽娟，孙凤伟，等. 致猝死的冠状动脉起源异常级临床意义[J]. 中华放射学杂志，2010，44（3）：269-272.

[8] 王国华，苏伟，王思桦，等. 继发性心内膜弹力纤维增生症的外科治疗[J]. 中华胸心血管外科杂志，2013，29（11）：656-659.

[9] 张有为，肖燕燕. 左冠状动脉起源异常误诊 4 例[J]. 临床心血管杂志，2000，16（2）：92.

[10] 王树水，韩咏. 冠状动脉异常起源于对侧主动脉窦的诊断与治疗[J]. 中国实用儿科临床杂志，2018，33（13）：970-973.

[11] De Rosa G，Piastra M，Pardeo M，et al. Exercise-unrelated sudden death as the first event of anomalous origin of the left coronary artery from the right aortic sinus[J]. J Emerg Med，2005，29：437-441.

病例 2　咳嗽，喘息，发绀，体重增长缓慢

［主动脉弓离断（A型）］

【病历摘要】

患儿女，3月26日龄，以"咳嗽半个月，喘息10余日"为主诉入院。

患儿半个月前出现咳嗽，10余日前出现喘息，呼吸困难，于外院住院治疗，完善心脏彩超提示先天性心脏病，给予头孢他啶抗感染、甲泼尼龙钠琥珀酸钠抗炎、呋塞米利尿、毛花苷C强心、沐舒坦化痰及吸氧治疗8日。患儿咳嗽、喘息症状未见明显好转，遂来我院就诊，门诊以"支气管肺炎、先天性心脏病（室间隔缺损、动脉导管未闭、轻度肺动脉高压）"收入院。

既往史：既往体健。

家族史：父母体健，否认近亲婚配，否认家族传染病及遗传病史。

个人史：患儿系 G_1P_1，足月顺产，出生体重3kg，无窒息抢救史，混合喂养，有吃奶间歇，体重明显低于正常同龄儿，3个月时能竖头。

入院查体：T 36.5℃，P 145次/分，R 44次/分，BP 69/49mmHg，身高56cm，Wt 4.6kg；神志清楚，精神差，抱入病房，未吸氧下经皮血氧饱和度84%，口周、鼻唇沟发绀，三凹征（＋）；双肺呼吸音粗，可闻及散在中小水泡音；心音有力，心率145次/分，律齐，胸骨左缘第3、4肋间可闻及Ⅲ、Ⅵ级收缩期杂音，肺动脉瓣区第二音增强；腹平软，肝右锁中线上肋下4cm，质软，边缘钝，CRT 3秒；四肢肌张力、肌力正常，活动自如；神经系统检查未见异常。

辅助检查：①外院心脏彩超提示先天性心脏病（室间隔缺损，室水平双向分流；动脉导管未闭，大动脉水平左向右分流；房左室比例明显增大，二尖瓣、三尖瓣反流；轻度肺动脉高压；左心功能降低）。②心电图示窦性心律，右室肥厚。③胸X线片示双肺纹理增粗紊乱，可见小斑片影，心脏增大，心脏呈"二尖瓣型"；双侧横膈光整，肋膈角清晰、锐利；心胸比值约0.55。

【诊治经过】

（一）病例特点

患儿为3月龄小婴儿，亚急性病程，以咳嗽、喘息为主诉就诊，体重增长缓慢，伴缺氧表现、心脏杂音、肝大，心脏彩超提示先天性心脏病。

（二）诊断及鉴别诊断

1. 入院诊断　①先天性心脏病，左向右分流型（室间隔缺损、动脉导管未闭、肺动脉高压）：患儿体格生长缓慢，可闻及心脏杂音，肝大，外院超声心动图示先天性心脏病（室间隔缺损，室水平双向分流；动脉导管未闭，大动脉水平左向右分流；房左室比例明显增大，二尖瓣、三尖瓣反流；轻度肺动脉高压；左心功能降低）。②急性支气管肺炎：因"咳嗽半个月，喘息10余日"入院，查体双肺可闻及散在水泡音，胸部X线片示双肺纹理增粗紊乱，可见小斑片影。

③急性充血性心力衰竭：患儿存在先天性心脏病，近半个月合并下呼吸道感染，肝大，肋下 4cm，质地软，边缘钝，超声心动图示左心功能降低，提示患儿存在有急性充血性心力衰竭，McGoon 比值=0.7。④营养不良（重度）：患儿目前体重 4.6kg，明显低于正常同龄儿 3 个标准差以上，说明患儿目前存在有重度营养不良。

2. 疾病鉴别　患儿为 3 个月小婴儿，咳嗽、喘息呈亚急性病程，应与以下疾病相鉴别。

（1）毛细支气管炎：多见于 6 月龄以内的婴儿，往往由病毒感染所致，轻度者呈自限过程，严重病例可合并急性呼吸衰竭、心力衰竭等。毛细支气管炎症状以喘憋为主，呼吸困难以呼气相为主，听诊双肺可闻及呼气性喘鸣音或高调哮鸣音，但该患儿先咳后喘，呼气相无明显延长，肺部啰音以水泡音为主，未闻及喘鸣音，病程较长，不支持毛细支气管炎诊断。

（2）婴幼儿哮喘：哮喘第一次发作时很难鉴别，该患儿无个人及家族过敏史，支气管扩张药及糖皮质激素雾化吸入治疗效果不明显。目前诊断哮喘依据不足，需要定期随访观察。

（3）胃食管反流：由于婴儿特殊的消化系统解剖生理特点，常发生胃食管反流，导致胃内容物反流入食管，可引发反复呼吸道感染、吸入性肺炎、呼吸暂停等，约 80% 患儿发生营养不良、体重不增和生长发育迟缓。该患儿为 3 个月小婴儿，咳嗽、喘息经抗感染等治疗效果不佳，伴营养不良，应考虑到胃食管反流的可能，注意体位和饮食，必要时食管 24 小时监测。

（4）先天性气道、肺发育异常：如先天性气道狭窄、气管软化、食管-气管瘘、肺囊性纤维化等，往往早期起病，反复发作，该患儿年龄小，常规治疗效果不明显，应注意发育异常的问题，必要时完善气管三维重建 CT 或支气管镜、活检等检查以明确诊断。

（5）肺结核：该患儿有咳嗽、喘息等呼吸系统症状，伴消瘦，要注意肺结核，但无结核接触史，胸部 X 线片无典型结核表现，目前不支持肺结核，需要进一步化验红细胞沉降率、结核抗体、PPD 试验、结核感染 T 细胞检测。

（三）治疗经过

入院后急查①血气分析：pH 7.28（7.35～7.45），HCO_3^- 31.0mmol/L（21.8～26.9mmol/L），PCO_2 66mmHg（35～45mmHg），PO_2 41mmHg（83～108mmHg）；②血常规：白细胞 $9.6×10^9$/L，中性粒细胞百分比 0.308，淋巴细胞百分比 0.516，单核细胞百分比 0.155，红细胞 $4.01×10^{12}$/L，血红蛋白 110g/L，血小板 $413×10^9$/L；③血液生化：肌酸激酶 42U/L（26～140U/L），肌酸激酶同工酶 12U/L（0～24U/L），血清天冬氨酸氨基转移酶 25U/L（13～35U/L），总蛋白测定 69.5g/L（60～80g/L），血清白蛋白测定 46.1g/L（40～55g/L），血清丙氨酸氨基转移酶 12U/L（7～40U/L）。④超声心动图检查示：先天性心脏病，主动脉弓离断，室间隔缺损（围膜部 8mm），动脉导管未闭，肺动脉高压；⑤心脏 CTA：主动脉弓离断，室间隔缺损（围膜部 8mm），动脉导管未闭，肺动脉高压。先天性心脏病 CTA 提示心房正位，心室右祥，房间隔连续性完整，房室连接未见异常，室间隔局部缺损，大小约为 0.66cm×0.56cm，心室大血管连接未见异常；左动脉弓部于左锁骨下动脉与左颈总动脉之间中断，左椎动脉起自左颈总动脉，主、肺动脉间见动脉导管，直径约为 0.44cm；肺动脉干扩张，与升主动脉直径之比为 2.19∶1；左心室、左心房扩大，双肺纹理模糊，见斑片状稍高密度影，边缘较清晰。入院后给予心电监护，头孢哌酮钠舒巴坦钠抗感染，盐酸氨溴索化痰，布地奈德雾化吸入抗炎，维生素 K 预防出血及镇静等对症治疗。因患儿心功能发育差，且肺动脉压较高，给予毛花苷 C、多巴胺强心，呋塞米及螺内酯利尿，前列地尔降低肺动脉压，人血白蛋白输注改善营养不良状态，间断鼻饲配方奶，补充营养，提供能量。入院第 8 天时患儿肺部炎症较前吸收，但仍精神差，未吸氧下经皮血氧饱和度 84%，口周、鼻唇沟发绀，三凹征（＋），存在Ⅱ型呼吸衰竭，遂给予气管插管，呼吸机辅助呼吸，吸氧浓度 50%，潮气量 55ml，PEEP 4.0cmH$_2$O。

确保符合手术指征，5 日后在全麻下行室间隔缺损心内修复，动脉导管结扎，人工血管升主动脉-降主动脉连接术。开胸后探查所见：心脏增大，以右心房、右心室增大为主，肺动脉扩张，动脉导管约 0.8cm，围膜部室间隔缺损 1.0cm，升主动脉分为右无名动脉和左颈内动脉。动脉导管连接左锁骨下动脉和降主动脉。左心发育尚可，未见其他心脏畸形。

术后当日病情危重，无自主呼吸，呼吸机辅助通气，血压及心率波动较大。四肢末梢凉，循环稍差。持续给予多巴胺静脉（30mg）泵入强心治疗，根据尿量情况间断利尿治疗，加强术后抗感染治疗。因手术时间长，出血较多，故给予术后补液治疗（乳酸钠林格液、羟乙基淀粉 130/0.4 氯化钠注射液等补充血容量），补充电解质，根据血气分析调整呼吸机参数，四肢保暖，按时翻身、吸痰，对症处置。术后血生化示血清白蛋白低，给予人血白蛋白支持对症治疗。患儿贫血，间断输血治疗。逐步降低呼吸机参数，锻炼呼吸功能。经 CPAP 过渡，8 日后拔除气管插管，拔除气管插管后患儿呼吸平稳，无明显呼吸困难症状，继续给予多巴胺强心、呋塞米利尿、磷酸肌酸钠营养心肌、头孢哌酮钠舒巴坦钠抗感染等对症治疗，患者恢复良好，切口甲级愈合。住院 26 日后出院。

（四）确定诊断

结合患儿病史、查体、心脏超声检查及术中所见，先天性心脏病类型明确为主动脉弓离断，室间隔缺损（围膜部 8mm），动脉导管未闭。

（五）最终诊断

①先天性心脏病：主动脉弓离断（A 型）、室间隔缺损（膜周部）、肺动脉高压；②重症肺炎；③急性充血性心力衰竭；④营养不良（重度）；⑤Ⅱ型呼吸衰竭。

【临床思路及诊治评述】

患儿为 3 个月小婴儿，出现咳嗽、喘息时首先考虑最常见的毛细支气管炎、支气管肺炎等下呼吸道感染，但一定要详细查体，注意排除其他疾病。该患儿出生后有吃奶间歇，体重低于正常同龄儿，呈营养不良状，伴发绀，可闻及心脏杂音，提示存在先天性心脏病，可以通过心脏超声明确先天性心脏病诊断及具体类型。但是需要注意的是，由于肺影、胸骨遮挡，超声不能清晰显示主动脉弓、主动脉降部，对于心脏大血管病变的诊断存在一定局限性。CT 血管造影能清晰呈现心脏、大血管的解剖结构及二者解剖关联，可重建心脏图像且具备图像伪影少及清晰度、边界平滑度高等优点，因此，主动脉弓离断、肺动脉狭窄等血管异常往往需要 CTA、磁共振等检查明确。该患儿在就诊过程中第一次超声发现了室间隔缺损和动脉导管未闭，但未诊断出主动脉弓离断，第二次超声及 CTA 才明确。因此，如果患儿发绀明显，一定要注意发绀型心脏病，必要时完善 CTA 检查。

1. **主动脉弓离断的类型及表现**　主动脉弓离断是一种少见的先天性血管畸形，约占婴儿复杂先天性心脏病的 1%，是指升主动脉与降主动脉之间失去正常连接，降主动脉多连接到肺动脉上。1959 年 Celoria 和 Patton 将其分为 A、B、C 三种基本类型。A 型：较多见，约占 55%，主动脉弓中断处在左锁骨下动脉起始部的远端，上半身由左心室供血，下半身由右心室的混合血

（合并室间隔缺损）经未闭合的动脉导管供血；B 型：较多见，约占 40%，主动脉弓中断出在左锁骨下动脉与左颈总动脉之间；C 型：罕见，约占 5%，主动脉弓中断处在头臂动脉与左颈总动脉之间。B、C 型右上肢由左心室供血，左上肢和下半身接受右心室供血。

　　根据是否合并其他心血管畸形，主动脉弓离断还可分为复杂型和单纯型，如主动脉弓离断合并动脉导管未闭、室间隔缺损，统称"主动脉弓离断三联征"，属复杂型，较为多见，而单纯型则较少见。室间隔缺损和动脉导管未闭常是患者存活的重要条件。由于室间隔缺损，大量的心内左向分流导致心脏前负荷增加。合并动脉导管未闭患者往往由肺动脉通过未闭的动脉导管供应下肢血流，常伴肺动脉压升高，常可闻及肺动脉第二心音亢进，随着年龄增长，肺动脉压力进行性增高，导致右心室负荷增大，易出现充血性心力衰竭。随着动脉导管的闭合，股动脉搏动会逐渐减弱，甚至消失。上下肢出现差异性发绀（上肢红，下肢发绀）是该病的主要表现，是否有差异性发绀取决于肺循环阻力大小、肺循环侧支多少及是否合并其他心脏畸形，如果丰富的侧支向远端供血可无差异性发绀表现。

　　2. 主动脉弓离断的治疗　　主动脉弓离断往往病情危重，如不及时治疗，80%患儿于出生后1个月内死亡，死亡原因多是充血性心力衰竭。即使有幸动脉导管保持开放，90%也会在 1 岁内死亡。

　　（1）一般治疗：当考虑患儿为主动脉弓离断时应立即予以下列内科处理。①心电、血氧、血压、血气、出入量监测。②建立两条静脉通路。③应用前列腺素 E_1 治疗，其目的是维持动脉导管开放，应尽量早期应用，最有效的时间是出生后 2 周内，该患儿明确诊断主动脉弓离断已经是出生后 3 个月，扩张动脉导管的作用有限，但仍然建议应用静脉输入以扩张动脉导管改善患儿下半身的灌注状况。④呼吸窘迫或重度低氧血症时，应给予气管插管及机械通气，维持 SaO_2 75%～85%；避免高氧，促进动脉导管关闭。另外，过度通气使肺血管阻力减低，肺循环优势分流，可维持 PCO_2 在 40～50mmHg。⑤正性肌力药物治疗，急性失代偿性心衰应用利尿药效果不佳时应给予洋地黄类强心药物，常联合使用低剂量多巴胺[5～10μg/（kg·min）]、多巴酚丁胺[5～10μg/（kg·min）]。需注意的是，若伴有流出道梗阻时禁用洋地黄类药物，梗阻性病例伴有心肌肥厚者可给予药物（如米力农）改善心肌顺应性。⑥保持内环境稳定，纠正酸中毒、电解质紊乱、低血糖、低血钙等。

　　（2）手术治疗：对于主动脉弓离断患儿施行手术的目的是恢复其升主动脉与降主动脉的连续，重建主动脉弓。该患儿为"主动脉弓离断三联征"，除主动脉弓离断外，还合并动脉导管未闭、室间隔缺损，还需要动脉导管切断缝扎、室间隔修补。对这种复杂心脏畸形，病情严重的患儿，是施行一期手术还是分次完成手术要根据患儿的年龄、主动脉弓离断的类型及合并何种畸形等进行选择。该患儿选择的是一期手术，手术难度大，需采用深低温体外循环等措施。术后随诊时应注意重建主动脉弓的近端与远端有无压力差，出现压力差者提示出现了再狭窄，需要再做球囊扩张术。建议术前、术后都要应用前列腺素 E_1，对于维持重建主动脉弓的通畅，减少术后发生再狭窄有重要意义。

【典型图表】

　　心血管 CTA 提示：右动脉弓部于左锁骨下动脉下左颈总动脉之间中断，左椎动脉起自左颈总动脉，主、肺动脉间见动脉导管，肺动脉干扩张，与升主动脉直径之比约为 2.19∶1（图 5-2-1）。

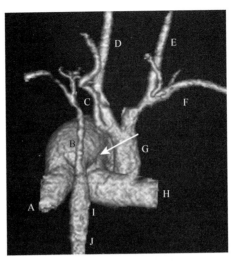

图 5-2-1　心血管 CTA 影像

影像示：主动脉离断 B 型。箭头所示处本应相连的升主动脉和降主动脉分离（A. 左肺动脉；B. 左锁骨下动脉；C. 左椎动脉；D. 左颈总动脉；E. 右颈总动脉；F. 右锁骨下动脉；G. 升主动脉；H. 右肺动脉；I. 动脉导管；J. 降主动脉）

（廖世峨　魏　兵）

参 考 文 献

[1] 商建峰，贺晨宇，陈东，等. 400 例胎儿先天性心脏病的主动脉弓解剖分析[J]. 心肺血管病杂志，2019，38（12）：1266-1269.

[2] 高晴，麻婧，吕斌，等. 新生儿主动脉弓离断死亡 1 例[J]. 中国法医学杂志，2019，34（6）：616-617.

[3] Davis JT，Ehrlich R，Blakemore WS，et al. Truncus arteriosus with interrupted aortic arch：report of a successful surgical repair[J]. Ann Thorac Surg，1985，39（1）：82-85.

[4] 黄玉雯，刘柳，曹礼庭. 超声心动图诊断成人主动脉弓离断 1 例[J]. 中国医学影像学杂志，2019，27（08）：605-606.

[5] Zhao Q，Wang J，Yang ZG，et al. Assessment of intracardiac and extracardiac anomalies associated with coarctation of aorta and interrupted aortic arch using dual-source computed tomography[J]. Scientific Reports，2019，9（1）：11656.

第6章

内分泌系统疾病

病例1 幼童，阴茎增大，阴毛腋毛生长

［下丘脑错构瘤］

【病例摘要】

患儿男，1岁4月龄，以"发现阴茎增大6个月，腋毛、阴毛生长1个月"为主诉入院。

患儿入院前6个月无明显诱因出现阴茎增大、增粗，家长未予重视。1个月前双侧腋下和阴茎根部出现少许腋毛、阴毛，无声音变粗。患儿近6个月身高增长速度快，每月身高增长约2cm。家长为求进一步诊治来我院就诊。

患儿病来无抽搐，无"傻笑"表现，无烦躁，无多饮、多尿，体重增长匀速，未曾服用营养品及含有激素类药物。否认生后皮肤颜色深、反复吐泻及喂养困难病史。

既往史：既往体健，智力及运动发育同正常同龄儿童。

个人史：G_1P_1，足月剖宫产，出生后无缺氧及窒息，出生体重3.25kg。

家族史：父母健康，父亲身高176cm，母亲身高163cm，无性早熟家族史。

查体：T 36.8℃，P 110次/分，R 23次/分，BP 102/69mmHg，Wt 16.3kg（>P97），身高88cm（>P97），BMI 21.0kg/m²；神志清楚，精神状态可，周身皮肤无色素沉着，无牛奶咖啡斑，甲状腺未触及肿大，双侧乳房Tanner I期，未触及结节；双肺呼吸音粗，心音有力，律齐，腹软，肝脾不大，四肢活动好，神经系统查体未见明显异常。阴茎长约6cm，周长6cm，左侧睾丸容积约4ml，右侧睾丸容积约4ml，阴茎根部可见数根绒毛样阴毛，双腋下可见数根绒毛样腋毛。

辅助检查：性激素示促黄体生成素（LH）2.59mU/ml（<0.3mU/ml），促卵泡生成素（FSH）4.75mU/ml（<5.12mU/ml），睾酮3.31ng/ml（<0.1~0.75ng/ml），雌二醇36pg/ml（<20~47pg/ml），泌乳素2.52ng/ml（2.64~13.13ng/ml）；促肾上腺皮质激素（8：00）21.64pg/ml（0~46pg/ml），皮质醇（8：00）12.38μg/dl（6.2~19.4μ/dl），17-羟孕酮2.98ng/ml（0.07~3.1ng/ml），血清HCG 0.65mU/ml（0~2.9mU/ml）；甲胎蛋白4.75ng/ml（0~9ng/ml），癌胚抗原1.38ng/ml（0~5ng/ml）；骨龄2岁8个月。睾丸彩超示双侧阴囊内可见睾丸影像，左睾丸大小约2.6cm×2cm×1.1cm，右睾丸大小约2.6cm×2.2cm×1.0cm，回声均匀，未见明显占位性病变；双侧肾上腺彩超未见明显异常；腹腔彩超未见明显异常。

【诊治经过】

（一）病例特点

患儿男，1岁4月龄，入院前6个月患儿无明显诱因出现阴茎增大、增粗，伴有身高增长

速度快,1 个月前出现腋毛及阴毛发育。查体:身高 88cm(>P97),阴茎长约 6cm,周长 6cm,左侧睾丸容积约 4ml,右侧睾丸容积约 4ml,阴茎根部可见数根绒毛样阴毛,双腋下可见数根绒毛样腋毛。

(二)诊断及鉴别诊断

1. 入院诊断　性早熟,中枢性性早熟可能性大:患儿系 1 岁 4 个月男孩,以"发现阴茎增大 6 个月,腋毛、阴毛生长 1 个月"为主诉入院。查体,身高 88cm(>P97),阴茎长约 6cm,周长 6cm,左侧睾丸容积约 4ml,右侧睾丸容积约 4ml,阴茎根部可见数根绒毛样阴毛,双腋下可见数根绒毛样腋毛。性激素结果提示 LH、FSH 及睾酮均明显升高,处于青春期水平,骨龄 2 岁 8 个月,进一步完善垂体 MRI、促性腺激素释放激素(GnRH)激发试验等进一步明确诊断。

2. 疾病鉴别　患儿仅 1 岁 4 个月,出现男性同性性早熟表现,需要与以下疾病相鉴别。

(1)先天性肾上腺皮质增生症:该病是男性外周性性早熟的最常见原因,多为 21-羟化酶缺乏,非失盐型可仅表现为阴茎增大、阴囊色素沉着、身高增长加速和骨龄提前,血 ACTH 升高、皮质醇水平下降,17-羟孕酮及睾酮水平升高,随年龄增长可发展为中枢性性早熟。本例患儿血 ACTH、皮质醇、17-羟孕酮、肾上腺影像学检查均未见异常,不支持该诊断。

(2)分泌 HCG 肿瘤:男性患儿表现为同性性早熟,阴茎增大,睾丸轻度增大,血睾酮水平达青春期水平,血 HCG 水平增高,脑脊液中 HCG 水平有助于诊断肿瘤位于颅内还是外周。本例患儿血 HCG 水平正常,不支持该诊断。

(3)肾上腺皮质肿瘤:根据分泌的激素不同可分为男性化肾上腺皮质肿瘤和女性化肾上腺皮质肿瘤,其中男性化肾上腺皮质肿瘤可以分泌大量雄性激素,男孩表现为外周性性早熟。本例患儿基础 LH 及 FSH 水平增高明显,且肾上腺影像学检查无异常,不支持该诊断。

(4)家族性男性限性性早熟:本病是常染色体显性遗传病,是男孩特有的性早熟类型,表现为第二性征发育,生长速率加快,骨龄提前,睾酮水平升高,GnRH 激发试验后 LH 及 FSH 仍处于青春期前水平。本例患儿无性早熟家族史,可进一步完善 GnRH 激发试验,以除外本病。

(三)治疗经过

入院后完善相关检查,血常规、尿常规、便常规、肝功能、心肌酶、肾功能、血清离子、甲状腺功能未见异常。垂体增强磁共振:垂体柄后方可见类圆形等 T_1 信号结节,边界清楚,与垂体柄分界不清,下丘脑错构瘤可能性大。完善促性腺激素释放激素(GnRH)激发试验,LH 峰值 36.59mU/ml(>5mU/ml 为诊断真性发育的界点),LH 峰值/FSH 峰值 3.89(>0.6 为诊断真性发育的界点),提示下丘脑-垂体-性腺轴已启动(表 6-1-1)。

表 6-1-1　治疗前后促性腺激素释放激素(GnRH)激发试验情况

治疗前			治疗后		
时间(min)	LH(mU/L)	FSH(mU/L)	时间(min)	LH(mU/L)	FSH(mU/L)
0	2.08	3.82	0	2.25	1.09
30	36.59	6.16	30	5.05	0.99
60	28.94	7.71	60	3.46	1.01
90	32.69	9.4	90	2.31	1.10
120	16.88	7.15	120	2.03	0.83

考虑患儿中枢性性早熟诊断明确，垂体 MRI 提示垂体柄后方类圆形等 T_1 信号结节，下丘脑错构瘤可能性大，请我院神经外科教授会诊，考虑患儿下丘脑错构瘤可能性大，后患儿就诊于北京天坛医院，明确诊断为下丘脑错构瘤。院外给予患儿促性腺激素释放激素类似物（GnRHa）治疗，抑制性腺发育，针对下丘脑错构瘤未给予特殊处置，仅动态随诊观察。

治疗 3 个月后患儿入院复查，阴茎无进行性增大，腋毛及阴毛较前无生长，身高增长速率下降。基础性激素：LH 2.31mU/ml（＜0.3mU/ml），FSH 1.07mU/ml（＜5.12mU/ml），睾酮 0.45ng/ml（0.1～0.75ng/ml），雌二醇（E_2）＜20pg/ml（20～47pg/ml）。睾丸附睾三维彩超结果回报：双侧阴囊内可见睾丸影像，左睾丸大小约 2.1cm×1.9cm×1.2cm，右睾丸大小约 2.2cm×1.6cm×1.1cm，回声均匀，未见明显占位性病变。复查促性腺激素释放激素（GnRH）激发试验，LH 基础值及峰值虽仍高于正常同龄儿童，但较治疗前明显下降，提示患儿性腺轴抑制较 3 个月前明显抑制，继续予 GnRHa 治疗。

目前患儿仍于我科门诊规律治疗中，第二性征发育抑制良好，无癫痫发作、无认知功能障碍、无精神行为异常，精神运动发育与同龄儿无明显差异。

（四）确定诊断

患儿系 1 岁 4 个月男孩，以"发现阴茎增大 6 个月，腋毛、阴毛生长 1 个月"为主诉入院。查体：身高 88cm（＞P97），阴茎长约 6cm，周长 6cm，左侧睾丸容积约 4ml，右侧睾丸容积约 4ml，绒毛样阴毛，绒毛样腋毛。性激素结果提示 LH、FSH 及睾酮均明显升高，处于青春期水平；骨龄 2 岁 8 个月；垂体增强磁共振：下丘脑错构瘤；完善促性腺激素释放激素（GnRH）激发试验：提示下丘脑-垂体-性腺轴已启动。

（五）最终诊断

①中枢性性早熟；②下丘脑错构瘤。

【临床思路及诊治评述】

患儿男，1 岁 4 个月，发现阴茎增大 6 个月，腋毛及阴毛生长 1 个月，且患儿近 6 个月身高增长速度快。查体：阴茎长约 6cm，周长 6cm，左侧睾丸容积约 4ml，右侧睾丸容积约 4ml，阴茎根部可见数根绒毛样阴毛，双腋下可见数根绒毛样腋毛，基础 LH、FSH 及睾酮水平增高，骨龄超前，性早熟诊断明确。进一步完善促性腺激素释放激素（GnRH）激发试验，结果显示 LH 峰值 36.59mU/ml（＞5mU/ml 为诊断真性发育的界点），LH 峰值/FSH 峰值 3.89（＞0.6 为诊断中枢性性早熟界点），提示患儿为中枢性性早熟。结合患儿垂体增强 MRI 结果，支持下丘脑错构瘤诊断。

下丘脑错构瘤（hypothalamic hamartoma，HH）并非真正的肿瘤，而是发生于灰结节区的异位神经组织。最早由 Le Marquand 于 1934 年首次报道，临床较为罕见，人群发病率为 1/10 万～1/5 万。

1. HH 的病理　下丘脑错构瘤是由分化良好、形态各异、分布不规则的各种神经元构成，星形细胞及神经节细胞分布在纤维基质内。电镜下可见含有分泌颗粒的髓鞘轴突。免疫组化检查发现错构瘤神经元及轴突内有促性腺激素释放激素，β 内啡肽，促皮质激素释放激素和催产素等，可见其具有神经内分泌功能。

2. HH 的临床诊断　本病临床可表现为性早熟、痴笑性癫痫、精神行为异常、智力障碍等，其中主要的临床表现是性早熟及痴笑性癫痫，这些临床表现可单独出现，亦可同时发生。下丘脑错构瘤引起的性早熟为中枢性性早熟，常在出生后 2～3 年出现，甚至更早，表现为生长发育增快，第二性征发育，性激素和促性腺激素水平达到青春期水平，骨龄超前。痴笑性癫痫表现为机械的、不恰当的痴笑性发作，有时可有一连串发作，一般持续数十秒，大多不伴有意识丧失，亦无十分典型的先兆，随病情的发展可逐渐出现其他类型的癫痫。患儿同时可伴有脾气暴躁、打人毁物等精神行为异常表现，部分患儿可有智力低下，另外还有少数患儿合并胼胝体缺如、蛛网膜囊肿、灰质异位等其他畸形。

辅助检查方面，MRI 是诊断下丘脑错构瘤最重要的影像学检查。典型的下丘脑错构瘤在MRI 上表现为灰结节和乳头体区大小不等的圆形或椭圆形肿物，病变有蒂或无蒂，位于垂体柄后方、视交叉与中脑间，边界清晰，向下可突入脚间池，甚至桥前池，向上可突入第三脑室底呈圆形或椭圆形隆起，T_1 加权像等信号，T_2 加权像及 Flair 像略高信号。由于错构瘤为正常的异位神经组织，具有正常的血脑屏障，所以在对比增强像中并不被强化。

3. HH 的治疗　本病治疗上主要是药物治疗、手术治疗和其他治疗。

（1）药物治疗：由于错构瘤不是真性肿瘤，增长速度很慢，所以对于本病所致的单纯性早熟可使用 GnRHa 治疗，但价格较贵，周期长（需要维持治疗致正常青春发育年龄），如条件允许可为首选。但针对有癫痫发作的患儿，目前抗癫痫药物均无肯定的疗效，因此不推荐单纯应用抗癫痫药物，应考虑辅以手术治疗。

（2）手术治疗：对于以癫痫为主要临床表现的下丘脑错构瘤手术效果较好。最近研究表明以性早熟为主要临床表现的患儿，也可从手术治疗中获益。但是亦有学者认为，巨大的下丘脑错构瘤手术治疗后并不能改善难治性癫痫的症状。术后需注意是否出现电解质紊乱、多饮、多尿、一过性近事遗忘等后遗症。

（3）其他治疗：对于癫痫为主且手术难度较大或者肿瘤未能完全切除的患者，X-刀和 γ-刀治疗可以作为很好的补充。射频治疗对于癫痫的治疗有一定效果，但是植入深部电极术存在一定的风险。此外，内镜作为一种创伤小、恢复快、并发症少的治疗方式，在治疗下丘脑错构瘤方面也取得了一定的成绩。

【典型图表】

MRI 影像特征：发生在垂体柄后方、视交叉与中脑间的灰结节和乳头体区的大小不等圆形或椭圆形肿物，边界清晰，向下可突入脚间池，向上可突入第三脑室底；增强像中不被强化（图 6-1-1）。

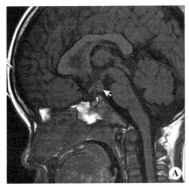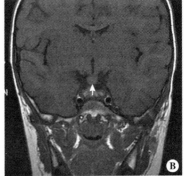

图 6-1-1　垂体增强 MRI 影像

影像示：下丘脑错构瘤（箭头所指）；A. 侧位影像；B. 正位影像

（唐　诗）

参 考 文 献

[1] 金文胜, 李红梅, 李佳, 等. 下丘脑错构瘤引起的性早熟的临诊应对[J]. 中华内分泌代谢杂志, 2014, 30（7）: 617-620.

[2] 王垚, 张凯. 下丘脑错构瘤研究的新进展[J]. 中华神经外科杂志, 2015, 31（2）: 210-213.

[3] Li CD, Luo SQ, Tang J, et al. Classification of hypothalamic hamartoma and prog- nostic factors for surgical outcome[J]. Acta Neurol Scand, 2014, 130（1）: 18-26.

[4] Rousso IH, Kourti M, Papandreou D, et al. Central precocious puberty due to hypothalamic hamartoma in a 7-month-old infant girl[J]. Eur J Pediatr, 2008, 167（5）: 583-585.

[5] Curry DJ, Raskin J, Ali I, et al. MR-guided laser ablation for the treatment of hypothalamic hamartomas[J]. Epilepsy Research, 2018, 142: 131-134.

病例 2 喉结发育, 声音变粗

［5α-还原酶缺乏症］

【病例摘要】

患儿社会性别女, 13 岁 1 月龄, 以"发现喉结发育、声音变粗 6 个月"为主诉入院。

患儿出生后按照女孩抚养, 但一直无乳腺发育, 无月经来潮。6 个月前家属自觉患儿声音变粗, 喉结生长, 今为求进一步诊治就诊于我科。患儿平素学习成绩可, 体能佳, 喜欢粉色, 喜欢娃娃, 喜欢和女孩玩。

既往史: 既往体健, 生长发育大致同正常同龄儿童。

家族史: 父母及姐姐身体健康; 无性发育异常病史。

个人史: G_1P_1, 足月剖宫产, 生后无缺氧及窒息, 出生体重 3.4kg。

查体: T 36.9℃, P 80 次/分, R 24 次/分, BP 111/69mmHg, Wt 46.8kg（P25～50）, 身高 167.5cm（P75～90）, BMI 16.68kg/m²; 神志清楚, 精神状态可, 下颌有棱角, 上唇可见绒毛样胡须, 有喉结, 心肺及腹部查体无异常, 双侧乳房 Tanner Ⅰ 期, 双侧腹股沟区可触及 2cm× 2cm 包块, 可活动, 无粘连, 外阴可见色素沉着, 阴蒂肥大, 长约 2cm, 大小阴唇正常, 可见阴道口, 无阴毛, 双手足骨节粗大, 肌肉较发达。

辅助检查: 子宫附件超声提示膀胱后未见正常子宫影像, 双侧卵巢显示不清, 双腹股沟区未见明显占位性病变。培养细胞染色体分析提示 46, XY（?）。

【诊治经过】

（一）病例特点

患儿 13 岁 1 个月, 社会性别女, 发现喉结发育及声音变粗半年, 无乳腺发育, 无月经来潮, 查体可见绒毛样胡须, 双侧乳房 Tanner Ⅰ 期, 外阴发育异常, 染色体核型分析提示为 46, XY（?）, 子宫附件超声未见子宫及卵巢。

（二）诊断及鉴别诊断

1. 入院诊断 46, XY 性发育障碍: 患儿社会性别为女性, 13 岁 1 个月, 无乳腺发育, 无月经来潮, 近 6 个月出现喉结发育及声音变粗。查体可见上唇有绒毛样胡须, 有喉结, 双侧乳房 Tanner Ⅰ 期, 双侧腹股沟区可触及 2cm×2cm 包块, 可活动, 无粘连, 外阴可见色素沉着, 阴蒂肥大, 长约 2cm, 大小阴唇正常, 可见阴道口, 无阴毛, 双手足骨节粗大, 肌肉较发达。辅助检查, 子宫附件经腹三维超声提示膀胱后未见正常子宫影像, 双侧卵巢显示不清, 双腹股沟区未见明显占位性病变。培养细胞染色体分析提示 46，XY？。

2. 疾病鉴别　　患儿出生后一直按女性抚养，但目前为青春期而无女性第二性征发育，且出现了男性第二性征，应与以下疾病相鉴别。

（1）雄激素不敏感综合征：本病是由于雄激素受体基因突变所致，根据雄激素抵抗程度不同，分为完全型雄激素不敏感综合征和部分型雄激素不敏感综合征。其中完全型雄激素不敏感综合征患者的染色体核型为 46，XY，却表现出完全的女性外生殖器和第二性征，但是内生殖器缺如或发育不全，阴道为盲端，且存在隐睾。HCG 激发试验、睾酮及双氢睾酮均明显升高，雄激素受体基因检测可确诊。

（2）先天性肾上腺皮质增生症：部分罕见类型的先天性肾上腺皮质增生症可有性腺发育异常表现。如，①17α-羟化酶缺乏症，本病是由于 CYP17A1 基因突变所致，表现为 ACTH 水平升高，皮质醇水平下降，女性第二性征发育不全，男性假两性畸形，同时伴有高血压和低血钾。该患儿入院时血压正常，需进一步完善 ACTH、皮质醇、血钾等检查，进一步除外该病。②先天性类脂性肾上腺增生症：本病是由于 STAR 基因突变所致，是先天性肾上腺皮质增生症中较为严重的类型，典型患者表现为严重的失盐和肾上腺皮质功能不全的症状，皮肤色素沉着，男性外生殖器表型呈女性。该患儿出生后无失盐表现，皮肤无色素沉着，需进一步完善 ACTH、皮质醇、血清离子等检查，以排除该诊断。

（3）Leydig 细胞发育不良：本病是由于促黄体生成素/绒毛膜促性腺激素受体（LHCGR）基因突变所致，患者表现为 46，XY 核型，但外生殖器表型呈女性，有发育不良的睾丸，可在腹腔或腹股沟区。HCG 刺激前后睾酮的水平均很低，基因检测提示 LHCGR 基因突变可确诊该疾病。

（4）Turner 综合征：本病是性染色体异常疾病，患儿 13 岁 1 个月，社会性别女性，无女性第二性征发育，子宫附件超声未见正常子宫影像，双侧卵巢显示不清，需注意与此病相鉴别，但患儿染色体分析提示为 46，XY（？），不支持该诊断。

（三）治疗经过

入院后给予患儿完善相关检查：血常规、尿常规、便常规、肝功能、心肌酶、肾功能、血清离子、甲状腺功能未见异常。ACTH（8：00） 9.48pg/ml（0～46pg/ml），皮质醇（8：00）6.77μg/dl（6.2～19.4μg/dl），ACTH（16：00）14.15pg/ml（0～23pg/ml），皮质醇（16：00）3.95μg/dl（2.3～11.9μg/dl），17α-羟孕酮 1.41ng/ml（0.07～1.7ng/ml）；性激素，促黄体生成素（LH）9.24mU/ml（男性 1.24～8.62mU/ml；女性卵泡期 2.12～10.89mU/ml，排卵期 19.18～103.03mU/ml，黄体期 1.2～12.86mU/ml），促卵泡生成素（FSH）16.40mU/ml（男性 1.27～19.26mU/ml；女性卵泡期 3.85～8.78mU/ml，排卵期 4.54～22.51mU/ml，黄体期 1.79～5.12mU/ml），雌二醇 26pg/ml（男性＜20～47pg/ml；女性卵泡期 27～122pg/ml，排卵期 95～433pg/ml，黄体期 49～291pg/ml），睾酮 4.19ng/ml（男性 1.75～7.81ng/ml，女性＜0.1～0.75ng/ml），孕酮 0.18ng/ml（0.1～0.84ng/ml）；HCG＜0.5mU/ml（0～2.9mU/ml）。睾丸、附睾、精索三维超声示双阴囊空虚；左腹股沟区见睾丸影像，大小约 3.8cm×1.6cm×1.0cm，右腹股沟区见睾丸影像，大小约 3.8cm×2.2cm×1.0cm。肾上腺彩超示双肾上腺区未见明显占位性病变。垂体增强 MRI 示垂体增生。SRY 基因检测示男性性别决定基因 SRY 基因阳性。高通量测序检测结果回报 SRD5A2 基因突变。HCG 激发试验结果提示睾酮/双氢睾酮比值异常增高（表 6-2-1）。根据患儿临床表现及辅助检查结果，5α-还原酶缺乏症诊断明确，但患儿及家属现尚未决定接下来是按男孩抚养还是女孩抚养，随诊中。

表 6-2-1　HCG 激发试验

时间	睾酮（ng/ml）	双氢睾酮（pg/ml）
0 分钟	4.42	76.50
72 小时	8.16	171.51

（四）确定诊断

患儿出生后一直按女性抚养，但青春期无女性第二性征发育，且出现了男性第二性征，查体可见绒毛样胡须，双侧乳房 Tanner I 期，外阴发育异常，子宫附件超声未见子宫及卵巢，睾丸附睾精索三维超声提示双侧隐睾，染色体核型分析提示为 46，XY（?），男性性别决定基因 *SRY* 基因阳性，HCG 激发试验结果提示睾酮/双氢睾酮比值异常增高，高通量测序结果回报 *SRD5A2* 基因突变。

（五）最终诊断

5α-还原酶缺乏症。

【临床思路及诊治评述】

患儿出生后一直按女孩抚养，半年前发现喉结发育、声音变粗来就诊，查体绒毛样胡须，有喉结，双侧乳房 Tanner I 期，双侧腹股沟区可触及包块，阴蒂肥大，长约 2cm，彩超结果提示未见子宫及卵巢，染色体核型为 46，XY，因此入院后首先诊断 46，XY 性发育障碍。进一步完善相关检查，肾上腺无异常，睾丸、附睾、精索三维超声提示双侧隐睾，*SRY* 基因阳性，HCG 激发试验结果提示睾酮/双氢睾酮比值明显升高，即可临床诊断 5α-还原酶缺乏症。最后高通量测序结果回报，*SRD5A2* 基因突变，确诊 5α-还原酶缺乏症（5-alpha reductase deficiency，5-ARD）。

1. 5-ARD 的发病机制　5α-还原酶缺乏症是一种常染色体隐性遗传病。1961 年 Nowakowski 和 Lenz 首次确立了 5α-还原酶缺乏症的临床诊断；1991 年 Anderssion 等成功克隆 *SRD5A2* cDNA 片段，共包含 5 个外显子，编码 254 个氨基酸。

由于 5α-还原酶缺乏，睾酮不能转化成双氢睾酮，进而引起依赖双氢睾酮的组织发育异常。患儿出生时会有不同程度的外生殖器畸形，如不同程度的尿道下裂、小阴茎、隐睾、阴道盲端等。进入青春期后男性化明显，表现为喉结显现、变声、阴茎及睾丸增大，但阴毛及腋毛稀少。血清睾酮水平可正常，睾酮/双氢睾酮比值增加，HCG 激发后比值增加更为明显，LH 及 FSH 水平可正常或轻度增高。

2. 5-ARD 的治疗　该病治疗方案的制订需要包括相关学科的专科医师、社会工作者、护士及伦理学专家在内的团队共同协作完成。首先需要根据疾病的严重程度及患者和家属的意愿选择合适的社会性别。早期诊断对于尽早决定性别十分重要。酶活性保存较好的患者，可表现出比较完整的男性外生殖器，出生时可被确定为男性性别，应尽早行阴茎尿道成形术或尿道下裂修补术；双氢睾酮的替代治疗可改善雄性化不足的状况。而对于十分严重的尿道下裂的患者，则建议选择女性性别，将双侧睾丸切除，并行阴道成形术，青春期基于雌激素替代。

【典型图表】

1. 患儿第二性征发育异常（图 6-2-1）。

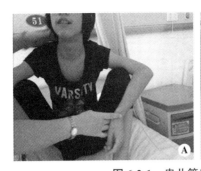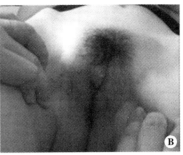

图 6-2-1　患儿第二性征发育异常

A. 上唇可见绒毛样胡须，有喉结；B. 外阴可见色素沉着，阴蒂肥大

2. 高通量基因测序，结果提示 *SRD5A2* 基因突变（表 6-2-2）。

表 6-2-2　高通量测序（单基因病）检测报告

姓名：×××		性别：男		年龄：13 岁 4 个月			门诊号：M00×××××××			
标本号：GD××××××		送检日期：2018-08-16				取材部位：外周血				
科室：小儿内分泌		申请医师：×××								

检测目的：单基因病突变位点分析。

检测方法：高通量测序结合生物信息分析。

基因分析结果：通过对 NGS 结果进行分析，发现与疾病表型相关的疑似致病性变异。

基因	染色体位置	转录本 外显子	核苷酸 氨基酸	纯合/ 杂合	正常人 频率	预测	致病性 分析	遗传 方式	疾病表型	变异 来源
SRD5A2	chr2-31754395	NM_000348； exom5	C.680G＞A （pR227Q）	杂合	0.00560	未知	致病	AR	类固醇 5α-还原酶缺 乏症	父亲
SRD5A2	chr2-31754467	NM_000348； exom5	C.608G＞A （pG203D）	杂合	未知	未知	意义未明	AR	类固醇 5α-还原酶缺 乏症	母亲
AR	chrX-66766514	NM_000044； exom1	C.1526T＞C （p.V509A）	半杂合	未知	B	意义未明	①XLR ②XLR ③XLR ④XLR	①X 连锁尿道下裂； ②肯尼迪病；③部 分雄激素不敏感 症；④雄激素不敏 感综合征	母亲

注：预测，蛋白功能预测软件 REVEL；P，预测为有害；B，预测为良性。

变异解读：该样本分析到 *SRD5A2* 基因有 2 个杂合突变。

（1）c.680G＞A（编码区第 680 号核苷酸由鸟嘌呤变异为腺嘌呤），氨基酸改变 p.R227Q（第 227 号氨基酸由精氨酸变异为谷氨酰胺），为错义突变。Hiert 等的研究发现该突变为已知的致病性变异（Pathogenic）；经家系验证分析，刘××父亲该位点杂合变异，刘××母亲该位点无变异；在正常人群数据库中的频率为 0.00560；生物信息学蛋白功能预测软件 SIFT、PolyPhen_2、REVEL 分别预测为未知、有害、未知。

（2）c.680G＞A（编码区第 680 号核苷酸由鸟嘌呤变异为腺嘌呤），导致氨基酸改变 p.G203D（第 203 号氨基酸由甘氨酸变异为天冬氨酸），为错义突变。根据 ACMG 指南，该变异初步判定为临床意义未明（Uncertain）。

PM2+PM3：PM2：在正常人群数据库中的频率未知，为代频率变异；PM3：隐性遗传病，与另一个致病变异反式存在（与另一个致病突变组成复合杂合）。

HGMD 数据库未有该位点的相关性报道；经家系验证分析，刘××父亲该位点无变异，刘××母亲该位点杂合变异；生物信息学蛋白功能预测软件 SIFT、PolyPhen_2、REVEL 分别预测为未知、有害、未知

（唐　诗）

参 考 文 献

[1] Bertelloni S, Baldinotti F, Russo G, et al. 5α-reductase-2 deficiency: clinical findings, endocrine pitfalls, and genetic features in a large Italian cohort[J]. Sex Dev, 2016, 10（1）: 28-36.

[2] 宋艳宁, 范丽君, 赵岫, 等. 5α-还原酶缺乏症 86 例 SRD5A2 基因检测结果与临床表型分析[J]. 中华儿科杂志, 2019, 57（2）: 131-135.

[3] Costa EM, Domenice S, Sircili MH, et al. DSD due to 5α-reductase 2 deficiency- from diagnosis to long term outcome[J]. Semin Reprod Med, 2012, 30（5）: 427-431.

[4] Cheng J, Lin R, Zhang W, et al. Phenotype and molecular characteristics in 45 Chinese children with 5α-reductase type 2 deficiency from South China[J]. Clin Endocrinol（Oxf）, 2015, 83（4）: 518-526.

[5] 董文科, 秦雪艳, 陆文丽, 等. 46, XY 女性表型性发育障碍 12 例分子病因与临床研究[J]. 中国实用儿科杂志, 2013, 28（10）: 764-768.

[6] Okeigwe I, Kuohung W. 5-alpha reductase deficiency: a 40-year retrospective review[J]. Curr Opin Endocrinol Diabetes Obes, 2014, 21（6）: 483-487.

病例 3　乳房早发育，阴道出血，肢体疼痛

［纤维性骨营养不良综合征（McCune Albright 综合征）］

【病例摘要】

患儿女，4 岁 7 月龄，以"间断乳房增大、阴道出血近 4 年，右下肢疼痛 20 余天"为主诉入院。

患儿于 4 年前曾有双侧乳房增大，无触痛，无红肿、破溃，伴有阴道出血，未予检查及处置，1 周后阴道出血症状消失，1 个月后乳房增大症状消失。2 年前患儿再次出现乳房增大，伴有阴道黄白色分泌物，阴道出血 4 日，仍未予处置，1～2 个月后乳房恢复正常，阴道分泌物消失。20 日前患儿出现右下肢及右髋关节疼痛，具体疼痛性质不详，走路时右下肢轻度跛行。就诊于我院小儿骨科门诊，完善双侧腓骨正侧位、骨盆正侧位 X 线片、右大腿近端 CT 及 MRI，均提示多发骨质破坏。半个月前患儿再次出现乳房增大，伴阴道分泌物增多及阴道出血，我科门诊完善性激素检测提示雌二醇明显升高，为求进一步诊治收入院。患儿出生后生长速度一直较同龄儿快，未曾用过营养类或含有性激素类药物及食物，精神状态可，无多汗、消瘦，饮食、睡眠及尿便正常。

个人史：G_1P_1，足月剖宫产，出生体重 3.25kg，出生后无缺氧及窒息，疫苗按时、按序接种，智力及运动发育大致同正常同龄儿。

既往史：2 年前有右下肢骨折病史。

家族史：父母健康，父亲身高 169cm，无性早熟病史，母亲身高 157cm，月经初潮年龄 10 岁。

入院查体：T 36.3℃，P 105 次/分，R 24 次/分，BP 139/69mmHg，Wt 25.7kg（＞P97），身高 119.5cm（＞P97），BMI 18kg/m²；一般状态可，左侧前胸部、后颈部、后背部及左侧臀部可见多处片状牛奶咖啡斑，部分融合成片，边缘不规则，浅表淋巴结未触及增大，甲状腺未触及肿大，呼吸平稳，双肺呼吸音清，心音有力，律齐，各瓣膜听诊区未闻及明显杂音，腹软，肝脾不大，四肢末梢温，四肢活动好，神经系统查体未见明显异常。双侧乳房 Tanner Ⅲ期，可触及乳核，乳晕有色素沉着，无溢乳，外阴呈幼稚型，大小阴唇可见少许色素沉着，无阴毛，

阴道口可见多量白色分泌物。

辅助检查：性激素检测示促黄体生成素（LH）＜0.2mU/ml（＜0.3mU/ml），促卵泡生成素（FSH）0.22mU/ml（＜5.12mU/ml），雌二醇213pg/ml（＜20～47pg/ml），睾酮0.42ng/ml（＜0.1～0.75ng/ml），泌乳素14.8ng/ml（2.62～13.13ng/ml）。颅骨正侧位X线片示左顶骨局部骨质增厚（？）；双侧胫腓骨正侧位X线片示双侧胫骨、右侧腓骨改变，骨纤维异常增殖症（？）；骨盆正位X线片示双侧股骨近端、髂骨多发片状低密度影，左侧股骨、髂骨密度欠均匀，似可见少许小片状低密度影；右大腿近端平扫CT＋三维重建，右侧股骨、髂骨、耻骨、坐骨多发骨破坏，性质待定；右大腿近端平扫MRI，双侧股骨及髂骨弥漫性信号异常，骨纤维异常增殖症（？）或骨髓弥漫病变（？）；全身骨静态显像，全身多处无规律分布异常的反射性浓聚灶。

【诊治经过】

（一）病例特点

患儿从出生后10个月起，间断出现乳房增大、阴道出血，可自行缓解，2年前曾有骨折病史，近20日右下肢及右髋关节疼痛，皮肤有大面积牛奶咖啡斑，双乳房发育，乳晕及外阴色素沉着，辅助检查提示雌二醇水平明显升高，多发骨破坏。

（二）诊断及鉴别诊断

1. 入院诊断　性早熟原因待查，McCune Albright综合征可能性大：患儿系4岁7个月女孩，以"间断乳房增大、阴道出血近4年，右下肢疼痛20余日"为主诉入院。查体见左侧前胸部、后颈部、后背部及左侧臀部多处片状牛奶咖啡斑，部分融合成片，边缘不规则，双侧乳房Tanner Ⅲ期，可触及乳核，乳晕有色素沉着，大小阴唇可见色素沉着，无阴毛，阴道口可见多量白色分泌物。性激素检测提示雌二醇水平明显升高，双侧腓骨正侧位、骨盆正侧位平片、右大腿近端CT及MRI提示多发骨质破坏、骨纤维异常增殖症。

2. 疾病鉴别　患儿存在性早熟、下肢疼痛、多发骨质破坏、骨纤维异常增殖症，需与以下疾病相鉴别。

（1）中枢性性早熟：本病为性早熟的常见类型，是由于下丘脑性腺轴提前启动所致，临床表现为女孩8岁前出现第二性征发育，性发育顺序多是正常的，LH、FSH水平升高，子宫卵巢增大，骨龄超前。该患儿存在第二性征的提前发育，但LH及FSH水平低，雌二醇水平明显升高，可进一步完善促性腺激素释放激素（GnRH）激发试验，进一步除外该病。

（2）外周性性早熟：本病病因复杂，主要包括卵巢肿瘤或囊肿、睾丸肿瘤、肾上腺肿瘤、先天性肾上腺皮质增生症、摄入外源性性激素等。临床表现为不同类型、不同程度的性早熟，未经及时诊治者可转化为中枢性性早熟。该患儿性激素结果支持外周性性早熟诊断，否认接触外源性雌激素，可进一步完善子宫附件超声、肾上腺超声等检查，进一步明确病因。

（3）神经纤维瘤病：本病可有骨质损害及皮肤牛奶咖啡斑，但其牛奶咖啡斑的数量多、分布广泛、边缘光滑，常出现在腋下、皮肤皱褶处，且有皮肤结节，与该患儿的色素斑性状不符合。

（三）治疗经过

入院后完善相关辅助检查：血常规、尿常规、便常规、肝功能、肾功能、心肌酶谱、血脂未见异常。ACTH（8：00）14.93pg/ml（0～46pg/ml），皮质醇（8：00）7.57μg/dl（6.2～19.4μg/dl）；

甲状腺功能系列，FT$_3$ 6.47pmol/L（2.63～5.71pmol/L），FT$_4$ 10.6pmol/L（9.01～19.05pmol/L），TSH 1.4147μU/ml（0.3～4.8μU/ml），TPOAb 0.23U/ml（0～5.61U/ml），TGAb 1.56U/ml（0～4.11U/ml）；PTH 20.4pg/ml（12～88pg/ml）；胰岛素（空腹）11.9mU/L（2.3～11.8mU/L），空腹血糖 5.00mmol/L（3.9～6.11mmol/L），血胰岛素样生长因子-1（IGF-1）225.3ng/ml（45～305ng/ml）；总 25-羟基维生素 D 22.29ng/ml（20～70ng/ml）；血 Ca^{2+} 2.46mmol/L（2.2～2.7mmol/L），磷 1.62mmol/L（1.2～1.9mmol/L），Mg$^+$ 0.81mmol/L（0.67～1.15mmol/L），ALP 1154U/L（40～375U/L），AFP 1.31ng/ml（0～9ng/ml）；HCG ＜0.1mU/ml（0～2.9mU/ml）；CEA 0.81ng/ml（0～5ng/ml）；CA125 14.27U/ml（0～35U/ml），CA72-4 1.79U/ml（0～6.9U/ml）。骨龄 10.5 岁。乳腺彩超示左乳腺区可见腺体回声，范围约 5.4cm×4.6cm×0.8cm；右乳腺区可见腺体回声，范围约 5.3cm×4.7cm×1.0cm；子宫附件三维超声示子宫前倾位，大小约 4.6cm×2.7cm×1.7cm，子宫内膜厚约 0.3cm。右附件区可见 3.8cm×2.4cm 液性区，边界清，内呈无回声；左卵巢大小约 1.5cm×0.8cm，其内可见直径约 0.7cm 卵泡；左附件区未见明显占位性病变。盆腔增强 MRI，右附件区囊性灶，结合临床，盆腔少量积液，骨盆及双股骨近端信号异常。腹腔三维超声，腹腔未见明显积液及包块影像；双肾上腺彩超未见异常。基因检查示外周血基因检测未发现致病基因，家属拒绝行皮肤活检行基因测序。促性腺激素释放激素（GnRH）激发试验，LH 峰值 0.70mU/ml（＞5mU/ml 为诊断真性发育的界点）（表 6-3-1），提示患儿下丘脑-垂体-性腺轴未启动，为外周性性早熟。

表 6-3-1 促性腺激素释放激素（GnRH）激发试验

时间（min）	LH（mU/ml）	FSH（mU/ml）
0	0.19	＜0.2
30	＜0.2	0.22
60	0.25	0.21
90	0.25	0.29
120	0.70	0.29

结合患儿病史、查体及辅助检查，考虑为 McCune Albright 综合征。给予患儿来曲唑 1.5mg 每日 1 次，螺内酯 10mg 每日 3 次，骨化三醇胶丸（罗盖全）0.25μg 每日 1 次，口服治疗，同时嘱患儿避免剧烈运动，以免发生骨折。

治疗 1 个月后患儿乳房较前缩小，外阴分泌物较前减少，下肢疼痛症状缓解。复查性激素：LH＜0.2mU/ml（＜0.3mU/ml），FSH 1.75mU/ml（＜5.12mU/ml），雌二醇 27pg/ml（20～47pg/ml），睾酮 0.32ng/ml（0.1～0.75ng/ml）。子宫附件超声提示：子宫大小 3.7cm×2.5cm×1.5cm，子宫内膜显示不清；左卵巢大小 1.7cm×1.1cm×0.9cm，右卵巢大小 1.6cm×0.9cm×0.9cm，其内未见直径大于 0.4cm 卵泡，右侧附件区囊肿消失。

3 个月后，患儿出现左膝关节疼痛，乳房较前无明显改变。复查性激素检测：LH＜0.2mU/ml（＜0.3mU/ml），FSH 2.37mU/ml（＜5.12mU/ml），雌二醇 26pg/ml（＜20～47pg/ml）；血 Ca^{2+} 2.39mmol/L（2.2～2.7mmol/L），磷 2.01mmol/L（1.2～1.9mmol/L），Mg$^+$ 0.81mmol/L（0.67～1.15mmol/L），ALP 1325.2U/L（40～375U/L），总 25-羟基维生素 D 13.53ng/ml（20～70ng/ml）。X 线左膝关节正侧位片：左股骨、胫骨密度增高、膨大。在充分告知双膦酸盐为超说明书用药

及药物可能的副作用问题，并签署知情同意书后，给予患儿帕米膦酸二钠治疗，治疗第 1 天患儿曾有高热，给予对症退热后好转，用药后患儿膝关节疼痛好转，复查血 Ca^{2+} 2.01mmol/L（2.2～2.7mmol/L），磷 1.06mmol/L（1.2～1.9mmol/L），ALP 977.9U/L（40～375U/L）。

目前患儿每 3～4 个月于我科复查，继续口服来曲唑、螺内酯，注射帕米膦酸二钠，同时补充钙剂及维生素 D，患儿乳房无继续增大，未再出现月经来潮，无明显骨痛症状，未发生骨折，监测性激素、甲状腺功能、ACTH、皮质醇、IGF-1、肝肾功能、钙磷镁、维生素 D 及子宫附件彩超无明显异常，骨龄无明显增长，骨纤维异常增殖症无进行性加重。

（四）确定诊断

患儿出生后反复出现乳房增大及阴道出血，性激素检测及促性腺激素释放激素（GnRH）激发试验提示为外周性性早熟；患儿有骨痛及骨折病史，影像学结果提示多发性骨纤维结构不良，结合患儿皮肤牛奶咖啡斑，符合纤维性骨营养不良综合征（McCune Albright 综合征）的三联征表现。

（五）最终诊断

①纤维性骨营养不良综合征（McCune Albright 综合征）；②右侧卵巢囊肿。

【临床思路及诊治评述】

患儿女，4 岁 7 个月，近 4 年间断出现乳房增大及阴道出血。查体：双侧乳房 Tanner Ⅲ 期，可触及乳核，乳晕有色素沉着，外阴呈幼稚型，大小阴唇可见色素沉着，无阴毛，阴道口可见多量白色分泌物，性早熟诊断成立。患儿雌二醇水平明显升高，促性腺激素释放激素（GnRH）激发试验结果提示下丘脑-垂体-性腺轴尚未启动，支持外周性性早熟诊断。另外患儿曾有骨折病史，首诊前 20 日右下肢及右髋关节疼痛，骨骼影像学提示多发骨破坏，考虑骨纤维异常增殖症。结合患儿左侧前胸部、后颈部、后背部及左侧臀部可见多处片状牛奶咖啡斑，边缘不规则，符合 McCune Albright 综合征的三联征表现，临床诊断为 McCune Albright 综合征。虽然患儿外周血基因检测结果未见异常，但并不能除外病变的存在，可进一步从病变部位取材进行分析。

McCune Albright 综合征（McCune Albright syndrome，MAS），是 1936 年由美国医师 McCune 和 Albright 首先提出的一种罕见体细胞基因突变所致的遗传病。

1. MAS 的临床表现　典型的临床表现是内分泌功能亢进、骨纤维异常增殖症及皮肤牛奶咖啡斑。临床中并非所有患者均表现出典型的三联征，有的患者可表现为二联征，甚至只有单一表现。

内分泌功能亢进主要表现为性早熟，为外周性性早熟，常为首发症状。此外，还有甲状腺功能亢进、甲状旁腺功能亢进、生长激素过多、库欣综合征等。骨纤维异常增殖症是一种正常骨组织和骨髓被异常的纤维组织替代的骨骼疾病，临床表现为骨痛、功能障碍、病理性骨折，严重者可导致骨骼畸形，受累的部位可包括长骨、肋骨、椎骨、面骨、掌趾骨等。本病的牛奶咖啡斑的特点是一处或多处边界不规则、大小不等的色素斑，组织结构与正常皮肤相似，由于有些咖啡斑面积较小或颜色较浅，容易被忽略，因此查体时需认真检查，以免漏诊。

2. MAS 的治疗　MAS 目前尚不能根治，只能对症治疗。治疗外周性性早熟的药物，按其作用机制及作用部位通常分为 4 类：抗雌激素药物或雌激素受体阻断药，如甲羟孕酮、他莫昔芬、氟维司群；抗雄激素药物，如螺内酯、环丙孕酮、比卡鲁胺；芳香化酶抑制药，如睾内酯、法罗唑、阿那曲唑、来曲唑；P450 酶抑制药：如酮康唑等。这些药物都存在副作用，治疗过程中需密切监测。针对其他内分泌亢进的表现可应用相应的药物对症处理。

对于 MAS 引起的骨纤维异常增殖症，文献报道根据骨纤维异常增殖的发病机制可经验性应用双膦酸盐化合物帕米膦酸二钠治疗，起到抑制骨再吸收，提高骨密度，缓解骨痛症状，减少骨折发生的作用，且安全性较好，但对已形成的骨骼畸形无明显作用。双膦酸盐在儿童中使用为超适应证用药，必须向家属告知，签署知情同意书，并密切监测药物可能出现的副作用。

3. 诊治 MAS 注意问题　由于本病临床表现多样，很容易造成误诊及漏诊，临床医师应提高对本病的认识。认真查体，及时发现与疾病相关的阳性体征，进一步完善相关检查，使患儿及时得到诊断，并接受规范化的治疗，以减少骨损伤、性早熟等所带来的不良影响。

【典型图表】

1. 本患儿的牛奶咖啡斑特点是一处或多处边界不规则、大小不等的色素斑，有些咖啡斑面积较小或颜色较浅（图 6-3-1）。

2. 本病可有骨质损害，患儿腿部 X 线检查符合骨纤维异常增殖改变（图 6-3-2）。

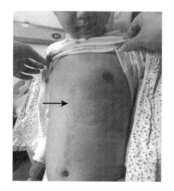

图 6-3-1　皮肤牛奶咖啡斑及乳房发育异常

多处牛奶咖啡斑，边缘不规则，双侧乳房 Tanner Ⅲ 期，乳晕色素沉着

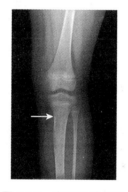

图 6-3-2　左腿 X 线影像

影像示：左股骨、胫骨密度增高、膨大（箭头所指），符合骨纤维异常增殖改变

（唐　诗）

参 考 文 献

[1] 唐彦，宫雯雯，张波，等. McCune-Albright 综合征患儿超说明书用药并文献复习[J]. 中国药事，2019，33（1）：90-94.

[2] Medina YN，Rapaport R. Evolving diagnosis of McCune-Albright syndrome. Atypical presentation and follow up[J]. J Pediatr Endocrinol Metab，2009，22（4）：373-377.

[3] Majoor BC，Appelman-Dijkstran M，Fiocco M，et al. Outcome of long-term bisphosphonate therapy in McCune-Albright syndrome and polyostotic fibrous dysplasia[J]. J Bone Miner Res，2017，32（2）：264-276.

[4] 陈烨. 儿童 McCune-Albright 综合征的临床特点[J]. 临床儿科杂志，2013，31（12）：1188-1189.

[5] Brillante B，Guthrie L，Van Ryzin C. McCune Albright syndrome：an overview of clinical features[J]. J Pediatr Nurs，2015，30（5）：815-817.

病例 4　性早熟，染色体异常

［特纳综合征（Turner 综合征）］

【病例摘要】

患儿女，4 岁 11 月龄，以"双侧乳房增大 6 个月"为主诉入院。

6 个月前发现患儿双侧乳房增大，无触痛，无乳晕颜色加深，偶有少量阴道分泌物，无阴道出血，无身高突增现象，每年身高生长 4～5cm，近半个月来家属自觉患儿乳房较前增大，遂携其就诊于我院。完善相关检查提示 LH、FSH 及雌二醇水平升高。查体：双侧乳房腺体发育，子宫略增大，骨龄约 11 岁。门诊以"性早熟"收入院。患儿病来无服用性激素类药物史，无发热，无头痛及呕吐，进食及睡眠可，尿便正常。

既往史：否认既往重大疾病史。

个人史：G_2P_1，足月剖宫产，出生体重 2.6kg，出生后无缺氧及窒息，生长发育同同龄儿，疫苗按时、按序接种。

家族史：父母健康，父亲身高 163cm，母亲身高 156cm；患儿遗传身高 153cm；母亲月经初潮年龄约 12 岁；家族中无遗传代谢病史。

查体，T 36.2℃，P 80 次/分，R 20 次/分，BP 112/60mmHg，Wt20.7kg（P75～90），身高 109cm（P25～50），BMI 17.39kg/m^2；神志清楚，精神状态可，周身未见牛奶咖啡斑，甲状腺未触及肿大，心音有力，未闻及杂音，双肺呼吸音清，腹软，肝脾不大，四肢活动自如，神经系统查体未见明显异常。双侧乳房 Tanner Ⅲ期，可触及乳核，无压痛，乳晕红润，乳房间距宽，颜色无加深，大小阴唇轻度色素沉着，无阴毛生长，阴道口可见较多白色分泌物。

辅助检查：①性激素检测，促黄体生成素（LH）2.67mU/ml（＜0.3mU/ml），促卵泡生成素（FSH）7.12mU/ml（＜5.12mU/ml），雌二醇 25pg/ml（＜20～47pg/ml），睾酮＜0.1ng/ml（＜0.1～0.75ng/ml）。②甲状腺功能三项示 FT$_3$ 4.56pmol/L（2.63～5.71pmol/L），FT$_4$ 13.85pmol/L（9.01～19.05pmol/L），TSH 2.0216μU/ml（0.30～4.80μU/ml）。③HCG＜0.5mU/ml（0～2.9mU/ml）；AFP 1.31ng/ml（0～9ng/ml）；CEA 2.58ng/ml（0～5ng/ml）。④影像学检查，子宫附件彩超示子宫前倾位，大小约 3.6cm×2.0cm×1.6cm，子宫内膜厚约 0.3cm，双卵巢影像因肠气存在而显示不清；双侧乳腺三维超声示双侧乳腺区包块，注意腺体发育。⑤骨龄约 11 岁。

【诊治经过】

（一）病例特点

患儿系 4 岁 11 个月女孩，近 6 个月出现乳房发育，少量阴道分泌物，LH、FSH 及雌二醇水平升高，子宫略增大，内膜增厚，骨龄明显超前。

（二）诊断及鉴别诊断

1. 入院诊断　性早熟原因待查，中枢性性早熟可能性大：患儿系 4 岁 11 个月女孩，以"双侧乳房增大 6 个月"为主诉入院，查体双侧乳房 Tanner Ⅲ期，大小阴唇轻度色素沉着，无阴毛生长，阴道口可见较多白色分泌物；化验显示 LH 及 FSH 明显高于正常，雌二醇略增高；双侧乳腺三维超声示双侧乳腺区包块，注意腺体发育；子宫附件彩超示子宫大小约 3.6cm×2.0cm×

1.6cm，子宫内膜厚约 0.3cm；骨龄约 11 岁。

2. 疾病鉴别　患儿存在女性同性性早熟，子宫彩超提示双卵巢显示不清，应与以下疾病相鉴别。

（1）单纯乳房早发育：本病为女孩不完全性性早熟的常见类型，患儿仅有乳房发育，不伴有其他性发育的征象，无生长加速及骨龄提前，血清雌二醇和 FSH 基础值可轻度升高。该患儿除乳房发育外伴有骨龄明显提前，且基础 LH 及 FSH 水平均明显升高，可进一步完善促性腺激素释放激素（GnRH）激发试验，以明确诊断。

（2）外周性性早熟：本病是由于各种原因引起的体内性甾体激素升高至青春期水平，临床上有第二性征的早现，但不具有正常性发育程序性过程，促性腺激素释放激素（GnRH）激发后促性腺激素呈抑制状态。

（3）Turner 综合征：本病是由 X 染色体异常所致的染色体疾病，临床上以身材矮小和性腺发育不良为主要表现，该患儿入院前子宫附件彩超提示双卵巢受肠气影响显示不清，需进一步复查子宫附件彩超并完善染色体等检查，进一步明确诊断。

（三）治疗经过

入院后给予患儿完善相关辅助检查：血常规、血气离子分析、肝肾功能、心肌酶谱大致正常。ACTH（8：00）：14.66pg/ml（7.2～63.3pg/ml）；皮质醇（8：00）：10.21μg/dl（6.02～18.4μg/dl）；胰岛素样生长因子-1（IGF-1）：118.8ng/ml（45～305ng/ml）。子宫附件三维超声：子宫前倾位，大小 3.5cm×2.2cm×1.1cm，子宫内膜厚约 0.1cm，左卵巢大小 1.6cm×1.0cm×0.8cm，其内未见直径大于 0.4cm 卵泡，右卵巢大小 1.6cm×0.8cm×0.8cm，其内未见直径大于 0.4cm 卵泡；腹腔三维超声：腹腔未见明显积液及包块影像；双侧肾上腺三维超声：双肾上腺区未见明显占位性病变；垂体增强磁共振：垂体饱满，局部向上隆起，强化略不均，请结合临床。完善促性腺激素释放激素（GnRH）激发试验，LH 峰值 16.61mU/ml（＞5mU/ml 为诊断真性发育的界点），LH 峰值/FSH 峰值：0.8（＞0.6 为诊断真性发育的界点），提示患儿下丘脑-垂体-性腺轴已启动。染色体结果回报：47，XXX，16qh+。进一步完善荧光原位杂交检测，报告提示样本 X 染色体特异性探针片段位点为嵌合体，提示患儿系 Turner 综合征（表 6-4-2）。进一步完善心脏超声：心内结构未见异常，静息状态下左心室整体收缩功能正常；泌尿系超声：注意右重复肾或双肾盂。

考虑患儿中枢性性早熟诊断明确，骨龄明显超前，建议给予促性腺激素释放激素类似物（GnRHa）治疗，抑制其第二性征发育、延迟骨骺闭合，同时告知患儿家属，患儿存在卵巢发育不良，应用 GnRHa 治疗是否存在加速卵巢功能衰竭的风险尚不确定，家属表示知情，同意用药。

治疗 3 个月后复查，患儿身高增长 1.2cm，乳房较前缩小，未再有阴道分泌物。性激素检测：LH 0.27mU/ml（＜0.3mU/ml），FSH 1.24mU/ml（＜5.12mU/ml），雌二醇＜20pg/ml（＜20～47pg/ml），睾酮＜0.1ng/ml（＜0.1～0.75ng/ml）；子宫附件超声：子宫大小约 3.8cm×2.2cm×1.2cm，子宫内膜呈线样。左卵巢大小约 1.3cm×0.7cm×0.7cm，其内未见直径大于 0.4cm 卵泡。右卵巢大小约 1.1cm×0.6cm×0.7cm，其内未见直径大于 0.4cm 卵泡。促性腺激素释放激素（GnRH）激发试验提示 LH 基础值及峰值均恢复至青春期前水平（表 6-4-1），提示下丘脑-垂体-性腺轴抑制良好。继续 GnRHa 治疗，现患儿规律复查中，身高增长速率适中，骨龄无明显增长，性腺轴抑制良好。

表 6-4-1　治疗前后促性腺激素释放激素（GnRH）激发试验情况

治疗前			治疗后		
时间 （min）	LH （mU/ml）	FSH （mU/ml）	时间 （min）	LH （mU/ml）	FSH （mU/ml）
0	1.46	9.78	0	0.27	1.24
30	16.61	17.75	30	0.28	0.89
60	11.97	18.13	60	0.21	0.88
90	10.41	18.36	90	0.70	0.13
120	11.82	20.66	120	<0.2	0.97

（四）确定诊断

患儿 4 岁 11 个月女孩，出现第二性征发育，促性腺激素释放激素（GnRH）激发试验提示下丘脑-垂体-性腺轴启动，骨龄超前，子宫略增大，卵巢体积小，右重复肾，荧光原位杂交检测报告提示样本 X 染色体特异性探针片段位点为嵌合体，符合 Turner 综合征诊断。

（五）最终诊断

①Turner 综合征（Turner syndrome，TS）；②中枢性性早熟。

【临床思路及诊治评述】

患儿系 4 岁 11 个月女孩，因双侧乳房增大 6 个月入院，伴有外阴分泌物增多，入院查体提示双侧乳房 Tanner Ⅲ期，大小阴唇轻度色素沉着，无阴毛生长，阴道口可见较多白色分泌物，化验性激素提示 LH、FSH、雌二醇升高，骨龄明显超前，子宫略增大，内膜增厚，性早熟诊断明确。进一步完善促性腺激素释放激素（GnRH）激发试验，LH 峰值 16.61mU/ml（＞5 mU/ml 为诊断真性发育的界点），LH 峰值/FSH 峰值 0.8（＞0.6 为诊断真性发育的界点），提示患儿下丘脑-垂体-性腺轴已启动，符合中枢性性早熟诊断。但患儿染色体结果异常，进一步完善原位杂交检测，报告提示样本 X 染色体特异性探针片段位点为嵌合体，符合 Turner 综合征诊断。结合患儿乳房间距宽、卵巢发育不良，确诊为 Turner 征合征。

1. TS 的病因及临床表现　Turner 综合征又称先天性卵巢发育不全综合征,由全部或部分体细胞中的一条 X 染色体完全或部分缺失、X 染色体存在结构异常或嵌合体所致，是常见的人类染色体疾病之一。主要临床表现为身材矮小、性腺发育不良、原发性闭经、色素痣、短颈、颈蹼、后发际低、盾状胸、肘外翻等。

2. TS 的伴发疾病　TS 患者常伴发自身免疫性疾病，包括自身免疫性甲状腺疾病、1 型糖尿病、幼年特发性关节炎、炎症性肠病等。另外约 50% 的 TS 有先天心血管异常，如左心异位、主动脉瓣异常、主动脉扩张、主动脉缩窄等；30%～40% 的 TS 患者可出先天性泌尿系统畸形，最常见的是集合系统异常，其次是马蹄肾、旋转不良和其他位置异常。大多数 TS 患者智力正常，个别患者有智力障碍，另有部分患者存在学习障碍和特异性的精神心理缺陷。需注意的是在一些不典型病例中，患儿可出现自发性青春期启动，可有月经初潮，但出现性早熟者十分少见。

3. TS 的确诊指标　外周血染色体核型分析是确诊 TS 的重要指标，外周血染色体核型分析至少需分析 30 个细胞，若高度怀疑存在嵌合体，则需计数至少 50 个间期和更多的分裂中期的细胞或行荧光原位杂交（FISH）分析以排除嵌合体。本例患儿最初染色体结果未见 45，X，后完善 FISH 检查确定为嵌合体。

4. TS 的治疗　　总体来说 TS 的治疗目的是提高患者终身高；诱导性发育，维持第二性征，使子宫正常发育；提高骨密度；防治各种并发症。但本例患儿十分特殊，主要的临床表现是性早熟，因此治疗上也有所不同。目前对于 TS 合并中枢性性早熟的治疗同染色体核型正常的中枢性性早熟患儿一样，也是应用 GnRHa 治疗，同时也可联合使用重组人生长激素（rhGH）。应用 GnRHa 治疗是否存在加速卵巢功能衰竭的风险尚不确定，但考虑到患儿终身高的受损及极低的自发生育率，一般认为 GnRHa 的治疗是合理的。本文病例初诊时身高处于正常范围，且治疗期间患儿身高增长匀速，骨龄进展得到控制，故目前仅应用 GnRHa，暂未加用 rhGH 治疗。

【典型图表】

荧光原位杂交（FISH）检测结果示：采用 CEPX 探针 55.8%细胞显示 3 个信号，提示为嵌合型 Turner 综合征（表 6-4-2）。

表 6-4-2　荧光原位杂交（FISH）检测报告单

姓名：李××	检验编号：FISH-1832	住院号：××××××××××
性别：女	送检医师：××	采样时间：2019-07-12
年龄：5 岁	送检材料：外周血	接收日期：2019-07-12
临床诊断：遗传咨询	标本状态：正常	

检测项目：检测 X、Y 染色体数目异常。

检测位点及采用的探针：CEP X/CEP Y 染色体着丝粒特异性探针。分析细胞数，每个探针至少计数 50 个细胞。

FISH 检测结果：

采用 CEPX 探针，30.1%细胞显示 1 个信号；14.1%细胞显示 2 个信号；55.8%细胞显示 3 个信号。

采用 CEPY 探针，100%细胞显示 0 个信号。

提示：该样本 X 染色体探针 1 个信号比例为 30.1%，2 个信号比例为 14.1%，3 个信号比例为 55.8%，考虑该样本 X 染色体特异性探针片段位点为嵌合体。建议进行分子遗传学检测，请结合培养染色体核型分析结果及临床表现进行遗传咨询。

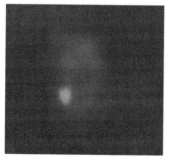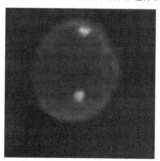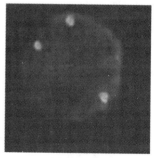

A.X染色体探针1个信号　　　　B.X染色体探针2个信号　　　　C.X染色体探针3个信号

（唐　诗）

参 考 文 献

[1] 梁雁，罗小平. 重视 Turner 综合征的规范化诊疗[J]. 中华儿科杂志，2018，56（6）：401-405.

[2] 中华医学会儿科学分会内分泌遗传代谢学组，《中华儿科杂志》编辑委员会. Turner 综合征儿科诊疗共识[J]. 中华儿科杂志，2018，56（6）：406-413.

[3] Davenport ML. Approach to the patient with Turner syndrome [J]. J Clin Endocrinol Metab，2010，95（4）：1487-1495.

[4] 张莹，陈瑞敏，杨晓红，等. 45，X Turner 综合征合并中枢性性早熟 1 例报告并文献复习[J]. 中国循证儿科杂志，2016，11（1）：38-41.

[5] Baek JU，Park HK，Shim EJ，et al. Precocious puberty in Turner syndrome variant [J]. J Pediatr Adolesc Gynecol，2012，25（5）：e113-114.

病例 5　幼女声音变粗，阴毛发育

［左肾上腺皮质腺瘤］

【病例摘要】

患儿女，3 岁 2 月龄，以"声音变粗、阴毛发育 3 个月"为主诉入院。

患儿 3 个月前出现声音变粗，伴有阴毛发育，颜面部痤疮，汗毛加重。无乳腺发育，无阴道分泌物及阴道出血。近 3 个月身高增长明显，共增长约 5cm，为求进一步诊治收入我科。患儿病来食欲旺盛，体重增加，无多饮、多尿，无头痛及视物模糊。

既往史：既往体健，无重大疾病史。

个人史：G_1P_1，足月顺产，母妊娠期无异常，出生后无缺氧及窒息，无反复呕吐病史，出生体重 2.5kg，出生后外生殖器为正常女性表型，无阴蒂肥大。出生后母乳喂养，生长发育同同龄儿，疫苗按时、按序接种。

家族史：否认类似疾病家族史，否认近亲结婚史。

查体：T 36.0℃，P 120 次/分，R 26 次/分，BP 67/118mmHg，Wt 19kg（＞P97），身高 105cm（＞P97），BMI 17.23kg/m²。神志清楚，精神状态可，无脱水貌，肤色略黑，周身无皮疹及出血点，皮肤无牛奶咖啡斑，周身汗毛重，颜面部痤疮；甲状腺无触及肿大，双侧乳房 Tanner I 期；双肺呼吸音清，未及干湿啰音；心音有力，律齐，各瓣膜听诊区未闻及杂音；腹软，肝脾肋下未触及；四肢活动好，神经系统查体未及异常。外生殖器女性外观，阴蒂肥大似阴茎，阴毛 PH3 期（毛色变黑，变粗，扩展至耻骨联合），大小阴唇明显着色。

辅助检查：ACTH（8：00）19.84pg/ml（0～46pg/ml），皮质醇（8：00）11.44μg/dl（6.2～19.4μg/dl）；性激素检测促黄体生成素（LH）＜0.20mU/ml（＜0.3mU/ml），促卵泡生成素（FSH）＜0.20mU/ml（＜5.12mU/ml），睾酮 9.57ng/ml（＜0.1～0.75ng/ml），雌二醇 50pg/ml（＜20～47pg/ml）。

【诊治经过】

（一）病例特点

患儿女，3 岁 2 月龄，既往体健。近 3 个月突然出现声音变粗，伴有阴毛发育，汗毛加重，颜面部痤疮，无乳腺发育，双侧乳房 Tanner I 期，阴蒂肥大似阴茎，阴毛 PH3 期。

（二）诊断及鉴别诊断

1. 入院诊断　异性性早熟原因待查：患儿 3 岁 2 个月女孩，以"声音变粗，阴毛发育 3 个月"为主诉入院。查体，身高 105cm（＞P97），肤色略黑，周身汗毛重，颜面部痤疮，双侧乳房 Tanner I 期，外生殖器女性外观，阴蒂肥大似阴茎，阴毛 PH3 期，大小阴唇明显着色。性激素，LH<0.20mU/ml（<0.3mU/ml），FSH<0.20mU/ml（<5.12mU/ml），睾酮 9.57ng/ml（<0.1~0.75ng/ml），雌二醇 50pg/ml（<20~47pg/ml），睾酮及雌二醇明显升高，LH 及 FSH 明显被抑制。

2. 疾病鉴别　患儿为女孩，出现声音变粗、阴毛发育、阴蒂肥大等表现，应与以下疾病相鉴别。

（1）先天性肾上腺皮质增生症：该病多为 21-羟化酶缺乏，女性患者表现为出生时即有一定程度的阴蒂肥大，此外还有皮肤、乳晕及外阴色素沉着等表现，血 ACTH 升高、皮质醇水平下降，17-羟孕酮及睾酮水平升高，失盐型者还有低血钠、高血钾、低血容量及代谢性酸中毒等表现，最初为外周性性早熟，若未经及时诊治，随年龄增长可发展为中枢性性早熟。本例患儿出生时无异常，仅近 3 个月开始出现声音变粗、阴毛发育、阴蒂肥大等表现，不支持该诊断，需进一步完善 ACTH、皮质醇、肾上腺影像学等检查以明确诊断。

（2）肾上腺皮质肿瘤：男性化肾上腺皮质肿瘤包括腺瘤和腺癌，能够产生大量雄性激素，男孩表现为同性假性性早熟，女孩表现为异性性早熟，如阴蒂肥大、声音变粗、痤疮、阴毛、腋毛浓密等，无论男孩还是女孩都会出现身高增长加快，骨龄超前。该患儿临床表现符合女孩异性性早熟，需完善肾上腺影像学等相关检查进一步确诊。

（3）单纯阴毛早发育：该病是由于肾上腺皮质网状带过早发育，引起肾上腺来源的雄激素水平升高，临床表现为女孩 8 岁前、男孩 9 岁前出现孤立性的阴毛发育，但无其他第二性征发育。该患儿除阴毛发育外还有声音改变、阴蒂肥大等表现，不支持该诊断。

（三）治疗经过

入院后给予患儿完善相关辅助检查：血常规、尿常规、肝肾功能、血脂未见异常。ACTH（16：00）8.04pg/ml（0~23pg/ml），皮质醇（16：00）7.71μg/dl（2.3~11.9μg/dl）；空腹血糖 4mmol/L（3.9~6.11mmol/L），血 K^+ 4.62mmol/L（3.5~5.5mmol/L），Na^+ 137.9mmol/L（136~145mmol/L），Cl^- 106.2mmol/L（96~108mmol/L）；血清 HCG 0.64mU/ml（0~2.9mU/ml），AFP 3.75ng/ml（0~9ng/ml），CEA 2.50ng/ml（0~5ng/ml）。骨龄约 6 岁。双侧肾上腺增强 CT，左侧肾上腺见稍低密度肿块，范围约 2.9cm×2.3cm，增强扫描病灶动脉期明显强化，静脉期、延迟期强化程度略减低，结果提示左侧肾上腺包块，腺瘤（？）；子宫及附件超声示子宫前倾位，大小约 3.9cm×1.6cm×0.8cm，子宫内膜显示不清，左卵巢大小约 2.1cm×0.9cm×1.0cm，其内较大卵泡直径约 0.3cm，右卵巢大小约 2.0cm×1.0cm×0.7cm，其内较大卵泡直径约 0.2cm；腹腔三维超声示左侧肾上腺区包块[左侧肾上腺区可见 3.2cm×2.4cm 包块，边界清，内呈中等回声，彩色多普勒血流成像（CDFI）周边可检出血流信号]；染色体核型分析 46，XX。

患儿肾上腺影像学提示左侧肾上腺包块，请小儿外科会诊，考虑存在左肾上腺肿物，不能除外目前男性化表现为左肾上腺肿物所致，建议手术治疗。遂将患儿转至小儿泌尿外科，行左侧肾上腺肿物根治性切除术。术后第 7 天患儿颜面部痤疮明显消退，复查 ACTH（8：00）43.82pg/ml（0~46pg/ml），皮质醇 12.26μg/dl（6.2~19.4μg/dl），LH 0.67mU/ml（<0.3mU/ml），FSH 2.32mU/ml（<5.12mU/ml），雌二醇<20pg/ml（<20~47pg/ml），睾酮<0.1ng/ml（<0.1~0.75ng/ml）；肾上腺彩超符合术后改变，患儿术后恢复良好，准许出院。出院后病理结果回报：左肾上腺皮质肿瘤，倾向皮质腺瘤。现患儿仍于我科及小儿泌尿外科随诊中，异性性早熟症状消失，肿瘤无复发。

（四）确定诊断

患儿系女孩，出现异性性早熟，性激素结果提示为外周性性早熟。完善肾上腺影像学，提示左侧肾上腺包块，腺瘤（？）；病理结果提示左肾上腺皮质肿瘤，倾向皮质腺瘤。

（五）最终诊断

①异性外周性性早熟；②左肾上腺皮质腺瘤。

【临床思路及诊治评述】

患儿女，3 岁 2 个月，既往体健，近 3 个月出现声音变粗，伴有阴毛发育，汗毛加重，颜面部痤疮，无乳腺发育；查体：双侧乳房 Tanner I 期，阴蒂肥大似阴茎，阴毛 PH3 期，符合异性性早熟诊断。完善性激素提示睾酮及雌二醇明显升高，LH 及 FSH 明显被抑制，骨龄超前，考虑为外周性异性性早熟。进一步完善肾上腺影像学提示左侧肾上腺包块，腺瘤（？），考虑存在左肾上腺占位，术后病理回报左肾上腺皮质肿瘤，倾向皮质腺瘤，支持左肾上腺皮质腺瘤诊断。

1. 肾上腺皮质肿瘤的分类　肾上腺皮质肿瘤可分为男性化肾上腺皮质肿瘤和女性化肾上腺皮质肿瘤，男性化肾上腺皮质肿瘤能够产生大量的雄性激素，使患者出现男性化表现，而女性化肾上腺皮质肿瘤则产生大雌性激素，导致患者出现女性化表现，二者均包括腺瘤和腺癌。女性化肾上腺皮质肿瘤在儿童期极少出现，相反男性化肾上腺皮质肿瘤约占儿童期肾上腺肿瘤病例的 2/3。

2. 肾上腺皮质肿瘤的临床表现　①男性化肾上腺皮质肿瘤的早期症状多为男性第二性征提前发育。男性患儿出现外周性性早熟，表现为阴茎增大、阴毛及腋毛生长，睾丸体积无明显增大，少数病程较长的患儿睾丸体积可稍大，但仍与其性征发育不相称。女性患儿则出现异性性早熟，青春期前女孩多以出现阴毛、腋毛发育为初发症状，继而出现阴蒂肥大，但无大阴唇融合；患儿至青春期仍无乳房发育及月经初潮。无论男孩女孩均会出现肌肉发达，身高增长加速、痤疮、变声、骨龄超前等表现。②女性化肾上腺皮质肿瘤的首发症状多为乳房发育。男性患儿通常不伴有阴茎和睾丸的异常增大，亦无阴毛及腋毛的发育，但可伴有身高、体重增长加速及骨龄超前；少数患儿的肿瘤伴有雄激素增多，这部分患儿可出现阴茎增大等男性化表现。女性患者除乳房发育外，可有阴唇的发育及阴道不规则出血表现；若患儿肿瘤同时分泌雄激素，则会出现阴蒂肥大、阴毛腋毛生长等症状。

3. 肾上腺皮质肿瘤的治疗　明确诊断后需及时手术治疗。传统手术方式以开放式手术为主，近年来腹腔镜方式摘取肾上腺肿物逐渐应用于儿童。由于对侧肾上腺多出现代偿性萎缩，术前及术后需给予糖皮质激素治疗。对于腺瘤患者仅需摘除肿物，腺癌患者术后应放疗或者化疗。术后患儿必须定期随访，以便及时处理复发病例。

【典型图表】

1. 女孩为异性性早熟，外阴表现为阴蒂肥大、阴毛、阴唇色素沉着等（图 6-5-1）。

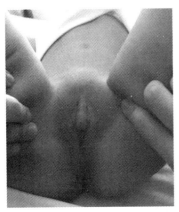

图 6-5-1　患儿外生殖器发育异常
阴蒂肥大似阴茎、阴毛 PH3 期、大小阴唇色素沉着

2. 肾上腺增强 CT 影像示左侧肾上腺包块，疑诊腺瘤（图 6-5-2）。

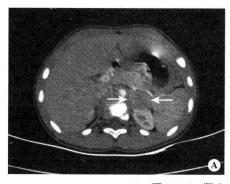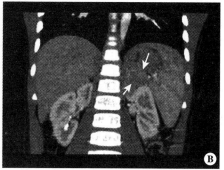

图 6-5-2　肾上腺增强 CT 影像

影像提示：左侧肾上腺包块，疑诊腺瘤

3. 肾上腺包块组织病理示肾上腺皮质肿瘤，倾向皮质腺瘤（图 6-5-3）。

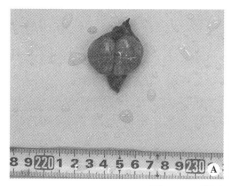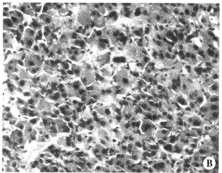

图 6-5-3　肾上腺包块组织病理

A. 包块大体观；B. 组织切片检查提示：肾上腺皮质肿瘤，倾向皮质腺瘤

（唐　诗）

参 考 文 献

[1] 陈秋莉，杜敏联，马华梅，等. 儿童肾上腺肿瘤 104 例临床分析[J]. 中国实用儿科杂志，2007，22（8）：606-608.

[2] Michalkiewicz E，Sandrini R，Figueiredo B，et al. Clinical and outcome characteristics of children with adrenocortical tumors：a report from the international pediatric adrenocortical tumor registry [J]. J Clin Oncol，2004，22（5）：838-845.

[3] 颜纯，王慕逖. 小儿内分泌学[M]. 北京：人民卫生出版社，2006：254-257.

[4] 陈艳，杨刚刚，黄轶晨，等. 机器人辅助腹腔镜下儿童肾上腺肿瘤切除术的初步探讨[J]. 中华小儿外科杂志，2019，40（2）：137-142.

[5] St Peter SD，Valusek PA，Hill S，et al. Laparoscopic adrenalectomy in children：a multicenter experience [J]. J Laparoendosc Adv Surg Tech A，2011，21（7）：647-649.

病例 6　高血压，低血钾，性腺发育异常

［先天性肾上腺皮质增生症：17α-羟化酶缺乏症］

【病例摘要】

患儿社会性别女，8 岁 9 月龄，以"发现血压高 12 日，血钾低 5 日"为主诉入院。

患儿12日前因左上肢骨折就诊于当地医院，在院期间监测血压提示血压明显高于正常，收缩压波动于160~180mmHg，舒张压波动于110~120mmHg，未予特殊处置。5日前完善血清离子提示血钾明显低于正常，最低2.61mmol/L，静脉及口服补钾效果不佳，为求进一步诊治来我科住院治疗。患儿病来无头晕、头痛，无黑矇，无胸闷、心悸，无四肢麻木，无乏力。

既往史：患儿8个月时行疝气手术。

个人史：G_2P_1，足月顺产，出生体重4.8kg，身长50cm，出生史正常，生长发育同同龄儿。

家族史：患儿祖母有高血压病史，否认其他疾病家族史，父母否认近亲婚配史。

查体：T 36.7℃，P 80次/分，R 20次/分；BP 右上肢167/98mmHg，左下肢175/91mmHg，右下肢177/92mmHg，左上肢骨折未监测血压；Wt 30.4kg（P50~75），身高134.0cm（P50~75），BMI 16.9kg/m²。神志清楚，精神状态可，周身皮肤稍有色素沉着，齿龈颜色偏深，双肺听诊呼吸音清，未闻及干湿啰音，心音有力，未闻及杂音，腹软，肝脾不大，四肢活动好，神经系统查体未见明显异常。双侧乳房Tanne I期，外生殖器呈女性幼稚型，大、小阴唇发育正常，无明显色素沉着，阴蒂未见明显增大，阴蒂下方见尿道外口，其下可见阴道外口，无阴毛。左侧腹股沟处可触及包块，大小均约1.0cm×0.5cm，表面光滑，不能牵引至大阴唇内，右侧腹股沟区未及包块。

辅助检查：血气离子分析示 pH 7.417（7.35~7.45），实际碳酸氢盐 23.1mmol/L（22~26mmol/L），BE -0.8mmol/L（-3~3mmol/L）；K^+ 3mmol/L（3.5~5.5mmol/L），Na^+ 139mmol/L（135~145mmol/L），Cl^- 109mmol/L（98~106mmol/L）。多次化验血钾，波动在2.54~3.23mmol/L（3.5~5.5mmol/L）。

【诊治经过】

（一）病例特点

患儿社会性别女，8岁9个月，因骨折于当地医院住院，意外发现高血压及低血钾，当地医院给予对症治疗后症状缓解不明显。

（二）诊断及鉴别诊断

1. 入院诊断　①低钾血症原因待查：患儿入院主诉"低血钾5天"，查体见周身皮肤稍有色素沉着，牙龈色素偏深，多次化验血钾水平均低于正常，待进一步完善检查明确低钾原因。②高血压原因待查：患儿因骨折于当地医院住院治疗，监测血压提示血压明显高于正常，查体见右上肢血压167/98mmHg，左下肢血压175/91mmHg，右下肢血压177/92mmHg，左上肢骨折未监测血压。待进一步完善检查，明确高血压原因。

2. 疾病鉴别　患儿存在低血钾及高血压表现，应与以下疾病相鉴别。

（1）原发性醛固酮增多症：本病是由于肾上腺皮质肿瘤或增生，导致醛固酮分泌过多，进而引起水钠潴留，血容量增多，肾素-血管紧张素系统活性受到抑制，临床上表现为高血压、低血钾。

（2）巴特综合征：本病是分为先天性和后天性两种，前者为常染色体隐性或显性遗传病，后者多见于慢性肾疾病，具有一些特征性的代谢异常，包括低钾血症、代谢性碱中毒、高肾素血症、球旁器增生及醛固酮增多，部分患者还存在低镁血症。

（3）皮质醇增多症：本病是由多种原因导致的原发性或继发性皮质醇分泌增多，临床上可有高血压及低血钾表现，此外还表现为向心性肥胖、满月脸、水牛背、颜面部痤疮、皮肤紫纹等。

（4）17α-羟化酶缺乏症：本病为先天性肾上腺皮质增生症的罕见类型，表现为高血压、低血钾，且对于绝大部分患者来说无论染色体为何种核型，外生殖器均表现为女性。

（5）11β-羟化酶缺乏症：本病为先天性肾上腺皮质增生症中第二常见类型，表现为肾上腺皮质低功能、高血压、低血钾、高血钠、碱中毒、男性假性性早熟、女性两性畸形等。

（三）治疗经过

入院后给予患儿对症补钾治疗，并完善相关检查：血常规、尿常规、肝肾功能、心肌酶谱未见异常；ACTH（8：00） 55.43pg/ml（0～46pg/ml），皮质醇（8：00）4.66μg/dl（6.2～19.4μg/dl）；ACTH（16：00）68.78pg/ml（0～23pg/ml），皮质醇（16：00）9.35μg/dl（2.3～11.9μg/dl）；17 羟孕酮 0.43ng/ml（0.07～1.7ng/ml）；肾素血管紧张素醛固酮（卧位）检测，血浆肾素活性 0.992ng/（ml·h）[0.1～6.56ng/（ml·h）]，醛固酮 82.600pg/ml（70～300pg/ml），血管紧张素Ⅱ 167.300pg/ml（50～120pg/ml）；24 小时尿钾 0.68mmol/（kg·d）[＜1mmol/（kg·d）]，24 小时尿钠 1.50mmol/（kg·d）[＜5mmol/（kg·d）]，24 小时尿氯 2.01mmol/（kg·d）[＜4mmol/（kg·d）]；24 小时尿香草苦杏仁酸（VMA）4.89mg/24h 尿（1.4～6.5mg/24h 尿）；性激素检测，促黄体生成素（LH）0.7mU/ml（男性 1.24～8.62mU/ml；女性卵泡期 2.12～10.89mU/ml，排卵期 19.18～103.03mU/ml，黄体期 1.2～12.86mU/ml），促卵泡生成素（FSH）23.63mU/ml（男性 1.27～19.26mU/ml；女性卵泡期 3.85～8.78mU/ml，排卵期 4.54～22.51mU/ml，黄体期 1.79～5.12mU/ml），雌二醇＜20pg/ml（＜20～47pg/ml），睾酮＜0.1ng/ml（＜0.1～0.75ng/ml），孕酮 7.78ng/ml（0.1～0.84ng/ml）；骨龄 6 岁 10 个月；心电图示窦性心律，心率 106 次/分；子宫附件彩超未见明显子宫及双侧卵巢影像；双肾及泌尿系彩超，双肾、输尿管、膀胱未见明显占位性病变；双侧腹股沟彩超，①左下腹腔近腹股沟管内环处可见低回声团，睾丸（？）；②右腹股沟区包块；心脏彩超未见明显异常；肾上腺增强 CT 示左肾上腺体部稍粗，强化均匀，右肾上腺形态、密度未见异常；腹主动脉、肾动脉增强 CT+三维示腹主动脉、肾动脉未见异常。培养细胞的染色体分析为 46,XY；基因突变检验报告单 SRY 基因阳性；基因结果提示 CYP17A1 基因纯合突变。完善 HCG 激发试验，睾酮用药前 0.11ng/ml，用药后 0ng/ml，用药后睾酮水平无增长，提示睾丸储备功能不佳。

入院第 7 天，给予患儿加用氢化可的松 5mg/次，间隔 8 小时口服，患儿血压逐渐下降，血钾逐渐上升至 3.52mmol/L（3.5～5.5mmol/L），嘱患儿出院。院外患儿于门诊规律随诊，血压及离子水平大致正常。18 个月后于我院小儿泌尿外科行双侧性腺切除术，切除双侧睾丸。现患儿仍于我科门诊随诊治疗中。

（四）确定诊断

患儿因"高血压、低血钾"入院，入院后完善检查提示存在肾上腺皮质功能不全及 46,XY 性腺发育异常，增强 CT 提示左肾上腺体部增粗，基因结果提示 CYP17A1 基因纯合突变。

（五）最终诊断

先天性肾上腺皮质增生症：17α-羟化酶缺乏症。

【临床思路及诊治评述】

患儿因"高血压、低血钾"入院，入院后查体：患儿周身皮肤稍有色素沉着，牙龈颜色偏深，完善相关检查提示 ACTH 升高、皮质醇下降，肾上腺增强 CT 提示左肾上腺体部稍粗，考虑存在肾上腺皮质功能不全，注意先天性肾上腺皮质增生症。进一步完善性激素检测，提示睾酮及雌激素水平降低，LH 及 FSH 水平升高，子宫彩超未见子宫及双侧卵巢影像，双侧腹股沟彩超提示腹股沟区可见隐睾，染色体核型为 46，XY，*SRY* 基因阳性，17-羟孕酮水平低，肾素活性下降，骨龄落后，再结合高血压及低血钾，符合 17α-羟化酶缺乏症临床特征，故临床诊断该病。进一步行基因检查发现患儿 *CYP17A1* 基因纯合突变，遗传学结果进一步支持临床诊断结果。

1. 17α-羟化酶缺乏症的发病机制　17α-羟化酶缺乏症是一种罕见的先天性肾上腺皮质增生症，约占先天性肾上腺皮质增生症病例的 1%。目前报道的病例大多数为成年人，在儿童期早期诊断的病例更为少见。该病为常染色体隐性遗传病，主要为 *CYP17A1* 基因突变所致。17α-羟化酶主要催化孕烯醇酮和孕酮生成 17-羟孕烯醇酮和 17-羟孕酮，及催化 17-羟孕烯醇酮和 17-羟孕酮裂解为硫酸表雄酮和雄烯二酮。当 17α-羟化酶缺乏时，底物孕酮大量堆积，产生大量 11-脱氧皮质酮，11-脱氧皮质酮具有较强的盐皮质激素活性，可引起高血压和低血钾。另外，17-碳裂解酶的活性丧失，导致性激素合成障碍。

2. 17α-羟化酶缺乏症的临床表现　本病的主要临床特征为不同程度的高血压，可伴有低血钾。另外由于性激素合成不足，女性表现为原发性闭经，外生殖器呈幼稚型；男性外生殖器在胚胎期即发育停滞，故外观表现为女性幼稚型，无子宫及卵巢，可有阴道盲端，腹腔或腹股沟多有发育不良的睾丸。也有少数男性患者由于 17α-羟化酶活性不完全缺失，可有部分雄激素合成，表现为尿道下裂。由于缺乏性激素，患者常有骨龄落后，未及时治疗者成年身高常较高。

3. 17α-羟化酶缺乏症的治疗　本病的治疗主要是终身应用糖皮质激素补充不足的皮质醇，从而减少水钠潴留、降低血压、提高血钾水平，糖皮质激素剂量可在血压稳定后逐渐减少到维持量。糖皮质激素替代治疗的药物可选择地塞米松、泼尼松或氢化可的松，但在儿童及青少年期首选氢化可的松，每日 2～3 次给药，尽量使患儿达到较正常的生长速率和骨成熟。对于应用糖皮质激素后血压仍控制不佳的患者，可以应用钙离子拮抗药、血管紧张素转化酶抑制药、β受体阻断药等降压药物。

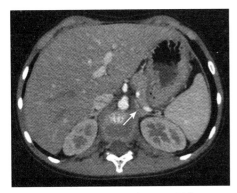

图 6-6-1　肾上腺增强 CT 影像
提示左肾上腺体部增粗（箭头所指部位）

关于性别选择方面，如果表型及遗传性别均为女性，青春期补充雌激素可促使第二性征发育，待子宫发育好后，可以应用雌激素及孕激素治疗以形成正常月经周期。如果遗传性别为男性，外生殖器为女性表型，一般按照女性抚养，需手术切除腹腔或腹股沟内发育不良的睾丸，以防止睾丸恶变，到青春发育期予以雌激素替代治疗。同时注意给予辅助心理治疗。

【典型图表】

1. 肾上腺增强 CT 示左肾上腺体部稍粗，强化均匀，右肾上腺形态、密度未见异常（图 6-6-1）。

2. 双侧睾丸切除组织病理检查示：曲细精管内可见支持细胞，未见明显生精细胞（图6-6-2）。

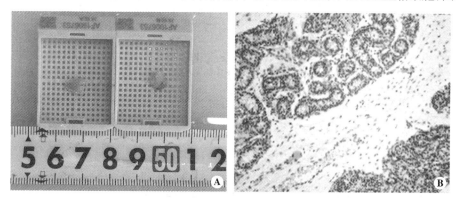

图6-6-2 切除睾丸的组织病理检查

A. 双侧切除的睾丸组织大体观；B. 病理结果：睾丸样组织，内见曲细精管。曲细精管内见支持细胞，未见明显生精细胞

（唐 诗）

参 考 文 献

[1] Kim YM，Kang M，Choi JH，et al. A review of the literature on common CYP17A1 mutations in adults with 17-hydroxylase/17, 20-lyase deficiency，a case series of such mutations among Koreans and functional characteristics of a novel mutation [J]. Metabolism，2014，63（1）：42-49.

[2] Wu C，Fan S，Qian Y，et al. 17α-hydroxylase/17，20-lyase deficiency：clinical and molecular characterization of eight Chinese patient [J]. Endocr Praet，2017，23（5）：576-582.

[3] Soveid M，Rais-Jalali GA. Seventeen alpha- hydroxylase deficiency associated with absent gonads and myelolipoma：a case report and review of literature [J]. Iran J Med Sci，2016，41（6）：543-547.

[4] Miller WL. The syndrome of 17，20 lyase deficiency [J]. J Clin Endocrinol Metab，2012，97（1）：59-67.

[5] Auchus RJ. Steroid 17-hydroxylase and 17，20-lyase deficiencies，genetic and pharmacologic [J]. J Steroid Biochem Mol Biol，2017，165（Pt A）：71-78.

第7章

呼吸系统疾病

病例1 反复咳嗽，喘息，支气管扩张

[囊性纤维化，变应性支气管肺曲霉菌病]

【病例摘要】

患儿男，11岁，以"咳嗽、间断喘息3个月、间断发热5日"为主诉入院。

患儿3个月前无诱因出现咳嗽，阵发性连声咳，有痰不易咳出，夜间为重，影响睡眠，夜内有憋醒，咳嗽严重时有喘息，喉部可闻及"咝咝"声；伴有发热，热峰38.4℃，每日发热1次，于当地医院静脉滴注阿奇霉素、头孢他啶1周，2日后热退，继续口服中药1个月，咳嗽无好转，间断喘息。2个月前于当地医院完善胸部CT提示支气管扩张（家属自述），肺功能检查提示肺通气功能降低，舒张试验阳性，口服头孢克洛半个月，雾化氨溴索及布地奈德，症状略好转。11日前受凉后咳嗽加重，于当地医院静脉滴注头孢呋辛钠、氨溴索10日，咳嗽及喘息无好转。5日前发热，热峰38.0℃，每日发热1次，病来患儿精神状态尚可，无胸痛及腹痛，有夜间盗汗、乏力、病来体重下降4kg，食欲稍差，尿便正常。

患儿系G_1P_1，36周剖宫产分娩。生长发育同同龄儿。反复上呼吸道感染，平均1年内3～5次，每年1～2次喘息发作，经常咳嗽；6个月患"肺炎"1次；2016年诊断"过敏性哮喘"，规律吸入沙美特罗替卡松粉吸入剂（舒利迭），治疗6个月后自行停药。2017年当地医院诊断鼻窦炎。湿疹史（－）。

否认明确药物及食物过敏史。否认有过敏性家族史。

入院查体：T 37.6℃，P 100次/分，R 24次/分，BP 97/55mmHg，Wt 35kg，身高158cm，未吸氧下经皮血氧饱和度97%。发育正常，呼吸平稳，口周无发绀，无鼻翼扇动或三凹征，周身未见皮疹及出血点，浅表淋巴结未及增大；双瞳孔等大、正圆，瞳孔直径3.0mm，对光反射灵敏；胸廓发育正常，双肺听诊呼吸音粗，散在中小水泡音，可及喘鸣音；心音有力，律齐，未闻及杂音，心率100次/分；腹平软；有杵状指。

辅助检查：血常规示白细胞22.5×10^9/L，中性粒细胞百分比0.549，淋巴细胞百分比0.188，嗜酸性粒细胞百分比0.210（0.007～0.078），嗜酸性粒细胞计数4.73×10^9/L[（0.04～0.49）×10^9/L]，血红蛋白143g/L；CPR 95.2mg/L（0～8mg/L）；MP-IgM阴性，MP-IgG阳性，CP-IgM阴性；总IgE＞2500U/ml（＜100U/ml），特异性IgE（屋尘螨、粉尘螨、螃蟹、小麦面粉、蟑螂）弱阳性。胸部CT提示双肺多叶段炎症，部分支气管扩张，气道内有黏液栓堵塞，双侧胸腔少量积液。

【诊治经过】

（一）病例特点

患者为学龄儿，病史较长，咳嗽、间断喘息 3 个月，近 5 日发热，营养状态良好，双肺水泡音，肺通气功能降低，支气管舒张试验阳性；胸部 CT 影像示双肺多叶段渗出，伴有部分实变，双肺支气管扩张。

（二）诊断及鉴别诊断

1. 入院诊断及诊断依据　①急性重症支气管肺炎：患儿以"咳嗽、间断喘息 3 个月，发热 5 日"为主诉入院。查体示双肺中小水泡音，血白细胞 $22.5 \times 10^9/L$，中性粒细胞百分比 0.549，CT 影像示双肺多叶段渗出实变；②支气管哮喘：反复咳嗽、喘息病史，肺通气功能下降，支气管舒张试验阳性；③支气管扩张：胸部 CT 影像示支气管壁增厚、扩张；④变应性支气管肺曲霉菌病（？）：慢性咳嗽、喘息，支气管扩张，血嗜酸性粒细胞计数显著升高，总 IgE＞2500U/ml（＜100U/ml），需进一步做特应性曲霉菌 IgE 抗体检测。

2. 疾病鉴别　患儿咳嗽、间断喘息 3 个月，近 5 日发热，双肺水泡音，胸部 CT 检查示：双肺多叶段渗出，伴有部分实变，双肺支气管扩张。需注意与以下疾病相鉴别。

（1）真菌性肺炎：慢性咳嗽及喘息，抗炎治疗效果不佳，双肺 CT 影像示多叶段炎症，多次做痰培养、支气管镜灌洗液病原菌检测可资鉴别。

（2）肺结核：慢性咳嗽，低热，夜间盗汗，乏力，体重下降，双肺 CT 影像示多叶段炎症，肺门影增浓。进一步做 PPD 及结核斑点试验、痰查结核菌可明确诊断。

（三）治疗经过

患儿入院后给予头孢曲松钠和阿奇霉素抗感染，布地奈德、沙丁胺醇每日 3 次雾化，抗炎、平喘治疗。完善各项检查：血常规示白细胞 $16.87 \times 10^9/L$，中性粒细胞百分比 0.602，嗜酸性粒细胞百分比 0.178（0.007～0.078），嗜酸性粒细胞计数 $3.0 \times 10^9/L[(0.04 \sim 0.49) \times 10^9/L]$；CPR 85.5mg/L（0～8mg/L）；血清 Na^+ 136mmol/L，K^+ 4.5mmol/L，Cl^- 100mmol/L；肝功能正常；免疫球蛋白及淋巴细胞计数正常；G 试验及 GM 试验阴性；T-spot 阴性；总 IgE＞5000U/ml（＜100U/ml），特异性曲霉菌 IgE 检测 34.4KUA/L（＜0.35KUA/L）示强阳性，皮肤点刺曲霉菌强阳性（+++）。鼻窦 CT 影像示全组鼻窦及副鼻窦炎；腹部超声示肝大。肺功能提示中度混合性通气功能下降，舒张试验阳性。入院后行支气管镜检查：支气管黏膜充血、水肿，有较多黏液栓。支气管肺泡灌洗液（BALF）细胞学分析：嗜酸性粒细胞百分比 0.050，中性粒细胞百分比 0.530，痰及 BALF 细菌及真菌培养均阴性。结合临床，诊断为变应性支气管肺曲霉菌病。给予甲泼尼龙[1mg/（kg·d），12 日]，加用伏立康唑静脉滴注 10 日，雾化布地奈德及沙丁胺醇抗炎、平喘半个月。肺部啰音吸收，复查肺部 CT，炎症较前吸收，准予出院。

出院后继续口服伊曲康唑每次 150mg，一日 2 次（2 个月），泼尼松（每次 25mg，每日晨 1 次），口服，每 2 周减量 1 次，2 个月后复查胸部 CT，双肺斑片影大部分吸收，支气管扩张。出院 4 个月后患儿再次咳嗽加重（泼尼松减为 5mg，每日晨 1 次，口服），有痰咳不出，胸闷，低热 37.4℃再入院。复查胸部 CT：双肺多发斑片状渗出、支气管扩张，气道内较多黏液栓；复查腹部超声：肝中叶 2.8cm×3.1cm 高回声区，注意限局脂肪浸润，胰腺回声粗糙。支气管镜见支气管内大量痰栓堵塞；痰及 BALF 培养均为铜绿假单胞菌，真菌培养阴性；BALF 细胞学分析，嗜酸性粒细胞百分比 0，中性粒细胞百分比 0.700，总 IgE 1706U/ml（＜100U/ml），特异性曲霉菌 IgE 仍强阳性 48.8KUA/L（＜0.35KUA/L）。

因出现铜绿假单胞菌感染，怀疑同时患囊性纤维化，需进一步基因检测。给予头孢哌酮钠舒巴坦钠、伏立康唑抗感染，继续甲泼尼龙抑制免疫，加强叩背、体位引流，5 日后症状缓解，咳嗽减轻。住院 21 日，复查痰培养转阴，肺部阴影较前明显吸收，出院。基因检测：发现 *CFTR* 基因的 2 个变异，关联疾病为囊性纤维化（OMIM：219700）；汗液试验：汗液氯离子 93mmol/L（＜40mmol/L）。

（四）确定诊断

患儿慢性咳嗽及喘息，支气管扩张，血及 BALF 嗜酸性粒细胞升高，IgE＞5000U/ml，特异性曲霉菌 IgE 强阳性（48.8KUA/L）；支气管镜见大量痰栓，培养铜绿假单胞菌生长，家系全外显子组测序（TrioWES）提示囊性纤维化，汗液试验氯离子 93mmol/L。

（五）最终诊断

囊性纤维化合并变应性支气管肺曲霉菌病。

【临床思路及诊治评述】

患者为学龄儿，慢性咳嗽及喘息，入院前 5 日出现发热，血及 BALF 嗜酸性粒细胞升高，IgE＞5000U/ml，特异性 IgE（户尘螨及粉尘螨）弱阳性；肺功能提示中度混合性通气功能下降，支气管舒张试验阳性；肺部 CT 影像示伴多叶段炎症及实变。诊断重症肺炎及支气管哮喘似乎正确，但出现支气管扩张，气道内黏液栓堵塞，按目前诊断不能解释。结合 IgE＞5000U/ml，特异性曲霉菌 IgE 强阳性（48.8KUA/L）及皮肤点刺试验曲霉强阳性，故诊断变应性支气管肺曲霉病。

变应性支气管肺曲霉病(allergic bronchopulmonary aspergillosis，ABPA)是机体对寄生于支气管内的曲霉菌发生变态反应所引起的肺部疾病。

1. ABPA 的典型表现　ABPA 其临床症状和体征缺乏特异性。

（1）临床表现：典型表现为反复发作性喘息、咳嗽、咳痰、咯血、胸痛、发热、乏力、食欲缺乏等症状，复发和缓解交替出现。急性发作时肺部可闻及哮鸣音，局部可闻及湿啰音。

（2）影像学表现：ABPA 患者影像学检查可发现肺内浸润影、中心支气管扩张、气道黏液栓堵塞、肺不张。肺内浸润影具有暂时性、游走性、复发性及多态性的特点。

部分患者长期被误诊为支气管哮喘，并且约 20%患者按哮喘治疗可表现为控制良好的哮喘。ABPA 漏诊率较高，与本病症状缺乏特异性、部分 ABPA 症状不典型、临床认知度低有关。ABPA 诊治不及时，持续的气道炎症可能会导致支气管扩张和肺纤维化。

2. ABPA 诊断标准

（1）易患因素：支气管哮喘，囊性纤维化（cystic fibrosis，CF）。

（2）必要条件（2 项均应满足）：①Ⅰ型（速发型）曲霉皮肤试验阳性，或曲霉特异性 IgE 水平升高；②血清总 IgE 水平升高(＞1000U/ml)。如果患者血清总 IgE 水平(＜1000U/ml)但符合其他全部标准也可诊断为 ABPA。

（3）其他标准（至少符合 3 项中的 2 项）：①血清曲霉沉淀素或特异性 IgG 抗体阳性；②符合 ABPA 肺部影像改变，包括一过性病变，如肺实变、结节、牙膏征、指套征、游走性片状高密度影或持久性病变（如支气管扩张、胸膜纤维化）等；③外周血嗜酸性粒细胞计数＞500 个 /μl。本患者临床症状典型，符合 ABPA 诊断。

3. ABPA 与 CF　ABPA 主要发生于肺免疫反应失调的人群，特别是 CF 和支气管哮喘患者。

（1）CF 的发病机制：是一种常染色体隐性遗传性病，主要由囊性纤维化跨膜转导调节蛋白（cystic fibrosis transmembrane conductance regulator，CFTR）基因突变所致，CFTR 基因结构及功能异常可导致上皮细胞氯离子、水分泌减少，造成黏液堆积，阻塞呼吸道、胰腺、汗腺及生殖系统等外分泌腺管腔，临床出现相应的临床症状。

（2）CF 的临床表现：①呼吸系统常为主要受累器官，黏稠的分泌物阻塞支气管、纤毛活动受抑制，而黏液可使细菌异常定植，反复或持续肺部感染导致肺不张、支气管扩张、咯血及呼吸衰竭等；铜绿假单胞菌和金黄色葡萄球菌为 CF 常见菌。②伴多系统受累，分泌物阻塞胰腺管，胰酶分泌不足，出现消化不良、生长发育迟滞、脂肪泻、体重不增、慢性胰腺炎及 CF 相关的糖尿病等表现。汗液内 NaCl 含量增高是 CF 的特征性改变，当患者汗液氯离子浓度高于 60mmol/L（＜40mmol/L）即可诊断 CF，也可通过基因检测也可得到诊断。

本患儿是否存在 CF，追问患儿平素无消化不良，排便正常，无脂肪泻，11 岁身高 158cm，体重 52kg，生长发育正常；腹部超声胰腺未见异常回声，无慢性咳嗽及喘息家族史，不支持 CF，故第一次住院未做基因及汗液检测。患儿应用伏立康唑及激素后临床症状明显改善，体温平稳、咳嗽喘息得到控制，体力活动增强、肺部影像学明显改善。但在激素减停前再次出现胸闷，咳嗽，CT 炎症影像加重，为明确是合并感染还是 ABPA 复发，再次行支气管镜检查，气道内可见大量脓痰栓，痰培养回报：铜绿假单胞菌。因铜绿假单胞菌是机会致病菌，是 CF 的易患菌，该患儿在 ABPA 基础上是否存在 CF 基础疾病，而不仅仅是哮喘，遂进一步做基因检测，提示 CF。后行汗液检测，氯离子 93mmol/L 显著升高，进一步证实 CF 诊断成立。

（3）CF 诊断流程：《2008 年囊性纤维化基金会共识》制定了 CF 诊断流程，对于有一个或多个临床特征性表型，如慢性、反复性鼻窦肺部疾病，营养不良和消化道疾病，男性泌尿生殖系统畸形（如输精管缺如）或有 CF 家族史患者，首先进行汗液氯离子检测，若两次汗液氯离子＞60mmol/L 或 1 次汗液氯离子＞40mmol/L 及 2 处 CFTR 致病突变，则可诊断 CF。

（4）CFTR 基因检测的必要性：截至目前，公开报道的 CFTR 基因突变有约 2000 种，并非每个突变都引起 CF，这些突变中仅有 10% 为常见突变，大多数突变为发生率很低的少见突变。其中一部分突变可导致典型 CF 表现，而另外一些突变，并不引起典型 CF 表现，仅表现为轻微病变或单个系统病变有关，被称为"CFTR 相关疾病"，并且不同突变种类造成个体疾病症状的严重程度也有差异。我国 CF 患者 CFTR 基因突变与欧美国家报道不同，临床表现不典型、具有很高的异质性。目前报道病例多数有呼吸道症状，但胰腺功能异常仅占 50%，约 72% 患者存在营养不良。因此，在临床上对于有反复呼吸道感染、支气管扩张或 ABPA 患者即使没有其他系统受累表现，仍需要及时进行 CFTR 基因检测或汗液试验检查，以免贻误诊治。及时诊断和对症治疗，对延缓 CF 进展有积极的促进作用。

【典型图表】

1. 第一次住院的肺部 CT 及气管镜影像示双肺多叶段炎症，支气管扩张和支气管内黏液栓堵塞（图 7-1-1）。

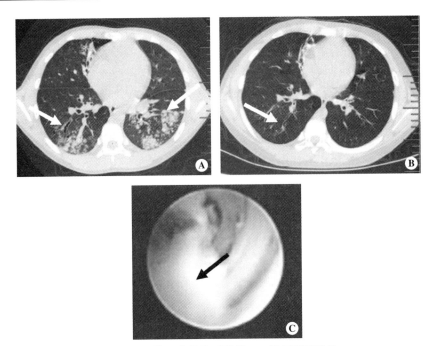

图 7-1-1　第一次住院时肺部 CT 及气管镜影像

A. 双肺多叶段炎症，支气管内有黏液栓堵塞；B. 双肺多发炎症较前吸收支气管扩张；C. 气管镜影像示气道内大量黏液栓堵塞气道

2. 第二次住院的肺部 CT 及气管镜影像示肺内多发渗出，支气管柱状扩张，气道内有较多脓性分泌物（图 7-1-2）。

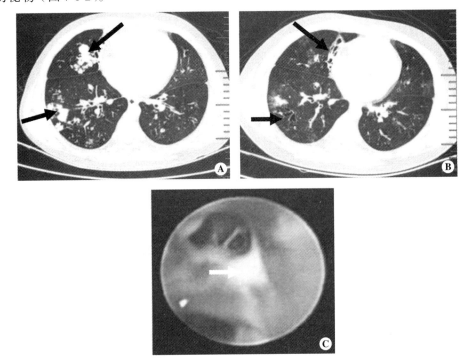

图 7-1-2　第二次住院时肺部 CT 及气管镜影像

A. 激素减量过程中出现多发渗出，支气管扩张；B. 治疗后炎症吸收，可见支气管呈柱状扩张；C. 气管镜影像示气道内较多脓性分泌物及痰栓

3. 鼻窦 CT 影像示多组副鼻窦炎性表现（图 7-1-3 ）。

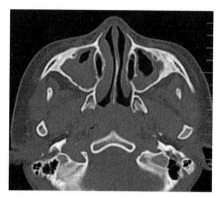

图 7-1-3　头部鼻窦 CT 影像

CT 影像示多组副鼻窦炎性表现

4. Trio 全外显子基因测序分析发现 CFTR 基因的 2 个变异，关联疾病为囊性纤维化（OMIM：219700 ）（表 7-1-1 ）。

表 7-1-1　Trio 全外显子基因测序分析

基因（染色体）	序号	染色体位置	核酸改变（外显子号）	氨基酸改变（变体号）	RS号	MAF	ACMG致病等级	先证者（男）	父（正常）	母（正常）	相关疾病（OMIM 号），遗传方式
CFTR（chr7）	1	chr7:117 188854	1369（exon10）G>C	p.A457P（NM_000492）	无	未收录	致病	野生型	杂合		囊性纤维化（219700），AR
	2	chr7:117 170999	c.320（exon4）C>A	p.A107D（NM_000492）	无	未收录	可能致病	杂合	杂合	野生型	

（陈　宁）

参 考 文 献

[1] Delhaes L，Frealle E，Pinel C. Serum markers for allergic bronchopulmonary aspergillosis in cystic fibrosis：State of the art and further challenges[J]. Medical Mycology，2010，48（1）：S77-87.

[2] Denning DW，Pleuvry A，Cole DC. Global burden of allergic bronchopulmonary aspergillosis with asthma and its complication chronic pulmonary aspergillosis in adults[J]. Medical Mycology，2013，51（4）：361-370.

[3] Greenberger PA，Bush RK，Demain JG，et al. Allergic bronchopulmonary aspergillosis[J]. J Allergy Clin Immunol Pract，2014，2（6）：703-708.

[4] Farrell PM, White TB, Howenstine MS, et al. Diagnosis of cystic fibrosis inscreened populations[J]. J Pediatr, 2017, 181（Suppl）: S33-44.

[5] Paranjape SM，Mogayzel PJ Jr. Cystic fibrosis[J].Pediatr Rev，2014，35（5）：194-205.

[6] 王昊，徐保平，申昆玲. 囊性纤维化及中国儿童特点[J]. 首都医科大学学报，2016，37（5）：588-592.

病例 2　发热，喘息，右肺实变，皮疹

［药物超敏反应综合征］

【病例摘要】

患儿男，17 个月，主因"发热 16 日，喘息 12 日，皮疹 6 日"入院。

16 日前患儿出现阵发性咳嗽，有痰咳不出，伴喘息、喉部嘶嘶声，口服红霉素、止咳糖浆，咳嗽无改善。15 日前于当地住院治疗，给予"头孢替唑钠、甲泼尼龙"静脉滴注，"沙丁胺醇及布地奈德"雾化吸入治疗，咳喘加重，呼吸费力，不能入睡，发热 38.5℃，无寒战。14 日前转入我院 PICU，给予吸氧、沙丁胺醇及普米克雾化，甲泼尼龙静脉滴注抗炎，阿奇霉素、头孢孟多酯钠抗感染；喘息无缓解，加用氨茶碱、硫酸镁静脉滴注；喘息无好转，呼吸困难加重，给予气管插管、呼吸机辅助通气治疗 6 日，喘息控制后撤离呼吸机。入院后患儿持续发热，次日升级为头孢噻肟舒巴坦钠抗感染，静脉滴注甲泼尼龙期间，体温降至 37.8℃。5 日前停用甲泼尼龙，当日体温升高至 39℃，同日躯干部出现淡红色皮疹，皮疹无融合，无瘙痒；4 日前皮疹加重，逐渐波及全身，停用头孢噻肟舒巴坦钠，静脉滴注复方甘草酸苷；患儿发热间隔缩短，每 4～6 小时发热 1 次，热峰 40℃。PICU 住院期间，痰及气管插管末端培养回报均为鲍曼不动杆菌，根据药敏结果加用左氧氟沙星抗感染 4 日，发热无好转，皮疹无减轻，住院 14 日后转入小儿呼吸科治疗。

患儿系 G_1P_1，足月顺产，生长发育正常。有湿疹史，无喘息史。疫苗按时接种。父亲儿时有反复喘息史。

入院查体：T 37.6℃，P 122 次/分，R 28 次/分，BP 98/60mmHg，Wt 11kg。神志清楚，一般状态可，呼吸平稳，无鼻翼扇动或三凹征，无发绀，周身可见密集充血性皮疹，疹间无融合，压之褪色，不突出皮面；双颈部可及橄榄大小的增大淋巴结，无触痛；双瞳孔等大正圆，对光反射灵敏，结膜无充血，口唇无皲裂及潮红，口腔黏膜光滑，咽赤，扁桃体不大，无杨梅舌；胸廓对称，双肺听诊呼吸音粗，少许痰鸣；心音有力，心律齐，心率 122 次/分，各瓣膜区未闻及杂音；腹平软，肝、脾未触及，无压痛及反跳痛，未扪及包块，肠鸣音正常；四肢末梢温，CRT<2 秒，指（趾）无硬性水肿及蜕皮；四肢活动自如，神经系统查体无阳性体征。

辅助检查：（近 1 周辅助检查）血常规、尿常规、CRP、铁蛋白正常。肝、肾功能及心肌酶谱、DIC 正常。总 IgE 258.3U/ml（<100U/ml）；特异性 IgE，牛奶 1.2 U/ml（<0.35U/ml），鸡蛋 2.0 U/ml（<0.35U/ml）；肺炎支原体 IgM 弱阳，病毒系列阴性。血培养阴性。痰及气管插管导管培养（5 天前），鲍曼不动杆菌生长（阿米卡星，替加环素敏感）。肺部 CT（外院）示右肺上叶炎症，伴实变。1 周前复查肺 CT，影像示多叶段炎症，肺门影增大，右上肺炎症较前增大。

【诊治经过】

（一）病例特点

患儿为幼儿，既往健康。以发热、咳嗽、喘息起病，病情进展急剧，迅速出现呼吸衰竭。持续发热，停用激素后热峰达 40℃；出现充血性皮疹，无融合及瘙痒。血常规及 CRP 正常，支原体弱阳性，肺 CT 示右肺大片实变。有湿疹史，首次喘息。父亲儿时喘息。

（二）诊断及鉴别诊断

1. 入院诊断及诊断依据　①重症肺炎：持续高热、咳嗽及喘息，CT 示右肺上叶大片实变影，肺炎支原体弱阳性，PICU 住院期间痰及导管培养均为鲍曼不动杆菌生长。②儿童哮喘急性重度发作（？）：首次喘息，起病急，迅速出现呼吸衰竭。有湿疹史，牛奶及鸡蛋特异性 IgE 均升高，且父亲有喘息史，不排除感染诱发儿童哮喘的首次发作，需长期观察随诊。③皮疹性质待定，病毒疹（？）：患儿持续发热，周身密集红色充血性皮疹，无融合，无瘙痒，血常规及 CRP 正常。

2. 疾病鉴别　患儿为幼儿，以发热、咳嗽、喘息起病，病情进展急剧，迅速出现呼吸衰竭。

持续发热，停激素后热峰达 40℃。出现皮疹，应与以下疾病进行鉴别。

（1）毛细支气管炎：该病多见 2 岁以下幼儿，以喘憋为主要表现，多无发热。影像学多肺纹理增强，双肺气肿为主要表现。

（2）腺病毒肺炎：该病多见婴幼儿，稽留高热，感染中毒症状重，肺部啰音出现晚，吸收慢。本患儿以喘憋起病，进展急剧，肺部体征好转但持续高热，不符合本病。

（3）药物疹：一般在应用头孢类抗生素 6～10 日出现，皮疹充血明显，迅速融合伴有明显瘙痒，一般停用药物后逐渐减轻。

（三）治疗经过

入院后请皮肤科会诊考虑感染中毒疹。虽不符合药疹，因皮疹较重，遂给予红霉素抗感染，未用头孢类抗生素；给予复方甘草酸苷静脉滴注，口服氯苯那敏（扑尔敏）抗过敏；完善各项检查，复查痰培养。结果如下：血白细胞 $6.7×10^9$/L，中性粒细胞百分比 0.273，淋巴细胞百分比 0.539，嗜酸性粒细胞百分比 0.049，血红蛋白 101g/L，血小板 $157×10^9$/L；CRP 6.06mg/L（0～8mg/L）；肝、肾功能及心肌酶谱正常；疫球蛋白定量、淋巴细胞计数正常；降钙素原 0.172ng/ml（<0.05ng/ml）稍高；铁蛋白 227.0ng/ml（11～336.2ng/ml）。肺炎支原体、衣原体 IgM 阴性；EB 病毒 DNA 阴性；T-spot 阴性；1，3-β-葡聚糖<37.5pg/ml（<70 pg/ml）正常。

入院后患儿持续发热 38.5～40.0℃，加用丙种球蛋白提高免疫力，体温无下降，皮疹逐渐加重。入院 4 日患儿皮疹融合，头面、手足及四肢红肿，周身瘙痒。复查血常规：白细胞 $2.36×10^9$/L，中性粒细胞百分比 0.071，嗜酸性粒细胞百分比 0.081，红细胞 $3.3×10^{12}$/L，血红蛋白 86g/L，血小板 $133×10^9$/L；CRP 3.47mg/L（0～8mg/L）；痰培养回报：鲍曼不动杆菌；血培养阴性。复查的血常规三系仍低，需注意嗜血细胞增多综合征。复查肝功能异常：总蛋白 58.1g/L（60～83g/L），白蛋白 26.0g/L（35～53g/L），谷丙转氨酶 83U/L（0～40U/L）；三酰甘油 2.3mmol/L（0.45～1.69mmol/L），连续 2 次复查铁蛋白正常，凝血正常。颈部超声提示颈部淋巴结增大，较大者 2.5cm×1.5cm；肝、胆、脾超声示肝稍大；进一步行骨髓穿刺检查，提示粒系增生下降，诊断噬血细胞综合征依据不足，血液病不支持。第 6 日考虑重度药疹，药物超敏反应可能性大，加用甲泼尼龙（每次 3mg，Q12h）抑制过度免疫反应。患儿持续高热，但咳嗽消失，无呼吸困难，复查炎症指标 CRP、PCT 不高，考虑鲍曼不动杆菌可能为定植菌，因不确定致敏药物种类，故停用所有抗生素。心脏超声未见冠脉增宽，不支持川崎病的诊断。应用激素第 3 天热峰逐渐下降，手足肿胀减轻，复查肺部 CT 未见病灶加重；鉴于多次痰培养鲍曼不动杆菌生长，完善支气管镜检查，肺泡灌洗液培养阴性。入院第 10 天体温正常，周身皮疹颜色变暗、脱屑、双足硬肿好转，激素减量。

第 13 天停用激素，当日再次出现寒战、发热 1 次，热峰 40℃，静脉应用甲泼尼龙（每次 1mg/kg）后热退；次日再次出现突发高热、寒战，静脉应用甲泼尼龙（每次 1mg/kg）后热退。观察体温曲线及用药情况，发现连续 2 日高热均在上午出现，且均在静脉滴注复方甘草酸苷后 15～30 分钟出现，热退后一般状态好，无感染中毒症状。遂停用所有药物，患儿未再出现发热。入院第 16 天，患儿体温平稳，周身陈旧性暗红皮疹，无咳嗽、咳痰，复查血常规正常，出院。

（四）确定诊断

患儿在肺部症状及体征均明显好转情况下仍出现高热，伴有周身红色充血性皮疹，融合成片，波及全身，手足、头面及四肢红肿充血、瘙痒明显，伴有血象下降，血嗜酸性粒细胞比率升高；有肝损伤；激素治疗有效，故考虑诊断为药物超敏反应综合征。

（五）最终诊断

①药物超敏反应综合征；②重症肺炎；③儿童哮喘急性重度发作（？）。

【临床思路及诊治评述】

药物超敏反应征（drug-induced hypersensitivity syndrome，DIHS）是一种严重的由药物引起的全身不良反应。临床主要表现为发热、皮疹、淋巴结大和内脏损害，具有潜在的致死率。临床上药物过敏和感染的复合特征，呈现多样化表现，由于临床缺乏对该病的认识，故易被误诊和漏诊。国内外相关报道多为个案报道，以成年人居多，婴幼儿报道少见，死亡病例以肝衰竭多见。全身糖皮质激素及丙种球蛋白是目前主要的治疗手段。

1. **DIHS 的典型表现**　DIHS 多于开始服用致敏药物之后的 2 周至数月（平均 3～4 周）发病。①发热呈双峰性：典型病例多于服用致敏药物后 2～6 周（平均 2～3 周）出现皮肤症状。皮疹出现数天前常有瘙痒和发热的前驱症状，体温波动在 38～40℃，持续数周。出现皮疹后发热再次加重（双峰）或多次加重（多峰）现象，这可能与药物交叉反应、药物诱导的免疫抑制及病毒再激活有关。②发病延迟性：与普通型药疹不同的是，停止使用致敏药物后皮疹不会很快消退。发病延迟性被认为是 DIHS 特征之一，一般认为用药 2 周之内发病者不属于 DIHS，临床症状于停用致敏药物之后仍持续存在数周。③病变程度的无相关性：即致敏药物剂量和临床反应的严重性之间缺乏相互关系，内脏器官受累程度与皮损程度无相关性。

2. **本病患的特殊性**　①潜伏期短：在用药后的 2 周内出现药疹，以感染起病；②无发热双峰：患者的药物发热与原发感染所致的发热连接在一起，临床没有呈现双峰征；③重症肺部感染起病：肺部大片实变影，多次痰培养为鲍曼不动杆菌生长，故肺部感染所致发热不能除外，临床难以鉴别。

3. **DIHS 诊断标准**　2018 年我国专家共识建议 DIHS 诊断标准。①迟发性皮疹：从服药到皮疹出现大于 3 周；②淋巴结增大：2 个或以上部位的淋巴结增大；③发热：体温＞38℃；④内脏损害：ALT 正常 2 倍以上、间质性肾炎、间质性肺炎或心肌炎；⑤血液学改变：白细胞升高或下降，嗜酸性粒细胞升高（＞1.5×10^9/L）或典型淋巴细胞＞5%；⑥复发病程：尽管停用诱发药物并给予治疗，疾病仍出现病情复发或加重。符合前 5 条可确诊 DIHS。本患儿临床表现基本符合，患儿激期白细胞显著下降，嗜酸性粒细胞计数＜1.5×10^9/L，但嗜酸性粒细胞百分比 0.081，明显升高。

4. **DIHS 的皮肤表现**　皮肤症状多于服用致敏药物 2～6 周出现。①早期：皮疹形式多样，多为泛发性荨麻疹或斑丘疹，也可表现为湿疹样皮疹，少数也可出现紫癜样皮损，严重者可出现类似剥脱样皮损、Stevens-Johnson 综合征、中毒性表皮坏死松解症等皮损。②后期：约有 25%的患者可出现面部、眼睑和（或）手部水肿。

5. **探讨的问题**

（1）鉴别诊断：DIHS 早期出现皮疹与儿童感染中毒疹或传染病等皮疹难以鉴别；后期出现特征性面部、手足红肿痒对本病诊断有很好的提示作用。本患皮疹出现早，后期皮疹性质符合 DIHS。

（2）致敏药物：文献报道 DHS 常见致敏药物为抗癫痫药物，卡马西平、苯巴比妥等；抗生素，碳氢霉烯类、磺胺类、糖肽类、抗结核药物等；解热镇痛药，布洛芬和柳氮磺吡啶等药物。不同药物诱发的 DIHS 在临床上有一定区别，但临床表现与药物剂量大小及药物使用时间长短无关。本患儿的致敏药物不确定，不排除头孢类抗生素及复方甘草酸苷所致。

（3）病原菌检测阳性与病原菌感染：本例另一难点，是识别鲍曼不动杆菌肺部感染还是肺部定植。鲍曼不动杆菌是院内获得性肺炎，包括呼吸机相关性肺炎的主要致病菌，近年随着抗生素的广泛应用，耐药及泛耐药呈现流行趋势。鲍曼不动杆菌感染主要发生在 ICU 有机械通气的患者。本患儿具备鲍曼不动杆菌感染的高危因素。但有研究发现鲍曼不动杆菌在人体定植比感染更为常见，在易感人群亦如此。研究发现鲍曼不动杆菌的感染并未增加死亡率，因此鲍曼不动杆菌的临床影响尚有争议。本患儿经过治疗，肺部症状改善，咳嗽及喘息消失，持续发热，但无感染中毒症状，复查炎症指标 CRP、PCT 不高，虽肺部影像学有大片实变影，但并无进行性加重，考虑鲍曼不动杆菌定植可能性大。因此，在临床病原菌检测阳性不一定是病原菌感染，一定要结合临床表现、病情演变、感染部位等综合分析，而不能一概而论。以免过度治疗或治疗的延误。

（4）诊断困难的主要原因：DIHS 诊断困难主要归结于本病在临床较为罕见，临床表现形式多样，致敏药物的多样性及不确定性，临床经验不足，而本病的临床诊断主要依赖于患者的病史和医师的临床经验，没有可靠的实验室检查，加之儿童往往混合有原发性、出疹性感染性疾病、传染病、川崎病、血管炎等疾病，因有类似 DIHS 临床表现，大大增加了本病的诊断难度。

【典型图表】

1. 应用激素 5 日后皮肤症状改善（图 7-2-1）。

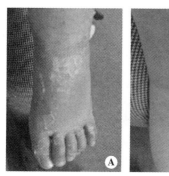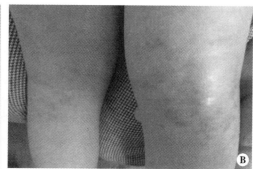

图 7-2-1　应用激素后皮肤药疹的改变

应用激素 5 日后皮肤症状改善，皮疹消退，水肿减轻，出现脱皮。A. 皮疹消退后出现脱皮；B. 水肿减轻

2. 胸部 CT 影像示右肺上叶团块状实变（图 7-2-2）。

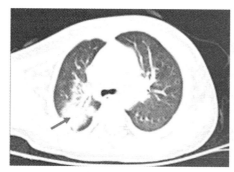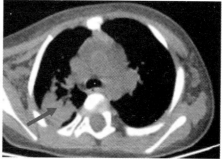

图 7-2-2　胸部 CT 影像

胸部 CT 影像示：右肺上叶团块状实变

（陈　宁）

参 考 文 献

[1] Criado PR，Criado RF，Avancini JM，et al. Drug reaction with eosinophilia and systemic symptoms（DRESS）/ Drug-induced hypersensitivity syndrome（DIHS）: a review of current concepts[J]. An Bras Dermatol，2012，87（3）: 435-449.

[2] 中国医师协会皮肤科医师分会变态反应性疾病专业委员会. 药物超敏反应综合征诊治专家共识[J]. 中华皮肤科杂志，2018，51（11）: 787-790.

[3] Hamm RL. Drug-hypersensitivity syndrome: diagnosis and treatment[J]. J Am Coll Clin Wound Spec，2011，3（4）: 77-81.

[4] Roujeau JC，Haddad C，Paulmann M，et al. Management of nonimmediate hypersensitivity reactions to drugs[J]. Immunol Allergy Clin North Am，2014，34（3）: 473-487.

[5] Pavlos R，Mallal S，Ostrov D，et al. Fever，rash，and systemic symptoms: understanding the role of virus and HLA in severe cutaneous drug allergy [J]. J Allergy Clin Immunol Pract，2014，2（1）: 21-33.

[6] Segal AR，Doherty KM，Leggott J，et al. Cutaneous reactions to drugs in children[J]. Pediatrics，2007，120（4）: E1082-1096.

病例 3　发热，咳嗽，皮肤、口腔水疱样皮疹

［史蒂文斯-约翰逊综合征（Stevens-Johnson 综合征）］

【病例摘要】

患儿男，7岁，以"发热13日，咳嗽12日，皮肤、口唇水疱4日"为主诉入院。

患儿13日前接触"感冒"的同学后出现寒战、发热，热峰40℃。口服退热药后可退至37.5℃，一日4~5次，近2日频次增加，每2小时1次。12日前出现咳嗽，阵发性连声咳，咳嗽逐渐加重，有白色或黄色黏痰，量不多，无喘息。5日前周身出现数个米粒大小红色斑丘疹，不痒；4日前在背部丘疹处出现水疱，随后唇周出现水疱，迅速波及四肢。3日前眼周出现脓性分泌物，眼结膜充血严重，自述不影响视力。1日前张口困难，口腔内剧痛、不能进食。病初患儿于家中自行口服蒲地蓝口服液，氨溴索2日，无明显好转；10日前于当地医院就诊，诊断大叶性肺炎，静脉滴注头孢甲肟6日，头孢吡肟3日，发热及咳嗽无明显好转；近5日加用阿奇霉素、氨溴索、甲泼尼龙（具体剂量不详），仍发热38℃；入院前2日复查肺部CT，较前减轻，但患儿频繁发热，热峰达39.8℃，咳嗽较前频繁，气促，从外院转入，门诊以"肺炎"收入我科。发病后患儿精神状态差，睡眠较多，无头痛、头晕，无意识障碍及抽搐，无走路不稳，近4日因口腔疱疹不能进食，尿量正常，4日未排便。

既往史：健康，无湿疹史。部分药物使用后出皮疹，但具体药物不详。无头孢类抗生素过敏史，无麻疹、结核等传染病患者接触史。否认有家族性过敏史。

入院查体：T 37.1℃，P 108次/分，R 32次/分，BP 113/ 80mmHg，Wt 24kg，未吸氧下经皮血氧饱和度92%。精神状态差，发育正常，呼吸促，口周无发绀，无鼻翼扇动和三凹征，眼部较多淡黄色脓性分泌物，结膜充血、水肿，有灶性点状溃疡，睁眼困难，眼睑缘有溃疡；口周布满破溃水疱，有脓性和血性分泌物，部分已结成厚痂，张口困难，舌面、颊部、上腭黏膜大片溃疡有血性及脓性分泌物；鼻腔内有稠厚血性分泌物；四肢及躯干散在蚕豆样至1元钱币大小鲜红色丘疹，个别中心部形成水疱，水疱壁薄，部分破溃，尼氏征（+）；未破溃的水疱疱液清亮，基底及疱疹边缘呈鲜红色；尿道口红肿，有渗液及糜烂；肛门周围可见布满破溃水疱，少许脓性分泌物。颈部可触及花生米大小的浅表淋巴结，触痛不明显，活动度可。双瞳孔等大正圆，瞳孔直径3.0mm。胸廓发育正常，双肺叩诊呈清音，肺肝界于右锁中线第5肋间，双肺

听诊呼吸音粗，双肺可闻及较多的中小水泡音，未闻及哮鸣音；心音有力，心律齐，各瓣膜听诊区未闻及杂音，心率 108 次/分。腹平软，肝、脾肋下未触及，肠鸣音活跃。四肢末梢温，CRT＜3 秒，指（趾）端无硬性水肿及脱皮；四肢活动自如。神经系统查体无明显异常体征。

辅助检查：（外院化验）血常规示白细胞 9.9×10⁹/L，中性粒细胞百分比 0.802，淋巴细胞百分比 0.079，嗜酸性粒细胞百分比 0.016（0.007～0.078），血红蛋白 130g/L；CPR 1.8mg/L（0～8mg/L）；MP-IgM 阴性，MP-IgG 阳性，CP-IgM 阴性；降钙素原 0.361（＜0.05ng/ml）。外院入院时胸部 CT 提示右肺中叶大叶肺炎，治疗 1 周后复查胸部 CT 炎症较前吸收。

【诊治经过】

（一）病例特点

患者为学龄儿，病史半个月，以发热、咳嗽为主要症状。近 4 天出现周身皮肤及口唇水疱样皮疹，眼结膜充血、溃疡，口腔内大疱伴溃疡，进食困难，尿道口及肛门口均出现疱疹。胸部 CT 示双肺中叶段渗出并实变，外院支原体抗体（MP-Ab）1：80。

（二）诊断及鉴别诊断

1. 入院诊断及诊断依据

（1）急性重症肺炎：患儿发热 13 日，咳嗽 12 日。查体可见呼吸促，双肺可闻及密集的中小水泡音。外院 CT 影像示右肺中叶炎症伴有部分实变。

（2）重症多形红斑：患儿有前期发热、咳嗽病史，近 4 日出现皮肤、眼结膜、口腔及肛周疱疹。查体见四肢及躯干散在着蚕豆大至 1 元硬币大小的水疱，水疱壁薄，部分水疱破溃，表层薄皮皱褶，未破溃的水疱中疱液清亮，基底及疱疹边缘呈鲜红色；肛周可见布满破溃水疱，眼部较多脓性分泌物，结膜明显充血，有灶性点状溃疡，睁眼困难，眼睑缘有溃疡；口周布满破溃水疱，有脓性和血性分泌物，张口困难，舌面、颊部、上腭部黏膜大片溃疡有血性及脓性分泌物。

（3）低氧血症：患儿有发热、咳嗽，未吸氧下经皮血氧饱和度 92%。

2. 疾病鉴别　患儿发热、咳嗽半个月，近 4 日出现躯干、四肢、眼部、口腔及尿道口等出现水疱样皮疹改变，双肺水泡音，胸部 CT 影像示右肺炎症伴有实变。需注意与以下疾病相鉴别。

（1）水痘：本病可有发热，周身薄壁水疱样皮疹，可以累及口腔及生殖器。

（2）葡萄球菌烫伤样皮肤综合征（staphylococcal scalded skin syndrom，SSSS）：起病急骤，在红斑基础上出现松弛性大疱、表皮大片剥脱、尼氏征阳性等临床表现，初在口周或眼睑四周发生红斑，后迅速蔓延到躯干、四肢，也可累及口腔、鼻腔、眼结膜，尼氏征（＋）。血及疱液细菌培养可鉴别，抗生素治疗有效。

（3）红斑狼疮（lupus erythematosus，SLE）：年长儿发病，可有发热，可有皮肤红疹、口腔溃疡、结膜充血表现。但 SLE 皮疹为斑丘疹，少水疱，口腔及眼可以受累但无脓性分泌物，肛周不受累。

（4）重度药疹：患儿近半个月应用头孢类药物，高热伴周身皮疹。但药疹一般迅速融合成大片，瘙痒明显，伴有嗜酸性粒细胞升高，IgE 升高，停药后会逐渐好转。本病感染起病，瘙痒不明显，嗜酸性粒细胞不高，同时伴有口腔及眼部黏膜的受累。

（三）诊治经过

患儿入院后给予氧气吸入、心电血氧监护。静脉滴注头孢曲松抗感染治疗，静脉滴注甲泼尼龙[2mg/（kg·d），每 12 小时 1 次，连用 5 日]抑制炎症反应；静脉滴注丙种球蛋白[500mg/（kg·d），连用 4 日]中和毒素，提高免疫力治疗；静脉滴注沐舒坦化痰；布地奈德和沙丁胺醇雾化吸入，抑制气道炎症，舒张支气管；静脉补液维持水、电解质平衡。加强皮肤护理，行疱液抽取并做细菌涂片培养，外用康复新液、托百士、爱塞平治疗；口腔给予生理盐水、康复新液冲洗，维生素 AD 油涂口腔，红霉素眼膏涂眼。患儿入院第 2 天体温平稳降至 37.5℃。

入院后辅助检查：①炎症指标。血常规示白细胞 10.91×10⁹/L，中性粒细胞百分比 0.782，嗜酸性粒细胞百分比 0.008（0.007～0.078）；尿常规正常；CRP 65.30mg/L（0～8mg/L）降钙素原 0.461ng/ml（<0.05ng/ml）；白介素 66.18pg/ml；铁蛋白 97.9ng/ml（11～336.2ng/ml）；红细胞沉降率 45mm/h（<15mm/h）。②生化指标。白蛋白 30.8g/L（35～45g/L），丙氨酸氨基转移酶 49U/L（35～53U/L），肾功能及心肌酶谱正常，离子正常。③免疫指标。免疫球蛋白定量、淋巴细胞计数正常；总 IgE 182.0U/ml（<100U/ml）；食物＋呼吸过敏原阴性。④病原学。肺炎支原体-IgM 阳性，肺炎支原体-IgG 阳性；EB 病毒 DNA 定量检测阴性；EB 病毒-IgM 阳性；血及疱液细菌培养阴性；尿细菌培养阴性；T-spot 阴性。

入院第 3 天热退，存在低蛋白血症，并且疱液渗出多，补充白蛋白 10g。入院第 6 天，患儿明显好转，呼吸平稳，周身水疱干瘪、结痂，环状变暗紫色皮疹；口腔、眼部及外生殖器溃疡逐渐好转，分泌物减少。进流食，肺部听诊啰音较前吸收，停氧观察，甲泼尼龙减半[2mg/（kg·d）]，3 天后停用激素。复查胸部 CT 提示：双肺炎症，右肺下叶部分实变，双侧胸腔少量积液。入院第 10 天，患儿停用甲泼尼龙，1 日后再次出现低热 37.9℃，口唇、胸部再次出现多发米粒大小红色丘疹，口腔内疼痛加重，再次加用甲泼尼龙[1mg/（kg·d）]抑制炎症反应。因患儿为年长儿，进一步检测自身免疫指标：类风湿因子阴性，补体正常，双链 DNA 阳性（1：320），ANCA 阴性，尿常规复查正常，考虑感染导致免疫紊乱，目前不支持 SLE，动态随访。入院第 13 日患儿体温平稳，周身皮肤疱疹基本吸收，少量暗红色色素沉着，舌面仍有花生米大小溃疡，但疼痛不明显，进食正常；肺部啰音吸收，更换口服泼尼松（20mg，每日晨 1 次）治疗。入院第 14 天，痊愈出院，口服药物序贯治疗。

随诊：出院后口服激素，逐渐减量，半个月后停激素，3 日后再次出现口腔溃疡伴有疼痛，继续小剂量泼尼松 5mg 每日晨 1 次口服，口腔疼痛 4 日后消退，小剂量激素维持，2 个月后停用，未再发作。出院 6 个月后，抗核抗体等免疫指标恢复正常。

（四）确定诊断

患儿有前期发热、咳嗽病史，近 4 日出现皮肤、眼结膜、口腔及肛周疱疹，查体可见四肢及躯干散在蚕豆大至 1 元硬币大小水疱，水疱壁薄，部分水疱破溃，表层薄皮皱褶；部分未破溃的水疱疱液清亮，基底及疱疹边缘呈鲜红色；肛周可见布满破溃水疱，眼部较多脓性分泌物，结膜明显充血，有灶性点状溃疡，睁眼困难，眼睑缘有溃疡；口周布满破溃水疱，有脓性和血性分泌物，张口困难，舌面及颊部黏膜大片溃疡有血性及脓性分泌物，该表现符合史蒂文斯-约翰逊综合征（Stevens-Johnson 综合征）。

（五）最终诊断

①史蒂文斯-约翰逊综合征（Stevens-Johnson 综合征）；②重症难治性肺炎，支原体肺炎；③双侧胸腔积液；④低氧血症；⑤低白蛋白血症。

【临床思路及诊治评述】

多型红斑为急性炎症性皮肤病，具有自限性。皮疹呈现多形性，有红斑、丘疹、风团、水疱等。特征性皮损为靶形皮疹，有不同程度的黏膜损害，少数有内脏损害。轻症型多形性红斑仅表现为靶形红斑，无明显全身症状和黏膜损害；重症型多形性红斑即为史蒂文斯-约翰逊综合征（Stevens- Johnson syndrom，SJS）。

1. SJS 的病理与发病机制　Stevens-Johnson 综合征病变可引起表皮的细胞死亡，导致真皮与表皮分离，并伴有内脏损害，是一种可致命的皮肤疾病。它被认为是皮肤与黏膜的一种严重过敏反应。本病可发生于任何年龄，女性多于男性，儿童多见。本病发病机制不清，目前认为与过敏、病毒或细菌感染等有关。但从目前临床看，肺炎支原体感染是引起 SJS 最常见的原因。

2. SJS 的临床表现　Stevens-Johnson 综合征发病急剧，皮疹出现迅速，为水肿性红斑或瘀斑，很快出现水疱、大疱甚至血疱，主要累及皮肤及口、眼、外生殖器、肛门等处黏膜，严重者可累及呼吸道黏膜，发生不可逆的黏膜损伤进而导致气道狭窄或闭塞，形成闭塞性细支气管炎（bronchiolitis obliterans，BO）。本患者的临床表现符合 SJS 诊断。

3. SJS 误诊的常见原因　由于 Stevens-Johnson 综合征发病率较低（0.4～1）/100 万，临床医师常对本病认识不足，发生误诊或误治，常见情况有：①因本病主要多见于儿童，发病率较低，皮疹早期时皮疹多不典型，呈多形性表现，且多伴有严重感染，容易误诊为其他感染性疾病，如水痘或麻疹等感染性、出疹性疾病。②本病目前机制不清，认为与感染或药物有关，临床经常误诊为重型药物疹。单纯药疹多于停用可疑药物后自行缓解，而 SJS 进展迅速，出疹同时伴严重内脏损伤，如对本病认识不足，治疗不及时，严重者可致多器官损害，病死率较高。另外，由感染所致的 SJS，往往会因停用抗生素导致感染的加重，甚至是脓毒症、休克，危及生命。③SJS 除了累及眼、外生殖器、肛门等处黏膜，还可累及支气管黏膜，在发热基础上，持续咳嗽、喘息、肺部广泛水泡音及喘鸣，有时会误解为伴发感染所致，犹豫在应用激素后因机体免疫抑制，使感染难以控制，而延误激素的应用，过度炎症反应导致气道不可逆损伤后狭窄，后期形成 BO，临床表现为持续性咳嗽、喘息，体力活动受限，低氧血症、慢性呼吸衰竭，严重影响生活质量甚至危及生命。

4. SJS 的治疗　患儿入院后结合病史考虑 MP 感染后免疫功能紊乱所致 SJS。因患儿肺部有感染，故入院后未停用头孢类抗生素，给予头孢曲松抗感染治疗。目前关于肺炎支原体感染引起 SJS 综合征的机制尚不清楚，但多倾向于与感染诱发的细胞免疫功能紊乱致过度炎症反应有关。SJS 主要治疗药物包括糖皮质激素和丙种球蛋白。有研究认为，使用糖皮质激素或糖皮质激素联合丙种球蛋白优于单纯丙种球蛋白治疗。糖皮质激素抑制过度炎症反应；丙种球蛋白免疫封闭、阻断免疫反应，免疫调节治疗，从而减轻过度免疫导致黏膜及脏器功能损害。

本患入院时稽留高热及肝损伤，伴有周身大疱性皮疹及严重的黏膜损害的同时，肺部密集水泡音，与肺部影像学不相平衡，并伴有低氧血症，不排除 SJS 同时累及支气管黏膜。入院明确诊断后，立即给予甲泼尼龙[2mg/（kg·d），每 12 小时 1 次]及丙种球蛋白（2g/kg）冲击治疗，积极控制感染，患儿临床症状逐渐缓解。3 日后热退，皮疹不再进展，肺部听诊逐渐好转，低氧改善。1 个月后复查胸部 CT 炎症影吸收，肺功能正常。所以，能够早期识别本病，及时应用糖皮质激素和丙种球蛋白冲击治疗是阻断超敏反应，有效缓解 SJS 病情，改善预后的关键环节。

【典型图表】

1. 外院治疗前后，肺部 CT 影像示右肺中叶大叶性肺炎（图 7-3-1）。

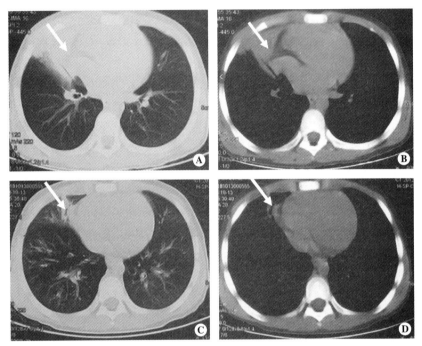

图 7-3-1　外院治疗前后肺部 CT 影像

A、B. 病后 4 天肺部 CT 影像示：右肺中叶大叶性肺炎；C、D. 治疗 1 周后胸部 CT 影像示炎症较前吸收

2. 患儿入本院治疗 8 日后复查胸部 CT，影像示右肺下叶部分实变，双侧胸腔少量积液（图 7-3-2）。

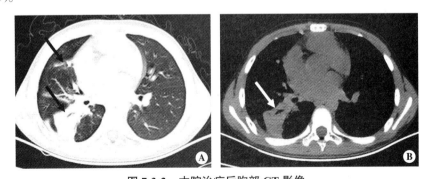

图 7-3-2　本院治疗后胸部 CT 影像

治疗 8 日后胸部 CT 影像示：双肺炎症，右肺下叶部分实变，双侧胸腔少量积液

3. 入院查体见：患儿眼睑缘有溃疡和黄色脓性分泌物；口周有破溃水疱和分泌物结痂（图 7-3-3）。

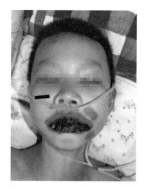

图 7-3-3 入院查体所见面部病变

入院查体见：患儿睁眼困难，眼睑缘有溃疡和黄色脓性分泌物；口周布满破溃水疱，脓性和血性分泌物结成厚痂

4. 入院第 6 天，患儿病情好转，呼吸平稳，水疱干瘪、结痂，分泌物减少（图 7-3-4）。

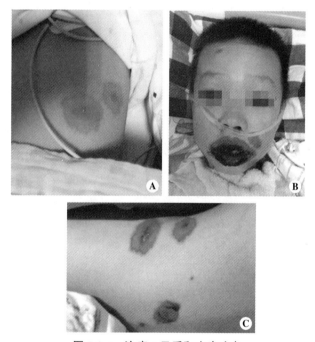

图 7-3-4 治疗 4 日后和皮疹改变

入院第 6 天，患儿明显好转，呼吸平稳，周身水疱干瘪、结痂，环状变暗紫色皮疹；口腔、眼部及外生殖器溃疡逐渐好转，分泌物减少

（陈 宁）

参 考 文 献

[1] Sato S，Kanbe T，Tamaki Z，et al. Clinical features of Stevens-Johnson syndrome and toxic epidermal necrolysis[J]. Pediatr Int，2018，60（8）：697-702.

[2] Gandhi RP，Klein U. Stevens-Johnson Syndrome：A Review and Report of Two Cases[J]. Pediatr Dent，2017，39（1）：9-14.

[3] de Ru M H，Sukhai R N. Stevens-Johnson Syndrome[J]. Eur J Pediatr，2007，166（12）：1303-1304.

[4] Liu W，Nie X J，Zhang L. A retrospective analysis of Stevens-Johnson syndrome/toxic epidermal necrolysis treated with corticosteroids[J]. Int J Dermatol，2016，55（12）：1408-1413.

[5] Ahluwalia J，Wan J，Lee DH，et al. Mycoplasma-associated Stevens-Johnson Syndrome in Children：Retrospective Review of

Patients Managed With or Without Intravenous Immunoglobulin, Systemic Corticosteroids, or a Combination of Therapies[J]. Pediatric Dermatology, 2014, 31（6）: 664-669.

病例 4　咳嗽 1 个月余，左肺不张

［左主支气管闭塞］

【病例摘要】

患儿男，5 岁，以"咳嗽 1 个月余"为主诉入院。

患儿 1 个月前出现咳嗽，声咳，晨起明显，伴少量痰不易咳出，无发热，口服"头孢类药物（具体药名不详）、清开灵"3 日，不见好转，静脉滴注"头孢类药物（具体药名不详）"3 日，咳嗽减轻，但仍持续咳嗽。2 周前肺部 CT 检查发现肺大片实变阴影，随后患儿出现发热，体温最高 39℃，咳嗽加重，呈阵发性咳嗽，晨起明显，伴流涕，夜间多汗，静脉滴注"阿奇霉素"5 日、"头孢美唑、喜炎平"14 日，治疗第 3 天热退，但咳嗽无明显好转，于某市传染病院行 PPD 试验结果强阳性，完善检查除外"结核病"，为求进一步诊治来我院门诊，以"大叶性肺炎"收入我科。

个人史：足月剖宫产，出生体重 3kg，出生后无缺氧及窒息病史，生长发育同正常同龄儿，现上幼儿园，成绩良好。

入院查体：T 36℃，P 92 次/分，R 24 次/分，BP 100/70mmHg，Wt 21kg，身高 119cm；一般状态可，神志清楚，面色正常，语言正常；周身皮肤黏膜无皮疹及出血点，颈部未触及增大淋巴结，头颅大小、形态正常，无畸形，眼睑无水肿，巩膜无黄染，结膜无充血，外耳道无畸形，鼻翼无扇动，口周、鼻唇沟无发绀，咽部充血，扁桃体无肿大；颈软，三凹征（-）；胸廓对称无畸形，双肺呼吸运动一致，左肺呼吸音弱，双肺未闻及干湿啰音；心音有力，心率 92 次/分，律齐，未闻及病理性杂音；腹平软，全腹无压痛，肝脾未及，肠鸣音 3～5 次/分；四肢肌张力正常，活动自如；神经系统检查未见异常。

辅助检查：血常规为白细胞 5.6×10⁹/L，淋巴细胞百分比 0.516，中性粒细胞百分比 0.380，单核细胞百分比 0.093；红细胞沉降率 50mm/h（0～15mm/h）；肺炎支原体抗体阳性，肺炎支原体滴度＞1：320；凝血功能为活化部分凝血活酶时间 46.1 秒（28.0～40.0 秒）；血气分析为 pH 7.45（7.35～7.45），PCO₂ 33mmHg（35～45mmHg），PO₂ 92mmHg（83～108mmHg），HCO₃⁻ 22.9mmol/L（21.4～27.3mmol/L），BE -1.1mmol/L（-3～31.1mmol/L），Na⁺ 138mmol/L（136～146mmol/L），K⁺ 3.6mmol/L（3.4～4.53.6mmol/L），Ca²⁺ 1.19mmol/L（1.15～1.29mmol/L），LAC 0.8mmol/L（0.5～1.6mmol/L）；FeNO（呼出气一氧化氮）28.1ppb（≤12 岁＜25ppb）；肺功能为 FVC（用力肺活量）实际值/预计值 57%，FEV₁（1 秒用力呼气容积）实际值/预计值 63%预计值，FEV₁/FVC（1 秒用力呼气容积/用力肺活量）实际值/预计值 106%；结核杆菌抗体（-），梅毒螺旋体抗体（-），人类免疫缺陷病毒抗体（-）；乙型肝炎病毒表面抗体（+）；乙型肝炎病毒 DNA＜1.0×10³copies/L（＜1.0×10³copies/L）；丙型肝炎抗体测定（-）；肝肾功能、心肌酶、血清离子、尿便常规未见明显异常。肺 CT、气管三维重建示左肺体积减小，左肺见片状密度增高影，其内可见小支气管影，增强无明显强化，右肺未见异常密度，右侧肺门影规整；纵隔左移，纵隔内未见增大淋巴结；心脏形态及大小未见异常，右侧胸膜局限性肥厚。结合三维重建

所示左侧主支气管起始部截断，左肺组织膨胀不全，右主支气管未见异常。

【诊治经过】

（一）病例特点

患儿为学龄前儿童，反复咳嗽 1 个月余，伴少量痰不易咳出，流涕，夜间多汗，病程中曾发热 3 日，经抗生素治疗后咳嗽稍有减轻。查体：左肺呼吸音弱。肺部 CT、气管三维重建：左肺体积减小，左肺见片状密度增高影，其内可见小支气管影，右侧胸膜局限性肥厚，左侧主支气管起始部截断，左肺组织膨胀不全。

（二）诊断及鉴别诊断

1. 入院诊断　左肺大叶性肺炎：患儿咳嗽 1 个月余，伴少量痰不易咳出，病程中曾发热 3 日。查体左肺呼吸音弱，双肺未闻及干湿啰音。肺部 CT 示左肺体积减小，左肺见片状密度增高影，其内可见小支气管影。

2. 疾病鉴别　患儿长期咳嗽，伴有发热应与以下疾病相鉴别。

（1）肺结核：是结核分枝杆菌引起的传染性疾病，起病可急可缓，主要表现为低热、盗汗、乏力、食欲缺乏、消瘦；呼吸道症状可见咳嗽、咳痰、胸痛、胸闷、呼吸困难等。一般有结核接触史，结核菌素试验阳性，红细胞沉降率加快，部分患者结核抗体呈阳性，X 线胸片可见肺部结核灶。支持点，咳嗽 1 个月余，伴夜间多汗，PPD 结果强阳性。不支持点，无结核接触史，无长期低热、乏力、食欲缺乏、消瘦，无胸痛、胸闷或呼吸困难，结核抗体阴性，已于当地市传染病院除外"结核病"，可进一步行结核感染 T 细胞检测以明确。

（2）支气管异物：有异物吸入史，表现为突然出现剧烈呛咳，严重时可有呼吸困难，可发生肺不张或肺气肿。支持点，该患儿近日出现阵发性咳嗽。不支持点，否认异物吸入史，气管三维重建未发现异物影。必要时行支气管镜检查，以进一步明确。

（3）咳嗽变异性哮喘：咳嗽变异性哮喘有以下临床特征。①持续咳嗽 >4 周，常在夜间和（或）清晨发作，运动、遇冷空气后咳嗽加重，无感染征象或抗生素治疗无效；②用支气管扩张药诊断性治疗，症状明显缓解；③肺通气功能正常，支气管激发试验阳性；④有过敏性疾病史及过敏性疾病阳性家族史。过敏原检测阳性可辅助诊断；⑤除外其他疾病引起的慢性咳嗽。支持点，该患儿咳嗽超过 4 周，晨起为重，存在轻度阻塞性肺通气功能障碍，FeNO 稍增高。不支持点，患儿有感染征象，曾发热 3 日，抗生素治疗有一定疗效，否认个人或家族过敏史，肺功能除阻塞性通气障碍外，还存在限制性通气功能障碍。

（4）上气道咳嗽综合征：指鼻部疾病引起分泌物倒流鼻后和咽喉等部位，直接或间接刺激咳嗽感受器，导致以咳嗽为主要表现的综合征。咳嗽以清晨或体位改变时为甚，常伴有鼻塞、流涕、咽干并有异物感、反复清嗓、有咽后壁黏液附着感，少数患儿诉有头痛、头晕、低热等；睡眠打鼾、张口呼吸。检查鼻窦区可有压痛，鼻窦开口处可有黄白色分泌物流出，咽后壁滤泡增生呈鹅卵石样，有时可见咽后壁黏液样物附着；抗组胺药和白三烯受体拮抗药及鼻用糖皮质激素等有效；鼻窦炎所致者，鼻窦 X 线片或 CT 片可诊断。

（三）治疗经过

入院后给予头孢哌酮钠舒巴坦钠、红霉素静脉滴注抗感染；盐酸氨溴索化痰，布地奈德雾化吸入减轻气道反应。入院第 3 日行纤维支气管镜检查，镜下见会厌光滑，声带活动自如，气管环清晰，隆突锐利；右肺各叶段支气管管腔通畅，黏膜光滑通畅，未见新生物；左主支气管闭塞。继续抗感染、止咳化痰巩固治疗。入院第 7 天行纤维支气管镜球囊扩张术，镜下见左主支气管闭塞，行支气管球囊扩张，扩张后管腔较前增宽。支气管肺泡灌洗液细菌培养：上呼吸道正常菌群；肺泡灌洗液细菌涂片、真菌涂片、抗酸杆菌均阴性。术后第 2 天发热，复查感染指标，血常规示白细胞 5.9×10^9/L，中性粒细胞百分比 0.602，C 反应蛋白 37.9mg/L（＜10mg/L）。抗生素升级至亚胺培南联合万古霉素抗感染，阿奇霉素口服。发热第 7 日，给予丙种球蛋白静脉滴注，10g/次，连用 3 日后热退。术后 9 日复查肺部 CT 提示：左肺炎症较前明显吸收，左肺上叶、下叶支气管扩张，左肺肺不张较入院时肺部影像学检查明显改善，予以出院。

（四）确定诊断

患儿长期咳嗽伴有发热，根据肺部 CT、气管三维重建及支气管镜检查，提示左主支气管闭塞。

（五）最终诊断

①左肺大叶性肺炎；②左肺不张；③左主支气管闭塞；④肺炎支原体感染。

【临床思路及诊治评述】

患儿以反复咳嗽伴发热为主诉入院，外院带入检查提示左肺炎症。入院后完善肺部 CT+三维重建示：左肺不张，左侧主支气管起始部截断；支气管镜检查提示：左主支气管闭塞，明确诊断左主支气管闭塞伴左肺不张。在抗感染治疗基础上进行经支气管镜球囊扩张气道成形术，术后患儿有发热表现。术后 9 日复查肺部 CT 提示肺不张明显好转，左肺仍存在少许炎症。6 个月后复查肺部 CT 提示左肺炎症完全吸收，未再出现肺不张表现。

1. **支气管狭窄的治疗方法** 支气管肺炎是儿童常见的呼吸系统疾病，其中重症、难治性肺炎可合并支气管狭窄伴肺不张，支气管镜下可表现为黏膜充血水肿，炎性浸润，大量痰栓阻塞，甚至导致支气管狭窄或完全闭塞。内科药物治疗效果不明显，既往以外科治疗为主，手术切除受累气管，但手术创伤大、并发症多。随着近年来支气管镜介入技术迅速发展，逐渐取代传统外科手术，成为治疗良性气管狭窄的最有效方法之一。本例患儿应用气道球囊成形术成功地改善了患儿气道狭窄及肺不张。

2. **支气管球囊扩张气道成形术**

（1）原理：支气管球囊扩张气道成形术是反复利用较高的扩张压力将狭窄的气管扩张，使气道狭窄部位产生多处纵向小裂伤，裂伤处逐渐由纤维组织修复，以达到使狭窄气道扩张的目的。

（2）操作方法：采用局部麻醉，"边麻边进"的方法。纤维支气管镜经鼻到达狭窄段，选择适合的球囊导管经支气管镜操作孔进入狭窄段的两端，用枪泵向球囊内注水，由低向高依次递增压力，压力 3～5 个大气压，保持球囊每次膨胀状态的时间为 1～3 分钟。一般第一次注水充压时间可稍短，以 1 分钟为宜，根据第一次扩张后狭窄部位的直径大小，并确定无明显出血后重复充填球囊，每次操作重复充填球囊 3～4 次。若术后气道直径明显增大，提示球囊扩张取得了即时成功。如果气道直径增大不显著，1～2 周后可以重复球囊扩张。球囊扩张气道成形术具有微创、安全、有效、操作简便等特点；成形术主要在局麻下进行，容易被患者接受；气道黏膜损伤小，肉芽组织增生少，即时效果显著，随访发现远期疗效亦较好。比较常见的并发症是气管破裂，可导致气胸、纵隔气肿、纵隔炎和出血。

（3）操作注意事项：球囊扩张气道成形术操作时应注意以下几点。①操作者需要熟悉支气管解剖特点，明确气管、支气管的长度、内径、分支情况。②球囊放置远端不可超过扩张段支气管分支处，否则会撕裂远端亚段，造成大出血。③球囊扩张治疗应该循序渐进，逐渐加大球囊扩张压力、逐渐增加球囊直径及逐渐增加保持扩张状态的时间，不可操之过急，否则易导致严重损伤及大出血。④扩张术完成后，一边逐渐减小球囊压力一边密切观察出血情况，不可立即放空或撤出球囊。如果发现大出血，及时将球囊扩张止血。⑤扩张术后扩张部位可能再次因瘢痕修复挛缩狭窄，应当多次治疗，确保远期疗效。

【典型图表】

1. 支气管镜检查示球囊扩张气道成形术前隆突处左主支气管闭塞，术后隆突处左主支气管口开放（图 7-4-1）。

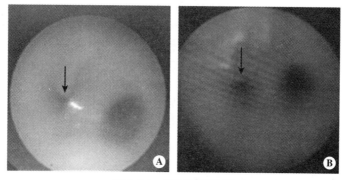

图 7-4-1 支气管镜检查

A. 球囊扩张气道成形术前支气管镜检示：气道黏膜充血水肿，隆突处左主支气管闭塞；B. 球囊扩张气道成形术后，支气管镜检示：隆突处左主支气管开口直径 5mm

2. 肺部 CT 影像示球囊扩张气道成形术前左肺不张，术后 9 日肺不张明显好转，术后 6 个月无肺不张（图 7-4-2）。

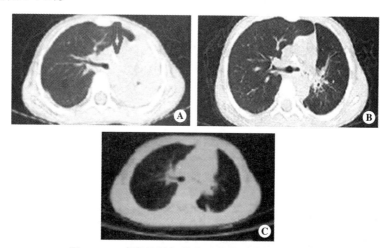

图 7-4-2 球囊扩张气道成形术前后肺部 CT 影像

A. 术前肺部 CT 示：左肺不张，纵隔左移；B. 术后 9 天肺 CT 示：肺部不张明显好转，左肺少许炎症；C. 术后 6 个月肺部 CT 示：无肺不张，左肺炎症基本吸收

（王雪娜 魏 兵）

参 考 文 献

[1] 孟晨,于华凤,倪彩云. 应用球囊扩张气道成形术治疗儿童支原体肺炎肺不张的探讨[J]. 中华儿科杂志,2010,48(4):301-304.
[2] 刘玺诚. 儿科纤维支气管镜术[M]. 北京：人民卫生出版社，2008：239-243.
[3] 李强，白冲，董宇超，等. 高压球囊气道成形治疗良性近端气道狭窄[J]. 中华结核和呼吸杂志，2002，25（8）：481-484.
[4] 曾谊，冯泉. 支气管镜下球囊扩张术治疗支气管狭窄的疗效分析[J]. 临床肺科杂志，2012，11（17）：2106-2107.
[5] Shitrit D, Kuchuk M, Zismanov V, et al. Bronchoscopic balloon dilatation of tracheobronchial stenosis：long-term follow-up[J]. Eur J Cardiothorac Surg，2010，38（2）：198-202.

病例 5　咳嗽，喘息，气道黏液高分泌

［气道黏液高分泌］

【病例摘要】

患儿女，10岁，以"咳嗽伴喘息3日"为主诉入院。

患儿于3日前无明显诱因出现咳嗽，为阵发性，有少量黄痰，伴喘息，喉部可闻及"咝咝"声，偶有呼吸费力，于家中口服"罗红霉素（具体剂量不详）"1日，咳嗽、喘息症状无明显好转，为进一步诊治以"支气管哮喘（？）"收入院。

既往史：湿疹史（＋），有过敏性鼻炎病史。

家族史：父亲体健，母亲患过敏性鼻炎。

个人史：患儿系 G_1P_1，38周顺产，母妊娠期正常，出生时无缺氧窒息史，生长发育同同龄儿，疫苗接种随当地。

入院查体：T 36.5℃，P 94次/分，R 24次/分，BP 100/68mmHg，Wt 30kg；一般状态可，神志清楚，周身皮肤黏膜无皮疹，鼻翼扇动，口周略发绀，咽部充血水肿，扁桃体Ⅰ度肿大，三凹征（＋），双肺呼吸音粗糙，可闻及痰鸣音及双相喘鸣音。心音有力，心率94次/分，律齐；腹平软，肝脾未及，肠鸣音3～5次/分；四肢活动自如；神经系统检查未见异常。

辅助检查：血常规示白细胞 $10.9×10^9/L$，中性粒细胞百分比0.829，淋巴细胞百分比0.125，单核细胞百分比0.044，血红蛋白142g/L，血小板 $321×10^9/L$。肺部CT+三维重建示气管、右主支气管及右肺中叶支气管管腔内可见稍高密度影，双肺纹理增多，见淡片状稍高密度影，双肺下叶呼吸伪影大，双侧胸腔未见液性密度，纵隔居中。气管、右主支气管及右肺上叶支气管腔异常密度。

【诊治经过】

（一）病例特点

患儿为学龄期儿童，急性起病，以咳嗽、喘息、呼吸费力为主要表现，双肺呼吸音粗糙，可闻及痰鸣音及双相喘鸣音。患儿既往无喘息发作。抗炎治疗后咳嗽、喘息症状未见缓解。

（二）诊断及鉴别诊断

1. 入院诊断　急性支气管肺炎：患儿咳嗽伴喘息3天；查体见三凹征（＋），双肺闻及痰鸣音及喘鸣音；肺部CT示双肺见淡片状稍高密度影。

2. 疾病鉴别　患儿存在咳嗽、喘息、呼吸费力等异常表现，应与以下疾病相鉴别。

（1）支气管哮喘：患儿咳嗽、喘息急性发作，双肺可闻及喘鸣音，个人湿疹史（＋），过敏性鼻炎病史（＋），母亲患过敏性鼻炎，应考虑哮喘的可能，但患儿既往无喘息发作史，应进一步完善肺功能、FeNO、过敏原等检查，并给予支气管舒张药试验性治疗。

（2）支气管异物：表现为突然出现剧烈呛咳，严重时可有呼吸困难，完全阻塞时可发生肺不张或肺气肿。患儿有咳嗽、呼吸费力症状，喘鸣音呈双相，肺部 CT+气道三维重建示气管、右主支气管及右肺上叶支气管腔异常密度，应考虑本病。给予患儿完善支气管镜检查，以进一步明确。

（3）肺结核：是结核分枝杆菌引起的慢性传染性疾病，该病起病可急可缓，主要表现多为低热、盗汗、乏力、食欲缺乏、消瘦，呼吸道症状可见咳嗽、咳痰、胸痛、胸闷或呼吸困难等结核中毒症状。一般有结核接触史，结核菌素试验阳性，红细胞沉降率加快，部分患者结核抗体呈阳性，X 线胸片可见肺部结核灶。患儿有咳嗽症状，应考虑本病。但患儿无盗汗、乏力、食欲缺乏、消瘦，无胸痛、胸闷，无结核接触史。待结核抗体、红细胞沉降率、结核菌素试验结果回报后以明确。

（4）呼吸道肿瘤：大气道的肿瘤主要表现为胸闷、气短，活动后加重，平卧位或某一特殊体位明显，抗生素治疗无效。有部分患者以喘息为主要表现，可伴有两肺喘鸣音，激素效果差，肺部 CT 及纤维支气管镜可鉴别诊断。

（三）治疗经过

患儿入院后血气分析：pH 7.358（7.35～7.45），PO_2 79.8mmHg（83～108mmHg），PCO_2 40.2mmHg（35～45mmHg），HCO_3^- 22.6mmol/L（21～28mmol/L），BE −2.7mmol/L（−3～3mmol/L），SaO_2 95.5%（95%～99%）。血清免疫球蛋白 E 99.7U/ml（0～200U/ml）。肺炎支原体抗体（−）。过敏原检测：尘螨+5。结核感染 T 细胞检测（−）。肺功能：VC（肺活量）实际值/预测值 53.35%，FEV_1/FVC（1 秒率）51.97%，FEV_1（1 秒量）实际值/预测值 28.28%。意见：重度混合型通气功能障碍。FeNO（呼出气一氧化氮）10ppb（12 岁以下＜25ppb）。给予头孢呋辛抗感染，布地奈德混悬液 1mg、复方异丙托溴铵溶液 2.5ml 雾化吸入平喘。治疗 2 日后，患儿喘息症状缓解不明显，予以患儿完善支气管镜检查。镜下表现：左、右肺各叶段支气管管腔通畅，黏膜表面充血水肿，可见大量灰白色黏稠分泌物，给予 0.9%生理盐水 30ml 冲洗。肺泡灌洗液检测：涂片抗酸染色（−），真菌涂片未查见真菌。患儿于支气管镜术后 2 日，咳喘明显缓解，双肺听诊未闻及啰音。复查肺功能：VC 实际值/预测值 81.07%，FEV_1/FVC 69.97%，FEV_1 实际值/预测值 57.57%。意见：中度阻塞性通气功能障碍。考虑临床好转，准予出院。

（四）确定诊断

结合患儿病史、查体及各项辅助检查，尤其是肺部 CT 及支气管镜检查，诊断：急性支气管肺炎。

（五）最终诊断

①急性支气管肺炎；②气道黏液高分泌。

【临床思路及诊治评述】

急性支气管肺炎是儿科最常见的下呼吸道感染性疾病，选择本病例分享是想提醒临床医师要注意气道黏液高分泌。本例患儿咳嗽、喘息 3 日，双肺可闻及痰鸣音及喘鸣音，肺 CT 示双肺可见淡片状稍高密度影，诊断急性支气管肺炎明确，但抗感染治疗效果不佳，支气管镜检查发现大量黏稠分泌物，进行支气管肺泡灌洗后症状迅速缓解，提示肺炎存在气道黏液高分泌时不仅要抗感染、平喘，还要积极化痰治疗，必要时可以应用支气管镜进行支气管肺泡灌洗治疗。

1. 气道黏液高分泌的危害　气道黏液高分泌（airway mucus hypersecretion）是一些严重的呼吸系统疾病的特征，即在气道内腔有过多的黏液、杯状细胞增生及副黏膜腺肥大。黏液高分泌的病理生理后遗症是气道阻塞，气流受限，通气灌注异常及气体交换不足。此外，还可危及黏膜纤毛功能。黏液清除减少，可以促进细菌定植，导致反复胸部感染和感染加重。

2. 气道黏液高分泌的影响因素　当呼吸道发生炎症病变时，由支气管黏膜上皮的腺体和杯状细胞分泌痰液。腺体的分泌受迷走神经支配，刺激迷走神经可以促使腺体分泌增加，杯状细胞除了受迷走神经支配外，在直接受到吸入的干燥空气、刺激性气体等刺激后亦分泌增加。痰液的黏稠度增加主要是由于痰中的酸性糖蛋白含量增加有关，这是由于糖蛋白分子依靠不同的键（如二硫键、氢键等）交叉连接在一起，形成一种凝胶网。呼吸道感染时，由于大量炎症细胞的核破坏而产生的 DNA 亦使痰液的黏稠度显著提高，不易排出。痰的 pH 也影响其黏稠度，酸性液体中痰的黏稠度增加，而碱性液体中痰的黏稠度降低。如痰液不能顺利排出，临床上表现为痰量减少，实际上病情仍在发展，中毒症状反而会加重。

详细地分析本病例病情，可以思考以下两个现象：①喘鸣音呈双相。典型的哮喘是呼气相喘鸣音，重度发作时可以双相，支气管肺炎如果分泌物堵塞气道也会导致气道相对狭窄出现喘鸣音，另外还要注意气道异物。②肺功能呈混合型通气功能障碍。肺炎往往导致限制性通气功能障碍，哮喘导致阻塞性通气功能障碍。其实这两个现象都说明了一个问题，肺炎可以发生气道黏液高分泌，导致气道阻塞，也会发生类似哮喘又不同于哮喘的喘鸣音以肺功能改变。

3. 气道黏液高分泌的处理　对于儿童气道黏液高分泌最主要的是合理应用祛痰药及非药物祛痰手段，应慎用或禁用镇咳药物。根据祛痰药物作用机制，可分为恶心性祛痰药（愈创木酚甘油醚、氯化铵等）、黏液调节药（羧甲司坦、抗胆碱能药等）、黏液溶解药（N-乙酰半胱氨酸）、黏液动力药（溴己新、氨溴索等）。①通过抑制高分泌来减少黏液的分泌量，也是一个值得重视的思路。胆碱能 M 受体抑制药具有抑制黏液分泌的作用，白三烯受体阻断药能抑制 MUC5AC 的表达。大环内酯类抗生素具有非特异性抗感染作用，能够有效地抑制黏液分泌。

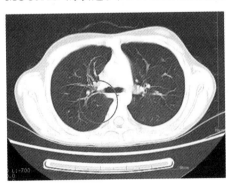

图 7-5-1　肺部 CT 影像
影像示：气管、右主支气管及右肺中叶支气管管腔内见稍高密度影

②除药物祛痰外，还可以积极采用非药物祛痰措施，主要方法有：深呼气运动、人工背部叩击、负压吸痰、支气管肺泡灌洗术等。本例患儿经抗感染、静脉及雾化使用化痰药不见好转，应用支气管镜进行了支气管肺泡灌洗术后症状迅速缓解，取得了较好的疗效。

【典型图表】

1. 肺部 CT 影像示双肺纹理增多，见淡片状稍高密度影；气管、右主支气管及右肺中叶支气管管腔异常密度（图 7-5-1）。

2. 支气管镜检查可见右肺各叶段有大量灰白色

分泌物（图 7-5-2）。

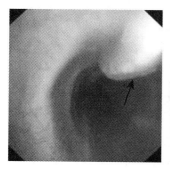 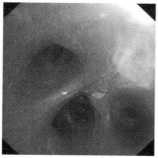 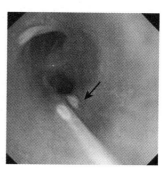

图 7-5-2　支气管镜检查

黏膜表面充血、水肿，右肺各叶段可见大量灰白色分泌物

3. 支气管肺泡灌洗术后，灌洗液中可见大量灰白色分泌物（图 7-5-3）。

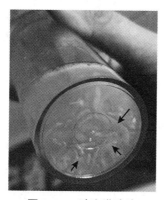

图 7-5-3　肺泡灌洗液

肉眼观察，肺泡灌洗液可见大量灰白色分泌物

（郑一鸣　魏　兵）

参 考 文 献

[1] 陈玉梅，童瑾. 气道黏液高分泌机制的研究进展[J]. 基础医学与临床，2016，36（11）：1573-1577.

[2] 鲍一笑，张平波. 认识和合理处理儿童气道黏液高分泌[J]. 中国实用儿科杂志，2018，33（3）：171-174.

[3] Su Wang J，Zou JH，et al. miR-330 regulates interleukin-13- induced MUC5AC secretion by targeting Munc18b in human bronchial epithelial cells[J]. Int J Clin Exp Pathol，2018，11（7）：3463-3470.

[4] Cheng Z，Dai LL，Wang X，et al. MicroRNA-145 down-regulates mucin 5AC to alleviate airway remodeling and targets EGFR to inhibit cytokine expression[J]. Oncotarget，2017，28（8）：46312-46325.

[5] 张海邻，吕芳芳. 儿童气道黏液高分泌疾病[J]. 中国实用儿科杂志，2018，33（3）：184-188.

病例 6　咳嗽，贫血，通贯掌，高乳酸血症

［甲基丙二酸血症伴同型半胱氨酸血症 cblC 型］

【病例摘要】

患儿男，2 月 20 日龄，以"咳嗽伴发热 3 日"为主诉入院。

患儿于 3 日前无明显诱因出现发热，体温最高 38.5℃，无寒战、抽搐，家属给予物理降温后体温波动于 37.4～38.0℃，伴咳嗽，有痰不易咳出，喉部可闻及"呼噜声"，于家中自行口服"蒲地蓝"治疗 2 日无好转，就诊于我院门诊，以"支气管肺炎"收入院。病来无呼吸困难，无烦躁哭闹，无口唇发绀。患者目前精神尚可，吃奶偶有吐奶及呛奶，每次奶量约 80ml，喂养时间约 1 小时，睡眠正常，排尿正常，大便略稀。

既往史：患儿 1 个月大时患急性喉炎，当地予以雾化药物治疗 3 日好转。

家族史：父母体健，否认近亲婚配，家族中无传染病及遗传病史。

个人史：患儿系 G_3P_1，前两胎不明原因流产，该患儿母妊娠期一直保胎，足月选择剖宫产娩出，出生体重 2.6kg，否认生后窒息抢救病史，出生后母乳喂养 1 个月，后人工喂养。患儿 1 个月大时患急性喉炎，雾化药物治疗 3 日好转。

入院查体：T 38.2℃，P 136 次/分，R 36 次/分，BP 68/44mmHg，身高 55cm，Wt 5kg；神志清楚，精神萎靡，营养中等，贫血貌，周身皮肤黏膜无皮疹及出血点；头颅大小、形态正常，眼睑无水肿，巩膜无黄染，结膜无充血，外耳道无畸形，鼻翼无扇动，口周、鼻唇沟部无发绀，咽部充血；颈软，三凹征（－）；双肺呼吸音粗糙，可闻及散在痰鸣音、中小水泡音及喘鸣音；心音有力，律齐，未闻及病理性杂音；腹平软，肝脾未触及，肠鸣音 3～5 次/分；通贯掌，四肢肌张力正常，活动自如；神经系统检查未见异常。

辅助检查：血气分析示 pH 7.31（7.35～7.45），PCO_2 48mmHg（35～45mmHg），PO_2 58mmHg（80～100mmHg），HCO_3^- 20.3mmol/L（21～28mmol/L），BE －6.5mmol/L（－3～3mmol/L），SaO_2 88%（95%～98%）；血常规示白细胞 $16.8×10^9$/L，中性粒细胞计数 $2.6×10^9$/L，淋巴细胞计数 $12.0×10^9$/L，单核细胞计数 $1.9×10^9$/L，红细胞 $1.99×10^{12}$/L，血红蛋白 64g/L，血小板 $651×10^9$/L，CRP 34.6mg/L（0～8mg/L）；肝功能示丙氨酸氨基转移酶 18.44U/L（7～40U/L），天冬氨酸氨基转移酶 25.91U/L（13～35U/L），血清白蛋白 30.9g/L（40～55g/L）；心肌酶谱为磷酸肌酸激酶 123U/L（38～174U/L），磷酸肌酸激酶同工酶 43U/L（0～24U/L），血 LAC 7.5mmol/L（0.7～2.1mmol/L），超敏 TNT 0.024ng/ml（0～0.05ng/ml），N 端 B 型钠尿肽原（BNP）1520pg/ml（0～125pg/ml）；血清 K^+ 5.96mmol/L（3.5～5.3mmol/L），Na^+ 135.7mmol/L（137～147mmol/L），Cl^- 104.4mmol/L（99～110mmol/L），Ca^{2+} 1.30mmol/L（2.08～2.6mmol/L）；血糖 4.9mmol/L（3.9～6.1mmol/L），维生素 B_{12} 1114pg/ml（180～914pg/ml），血叶酸＞23.70ng/ml（3.1～19.9ng/ml），铁蛋白 322.3ng/ml（23.9～336.2ng/ml），巨细胞病毒 IgM 抗体 62.022AU/ml（＜8AU/ml）；X 线胸片示双肺纹理增强、紊乱，局部显示模糊，双肺门影增大，心影不大，双侧膈面及肋膈角清晰，考虑支气管肺炎。心脏彩超未见异常。

【诊治经过】

（一）病例特点

患儿为 2 月龄小婴儿，以发热、咳嗽 3 日急性起病，出生后喂养困难，中度贫血，通贯掌，低氧血症，代谢性酸中毒，高乳酸血症，高钾血症，N 端 B 型钠尿肽原明显增高，母亲自然流产 2 次。

（二）诊断及鉴别诊断

1. 入院诊断　①急性支气管肺炎：发热、咳嗽 3 日，双肺可闻及散在痰鸣音、中小水泡音及喘鸣音，X 线胸片示双肺纹理增强、紊乱、模糊。②中度贫血：患儿贫血貌，化验血红蛋白 64g/L，血细胞比容 0.194，平均红细胞体积 97.1fl，平均血红蛋白量 32.0pg，平均血红蛋白浓度 330g/L。③低氧血症：PO_2 58mmHg，SaO_2 88%。④代谢性酸中毒：pH 7.31，PCO_2 48mmHg，HCO_3^- 20.3mmol/L，BE −6.5mmol/L。⑤高乳酸血症：血 LAC 7.5mmol/L。⑥高钾血症：血清 K^+ 5.96mmol/L，血气分析 K^+ 6.4mmol/L。

2. 疾病鉴别　患儿发热、咳嗽 3 日，出生后喂养困难，中度贫血，通贯掌，低氧血症，代谢性酸中毒，高乳酸血症，高钾血症，N 端 B 型钠尿肽原明显增高，应与以下疾病相鉴别。

（1）肺结核：该病主要表现为发热、咳嗽、盗汗、消瘦等结核中毒症状。一般有结核接触史，结核菌素试验阳性，X 线胸片可见肺部结核灶。支持点，该患儿有咳嗽、发热。不支持点，无长期低热、盗汗、消瘦，无结核接触史。必要时行结核菌素试验、结核抗体检测以明确。

（2）支气管肺发育不良：是由严重呼吸窘迫综合征导致的慢性肺部疾病，感染和炎症反应是其发病的重要因素。支持点，该患儿反复肺部感染入院治疗。不支持点，患儿为足月儿，生后无呼吸窘迫综合征，肺部 CT 提示双肺炎症。

（3）血液病：血液系统疾病可有发热表现，抗生素治疗无效。可有贫血、出血，肝、脾、淋巴结大，骨和关节浸润，中枢神经系统改变等。支持点，患儿发热 3 日，外周血象白细胞明显升高，血红蛋白 64g/L。不支持点，患儿无胸骨压痛，无神经系统受累表现，必要时可行骨髓穿刺术，活检明确诊断。

（4）先天性心脏病：患儿出生后喂养困难，吃奶少，吃奶有间歇，早期发生支气管肺炎，应注意先天性心脏病。但该患儿心脏听诊无杂音，心脏彩超未见异常，故目前不支持先天性心脏病。

（三）治疗经过

因患儿呛奶，给予鼻饲喂养，给予头孢呋辛钠抗感染，盐酸氨溴索化痰，吸入布地奈德、异丙托溴铵雾化减轻气道炎症，扩张支气管，磷酸肌酸钠营养心肌，静脉输注悬浮红细胞改善贫血，更昔洛韦抗巨细胞病毒及间断吸氧、吸痰治疗。住院第 7 日血同型半胱氨酸回报 209μmol/L（0～15μmol/L），补充诊断：高同型半胱氨酸血症。送检血串联质谱分析和尿气相色谱-质谱分析，1 周后结果回报：血丙酰肉碱增高，丙酰肉碱与乙酰肉碱比值增高，尿甲基丙二酸增高，考虑甲基丙二酸血症伴同型半胱氨酸血症。送检标本基因测序，同时给予维生素 B_{12} 试验性治疗，羟钴胺 1mg，每日 1 次，肌内注射。考虑患儿体温渐平稳，咳嗽好转，肺部啰音消失，贫血好转，复查血气分析正常，住院 10 日后出院。

（四）确定诊断

维生素 B_{12} 治疗 1 周后丙酰肉碱、丙酰肉碱与乙酰肉碱比值、尿甲基丙二酸均明显下降，提示为维生素 B_{12} 有效型，1 个月后基因结果回报 MMACHC 基因有 2 个位点存在复合杂合突变，确定诊断：甲基丙二酸血症伴同型半胱氨酸血症 cblC 型（cblC 缺陷病）。

（五）最终诊断

①甲基丙二酸血症伴同型半胱氨酸血症 cblC 型（cblC 缺陷病）；②急性支气管肺炎。

【临床思路及诊治评述】

患儿因发热、咳嗽 3 日急性起病，入院后常规治疗，疗效明显，10 日支气管肺炎治愈，看似简单,但一定要注意合并的疾病。该患儿生后喂养困难,中度贫血,通贯掌,低氧血症,代谢性酸中毒,高乳酸血症,高钾血症,BNP 明显增高,孕母有多次流产病史,应考虑患儿可能存在遗传代谢性疾病,遂进行遗传代谢性疾病相关检查,结果提示甲基丙二酸血症伴同型半胱氨酸血症。

1. MMA 的发病机制　甲基丙二酸血症(methylmalonic academia,MMA)是一种常见的有机酸血症,属于常染色体隐性遗传病,主要是由于甲基丙二酰辅酶 A 变位酶或其辅酶钴胺素代谢缺陷所致,以 cblC 型最常见。cblC 缺陷病是钴胺素细胞内代谢障碍导致的遗传代谢病。钴胺素进入溶酶体内,MMACHC 基因编码的 cblC 蛋白将三价钴转化成二价钴,然后转化成辅酶形式,即腺苷钴胺和甲钴胺,当 MMACHC 基因发生突变时,可造成维钴素不能转化为腺苷钴胺,继而使线粒体内甲基丙二酰辅酶 A 变位酶活性下降,引起甲基丙二酸大量堆积,导致 MMA;另一方面,使钴胺素不能转换成甲钴胺,使蛋氨酸合成酶活性下降,引起体内同型半胱氨酸蓄积。

2. MMA 的临床表现与确诊要点　临床上往往以严重神经系统症状为首发症,常伴发血液系统及胃肠道功能障碍。该患儿因急性支气管肺炎来诊,并无明显神经系统症状,但发现患儿体重轻,营养不良,仔细询问病史有出生后喂养困难,孕母多次流产保胎史,化验结果发现低氧血症、代谢性酸中毒、高钾血症、BNP 明显增高、同型半胱氨酸增高,该患儿支气管肺炎并不严重,但有如此多的异常,结合发病年龄小,要注意遗传代谢病。目前国内大多数市级医疗机构对遗传代谢性疾病的认识不足,生化检测手段匮乏,易导致该类疾病的诊治延误。在临床上,对于不明原因的酸中毒、发育落后及呼吸困难、喂养困难等患儿应及早进行相关检查,以期早期诊断。同型半胱氨酸是临床比较容易检测的生化指标,还有一般常规实验室检查如顽固的低血糖、高血氨、酸中毒、心肌酶增高、贫血、高血钾、低血钾等也可以提供诊断线索,确诊检查包括异常代谢产物检测、酶活性测定及基因突变分析等。

3. MMA 的治疗方案

(1)药物治疗:大多数 MMA 伴同型半胱氨血症患儿大剂量羟钴胺治疗效果显著。该病一经确诊,就需要终身应用羟钴胺。注意钴胺素必须要胃肠外补充,选择肌内注射或者静脉途径给药,羟钴胺效果优于氰钴胺。由于甲基丙二酸、丙酸等有机酸蓄积,导致肉碱消耗增加,应补充肉碱。同型半胱氨酸代谢途径中需要蛋氨酸合成酶、甜菜碱、维生素 B_6 等的参与,所以在甲基丙二酸血症伴同型半胱氨酸血症时需要根据不同的缺失给予补充相应的底物或辅酶。该患儿治疗方案为:羟钴铵 1mg 每日 1 次,肌内注射,7 日后每周 2 次;甜菜碱 100~500mg/(kg·d),口服;左卡尼汀 30~200mg/(kg·d),口服;并适当补充维生素 B_6、维生素 B_2、叶酸。

(2)饮食治疗:甲基丙二酸血症是否合并同型半胱氨酸血症,饮食的要求不同。①维生素 B_{12} 无效的单纯型 MMA 患者,需要限制蛋白质的摄入,蛋白质总摄入量保持在 0.5~1.5g/(kg·d),并应食用不含异亮氨酸、苏氨酸、缬氨酸和蛋氨酸的特殊营养粉。②甲基丙二酸血症合并同型半胱氨酸血症的患儿,因自身蛋氨酸合成障碍,食用特殊饮食会进一步加重蛋氨酸缺乏,或出现医源性低甲硫氨酸血症,从而引起肢端皮炎样皮疹、营养不良等一系列损害。因此,甲基丙二酸血症合并同型半胱氨酸血症的患儿给予天然饮食更利于疾病控制与营养发育。

4. MMA 的预后　MMA 患儿的预后主要取决于疾病类型、发病早晚及治疗的依从性,早发型预后差。该患儿发现及时,2 个月尚未出现神经系统症状时即明确诊断,并给予治疗,智力发育尚可,但对患儿的动作发育仍有一定的影响,2 岁时走路不稳,精细动作差。因此,临床上一旦出现症状或检测出代谢产物异常，往往已经导致脏器损伤，预后不良。MMA 应早发现、早治疗，有近亲婚史或有不明原因婴幼儿死亡家族史或反复自然流产者，应给予高度重视并进行遗传性疾病筛查，筛查的关口尽量前移，提倡产前筛查。

（吕红娇　魏　兵）

参 考 文 献

[1] 穆静，杨燕. 甲基丙二酸血症 26 例临床分析并文献复习[J]. 国际儿科学杂志，2012，39（6）：639-641.

[2] Prust MJ, Gropman AL, Hauser N. New frontiers in neuroimaging applications to inborn errors of metabolism[J]. MoI Genet Metab, 2011, 104（3）: 195-205.

[3] 张尧，宋金青，刘平，等. 甲基丙二酸尿症合并同型半胱氨酸血症 57 例临床分析[J]. 中华儿科杂志，2007，45（7）：513-517.

[4] Wang F, Han LH, Yang YL, et al. Clinical, biochemical, and molecular analysis of combined methylmalonic acidemia and hyperhomocysteinemia（cblC type）in China[J]. J Inherit Metab Dis, 2010, 33（Suppl3）: S435-S442.

[5] 毋盛楠，韩连书，叶军，等. 甲基丙二酸血症患者血串联质谱及尿气相色谱质谱检测分析[J]. 中华医学杂志，2013，93（8）：561-565.

[6] 顾学范，叶军. 新生儿疾病筛查[M]. 上海：上海科学技术文献出版社，2003：216-227.

[7] 魏克伦，魏兵，于军，等. 出生缺陷与精准医疗[M]. 北京：科学出版社，2020：25-27.

[8] Zong Y, Liu N, Zhao Z, et al. Prenatal diagnosis using genetic sequencing and identification of a novel mutation in MMACHC[J]. BMC Med Genet, 2015, 16（1）: 48-53.

[9] Weisfeld-Adams JD, McCourt EA, Diaz GA, et al. Ocular disease in the cobalamin C defect: a review of the literature and a suggested framework for clinical surveillance [J]. Mol Genet Metab, 2015, 114（4）: 537-546.

[10] 黄倬，韩连书，叶军，等. 甲基丙二酸血症患者 143 例资料分析[J]. 中华内分泌代谢杂志，2014，30（6）：490-494.

[11] 宇亚芬，黎芳，麻宏伟. cbIC 型甲基丙二酸血症基因型与临床表型及疗效的关系[J]. 中国当代儿科杂志，2015，17（8）：769-774.

[12] Huemer M, Scholl-bürgi S, Hadaya K, et al. Three new cases of late-onset cblC defect and review of the literature illustrating when to consider inborn errors of metabolism beyond infancy [J]. Orphanet J Rare Dis, 2014, 9（1）: 161-173.

[13] Trefz FK, Scheible D, Frauendienst-Egger G, et al. Successful intrauterine treatment of a patient with cobalamin C defect[J].Mol Genet Metab Rep, 2016, 6（3）: 55-59.

病例 7　鼻出血，脾大，肺部多发球形影

［常见变异性免疫缺陷病］

【病例摘要】

患儿男，10 岁，以"长出气 20 余天"为主诉入院。

患儿 20 余天前无明显诱因出现胸闷、长出气，夜间睡前明显，但无夜间憋醒，无发热，无咳嗽，无喘息，无发绀，无体力活动受限，未予治疗。14 天前，长出气频繁，时有胸痛，在长出气时明显。在当地医院摄 X 线胸片，提示双肺炎症；血常规示血小板 10×10^9/L[(135～350)$\times 10^9$/L）]，但无出血倾向。于当地医院住院治疗，诊断"肺炎、血小板减少症"。静脉滴注红霉素及头孢呋辛 8 天，症状无缓解。查肺部 CT 示：双肺散在片状影及部分索条状影，纵隔内见多发、增大淋巴结影。更换头孢甲肟钠治疗 6 天，但长出气症状仍无明显好转，遂来我院。病来患儿精神状态好，一直无发热，无头痛、头晕，无意识障碍及抽搐，无鼻出血及咯血等出血倾向，无盗汗及体重下降，食欲稍差，尿便正常。

既往史：患儿8岁以前健康，生长发育与同龄儿相仿。患儿20个月前无诱因左下肢皮肤溃疡，近2个月愈合，遗留约直径2cm瘢痕。18个月前患儿行"急性阑尾炎"手术，术后愈合良好。17个月前患儿因面部出血点查血常规，结果示血小板60×10⁹/L[(135～350)×10⁹/L)]，EB病毒DNA阳性，于当地中医院口服中药治疗。15个月前患儿鼻出血，复查血常规血小板9×10⁹/L，于我院小儿血液科住院治疗，其间检测血常规提示全血细胞减少（白细胞1.3×10⁹/L，中性粒细胞百分比0.152；血红蛋白75g/L，血小板3×10⁹/L）。腹腔三维彩超示肝稍大，肋下2.7cm；脾大，长约15.2cm。骨髓穿刺示增生明显活跃，粒、红比例倒置，粒系成熟障碍，巨核系增生伴产血小板不良。给予丙种球蛋白每天10g，连用3天；联合糖皮质激素2mg/(kg·d)，连用7天；输血小板1次，重组粒细胞刺激因子200μg，连用3天。脾较前缩小，住院9天痊愈出院。出院诊断"遗传性球形红细胞增多症可能性大，继发性脾功能亢进，急性免疫性血小板减少症，急性支气管肺炎，病毒感染（柯萨奇病毒、副流感病毒）"。出院1周再次因鼻出血住院，给予甲泼尼龙80mg，一日2次，联合丙种球蛋白治疗。血小板上升不明显（60×10⁹/L），考虑激素耐药，逐渐减停激素至泼尼松5mg，一日3次，口服。减量期间血小板显著下降至10×10⁹/L，给予长春地辛静脉滴注1次，抑制免疫反应；输注血小板，静脉注射重组血小板生成素（巨和粒），血小板增量不明显，患儿转院治疗。其间因EBV-DNA阳性，给予更昔洛韦[丽科伟7mg/(kg·d)，连用10天]抗病毒治疗。之后患儿辗转国内多家医院住院治疗3月余，均未予患儿确切诊断。间断给予抗感染、丙种球蛋白输注，其间2次输注血小板无好转。之后于中医院口服中药4个月，监测血小板维持在20×10⁹/L左右。7个月前，患儿因极度无力就诊于中国医科大学附属第一医院，复查血常规示白细胞3.1×10⁹/L，血红蛋白24g/L，血小板10×10⁹/L。连续输注滤白洗涤红细胞3次，改善贫血。完善骨髓穿刺检查，报告示增生极度活跃，考虑增生性贫血（溶血性贫血可能性大）；EB病毒DNA定量阳性。给予更昔洛韦（丽科伟，剂量不详）抗病毒治疗14天；应用重组血小板生成素提升血小板，7天后血小板升至正常。准予出院，共住院20天。但回家不久血小板及血红蛋白再次出现显著下降。6个月前患儿于上海诊断"脾功能亢进，血小板降低"行脾切除术。

近1.5年间曾有5次发热，其中2次诊断肺炎，给予头孢哌酮舒巴坦钠、头孢曲松、美罗培南、阿奇霉素等抗生素治疗。

个人史及家族史：G₂P₁，足月顺产，出生史正常，生长发育与同龄儿相仿，按时接种疫苗。出生至今一直有湿疹史，无类似疾病的家族史，无过敏性疾病家族史。

入院查体：T36.5℃，P90次/分，R24次/分，BP102/56mmHg，未吸氧状态下经皮血氧饱和度96%。一般状态可，呼吸平稳，无鼻扇及三凹征，躯干及四肢散在陈旧皮疹，周身无新鲜出血点，颈部及腹股沟区可触及花生米大小淋巴结；结膜无充血，口周无发绀，口腔黏膜光滑，咽峡红，双扁桃体Ⅱ度肿大，表面无脓苔；双肺听诊呼吸音粗，未闻及干湿啰音；心音有力，心律齐，各瓣膜听诊区未闻及明显杂音，心率90次/分；腹平软，全腹无明显压痛及反跳痛，全腹未扪及包块，肝脾肋下未触及，右下腹可见长约4cm手术瘢痕，左腹可见一长约20cm手术瘢痕，切口附近可见散在白色糠皮样皮疹；四肢末梢温，CRT<3秒，指(趾)端无硬性水肿及脱皮。四肢活动自如。神经系统查体无明显异常体征。

辅助检查：外院血常规示白细胞5.76×10⁹/L，中性粒细胞百分比0.784，淋巴细胞百分比0.106，血红蛋白111g/L，血小板21×10⁹/L；CRP 23.7mg/L。外院肺部CT示双肺多发结节影，双肺外带散在云雾状及少许索条状影。

【诊治经过】

(一)病例特点

大男孩，起病隐匿，以胸闷为首发症状，无发热及咳嗽，CT：双肺多发结节影。患儿 1.5 年前无诱因反复出现血小板下降、贫血，抗炎、丙种球蛋白及激素治疗无好转，6个月前行脾切除术。

(二)诊断及鉴别诊断

1. 入院诊断及诊断依据 ①间质性肺炎：患儿长出气伴有胸痛，肺部 CT 示双肺散在球形结节影及部分索条状影。②血小板减少原因待查：患儿近 1 年多次化验血小板均减少，就诊于多家医院未予确切诊断。③结缔组织病（系统性红斑狼疮待除外）：患儿为大龄儿，有皮疹、肺部多发结节、血小板下降；外院曾检测抗核抗体 15 项中 SmD1 弱阳性，抗线粒体抗体 M-2 阳性，ANA 滴度 1∶320。④脾切除术后：患儿于 6 个月前因血小板下降、贫血，考虑脾功能亢进，行脾切除术。⑤湿疹：查体见躯干及四肢散在陈旧皮疹及抓痕，周身无新鲜出血点。

2. 疾病鉴别 患儿有湿疹、血小板减少、肺部多发结节影，需与以下疾病相鉴别。

（1）湿疹-血小板减少-免疫缺陷病综合征：亦称威斯科特-奥尔德里奇综合征（Wiskott-Aldrich syndrome，WAS）。患儿有湿疹、血小板减少病史，但无家族病史。近 1.5 年有 5 次发热，2 次患肺炎，多种病毒感染，是否存在免疫缺陷病，如 WAS，需进一步做基因检测。

（2）肺结核：患儿起病隐匿，无呼吸道症状，双肺多发结节影，伴有纵隔多发增大淋巴结影。但患儿无长期低热、盗汗、消瘦等结核中毒症状，无结核病接触史，待完善 PPD、结核斑点试验进一步鉴别。

(三)治疗经过

入院后患儿一般状态好，无呼吸增快，无呼吸困难，炎症指标正常，双肺结节影，首先注意非典型菌感染，如肺炎支原体肺炎。另外患儿近 2 年血小板下降，伴有间断贫血，但状态逍遥，周身皮疹，不支持肿瘤性疾病，注意自身免疫性疾病导致肺部表现。给予阿奇霉素抗感染，同时完善各项检查。①炎症指标：血常规示白细胞 $6.77×10^9$/L，中性粒细胞百分比 0.774，淋巴细胞百分比 0.160，嗜酸性粒细胞百分比 0.17，血红蛋白 121g/L，血小板 $14×10^9$/L；CRP、PCT、ASO 及铁蛋白正常。②生化指标：肝功能、心肌酶谱、肾功能及离子正常。③免疫指标：免疫球蛋白定量 IgG 4.52g/L（4.82～12.2g/L）降低，IgA 0.5g/L（0.42～1.58g/L），IgM 0.88g/L(0.4～1.59g/L)，IgG₄、血清补体、类风湿因子、淋巴细胞计数正常；抗核抗体系列阴性，ANCA 阴性，抗核抗体 IgG（ANA 滴度）1∶160 阳性，IgE 0.48U/ml（1.31～165.3U/ml）；食物+呼吸过敏原检测阴性。④病原学检查：肺炎支原体 IgM 及肺炎衣原体 IgM 均阴性；病毒八项抗体检测阴性；艾滋病、巨细胞病毒及 EB 病毒检测均阴性；1,3-β-D-葡聚糖 72.40pg/ml（<70pg/ml），GM 试验 0.25ng/ml（≥0.85ng/ml 阳性），PPD 阴性，结核感染细胞斑点试验阴性。入院 5 天，复查肺部 CT 示双肺多发结节影较前增多，双肺散在云雾状及索条状影，肺门影增大。停阿奇霉素，结合既往多次感染，免疫球蛋白低，不排除免疫缺陷，加用头孢哌酮舒巴坦钠抗感染；1,3-β-D-葡聚糖偏高，结合影像学结节影及云雾状影，注意白念珠菌感染，同时加用氟康唑抗感染。入院 12 天患儿发热 1 次，峰值 38.3℃，再次复查肺部 CT，示表现较前加重，双肺多发球形影增

大、增多。因追问病史有反复发热病史，不排除免疫缺陷，注意曲霉菌感染，停氟康唑（大扶康），更换伏立康唑抗感染治疗。因不排除免疫缺陷病，做免疫球蛋白、淋巴细胞计数及呼吸爆发试验，排除慢性肉芽肿及细胞免疫缺陷；体液免疫 IgG 偏低，IgM 升高，反复感染，注意高IgM 血症及其他免疫缺陷或自身免疫病，进一步做基因检测及遗传代谢病筛查，加用复方磺胺甲噁唑（复方新诺明）抗感染，4 天后体温平稳。入院 16 天患儿复查肺部 CT 较前明显好转，治疗有效。其间监测血小板波动于(10～20)×10⁹/L，因鼻出血输注血小板 2 次，但血小板无上升。患儿周身皮疹请皮肤科会诊，考虑湿疹。完善真菌涂片检查未见异常，给予复方氧化锌擦剂及氢定乳膏交替外用，止痒对症。

入院第 20 天患儿再次发热，峰值 39.1℃，复查血常规示白细胞 8.92×10⁹/L，中性粒细胞百分比 0.710，淋巴细胞百分比 0.147，血小板 12×10⁹/L；CRP 47.30mg/L。无出血倾向，停头孢哌酮舒巴坦钠换用美罗培南静脉滴注；入院第 26 天，患儿仍有发热，复查血培养阴性，复查肺部 CT 示肺部小结节较前略好转，为患儿加用万古霉素及希舒美抗感染，重组白介素-11（巨和粒）提高血小板治疗，2 天后体温平稳。住院 32 天停用美罗培南和万古霉素及阿奇霉素，改伏立康唑为口服。其间家属拒绝输注血小板及丙种球蛋白治疗，拒绝骨髓穿刺。完善 EB 病毒DNA 检测未见异常，遗传代谢病筛查阴性。

住院 34 天患儿再次发热38.1℃，复查血常规示白细胞5.19×10⁹/L，中性粒细胞百分比0.575，血红蛋白 108g/L，血小板 48×10⁹/L，CRP 23.9mg/L；肺部 CT 示双肺内结节病变较前略减小，纵隔、腋窝增大淋巴结大致同前。加头孢哌酮舒巴坦钠抗感染，2 天后热退。住院 42 天患儿体温平稳，复查血常规示白细胞 8.65×10⁹/L，中性粒细胞百分比 0.485，淋巴细胞百分比 0.353，红细胞 4.5×10¹²/L，血红蛋白 104g/L，血小板 110×10⁹/L，CRP 4.96mg/L。患儿达出院标准，预约出院。出院前基因回报：常见变异型免疫缺陷病。

（四）确定诊断

患儿反复发热、肺部多发结节影，抗生素治疗无好转，伏立康唑治疗有效，顽固血小板下降，贫血及脾大，免疫球蛋白下降。基因检测发现 *LRBA* 基因 c.5047C＞T 和 c.5018C＞G 两个位点杂合变异，关联疾病为常见变异型免疫缺陷病。

（五）最终诊断

①常见变异型免疫缺陷病；②肺内感染（曲霉菌感染可能性大）；③湿疹；④巨脾切除术后。

【临床思路及诊治评述】

常见变异性型免疫缺陷病（common variable immunodeficiency disease，CVID）是一种以严重低免疫球蛋白血症和反复感染为临床特点的原发性免疫缺陷综合征。在北美和欧洲是引起儿童和成人抗体缺陷的最常见病因。但在我国发病率较低，属于罕见病。临床表现为反复的呼吸系统及消化系统感染，常伴发慢性肺部疾病、肉芽肿，并有淋巴结和脾肿大，自身免疫性疾病甚至伴发淋巴增殖性疾病及恶性肿瘤等。其主要特点是免疫球蛋白水平降低和反复感染，其中以呼吸道感染最为常见。

1. CVID 的临床特点　　CVID 因其发病年龄不定，文献报道仅 1/3 的患者在 10 岁以前出现首发症状。本病表现为高度异质性，临床症状以不特异、形式多样为特点，有临床研究对 2212例的大样本数据分析发现，CVID 的临床表现包括肺炎（32%）、自身免疫性疾病（29%）、脾大

（26%）、支气管扩张（23%）、肉芽肿性炎（9%）、肠病（9%）、实体肿瘤（5%）、脑炎或脑膜炎（4%）、淋巴瘤（3%）等。其中反复感染是最主要和最常见的症状。由于中国人发病率极低，临床对该病认知少，常导致本病误诊、误治。文献报道本病平均诊断延迟时间长达4.1年。

2. CVID的发病机制　目前不清晰。有研究认为可能与B细胞功能异常、T细胞及抗原提呈细胞缺失有关。CVID是以血清IgG和IgA重度减少伴B细胞正常、减少或显著减少为特征的原发性免疫缺陷病，同时还合并有细胞免疫功能缺陷，外周血CD4$^+$T细胞绝对计数、CD4/CD8比例下降。这也是反复发生感染的原因所在。但本例患者本次住院细胞免疫功能正常，但患儿曾有多次的血常规三系细胞显著下降，不排除曾有细胞免疫显著下降。

3. CVID的临床诊断　目前参考2014年欧洲免疫缺陷协会和全美免疫缺陷组所发布的指南，主要包括四项内容。

（1）需满足全部以下3点：①成人IgG<5g/L；②没有其他确定原因的免疫缺陷；③年龄大于4岁。

（2）存在免疫系统缺陷的临床证据，符合以下1项及更多项：①反复、严重的和不寻常的感染；②使用抗菌药物效果差；③预防性使用抗生素药物仍出现严重感染；④已接种疫苗或有免疫的病原体仍出现感染；⑤炎症性疾病支气管扩张和（或）慢性鼻窦炎；⑥炎症性疾病或自身免疫性疾病（如特发性血小板减少性紫癜、自身免疫性溶血性贫血，肉芽肿性炎等）。

（3）符合以下3条及更多项：①IgA<0.8g/L和（或）IgM<0.4g/L；②B细胞存在但记忆B细胞子集减少和（或）CD21子集多；③IgG$_3$<0.2g/L；④疫苗不良反应相对于同龄人难以控制；⑤疫苗效果相对于同龄人短暂；⑥血细胞凝集素缺乏（非AB血型）；⑦血清学支持自身免疫性疾病；⑧基因序列突变如TACI等一系列实验室检查，对于诊断没有特异性，但是如果阳性则有助于诊断。

（4）相关组织学证据：①淋巴细胞间质性肺炎；②肉芽肿性疾病；③肝结节性增生；④胃肠道结节性淋巴样组织增生；⑤胃肠道组织活检未见浆细胞。

上述四项内容中，满足（1）（2）（3）或（1）（2）（4）可拟诊为CVID，若只满足（1）、（1）（3）、（1）（2）、（1）（4）则仅能疑诊CVID。

4. 本患儿诊治的体会　本患儿在既往整个诊治过程，临床医师及家属均一直关注出血、持续血小板下降及反复贫血。其间多次出现发热及咳嗽，2次诊断肺炎，但因升级抗生素后很快控制并未引起临床医师足够的重视，从未考虑过反复肺部感染与血小板下降、溶血等之间的潜在的关系。因患儿年龄大，营养状态好，没有严重的、难治性、甚至是致命性感染，没有注意排除免疫缺陷病。患儿这次严重肺部感染，双肺出现特殊形态的多发的球形影，应用头孢哌酮舒巴坦钠、氟康唑无好转，换用伏立康唑治疗有效，肺部病灶明显减小，提示曲霉菌感染可能性大。患儿本次是在脾切除6个月后，出现严重的、难以控制的肺部感染，与脾切除后导致机体免疫功能受损、机体滤过功能的进一步消失，引起致死性的感染有关。

总之，CVID是一种临床相对少见且极易误诊的疾病。当患者出现反复感染、伴有自身免疫性疾病、脾大、血小板减少、淋巴组织增生和（或）肉芽肿性病变时需高度警惕该病。应按照CVID临床诊断指南，必要时做基因检测来明确诊断，避免漏诊以致患者不能得到及时的诊断及治疗。

【典型图表】

1. 患儿入院体检，胸部 CT 影像示双肺多发球形影和索样渗出影（图 7-7-1A、B）。经抗感染治疗，双肺内结节病变较前略减小，渗出吸收（图 7-7-1C、D）。

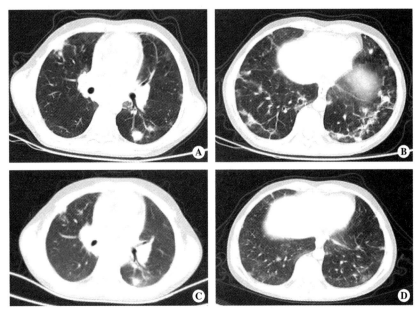

图 7-7-1　肺曲霉菌感染时的胸部 CT 影像

A、B. 患儿入院时胸部 CT 影像示：双肺多发球形影，肺底部外带胸膜下条索样渗出影；C、D. 患儿出院时胸部 CT 影像示：双肺多发球形影大部分吸收或缩小，双肺下叶肺底胸膜下条索样渗出影吸收

2. 免疫整体解决方案相关疾病基因测序分析发现与疾病表型相关的致病性突变（表 7-7-1）。

表 7-7-1　免疫整体解决方案相关疾病基因测序分析结果

基因	染色体位置	转录本编号	外显子	核苷酸变化	氨基酸改变	纯合/杂合	正常人中频率	致病性分析	遗传方式	疾病/表型	变异来源
LRBA	chr4-151749456	NM_006726	Exon30	c.5047C>T	p.R1683X	杂合	–	致病	AR	常见变异型免疫缺陷病 8 型伴自身免疫	父亲
LRBA	chr4-151749485	NM_006726	Exon30	c.5018C>G	p.S1673X	杂合	–	致病	AR	常见变异型免疫缺陷病 8 型伴自身免疫	母亲

（陈　宁）

参 考 文 献

[1] Ameratunga R，Woon ST，Gillis D，et al. New diagnostic criteria for CVID[J]. Expert Rev Clin Immunol，2014，10(2): 183-186.

[2] Ameratunga R，Woon ST，Gillis D，et al. New diagnostic criteria for common variable immunedeficiency (CVID)，which may assist with decisions to treat with intravenous or subcutaneous immunoglobulin[J]. Clin Exp Immunol，2013，174(2): 203-211.

[3] Gathman B，Mahlaoui N，Gérard L，et al. Clinical picture and treatment of 2212 patients with CVID[J]. J Allergy Clin Immunol，2014，134（1）: 116-126.

[4] Resnick ES，Moshier EL，Godbold JH，et al. Morbidity and mortality in common variable immune deficiency over 4 decades[J]. Blood，2012，119（7）: 1650-1657.

第8章

新生儿疾病

病例1　出生后呻吟，吐沫，肤色苍白，严重贫血

［胎母输血综合征］

【病例摘要】

患儿女，出生后 10 分钟，因"出生后呻吟、吐沫、肤色苍白 10 分钟"入院。

患儿系 G_1P_1，母孕 37^{+4} 周，因"胎儿窘迫（？）"于我院产科行急诊剖宫产娩出，出生体重 2600g，脐带、羊水、胎盘无异常；Apgar 评分：1 分钟 8 分（肤色、心率各-1 分），5 分钟 9 分（肤色-1 分），10 分钟 9 分（肤色-1 分）。患儿生后肤色苍白明显，心率 50～60 次/分，立即给予患儿擦干刺激、复苏囊正压通气，约 1 分钟心率恢复正常，患儿肤色仍明显苍白。为进一步诊治，患儿于吸氧下转入新生儿监护室。

母亲妊娠期贫血一直未纠正，否认高血压、糖尿病、产前感染病史，近 1 周自觉胎动减少，血型 B 型 Rh 阳性。

入院查体：T 36.1℃，P 140 次/分，R 60 次/分，BP 72/32mmHg，Wt 2600g，身高 48cm，头围 32cm，胸围 31cm，未吸氧情况下经皮血氧饱和度 72%；神志清楚，反应一般，弹足 4 次哭声弱；周身皮肤及四肢末梢颜色苍白；前囟平坦，约 1.0cm×1.0cm，张力不高；呼吸促、鼻扇及三凹征（＋），口周略发绀，双肺呼吸音粗，未闻及明显干湿啰音；心音纯整，未闻及病理性杂音；腹软不胀，肝肋下 4cm，质软，脾肋下 1cm，质软，未触及包块，肠鸣音正常；脐带未脱落，无渗出，大阴唇覆盖小阴唇，肢端凉，CRT>10 秒，四肢肌张力正常，腘角 100°，原始反射引出不完全。

辅助检查：血气分析示 pH 7.38（7.35～7.45），PCO_2 25mmHg（35～45mmHg），PO_2 138mmHg（83～108mmHg），HCO_3^- 14.8mmol/L（21～28mmol/L），BE −8.5mmol/L（−2～3mmol/L），Na^+ 133mmol/L（136～146mmol/L），K^+ 4.1mmol/L（3.4～4.5mmol/L），Ca^{2+} 1.39mmol/L（1.15～1.29mmol/L），血糖 8.4mmol/L（3.89～5.83mmol/L），LAC 10.8mmol/L（0.5～1.6mmol/L），SaO_2 99%（95%～99%）。血常规示白细胞 $25.2×10^9$/L，中性粒细胞百分比 0.350，淋巴细胞百分比 0.600，血红蛋白 34g/L，血细胞比容 0.117，平均血红蛋白浓度 290g/L，平均红细胞体积 116.6fl，血小板 $161×10^9$/L，C 反应蛋白 1.48mg/L（≤10mg/L）；血液生化示磷酸肌酸激酶 704U/L（38～174U/L），磷酸肌酸激酶同工酶 143U/L（0～24U/L），N 端 B 型钠尿肽原 1365pg/ml（0～125pg/ml），球蛋白 11.10g/L（20～40g/L），白蛋白 21.6g/L（40～55g/L），天冬氨酸氨基转移酶 58.74U/L（15～40U/L），丙氨酸氨基转移酶 7.38U/L（9～50U/L），尿素氮 2.38mmol/L（2.9～8.2mmol/L），肌

酐 61.80μmol/L（44～133μmol/L）。X 线胸片示双肺血管纹理增强，局部肺野透过度减低，肺门结构显示不清，右侧心缘显示不清；双侧膈面尚光整，肋膈角锐利。

【诊治经过】

（一）病例特点

出生后即出现重度贫血，合并呼吸困难、心率缓慢。

（二）诊断及鉴别诊断

1. 入院诊断　①胎母输血综合征：患儿出生后皮肤颜色苍白，四肢末梢苍白，吸入氧气后肤色无改变，CRT＞10 秒，孕母妊娠期贫血一直未纠正；②新生儿极重度贫血：化验血红蛋白 34g/L，小于 60g/L；③新生儿肺炎：患儿出生后即有呻吟吐沫，呼吸困难。胸片提示：肺纹理增强，肺透过度改变；④心肌损伤：心肌酶谱检查为血清磷酸肌酸激酶 704U/L，血清磷酸肌酸激酶同工酶 143U/L，均明显增高；⑤低白蛋白血症：白蛋白测定 21.6g/L，小于正常值。

2. 疾病鉴别　患儿出生后即出现重度贫血，合并呼吸困难、心率缓慢，应与以下疾病相鉴别。

（1）新生儿溶血性贫血：由于母婴血型不合引起的同族免疫性溶血性疾病，临床以黄疸、贫血为重要表现，严重者可致死或遗留严重后遗症。支持点：患儿生后即出现贫血。不支持点：患儿母亲血型 B 型 RH（＋），暂不考虑本病。

（2）胎粪吸入综合征：指胎儿在宫内或产时吸入混有胎粪的羊水，导致呼吸道炎症，出生后出现以呼吸窘迫为主，同时可伴有其他脏器受累。支持点：患儿生后出现呼吸急促；不支持点：患儿无胎粪吸入病史，且分娩时羊水清，无浑浊，暂不考虑该疾病。

（3）呼吸窘迫综合征：主要见于早产，出生后不久出现呼吸困难，进行性加重，查体示双肺呼吸音减弱，胸片示双肺透过度减低，肺边界不清，严重者甚至白肺。

（三）治疗经过

入院后完善辅助检查回报：网织红细胞百分比 0.111（0.005～0.025）；未成熟网织红细胞指数 0.61（0.21～0.33）；平均网织红细胞体积 154.5fl（92～123.2fl）；网织红细胞计数 0.111×10^{12}/L[（0.03～0.064）×10^{12}/L]；血叶酸＞24.10ng/ml（3.1～19.9ng/ml）；铁蛋白 50.3ng/ml（11～306.8ng/ml）；维生素 B_{12} 644pg/ml（正常 180～914pg/ml；＜145pg/ml 为缺乏）；血游离三碘甲状腺原氨酸 3.67pg/ml（2.14～4.2pg/ml）；血游离甲状腺素 1.03ng/dl（0.61～1.23ng/dl）；血促甲状腺激素 5.00μU/ml（0.34～5.88μU/ml）；便常规+隐血：正常；心脏超声：房间隔卵圆孔未闭 3.5mm；肝、胆、脾、胰、双肾肾上腺超声：肝肋下 2.9cm，餐后胆囊，胰腺显示不清，双肾及双肾上腺大致正常、未见异常回声。入院后给予积极输注悬浮红细胞 15ml/kg，输血后复查血常规提示血红蛋白增至 106g/L。头孢哌酮舒巴坦钠抗感染，磷酸肌酸钠营养心肌，氧气吸入，输注白蛋白，纠正离子紊乱。入院第 4 天，周身皮肤较前苍白，血气分析中血红蛋白再次降低至 84g/L，给予再次输血治疗 15ml/kg，输血后复查血红蛋白 129g/L，未再次出现血红蛋白下降。复查肾功能提示血清尿素测定 4.77mmol/L(2.9～8.2mmol/L)；血清肌酐测定 131.30μmol/L（44～133μmol/L）；血清钙 1.40mmol/L（2.08～2.6mmol/L）；血清钾 3.28mmol/L（3.5～5.3mmol/L）；口服补充钙离子，静脉营养补钾治疗。72 小时之内经皮胆红素，前额 12.6mg/dl（≤12mg/dl）、前胸 13.3mg/dl（≤12mg/dl），给予患儿蓝光退黄治疗。完善头部磁共振：双侧放射冠基底节区、双侧脑室旁白质区异常信号，考虑新生儿脑损伤，给予单唾液酸四己糖神经节苷脂营养脑神经治疗。住院 16 日出院。

（四）确定诊断

结合患儿病史、查体及辅助检查，提示胎母输血综合征。

（五）最终诊断

①胎母输血综合征；②新生儿极重度贫血；③新生儿肺炎；④心肌损伤；⑤低白蛋白血症；⑥新生儿肾损伤；⑦低钙血症；⑧低钾血症；⑨高胆红素血症；⑩房间隔卵圆孔未闭；⑪新生儿脑损伤。

【临床思路及诊治评述】

胎母输血综合征（fetal-maternal hemorrhage，FMH）是指胎儿的红细胞由胎盘绒毛间隙进入母体血液循环，引起胎儿不同程度的失血及母体发生溶血性输血反应的一组综合征。

1. FMH 的危害　由于胎母输血发病隐匿，早期识别、诊断较困难，常引起胎儿水肿、严重贫血，甚至胎死宫内，进而导致不良围生期结局，即便是幸运的出生，也往往由于血红蛋白显著下降、携氧能力低而造成全身多器官缺血缺氧，导致功能损伤，严重危及生命及生存质量。20ml/kg 的胎母输血量将显著增加胎儿或新生儿的发病率或病死率，被认为是大量胎母输血。

2. FMH 的高危因素　胎母输血综合征病因尚未明确，可能是在胎儿脐动脉与绒毛间隙压力差的作用下，胎儿血液直接进入绒毛间隙，并逆流入母体血液循环。高危因素包括胎盘和脐带因素、母体因素和医源性因素。①胎盘及脐带因素包括绒毛膜血管瘤或绒毛膜癌、胎盘早剥、血管前置或胎盘植入、脐静脉血栓形成等；②母体因素为吸烟、多产、外伤、高血压、自身免疫性疾病等；③羊膜腔穿刺、脐带穿刺、外倒转术、人工剥离胎盘等常导致医源性因素。

3. FMH 的临床表现　①产前表现：一般表现为胎动突然意外减少，这可能是急性大量胎儿母体输血征兆；胎心律呈正弦曲线、胎心基线变异减少、晚期减速等。②出生后表现：长期慢性出血时婴儿会出现缺铁性贫血及髓外造血表现，出生后 24 小时后贫血更甚；网织红细胞增高，则表示出血在出生前几天即有发生。出血量大时可表现为低血容量性休克。

该患儿出生后立即完善血常规检查提示血红蛋白 34g/L，属于新生儿极重度贫血，出生后即给予输血纠正贫血治疗，但由于患儿存在严重贫血，携氧能力差，进而导致周身各组织器官存在缺氧，由于缺氧可导致一系列病理生理变化，如心肌酶谱增高、肾功能损伤、呼吸困难、对氧有依赖性、原始反射引出不完全等临床表现，该患儿合并肺炎，存在肾损伤及脑损伤。

4. FMH 的治疗　胎母输血综合征影响巨大，如发现不及时，可出现死胎及严重神经系统损害。大量胎母输血可导致中重度贫血，因此对于妊娠 32 周以上胎儿失血量超过 20%胎儿血容量或 MCV-PSV（超声测胎儿大脑中动脉收缩期血流峰值）＞1.5MoM 时，建议行紧急剖宫产终止妊娠后再给予新生儿输血。由于早产的风险，妊娠 23～34 周需要应用 1 个疗程的糖皮质激素以促进胎肺成熟，并予硫酸镁保护胎儿神经系统。

出生后常合并新生儿窒息，需对症治疗，窒息患儿需复苏抢救治疗，休克需循环支持，重点要积极输血以改善贫血。输血量一般不超过 30ml/kg。输血过程中应注意输注速度，以免因血容量的高负荷诱发早产、胎儿肺水肿及心力衰竭，贫血越严重，输血速度应越慢。

（朱俊丞　魏　兵）

参 考 文 献

[1] 马翠，伍绍文，郝丽英. 胎母输血综合征的诊治进展[J]. 医学综述，2017，23（20）：4127-4131.

[2] Hubinont C. Is fetomaternal haemorrhage still a major obstetric complication despite new technologies management？[J]. BJOG，2016，123（12）：1907.

[3] 李兆娜，张巍. 胎母输血综合征的研究进展[J]. 中国医刊，2015，50（4）：35-37.

[4] 王晓梅，赵友萍. 胎母输血综合征临床特点分析[J]. 中国医刊，2015，50（12）：86-88.

[5] Ravishankar S，Migliori A，Struminsky J，et al. Placental findings in fetomaternal hemorrhage in livebirth and stillbirth[J]. Pathol Res Pract，2017，213（4）：301-304.

[6] Lin SY. Unusual maternal hemoglobin elevation before delivery as a rare presentation of massive fetomaternal hemorrhage[J]. Taiwan J Obstest Gynecol，2107，56（1）：120.

[7] 陈沂，胡静，高劲松. 胎母输血综合征诊治进展[J]. 生殖医学杂志，2017，26（3）：283-287.

病例 2　出生后呻吟，吐沫，顽固性代谢性酸中毒

［延胡索酸酶缺乏症］

【病例摘要】

患儿男，出生后 19 小时，因"出生后呻吟、吐沫 16 小时"入院。

患儿系 G_2P_1，母孕 40^{+1} 周，于当地医院择期行剖宫产娩出，出生体重 3600g，脐带绕颈一周，羊水、胎盘否认异常，否认生后窒息史，出生后 Apgar 评分不详。出生后 3 小时出现呻吟，偶有吐沫，呼吸急促，为进一步诊治入我科，出生后吃奶差，已排尿便。

母孕 20 周时患妊娠期糖尿病，静脉滴注胰岛素治疗，血糖控制在正常范围内。产检胎儿心脏超声提示：主动脉狭窄。母亲产前 20 天患"感冒"，口服氯霉素等药物治疗，具体不详。否认高血压史，胎心及胎动监测正常。否认家族遗传病史，否认近亲结婚史。

入院时查体：T 36.3℃，P 150 次/分，R 30 次/分，Wt 3200g，未吸氧情况下，经皮血氧饱和度在 95%；神志清楚，反应一般，弹足 3 次哭声嘶哑；周身皮肤略黄染，口周发绀，口唇樱红；前囟平坦，约 1.0cm×1.0cm，张力不高；三凹征阳性，双肺呼吸音粗，未闻及明显干湿啰音；心音纯整，胸骨左缘第 2～3 肋间可闻及Ⅳ～Ⅴ级收缩期喷射性杂音，向心前区广泛传导，无震颤；腹软不胀，肝脾肋下未及，未触及包块，肠鸣音正常，脐带未脱落，无渗出；睾丸已降，腹股沟区散在出血点；肢端稍凉，CRT 3 秒，四肢肌张力正常，原始反射未引出。

辅助检查：血气分析示 pH 7.04(7.35～7.45)，PCO_2 21mmHg(35～45mmHg)，PO_2 105mmHg（ 83～108mmHg)，Na^+ 140mmol/L（ 136～146mmol/L)，K^+ 4.3mmol/L（ 3.4～4.5mmol/L)，Ca^{2+} 1.25mmol/L(1.15～1.29mmol/L)，血糖 5.9mmol/L(3.89～5.83mmol/L)，LAC＞15.0mmol/L(0.5～1.6mmol/L)，HCO_3^- 5.7mmol/L（ 21～28mmol/L)，BE –24.9mmol/L（ –3～3mmol/L)，SaO_2 95%（ 95%～99%)，THbc 130g/L（ 135～175g/L)。

【诊治经过】

（一）病例特点

患儿出生史正常，出生后短时间内发病，以呼吸困难为首发表现，口周发绀，三凹征阳性，

胸骨左缘第 2~3 肋间可闻及Ⅳ~Ⅴ级收缩期喷射性杂音，向心前区广泛传导，血气分析提示代谢性酸中毒、高乳酸血症。

（二）诊断及鉴别诊断

1. 入院诊断　①失代偿代谢性酸中毒：血气分析 pH 7.04，PCO_2 21mmHg，HCO_3^- 5.7mmol/L，BE −24.9mmol/L；②新生儿湿肺：患儿出生后 3 小时出现呻吟、吐沫，查体双肺呼吸音粗，未闻及明显啰音；③先天性心脏病：患儿既往胎儿期心脏超声示主动脉狭窄，入院后查体心前区可闻及广泛Ⅳ~Ⅴ级收缩期杂音；④高乳酸血症：血气分析示血 LAC>15.0mmol/L。

2. 疾病鉴别　患儿存在呼吸困难，严重代谢性酸中毒，需与下列疾病相鉴别。

（1）新生儿呼吸窘迫综合征：主要见于早产儿，出生后不久出现呼吸困难，进行性加重，X 线胸片示双肺透过度减低，磨玻璃影，严重者甚至白肺。支持点，患儿出生后 3 小时即出现呻吟及吐沫。不支持点，患儿足月，呼吸困难没有进行性加重。

（2）遗传代谢病：该病是指有异常生化代谢标志物的一大类疾病，因基因突变使合成的酶、受体、载体等蛋白功能缺陷，导致体内生化物质在合成、代谢、转运和储存方面的各种异常。支持点，患儿出现严重的失代偿代谢性酸中毒及高乳酸血症。必要时完善遗传代谢病筛查以鉴别。

（3）宫内感染性肺炎：由羊水及血行传播，出生时常有窒息史，复苏后呼吸困难，查体示双肺呼吸音粗糙或减低，可闻及啰音，胸片以间质性肺炎为主。支持点，出生后呻吟、吐沫。不支持点，双肺无明显啰音，查 X 线胸片协助鉴别。

（三）诊治经过

患儿入院完善相关检查，查血常规：白细胞 $10.8×10^9$/L [（3.5~9.5）$×10^9$/L]，中性粒细胞百分比 0.746（0.400~0.750），淋巴细胞百分比 0.140（0.200~0.500），血红蛋白 128g/L（130~175g/L），血小板 $204×10^9$/L[（125~350）$×10^9$/L]，CRP 1.8mg/L（≤10mg/L）；TORCH（−）。尿常规：尿比重 1.030（1.010~1.030），pH 5.0（5.0~8.0），余正常。肝肾功正常。心肌酶：血清磷酸肌酸激酶 1238U/L（38~174U/L），血清磷酸肌酸激酶同工酶 83U/L（0~24U/L），血清乳酸脱氢酶 439U/L（109~245U/L）；超敏 C 反应蛋白 4.1mg/L（0~3mg/L）；血清离子正常，血糖 6.06mmol/L（3.9~6.1mmol/L），血氨 144μmol/L（9~54μmol/L）。X 线胸片：双肺纹理略增多。心脏超声：先天性心脏病——动脉导管未闭（3mm），三尖瓣瓣环扩张并关闭不全（重度），肺动脉高压。左室收缩功能正常。给予低流量吸氧，碳酸氢钠纠酸，静脉营养支持，保证能量供给及离子稳定，磷酸肌酸钠营养心肌，持续监测血糖。入院第 2 日复查血常规：白细胞 6.6 $×10^9$/L [（3.5~9.5）$×10^9$/L]，中性粒细胞百分比 0.60（0.400~0.750），淋巴细胞百分比 0.25（0.200~0.500），红细胞 $3.27×10^{12}$/L[（4.3~5.8）$×10^{12}$/L]，血细胞比容 0.351（0.40~0.50），血红蛋白 112g/L（130~175g/L），平均血红蛋白量 34.3pg（27~34pg），平均红细胞体积 107.6fl（82~100fl），血小板 $207×10^9$/L[（125~350）$×10^9$/L]，网织红细胞百分比 0.038（0.005~0.025），C 反应蛋白 2.8mg/L（≤10）。患儿贫血加重，给予悬浮红细胞 0.2U，改善贫血。因高度怀疑遗传代谢病，出生后 72 小时（喂养满 8 次）后给予患儿留取遗传代谢病筛查标本。血串联质谱：丙氨酸增高。尿液有机酸：乳酸、丙酮酸、琥珀酸、富马酸明显增高。结合临床表现，需要鉴别是否为线粒体病，疾病确诊需要进一步做基因检测。入院第 3 天，患儿肌张力逐渐增高，未见抽搐发作。入院 7 天，患儿病情平稳，完善头部 MRI：双侧额叶皮质下见片状长 T_2 信号，矢状位胼胝体变薄、变细。入院第 10 天，复查血常规：白细胞 $2.4\times10^9/L[$（ $3.5\sim9.5$ ） $\times10^9/L]$，中性粒细胞计数 $0.2\times10^9/L[$（ $1.8\sim6.3$ ） $\times10^9/L]$，淋巴细胞计数 $1.6\times10^9/L[$（ $1.1\sim3.2$ ） $\times10^9/L]$，中性粒细胞百分比 0.093（ $0.40\sim0.75$ ），淋巴细胞百分比 0.649（ $0.20\sim0.50$ ），单核细胞计数 $0.6\times10^9/L[$（ $0.1\sim0.6$ ） $\times10^9/L]$，单核细胞百分比 0.253（ $0.030\sim0.100$ ），血红蛋白 119g/L（ $130\sim175g/L$ ），平均红细胞体积 101.9fl（ $82\sim100fl$ ），血细胞比容 0.369（ $0.40\sim0.50$ ），血小板 $236\times10^9/L[$（ $125\sim350$ ） $\times10^9/L]$。给予鲨甘醇、维生素 B_4、维生素 B_{12}、叶酸及铁剂口服对症治疗。入院 17 天复查血常规：白细胞 $2.0\times10^9/L$，中性粒细胞计数 $0.3\times10^9/L[$（ $1.8\sim6.3$ ） $\times10^9/L]$，淋巴细胞计数 $1.4\times10^9/L[$（ $1.1\sim3.2$ ） $\times10^9/L]$，中性粒细胞百分比 0.164（ $0.40\sim0.75$ ），淋巴细胞百分比 0.679（ $0.20\sim0.50$ ），血红蛋白 99g/L（ $130\sim175g/L$ ），血小板 $228\times10^9/L$（ $125\sim350$ ） $\times10^9/L]$。血气分析：正常。病情好转，家长签字退院。出院 14 日后在家中抽搐，再次住院，完善血气分析：pH 7.28（ $7.35\sim7.45$ ），PCO_2 31.5mmHg（ $35\sim45mmHg$ ），PO_2 120mmHg（ $83\sim108mmHg$ ），标准碳酸氢盐 HCO_3^- 16.1mmol/L（ $21\sim28mmol/L$ ），LAC 13.4mmol/L（ $0.5\sim1.6mmol/L$ ），BE $-11.5mmol/L$（ $-3\sim3mmol/L$ ），血糖 4.5mmol/L（ $3.89\sim5.8mmol/L$ ）。给予患儿碳酸氢钠纠正酸中毒，监测血糖，住院期间给予苯巴比妥钠间隔 12 小时镇静止抽治疗，住院治疗 10 日，患儿生命体征平稳，无抽搐发作，后出院。

（四）确定诊断

患儿出生后呼吸困难、抽搐，严重且难以纠正的代谢性酸中毒，血串联质谱筛查提示异常，经家长知情同意后留取先证者及双亲血标本送检。患儿线粒体相关基因整体检测：检测到一个杂合致病突变和一个未知意义的变异。FH（NM-000143.3）Exon1：c.2T＞C；p.（Met1?）杂合，致病突变。FH（NM-000143.3）Exon8：c.1228C＞T；p.（Pro410Ser）杂合，未知意义。患儿母亲结果显示，携带 FH（NM-000143.3）Exon8：c.1228C＞T；p.（Pro410Ser）杂合变异。患儿父亲携带 FH（NM-000143.3）Exon1：c.2T＞C；p.（Met1?）杂合变异。

（五）最终诊断

①延胡索酸酶缺乏症；②新生儿湿肺；③先天性心脏病（动脉导管未闭，三尖瓣反流，肺动脉高压）；④新生儿贫血；⑤失代偿性代谢性酸中毒；⑥高乳酸血症；⑦高肌酸激酶血症；⑧高氨血症；⑨粒细胞缺乏症。

【临床思路及诊治评价】

患儿出生后早期即发生严重代谢性酸中毒，高乳酸，高血氨，心肌酶增高，贫血，频繁抽搐，脑白质软化、胼胝体变薄，考虑遗传代谢性疾病可能，进行遗传代谢病筛查；尿液有机酸：乳酸、丙酮酸、琥珀酸、富马酸明显增高；氨基酸和酰基肉碱谱分析：丙氨酸增高。基因检测到 FH 基因 2 个复合杂合致病突变和一个未知意义的变异。故明确诊断：延胡索酸酶缺乏症。

延胡索酸酶缺乏症（fumarase deficiency，FD）是一种 *FH* 基因突变导致的罕见常染色体隐性遗传代谢性疾病，概率只有四亿分之一。

1. 延胡索酸酶的种类 人体组织含有两种延胡索酸酶同工酶，线粒体延胡索酸水合酶是三羧酸循环的核编码的线粒体酶，它催化延胡索酸的可逆水化作用，使其成为苹果酸盐。而胞质延胡索酸酶则参与尿素循环代谢过程。

2. 延胡索酸酶缺乏对代谢的影响与临床表现 ①高氨血症：尿素循环是人体清除毒性的主

要途径，此代谢通路中任何一种酶的缺乏，均可导致高氨血症。当血氨在 $100\sim200\mu mol/L$ 时，部分患儿会出现呕吐、共济失调、激惹等脑病表现。血氨进一步增高，则表现为木僵、谵妄和进行性昏迷。②谷氨酸、丙氨酸蓄积：谷氨酸与氨在谷氨酰胺合成酶的催化下合成谷氨酰胺，丙氨酸和 α-酮戊二酸生成丙酮酸，所以延胡索酸酶缺乏还会导致谷氨酰胺、丙酮酸及乳酸、草酸、3-羟丁酸的升高。③能量获取障碍：三羧酸循环是机体获取能量的主要方式。像延胡索酸酶缺乏症这样的代谢障碍对大脑这个器官的损伤尤其严重，在新生儿或婴儿早期就可以出现严重的脑病，表现为喂养困难，肌张力下降，嗜睡、昏睡、昏迷，进行性意识障碍。$40\%\sim80\%$ 的患儿出现抽搐，发生的月龄和抽搐性质呈多样性。可引起发育迟缓，小头畸形等，也可出现脑积水、肌张力减低等表现，头部影像学检查可见脑室扩大和脑萎缩等。脑电图可见背景活动减慢，可伴有尖波出现。国外曾有文献报道，延胡索酸酶缺乏症患儿临床表现差异较大，并无典型的临床表现，通常神经系统均受累。

3. 延胡索酸酶缺乏症的治疗原则　该病目前尚无特效治疗方法，临床以纠正水、电解质及酸碱平衡紊乱为主。若患儿出现抽搐，给予对症止搐治疗；若喂养困难，可以胃造口喂养。低蛋白饮食是否有利于预后尚不明确，目前建议饮食中蛋白的摄入量为：婴儿期 $\geq1.5g/(kg\cdot d)$，学龄前期 $1.2\sim1.5g/(kg\cdot d)$，学龄期 $1.0g/(kg\cdot d)$，青春期及以后 $<0.5g/(kg\cdot d)$。由于患儿多系统受累，需要多学科复查评估。

【典型图表】

1. 血串联质谱筛查，结果示丙氨酸增高（表 8-2-1）。

表 8-2-1　遗传代谢病氨基酸和酰基肉碱谱分析报告

姓名：娄××	科室：儿科	实验号：N5330668
性别：男	门诊/住院号：××××××	送检标本：干血滤纸片
年龄：4 日	床号：23 床	采样时间：2016-03-06
患者电话：	申请医师：×××	送检时间：2016-03-07
临床诊断：		

项目	结果（μmol/L）	参考范围（μmol/L）	提示
丙氨酸（Ala）	430.30	70.00～400.00	↑
天冬氨酸（Asp）	17.63	7.00～81.00	
谷氨酸（Glu）	206.33	75.00～300.00	
甲硫氨酸（Met）	24.77	9.00～45.00	
苯丙氨酸（Phe）	56.70	25.00～120.00	
酪氨酸（Try）	38.42	25.00～250.00	
亮氨酸（Leu）	132.24	70.00～250.00	
色氨酸（Trp）	32.39	20.00～70.00	
缬氨酸（Val）	107.80	55.00～200.00	
精氨酸（Arg）	1.23	1.00～45.00	
瓜氨酸（Cit）	9.02	5.00～30.00	
甘氨酸（Gly）	263.58	100.00～600.00	

续表

项目	结果（μmol/L）	参考范围（μmol/L）	提示
鸟氨酸（Orn）	13.13	9.00～90.00	
谷氨酰胺（Gln）	32.54	2.00～90.00	
组氨酸（His）	174.16	20.00～700.00	
丝氨酸（Ser）	43.28	40.00～250.00	
苏氨酸（Thr）	32.36	25.00～150.00	
脯氨酸（Pro）	567.55	450.00～2660.00	
Arg/Orn	0.09	0.08～1.50	
Cit/Arg	7.31	0.30～7.00	↑
Orn/Cit	1.48	1.00～7.00	
Met/Phe	0.44	0.20～1.00	
Leu/Phe	2.33	1.50～7.00	
Phe/Tyr	1.48	0.20～2.00	
Gly/Phe	4.55	2.00～11.00	
Tyr/Phe	0.68	0.60～6.00	
Glu/Cit	22.66	5.00～50.00	
His/Phe	3.07	0.25～15.00	
Thr/Phe	0.57	0.50～4.50	
Trp/Phe	0.57	0.35～2.00	
Cit/Phe	0.15	0.10～0.70	
Glu/Phe	3.54	1.50～9.00	
游离肉碱（C0）	23.70	8.00～60.00	
乙酰肉碱（C2）	28.32	5.00～50.00	
丙酰肉碱（C3）	0.87	0.40～5.00	
丙二酰肉碱（C3DC）	0.08	0.02～0.25	
丁酰肉碱（C4）	0.23	0.06～0.80	
3-羟基丁酰肉碱（C4-OH）	0.23	0.40～0.50	
丁二酰肉碱（C4DC）	0.23	0.08～1.00	
异戊酰肉碱（C5）	0.09	0.04～0.50	
异戊烯酰肉碱（C5：1）	0.03	0.01～0.05	
3-羟基异戊酰肉碱（C5-OH）	0.13	0.06～0.60	
戊二酰肉碱（C5DC）	0.09	0.02～0.25	
己酰肉碱（C6）	0.05	0.02～0.15	
己烯酰肉碱（C6：1）	0.03	0.01～0.10	
3-羟己酰肉碱（C6-OH）	0.03	0.04～0.10	
己二酰肉碱（C6DC）	0.03	0.01～0.15	
辛酰肉碱（C8）	0.10	0.02～0.25	
辛烯酰肉碱（C8：1）	0.06	0.02～0.40	
辛二烯酰肉碱（C8：2）	0.01	0.01～0.06	

项目	结果（μmol/L）	参考范围（μmol/L）	提示
辛二酰肉碱（C8DC）	0.03	0.01～0.10	
葵酰肉碱（C10）	0.07	0.01～0.35	
葵烯酰肉碱（C10：1）	0.11	0.02～0.30	
葵二烯酰肉碱（C10：2）	0.02	0.01～0.12	
葵二酰肉碱（C10DC）	0.40	0.06～0.90	
月桂酰肉碱（C12）	0.11	0.03～0.40	
月桂烯酰肉碱（C12：1）	0.11	0.01～0.40	
月桂二烯酰肉碱（C12：2）	0.01	0.01～0.06	
3-羟基月桂酰肉碱（C12-OH）	0.03	0.01～0.10	
月桂二酰肉碱（C12DC）	0.09	0.02～0.40	
肉豆蔻酰肉碱（C14）	0.19	0.06～0.50	
肉豆蔻烯酰肉碱（C14：1）	0.15	0.02～0.40	
肉豆蔻二烯酰肉碱（C14：2）	0.03	0.01～0.15	
3-羟基肉豆蔻酰肉碱（C14-OH）	0.03	0.01～0.10	
肉豆蔻二酰肉碱（C14DC）	0.02	0.01～0.10	
棕榈酰肉碱（C16）	2.23	0.25～5.50	
棕榈烯酰肉碱（C16：1）	0.21	0.03～0.50	
棕榈二烯酰肉碱（C16：2）	0.01	0.01～0.10	
3-羟基棕榈酰肉碱（C16-OH）	0.02	0.01～0.10	
3-羟基棕榈烯酰肉碱（C16：1-OH）	0.03	0.01～0.12	
棕榈二酰肉碱（C16DC）	0.03	0.01～0.10	
十八碳酰肉碱（C18）	0.62	0.20～2.00	
十八碳烯酰肉碱（C18：1）	0.86	0.40～2.65	
十八碳二烯酰肉碱（C18：2）	0.11	0.06～0.80	
3-羟基十八碳酰肉碱（C18-OH）	0.01	0.01～0.10	
3-羟基十八碳烯酰肉碱（C18：1-OH）	0.02	0.01～0.10	
十八碳二酰肉碱（C18DC）	0.04	0.01～0.10	
C3/C2	0.03	0.03～0.25	
C3DC/C4	0.34	0.10～1.50	
C4/C2	0.01	0.01～0.03	
C4/C3	0.27	0.03～0.50	
C4-OH/C2	0.01	0.01～0.02	
C4-OH/C3	0.27	0.02～0.40	
C5/C2	0.00	0.01～0.05	↓
C5/C3	0.10	0.02～0.40	
C5-OH/C3	0.15	0.02～0.40	
C5-OH/C8	1.31	0.50～12.50	
C5DC/C3	0.10	0.01～0.25	

项目	结果（μmol/L）	参考范围（μmol/L）	提示
C5DC/C8	0.80	0.25～5.50	
C5DC/C16	0.04	0.10～0.25	↓
C6/C3	0.06	0.01～0.15	
C8/C3	0.12	0.25～3.50	
C8/C10	1.51	0.25～3.50	
C10/C3	0.08	0.01～0.30	
C12/C3	0.13	0.01～0.40	
C14/C3	0.21	0.03～0.40	
C14：1/C8：1	2.36	0.15～10.00	
C14：1/C16	0.07	0.02～0.20	
C16/C2	0.08	0.03～0.40	
C16/C3	2.56	0.25～5.00	
C18/C3	0.71	0.10～1.50	
C14-OH/C3	0.04	0.01～0.10	
C16-OH/C3	0.02	0.01～0.10	
C18-OH/C3	0.01	0.01～0.10	
（C16+C18：1）/C2	0.11	0.06～0.45	
CO/（C16+C18）	8.32	2.50～35.00	

建议与解释：①本次结果显示丙氨酸增高，结合临床表现、血氨、乳酸增高，需要鉴别是否为线粒体病，疾病确认需要进一步做基因检测；②请结合临床及其他实验室结果综合分析

2. 尿气相色谱结果示：乳酸、丙酮酸、琥珀酸、富马酸增高（表8-2-2）。

表8-2-2　尿液有机酸综合分析报告

姓名：娄××	科室：儿科	实验号：U1534045
性别：男	门诊/住院号：××××××	送检标本：尿渗透滤纸
年龄：4 日	床号：23 床	标本情况：无肉眼可见异常
患者电话：	申请医师：×××	采样时间：2016-03-06
临床诊断：		送检时间：2016-03-07

项目	结果（μmol/L）	参考范围（μmol/L）	提示
乳酸-2	104.6	0.0～4.7	↑
己酸-1	0.0	0.0～0.0	
草酸-2	6.4	0.0～0.0	↑
乙醛酸-DK-2	8.0	0.0～6.1	↑
丙酮酸-DK-2	154.3	0.0～24.1	↑
3-羟基丁酸-2	171.4	0.0～3.7	↑
2-羟基异戊酸-2	6.2	0.0～0.0	↑
丙二酸-2	0.0	0.0～0.1	

续表

项目	结果（μmol/L）	参考范围（μmol/L）	提示
2-酮-异戊酸-DK-2	2.7	0.0～0.1	↑
乙羟基丙酸-2	6.5	0.0～2.9	↑
4-羟基丁酸-2	0.0	0.0～0.0	
3-羟基戊酸-2	1.7	0.0～0.0	↑
2-羟基-3-甲基酸-2	0.0	0.0～0.0	
乙酰乙酸-DK-2	0.0	0.0～0.0	
2-酮-3-甲基戊酸-2	2.4	0.0～0.0	
甘油酸-3	8.3	0.0～0.8	↑
2-甲基-3-羟基戊酸-2（2）	0.0	0.0～0.0	
2-酮-异己酸-DK-2	3.8	0.0～0.0	↑
苯乙酸-1	0.0	0.0～0.4	
琥珀酸-2	108.5	6.5～65.8	↑
甘油酸-3（1）	0.0	0.0～1.6	
福马酸-2	44.1	0.0～7.3	
乙酰甘氨酸-1（1）	0.0	0.0～0.0	
甲基戊酸内脂-1	0.0	0.0～0.0	
2-丙基-3-羟基戊酸-2	0.0	0.0～0.0	
戊二酸-2	17.7	0.0～0.4	
3-甲基戊二酸-2	0.0	0.0～4.5	
丙酰甘氨酸-2	0.0	0.0～0.0	
2-脱氧-4-羟基-乙酰乙酸	0.0	0.0～6.3	
3-甲基戊烯二酸-2（1）	3.7	0.0～4.2	
琥珀酰丙酮-DK-2（1）	0.0	0.0～0.0	
2-丙基-5-羟基戊酸-2	0.2	0.0～1.6	
异戊酰甘氨酸-1	0.0	0.0～0.4	
苹果酸-3	2，1	0.0～0.7	↑
异戊酰甘氨酸-2（1）	0.0	0.0～0.0	
5-氧合脯氨酸-2	9.8	0.0～7.8	↑
亚琉基二乙酸-2	0.0	0.0～0.0	
7-羟基-辛酸-2	0.0	0.0～0.0	
甲基巴豆酰甘氨酸-2	0.0	0.0～0.0	
甲基巴豆酰甘氨酸-1	0.0	0.0～0.0	
2-羟基戊二酸-3	4.4	0.6～5.9	
苯乳酸-2	1.2	0.0～4.9	
3-羟基-3-甲基戊二酸-3	0.0	0.0～25.7	
2-酮戊二酸-DK-2（1）	63.6	3.0～102.9	
4-羟基苯乙酸	5.6	8.6～73.2	↓
己酰甘氨酸-1	0.0	0.0～0.0	

续表

项目	结果（µmol/L）	参考范围（µmol/L）	提示
N-乙酰天冬氨酸-2	1.8	0.0～3.7	
辛烯二酸-2	0.0	0.0～0.0	
辛二酸-2	0.8	0.3～4.7	
2-酮己二酸-DK-3	2.5	0.0～6.5	
乳清酸-3	1.2	0.0～1.5	
高香草酸-2	14.2	5.8～24.9	
马尿酸-2	0.0	0.0～11.7	
枸橼酸-4	78.6	31.4～572.3	
马尿酸-1	0.8	0.0～284.0	
3-（3-羟苯基）-3-羟基丙酸-3	0.0	0.0～0.0	
3-羟基辛烯二酸-3	0.0	0.0～5.3	
尿香草扁桃酸-3	29.2	11.7～84.6	
癸二烯酸-2	3.6	0.0～2.3	
4-羟基苯丙酮酸-DK-2	1.6	0.0～0.9	↑
吲哚-3-乙酸-2	0.0	0.0～78.7	
棕榈酸-1	25.8	0.0～13.8	↑
3-羟基葵二酸-3	1.1	0.0～4.4	
十二烷二酸-2	0.0	0.0～0.0	
尿酸-4	0.0	0.0～0.0	
3-羟基-十二烷二酸-3	0.0	0.0～1.4	
2-羟基异丁酸-2	0.0	0.0～0.0	
乙醇酸-2	4.0	0.0～2.2	↑
2-羟基丁酸-2	18.0	0.0～0.0	↑
3-羟基丙酸-2	3.7	0.0～1.1	↑
丙戊酸-1	0.0	0.0～0.0	
3-羟基异丁酸-2	9.9	0.0～9.0	↑
2-甲基-羟基丁酸-1-1	0.0	0.0～0.3	
3-羟基-异戊酸-2	0.0	0.0～2.3	
甲基丙二酸-2	0.0	0.2～3.6	↓
尿素-2	0.0	104.6～763.0	
2-羟基-异葵酸-2	0.0	0.0～0.0	
乙酰乙酸	0.0	0.0～0.0	
安息香酸	0.0	0.0～18.7	
辛酸-1	0.0	0.0～0.4	
2-甲基-3-羟基戊酸-2（1）	0.0	0.0～0.0	
磷酸-3	206.6	0.0～43.0	↑
乙基丙二酸-2	9.0	0.0～6.2	↑
乙酰甘氨酸-1	0.0	0.0～0.1	

项目	结果（μmol/L）	参考范围（μmol/L）	提示
马来酸-2	0.0	0.0～0.4	
甲基琥珀酸-2	3.7	0.0～6.4	
尿嘧啶-2	0.0	0.0～7.0	
丙酰甘氨酸-1	0.0	0.0～0.0	
甲基戊酸内脂-2	0.0	0.0～0.0	
异丁酰苷氨酸-1	0.0	0.0～0.4	
甲基福马酸-2	6.4	0.0～8.9	
3-甲基戊烯二酸-2	0.0	0.0～0.0	
2-丙基-3-酮-戊酸-2	0.0	0.0～0.0	
异丁酰甘氨酸	0.0	0.0～0.0	
丁酰甘氨酸-1	18.5	0.0～0.0	↑
戊烯二酸-2	0.0	0.0～0.0	
癸酸-1	0.0	0.0～0.4	
3-甲基戊烯二酸-2（2）	5.2	0.0～2.9	
异戊酰甘氨酸-2	40	0.0～0.7	↑
己二酸-2	44	0.5～5.0	
2-己烯二酸-2	0.0	0.0～16.4	
3--甲基己二酸	1.2	0.0～23.3	
2-丙基-羟基戊二酸-2	0.0	0.0～0.0	
5-羟基-甲基-2-糠酸-1	58.6	0.0～0.0	
3-甲基巴豆酰甘氨酸-1	0.0	0.0～0.0	
3-甲基巴豆酰甘氨酸-2	0.0	0.0～0.0	
3-羟基戊二酸-3	16.1	0.0～0.0	↑
庚二酸-2	2.4	0.0～9.3	
3-羟基苯乙酸-2	0.4	0.0～0.9	
4-羟基安息香酸-2	2.0	0.0～7.8	
2-酮戊二酸-DK-2（2）	3.2	0.3～21.3	
苯丙酮酸-DK-2	0.0	0.0～0.0	
2-羟基己二酸-3	2.4	0.0～2.0	↑
3-羟基己二酸-3	0.0	0.1～3.6	↓
3-甲基戊烯二酸-2（3）	0.0	0.0～0.0	
乌头酸-3	79.4	15.1～86.1	
香草酸-2	2.6	0.0～0.0	↑
壬二酸-2	0.0	0.0～10.7	
异枸橼酸-4	11.4	8.3～29.0	
尿黑酸-3	0.2	0.0～1.4	
甲基枸橼酸-4（1）	0.0	0.0～1.1	
甲基枸橼酸-4（2）	0.0	0.0～1.0	

续表

项目	结果（μmol/L）	参考范围（μmol/L）	提示
3-羟基辛二酸-3	1.8	0.0～4.8	
癸二酸-2	0.0	0.4～7.0	↓
4-羟基苯乳酸-2	25.9	0.0～7.0	↑
2-羟基马尿酸-3	1.6	0.0～0.0	↑
辛二酰甘氨酸-2	0.0	0.0～0.0	
2-羟基葵二酸-3	0.6	0.0～6.3	
2-羟基基马尿酸-2	0.0	0.0～17.6	
N-乙酰酪氨酸-3	0.0	0.0～0.0	
3，6-环氧-十二烷二酸-2	0.0	0.0～5.2	
3，6-环氧-十四烷二酸-2	0.0	0.0～3.9	

3. 头 MRI 影像示双侧额叶皮质下见片状长 T_2 信号，矢状位胼胝体变薄、变细（图 8-2-1）。

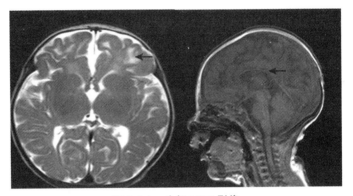

图 8-2-1 头部 MRI 影像

示双侧额叶皮质下见片状长 T_2 信号，矢状位胼胝体变薄、变细

（杨 明 魏 兵）

参 考 文 献

[1] Baştuğ O, Kardaş F, Öztürk MA, et al. A rare cause of opistotonus: fumaric aciduria: the first case presentation in Turkey[J]. Turk Pediatri Arsivi, 2014, 49（1）: 74-76.

[2] Ottolenghi C, Hubert L, Allanore Y, et al. Clinical and biochemical heterogeneity associated with fumarase deficiency[J]. Human Mutation, 2011, 32（9）: 1046-1052.

[3] Tregoning S, Salter W, Thorburn DR, et al. Fumarase deficiency in dichorionic diamniotic twins[J]. Twin Research and Human Genetics, 2013, 16（6）: 1-4.

[4] Allegri G, Fernandes MJ, Scalco FB, et al. Fumaric aciduria: an overview and the first Brazilian case report[J]. Journal of Inherited Metabolic Disease, 2010, 33（4）: 411-419.

[5] Remes A M, Filppula S A, Rantala H, et al. A novel mutation of the fumarase gene in a family with autosomal recessive fumarase deficiency[J]. Journal of Molecular Medicine, 2004, 82（8）: 550-554.

病例 3　吐奶，吐沫，发绀，上下肢血压差别显著

［先天性心脏病：主动脉缩窄（重度）］

【病例摘要】

患儿男，10 日龄，以"吐奶、吐沫 9 日，发现先天性心脏病 2 日"为主诉入院。

患儿系 36^{+3} 周，因瘢痕子宫剖宫产分娩，双胎之小，出生体重 2150g。出生时无窒息抢救史。出生后第 2 天因吐奶及吐沫，化验血糖 1.8mmol/L（3.0～7.0mmol/L），于当地新生儿监护病房住院治疗，出生后第 9 天完善心脏彩超提示房间隔缺损 0.3cm，动脉导管未闭，主动脉缩窄（？）来我院。

母亲平素健康，分娩前发现血压增高，未予特殊治疗。分娩前呕吐及腹泻，1 日好转，未应用药物治疗。患儿上有 13 岁的姐姐及双胞胎哥哥，身体均正常。

入院查体：T 37℃，P 140 次/分，R 60 次/分，Wt2280g；四肢血压为左上肢 115/73mmHg，右上肢 115/70mmHg，左下肢 50/29mmHg，右下肢 50/31mmHg；未吸氧下经皮血氧饱和度在 90%左右，周身皮肤发绀，四肢明显；心前区可闻及Ⅲ～Ⅳ级杂音，肺动脉瓣区第二音亢进；肝肋下 3cm，质软，脾肋下未及，肠鸣音正常，脐带未脱落，无渗出；肢端温，CRT 3 秒，股动脉搏动减弱，四肢肌张力正常，原始反射可引出。

辅助检查：外院心脏彩超示房间隔缺损（继发孔、两处 0.3、0.3cm），动脉导管开放（0.2cm），二尖瓣、三尖瓣反流，肺动脉高压（中度 68mmHg），主动脉缩窄（？）（0.26cm，峰值流速 4m/s）。X 线胸片示双肺纹理增粗，肺门影增粗，可见斑片影，心影增大，心胸比例增宽（心胸比值 0.7）。

【诊治经过】

（一）病例特点

患儿为出生后 10 日新生儿，急性病程，于外院以吐奶、吐沫为主诉就诊，伴低血糖、心脏杂音、肝大。心脏彩超提示先天性心脏病。

（二）诊断及鉴别诊断

1. 入院诊断　①先天性心脏病（主动脉缩窄？房间隔缺损、动脉导管未闭、肺动脉高压）：患儿出生后出现喂养困难，血糖降低，可闻及心脏杂音，肝大；外院超声心动图示房间隔缺损（继发孔、两处 0.3、0.3cm），动脉导管开放（0.2cm），二尖瓣、三尖瓣反流，肺动脉高压（中度 68mmHg），主动脉缩窄（？）（0.26cm，峰值流速 4m/s）。②新生儿肺炎：患儿出生后出现吐沫，完善 X 线胸片检查提示双肺纹理增粗，肺门影增粗，可见斑片影。

2. 疾病鉴别　新生儿出生后短期内出现喂养困难、吐沫、发绀，查体可闻及心脏杂音，心脏超声检查提示"主动脉缩窄（？）"，应与以下疾病相鉴别。

（1）主动脉弓离断：指主动脉管腔完全闭塞，而主动脉缩窄则是指主动脉一节段内径局限性显著缩窄。超声心动图、CTA 及 MRI 和经导管主动脉造影：前者在主动脉弓长轴相应切面均无血流通过的多普勒信号或征象；后者尚可见到缩窄的管腔和血流征象。

（2）主动脉瘤及瘤样扩张：主动脉某一节段局限性扩张，但近端主动脉无明显缩窄。彩色

血流及多普勒见不到五彩血流及高速湍流信号。

（3）双主动脉弓：包绕气管走行的主动脉分为前后两个弓，前弓常合并缩窄或闭塞。超声心动图、CTA 和 MRI 可明确显示局部结构、血流信号及延续的降主动脉。

（三）治疗经过

入院后急查血气分析：pH 7.42（7.35～7.45），HCO_3^- 28.5mmol/L（21～28mmol/L），PCO_2 44mmHg（35～45mmHg），PO_2 64mmHg（95～99mmHg），LAC 1.1mmol/L（0.5～2.2mmol/L）。心肌酶谱：血清磷酸肌酸激酶 179U/L（38～174U/L），血清磷酸肌酸激酶同工酶 51U/L（0～24U/L），超敏肌钙蛋白 T 0.176ng/ml（0～0.05ng/ml），N 端 B 型钠尿肽原 2 6861pg/ml（0～125pg/ml）。心脏血管造影（CTA）：主动脉弓降部重度缩窄。给予头孢哌酮舒巴坦钠静脉滴注抗感染、磷酸肌酸钠营养心肌，静脉应用利尿药减轻心脏负荷。因患儿主动脉重度狭窄，心功能差，给予前列地尔 5ng/（kg·min）静脉泵入，维持动脉导管开放状态；给予米力农 0.03μg/（kg·min），强心治疗。住院期间给予足月儿配方奶，经口喂养补充营养，提供能量。

治疗 7 日后复查心肌酶谱：血清磷酸肌酸激酶 111U/L（38～174U/L），血清磷酸肌酸激酶同工酶 16U/L（0～24U/L），N 端 B 型钠尿肽原 10325pg/ml（0～125pg/ml），超敏肌钙蛋白 T 0.1ng/ml（0～0.05ng/ml）。血气分析：pH 7.47（7.35～7.45），HCO_3^- 33.5mmol/L（21～28mmol/L），PCO_2 48mmHg（35～45mmHg），PO_2 97mmHg（95～99mmHg），LAC 1.2mmol/L（0.5～2.2mmol/L）。住院 10 日出院。

出生后 46 日，体重 3000g，于全麻下行动脉导管结扎，主动脉缩窄段切除端 G 端吻合术，住院治疗 15 日后顺利出院。患儿目前出生后 4 个月，一般情况良好，体重 6000g，自行吃奶好，无发绀、气促。

（四）确定诊断

结合患儿病史、查体及心脏超声和 CTA 检查，诊断为先天性心脏病：主动脉缩窄（重度），多发房间隔缺损，动脉导管开放，肺动脉高压。

（五）最终诊断

①新生儿肺炎；②先天性心脏病：主动脉缩窄（重度），多发房间隔缺损，动脉导管开放，肺动脉高压；③心功能不全；④心肌损害；⑤新生儿贫血（轻度）。

【临床思路及诊治评述】

主动脉缩窄是一种先天性主动脉畸形，发病率为每 1000 个活产婴儿的 0.2～0.6，占先天性心脏病的 5%～8%，居先天性心脏病第 8 位。

1. **主动脉缩窄的解剖特点与分类** 主动脉缩窄的主要病变是主动脉局限性管腔狭窄或闭塞。缩窄程度不一，一般缩窄的主动脉内径为 2～5mm，严重缩窄的主动脉内腔近于闭锁。按主动脉缩窄段与动脉导管的解剖学关系，可分为导管前型和导管后型两类。导管前型主动脉缩窄的缩窄段位于动脉韧带或动脉导管的近端，90% 于 1 岁内死于心力衰竭，因此称此型为婴儿型主动脉缩窄。导管后型主动脉缩窄比较常见，多数患者可生长入成年期，死亡时平均年龄为 32 岁，因此称此型为成年型主动脉缩窄。

2. 主动脉缩窄的临床诊断

（1）临床症状：因年龄和是否合并心脏病变等有关。新生儿期往往无明显症状，可以出现呼吸急促，喂食困难，多汗。婴幼儿合并心内畸形者常有充血性心力衰竭症状，且对强心、利尿等治疗反应不佳。本例患儿为新生儿，仅表现为奶后吐奶、吐沫，症状不典型。

主动脉缩窄段部分造成血流阻力增大，导致缩窄近端血压升高，缩窄段远端血供减少，血压降低，所以一般上肢血压比下肢高 2.7kPa（20mmHg）以上，常见桡动脉搏动增强，股动脉及足背动脉搏动减弱甚至消失。胸骨左缘可闻及收缩期杂音，可出现奔马律。合并心内畸形者在心前区常可听到心内病变产生的相应杂音。婴幼儿患有严重导管前型主动脉缩窄伴有动脉导管未闭时，可出现右向左分流，肺动脉血流经未闭动脉导管流入降主动脉，足趾发绀，手指及嘴唇无发绀，而呈现差异性发绀，在此种情况下下肢动脉搏动可正常。该患儿四肢血压差别显著，提示当患儿发绀时，要注意四肢血压都要监测。

（2）影像学表现：①胸部 X 线检查提示心影正常或左心室不同程度增大。②心电图检查正常或有左心室肥厚。③超声心动图检查示二维超声心动图对主动脉缩窄区的检出率为 90%～100%，胸骨上窝主动脉长轴切面可显示弓后峡部主动脉局限性狭窄，管壁回声增强，缩窄范围及缩窄前后主动脉管腔扩张情况。彩色多普勒在缩窄部位的近端可见血流在接近缩窄部位时加速而形成的血流汇聚区。缩窄部位血流呈五彩镶嵌状，血流变细加速，远端多彩镶嵌的湍流信号，通过缩窄段后血流呈扩散状。此外，彩色多普勒在缩窄周围可显示较为丰富的侧支循环血流信号。根据通过缩窄部位血流速度可推算缩窄两端的压力阶差并估测缩窄程度。④主动脉造影可确定缩窄的部位、范围，并可显示有无主动脉峡部及弓部发育不全，主动脉弓分支及侧支循环及有无动脉瘤样扩张等情况。心导管检查可测定心排血量及缩窄部位的压力阶差，有助于判定缩窄程度。多层螺旋计算机断层扫描血管造影或磁共振检查可明确病变的位置、范围和侧支循环情况，准确率可达到 100%，可以取代有创方法。本例患儿心脏超声及 CTA 均支持主动脉缩窄诊断。

3. 主动脉缩窄的治疗 先天性主动脉缩窄确诊后原则上应尽早手术，外科治疗方法可概括为：①缩窄段切除端 G 端吻合或人造血管移植术；②主动脉缩窄成形术，又可分为锁骨下动脉垂片成形术、补片成形术及 Vosschulte 主动脉缩窄成形术等；③主动脉缩窄人工血管旁路移植术。手术方式的选择应根据病变的具体情况而定。对于严重的主动脉缩窄一般主张早期手术治疗，但由于新生儿期的心肌和其他重要脏器未成熟，故新生儿期心内直视术的选择尤为慎重。严重的主动脉缩窄合并非限制性室间隔缺损引起充血性心力衰竭、肺动脉高压和呼吸衰竭等，故更多的人倾向于早期的 1 期矫治。自 20 世纪 80 年代以来，随着介入技术的发展，使得部分主动脉缩窄患者可通过球囊扩张术或主动脉腔内支架置入术得到快速有效治疗。本例患儿采用的是缩窄段切除端 G 端吻合术，手术顺利，切口甲级愈合，患儿现一般情况良好，生长发育基本同正常同龄儿。

4. 本例患儿救治经验 ①术前准确的诊断尤为重要，一部分患儿没有明显心脏体征，仅表现为呼吸困难、发绀，此时吸氧可能导致动脉导管的过早闭合，影响下半身供血，使病情恶化；②早期应用前列腺素 E_1（PGE_1）维持动脉导管开放尤为重要；③早期充血性心力衰竭需要积极的强心、利尿治疗；④维持内环境稳定，保证水、电解质、酸碱平衡至关重要。

【典型图表】

1. X 线胸片示心影增大，心胸比例增宽（图 8-3-1）。

2. 心脏 CTA 三维重建影像示主动脉弓降部重度缩窄（图 8-3-2）。

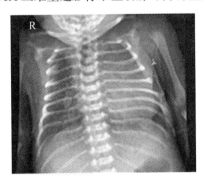

图 8-3-1　X 线胸部正位影像
影像示：心脏增大，心胸比为 0.7

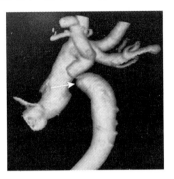

图 8-3-2　心脏 CTA 三维重建
影像示：主动脉弓降部重度缩窄
（箭头所指部位）

（李　沫　曲双双　魏　兵）

参 考 文 献

[1] Yang L，Chua X，Rajgor DD，et al. A systematic review and meta-analysis of outcomes of transcatheter stent implantation for the primary treatment of native coarctation[J]. Int J Cardiol，2016，223：1025-1034.

[2] Bruse J，Khushnood A，Mcleod K，et al. How successful is successful? Aortic arch shape after successful aortic coarctation repair correlates with left ventricular function[J]. J Thorac Cardiovasc Surg，2017，153（2）：418-427.

[3] Torok RD，Campbell MJ，Fleming GA，et al. Coarctation of the aorta：management from infancy to adulthood[J]. World J Cardiol，2015，7（11）：765-775.

[4] 方敏华，朱洪玉，汪曾炜. 主动脉缩窄或主动脉弓中断合并心内畸形一期修复[J]. 中华胸心血管外科杂志,2010,（3）:148-150.

[5] 魏克伦，魏兵，于军，等. 出生缺陷与精准医疗[M]. 北京：科学出版社，2020：178-183.

[6] 马志岭，闫军，李守军，等. 缩窄段切除加自体肺动脉补片矫治婴儿主动脉缩窄伴主动脉弓发育不良的效果[J]. 中华心血管病杂志，2018，46（3）：208-212.

[7] 王瑞泉，许景林，吴联强. 新生儿主动脉缩窄的临床分析[J]. 中国小儿急救医学，2018，25（1）：65-68.

[8] 李林林. 主动脉缩窄的治疗进展[J]. 中国循环杂志，2013，28（7）：549-551.

[9] Krieger EV，Fernandes SM. Heart failure caused by congenital left-sided lesions[J]. Heart Fail Clin，2014，10（1）：155-165.

[10] 王一飞，何少茹，孙云霞，等. 测量上下肢收缩压差值在新生儿主动脉畸形诊断中的价值[J]. 中华实用儿科临床杂志，2017，32（1）：22-25.

病例 4　出生后发绀，血氧低

［先天性心脏病：肺动脉瓣狭窄（极重度）］

【病例摘要】

患者女，出生后 10 分钟，以"出生后发绀 10 分钟"为主诉入院。

患儿系 G_2P_1，母孕 39^{+2} 周。因母孕末期胎儿超声提示右房增大，于本院产科剖宫产分娩。无出生后窒息史；Apgar 评分：1 分钟 9 分（肤色 -1 分），5 分钟 9 分（肤色 -1 分）；生后即发现心脏杂音，为进一步诊治收入我科。

妊娠期胎儿超声检查提示：胎儿右心房增大，主动脉宽约 7.9mm，主肺动脉宽约 7.3mm。母亲孕 38 周发现血糖略高，具体值不详，未经特殊治疗，否认高血压病史，胎心及胎动监测正常。

入院查体：T 36.3℃，P 158 次/分，R 36 次/分，Wt 3800g，未吸氧下经皮血氧饱和度 70%～80%；神志清楚，反应可，弹足 2 次哭声响；面部及四肢末梢发绀；前囟平坦，约 1.5cm×1.5cm，张力不高；呼吸平稳，双肺呼吸音粗，未闻及明显干湿啰音；心音有力，律齐，心率 158 次/分，心前区可闻及Ⅲ～Ⅳ级收缩期喷射性杂音；腹软不胀，肝肋下 1cm，脾肋下未及，未触及包块，肠鸣音正常，脐带未脱落，无渗出；肢端温，CRT 2 秒，四肢肌张力正常，原始反射可引出。

【诊治经过】

（一）病例特点

患儿宫内彩超提示心脏结构异常，出生后出现发绀，无明显呼吸困难，双肺听诊未闻及明显啰音，心前区可闻及杂音。

（二）诊断及鉴别诊断

1. 入院诊断　先天性心脏病（？）：其母妊娠期行胎儿超声检查提示胎儿右心房增大，主动脉宽约 7.9mm，主肺动脉宽约 7.3mm。患儿生后即可闻及心前区Ⅲ～Ⅳ级收缩期喷射性杂音；入科后经皮血氧饱和度维持在 70%～80%，面部及四肢末梢发绀。

2. 疾病鉴别　患儿出生后即出现发绀，需要与以下疾病相鉴别。

（1）宫内感染性肺炎：由羊水及血行传播，出生时常有窒息史，复苏后呼吸困难，查体示双肺呼吸音粗糙或减低，可闻及啰音，X 线胸片以间质性肺炎为主。支持点，患儿生后出现颜面发绀；不支持点，患儿母亲妊娠末期无发热及感染病史，可完善 X 线胸片明确诊断。

（2）新生儿持续肺动脉高压：又称持续胎儿循环，由多种病因引起的新生儿出生后肺循环压力和阻力未下降，动脉导管和（或）卵圆孔水平的右向左分流持续存在，导致新生儿持续缺氧和发绀的病理状态。主要表现为出生不久即出现严重低血氧，肺动脉压力显著增高等，早期心脏彩超可明确诊断。

（三）治疗经过

入院后立即完善心脏彩超，提示先天性心脏病：肺动脉瓣狭窄（极重度，宽度 1mm），卵圆孔未闭 3mm，动脉导管未闭 3mm。血气分析回报：pH 7.28（7.35～7.45），PCO_2 54mmHg（35～45mmHg），PO_2 36mmHg（83～108mmHg），Na^+ 136mmol/L（136～146mmol/L），K^+ 4.5mmol/L（3.4～4.5mmol/L），Ca^{2+} 1.46mmol/L（1.15～1.29mmol/L），LAC 1.7mmol/L（0.5～1.6mmol/L），血糖 2.8mmol/L（3.89～5.83mmol/L），HCO_3^- 22.1mmol/L（21～28mmol/L），BE −1.3mmol/L（−3～3mmol/L），SaO_2 60%（95%～99%）。心电图提示电轴右偏，X 线胸片提示双肺血减少。入院后化验血常规：白细胞 19.2×10⁹/L，中性粒细胞百分比 0.690，血小板 240×10⁹/L，血红蛋白 169g/L；心肌酶谱：血清磷酸肌酸激酶 404U/L（26～140U/L），血清磷酸肌酸激酶同工酶 85U/L（0～24U/L）。给予前列地尔静脉持续泵入，速度为 5ng/（kg·min），维持动脉导管开放；静脉泵入磷酸肌酸钠，营养心肌；静脉泵入葡萄糖注射液，维持血糖；限制静脉液体输入量；监测心率、血压、出入量，监测血气离子、血糖；观察有无心率增快、呼吸困难、烦躁、哭闹、肝脾大、水肿、尿少等心衰表现。

出生后第 2 天，患儿自行吃奶 10ml/次，喂养耐受，双下肢及外阴略水肿，肝无增大，出入量平衡，患儿未吸氧下经皮血氧饱和度维持在 80%～90%，心率 140 次/分左右。复查血气结果回报：pH 7.42（7.35～7.45），PCO_2 38mmHg（35～45mmHg），PO_2 47mmHg（83～108mmHg），

Na⁺ 134mmol/L（136～146mmol/L），K⁺ 3.7mmol/L（3.4～4.5mmol/L），Ca²⁺ 0.92mmol/L（1.15～1.29mmol/L），血糖 4.1mmol/L（3.89～5.83mmol/L），LAC 1.4mmol/L（0.5～1.6mmol/L），HCO₃⁻ 24.6mmol/L（21～2824.6mmol/L），BE 0.2mmol/L（-3～3mmol/L），SaO₂ 83%（95%～99%）。

出生后第 5 天，患儿自行吃奶 25ml/次，双下肢及外阴水肿消退，监测血压、心率、血糖、离子、心功能正常。出生后第 7 日，转至外科。

出生后第 22 天于心脏外科全麻下行经胸肺动脉瓣狭窄球囊成形术。术后应用气管插管呼吸机辅助通气治疗 2 日，同时给予强心、利尿、营养心肌、输血、抗感染、维持电解质平衡等对症治疗，术后 21 日出院。

（四）确定诊断

结合患儿病史、查体及各项辅助检查，尤其是心脏彩超，提示先天性心脏病：肺动脉瓣狭窄（极重度），卵圆孔未闭，动脉导管未闭。

（五）最终诊断

先天性心脏病：肺动脉瓣狭窄（极重度），卵圆孔未闭，动脉导管未闭。

【临床思路及诊疗评述】

患儿出生后即出现发绀，但无明显呼吸困难，心脏听诊可闻及明确心脏杂音，结合患儿胎儿期超声提示胎儿右心房增大，主动脉宽约 7.9mm，主肺动脉宽约 7.3mm，考虑发绀原因为先天性心脏病，需尽早明确先天性心脏病的类型。完善心脏彩超，明确是否为导管依赖型先天性心脏病。经心脏彩超确诊患儿为肺动脉瓣狭窄（极重度），卵圆孔未闭，动脉导管未闭。

1. 肺动脉瓣狭窄的病因病理　肺动脉瓣狭窄为常见的发绀型先天性心脏病，病因尚不明确，可能受多因素影响，例如宫内感染、放射线接触、高龄孕妇、吸烟、饮酒及遗传因素等。病理生理主要为右心室向肺动脉射血受到阻力，收缩期负荷加重，导致右心室心肌肥厚，右室舒张压增高，肺循环血量减少。

2. 肺动脉瓣狭窄的临床表现　轻型患儿，常无明显异常表现，体格发育亦正常，往往在体格检查时才发现本病。重度肺动脉瓣狭窄是指肺动脉瓣极重度狭窄接近闭锁，常伴右心室发育不良或右心室流出道窄。一般早期可表现为发绀，甚至出现心力衰竭表现，如不治疗，早期病死率高。主要死因为缺氧发作及充血性心力衰竭。查体时在胸骨左缘第 2 肋间处可闻及Ⅲ级以上粗糙响亮的收缩期杂音。这种杂音的特点是向左颈部、背部传导，可有猫喘样震颤，还可闻及肺动脉第二音明显减低。胸部 X 线检查：肺血减少，肺野清晰，心影不同程度增大，肺动脉段直立性突出。心电图检查：可出现右心室肥厚及右束支传导阻滞。超声心动图检查：可观察到肺动脉瓣狭窄的程度、厚度，并可了解血流动力学的改变。

3. 肺动脉瓣狭窄的治疗及注意问题　肺动脉瓣狭窄属于动脉导管依赖型先心病，依赖动脉导管提供肺血流以维持足够氧合。因此，保持动脉导管开放极其重要。诊断一经明确，即应禁止吸氧，尽早应用前列腺素 E₁ 静脉滴注，以维持动脉导管开放。最有效的时间是出生后 2 周内，剂量 5～10ng/（kg·min）。如果治疗后无效，提示可能有以下情况：诊断有误、动脉导管对前列腺素 E₁ 无反应、动脉导管缺如、肺静脉回流梗阻。前列腺素的效应和不良反应与其剂量呈正相关关系，主要的不良反应包括：呼吸抑制、低血压、发热。

重度肺动脉瓣狭窄排在新生儿期危重先心病第二位，该患儿为极重度肺动脉瓣狭窄，因为经肺动脉瓣口无或极少血流入肺氧合，所以患儿往往严重缺氧，早期出现发绀，尽早解除瓣膜闭锁或狭窄才是根本救治方法。该患儿出生后 22 日实施瓣膜球囊扩张术取得成功。如果患儿合并右心室发育不良或伴漏斗部狭窄，常需做体-肺分流术。

（夏艳秋　魏　兵）

参 考 文 献

[1] 金汉珍，黄德珉，官希吉，等. 实用新生儿学[M]. 3 版. 北京：人民卫生出版社，2003：558-591.

[2] 吕瑛，张会军，李志杰，等. 重度肺动脉瓣狭窄的治疗[J]. 中华实用儿科临床杂志，2014，29（11）：828-830.

[3] 刘银，易岂建. 儿童肺动脉瓣狭窄的诊治进展[J]. 国际儿科学杂志，2012，39（1）：7-10.

[4] Walsh MA，Lee KJ，Chaturvedi R，et al. Radiofrequency perforation of the right ventricular outflow tract as a palliative strategy for pulmonary atresia wish ventricular septal defect[J]. Catheter Cardiovasc Interv，2007，69（7）：1015-1020.

[5] 刘银，易岂建. 儿童肺动脉瓣狭窄的诊治进展[J]. 国际儿科学杂志，2012，39（1）：7-10.

[6] Roos-Hesselink JW，Meijboom FJ，Spitaels S，et al. Long-term outcome after surgery for pulmonary stenosis（a longitudinal study of 22-23 years）[J]. Eur Heart J，2006，27（4）：482-488.

[7] Sharieff S，Shah-e-Zaman K，Faruqui AM. Short-and intermediate-term follow- up results of percutaneous transluminal balloom valvuloplasty in adolescents and young adults with congenital pulmonary valve stenosis[J]. J Invasive Cardiol，2003，15（9）：484-487.

病例 5　出生后吐沫，周身发绀

［复杂型先天性心脏病：完全型大动脉转位（SDD 型）］

【病例摘要】

患者女，出生后 10 分钟，以"吐沫，周身发绀 10 分钟"为主诉入院。

患儿系 G_2P_1，母孕 39^{+1} 周，选择剖宫产娩出，脐带、胎盘、羊水未见异常，无出生后窒息史，出生后患儿吐沫，肤色发绀；Apgar 评分：1 分钟 9 分（肤色-1 分），5 分钟 9 分（肤色-1 分）。入新生儿监护室，进一步诊治。

入院查体：T 36.5℃，P 140 次/分，R 54 次/分，Wt 2970g，未吸氧下经皮血氧饱和度 67%；神志清楚，反应可，周身皮肤发绀，肢端及面色发绀明显；前囟平坦，张力不高；呼吸平稳，无鼻翼扇动及三凹征，双肺呼吸音粗，可闻及少许湿啰音；心音有力，律齐，心前区可闻及Ⅱ级收缩期杂音；腹软不胀，肝肋下 2cm，剑突下 3cm，脾不大，肠鸣音正常，脐带未脱落，无渗出；肢端温，CRT 3 秒，原始反射可引出。

母亲平素身体健康，妊娠糖尿病，皮下注射胰岛素控制良好，既往无乙型肝炎、结核病史。

【诊治经过】

（一）病例特点

患儿出生后即出现吐沫，周身发绀，双肺呼吸音粗，可闻及少许湿啰音，心前区可闻及Ⅱ级收缩期杂音，肝肋下 2cm，剑突下 3cm。

（二）诊断及鉴别诊断

1. 入院诊断　①新生儿湿肺（?）：患儿为剖宫产，孕母患有妊娠期糖尿病，出生后出现吐沫，周身发绀，双肺呼吸音粗，可闻及少许湿啰音；②发绀原因待查，先天性心脏病可能性大：出生后周身发绀，心前区可闻及Ⅱ级收缩期杂音。

2. 疾病鉴别 患儿出生后即出现发绀，需与以下疾病相鉴别。

（1）新生儿急性呼吸窘迫综合征：主要见于早产儿，出生后不久出现呼吸困难，呈进行性加重。查体示双肺呼吸音减弱，X线胸片示双肺透过度减低，肺边界不清，严重者甚至出现白肺。支持点，生后出现吐沫、发绀；不支持点，患儿为足月分娩，无明显呼吸困难，必要时完善胸片明确诊断。

（2）宫内感染性肺炎：由羊水及血行传播，出生时常有窒息史，复苏后呼吸困难。查体示双肺呼吸音粗糙或减低，可闻及啰音，X线胸片以间质性肺炎为主。支持点，出生后出现吐沫、发绀，查体双肺呼吸音粗，可闻及少许湿啰音，完善胸片明确诊断。

（3）发绀型先天性心脏病：如法洛四联症、完全型大动脉转位等。临床可表现为持续性中央发绀，呈严重的低氧血症。支持点，该患儿出生后周身肤色发绀，需完善心脏超声明确诊断。

（4）心肌病：新生儿心肌病并不是常见病，按照心肌结构和功能异常的表现，分为扩张型心肌病、肥厚型心肌病和限制型心肌病。患儿目前无明显心力衰竭表现，密切观察患儿临床表现，完善心脏彩超明确诊断。

（三）诊治经过

入院后完善血气分析：pH 7.23（7.35～7.45），PCO$_2$ 57mmHg（35～45mmHg），PO$_2$ 37mmHg（83～108mmHg），Na$^+$ 137mmol/L（136～146mmol/L），K$^+$ 4.1mmol/L（3.4～4.5mmol/L），Ca^{2+} 1.47mmol/L（1.15～1.29mmol/L），血糖 3.3mmol/L（3.89～5.83mmol/L），LAC 2.0mmol/L（0.5～1.6mmol/L），HCO$_3^-$ 23.9mmol/L（21～28mmol/L），BE −3.7mmol/L（−3～3mmol/L），SaO$_2$ 58%（95%～99%）。血常规：白细胞 17.0×10^9/L，中性粒细胞百分比 0.447，淋巴细胞百分比 0.389，血小板 329×10^9/L，红细胞 4.88×10^{12}/L，血红蛋白 171g/L；C反应蛋白 0.50mg/L（≤10mg/L）；心肌酶谱：血清磷酸肌酸激酶 239U/L（38～174U/L），血清磷酸肌酸激酶同工酶 105U/L（0～24U/L）；N端B型钠尿肽原929.9pg/ml（0～125pg/ml）；超敏肌钙蛋白T 0.04ng/ml（0～0.05ng/ml）；肝肾功能、离子正常。心脏超声提示先天性心脏病：完全型大动脉转位（SDD型），继发孔房间隔缺损（中央型）9mm，室间隔缺损（肌部，小）2mm，动脉导管未闭3mm，肺动脉高压，左室收缩功能正常。X线胸片回报：心脏增大，双肺纹理增强。

入院后给予患儿持续空氧混合仪吸氧，氧浓度30%，氧流量4L/min；头孢哌酮舒巴坦钠抗感染，磷酸肌酸钠营养心肌，持续静脉泵注入前列地尔[5ng/（kg·min）]，维持动脉导管开放；入院当日出现呼吸暂停及喂养不耐受，给予禁食水、奥美拉唑抑制胃酸；给予枸橼酸咖啡因，兴奋呼吸治疗。入院第2天患儿出现发热。复查血常规：白细胞 7.4×10^9/L，中性粒细胞百分比 0.335，血小板 431×10^9/L，红细胞 3.45×10^{12}/L，血红蛋白 116g/L，平均红细胞体积 100.0fl，血细胞比容 0.345；C反应蛋白 0.50mg/L（≤10mg/L）；血气分析：pH 7.41（7.35～7.45），PCO$_2$ 51mmHg（35～45mmHg），PO$_2$ 36mmHg（83～108mmHg），血清Na$^+$ 136mmol/L（136～146mmol/L），血清K$^+$ 3.4mmol/L（3.4～4.5mmol/L），血清Ca^{2+} 1.26mmol/L（1.15～1.29mmol/L），血糖 5.9mmol/L（3.89～5.83mmol/L），LAC 1.7mmol/L（0.5～1.6mmol/L），HCO$_3^-$ 32.3mmol/L（21～28mmol/L），BE 6.6mmol/L（−3～3mmol/L），SaO$_2$ 70%（95%～99%），继续原治疗方案。患儿入院7日后喂奶耐受，自行吃奶可，无呼吸暂停，体温平稳，停用奥美拉唑及枸橼酸咖啡因治疗。

入院24日复查心脏彩超提示室间隔略偏左，转至心外科，于全麻体外循环下行大动脉调转、动脉导管切断缝合、房间隔缺损修复术。术后12小时，患儿出现循环不稳定，血压、心率下降，家属放弃治疗。

（四）确定诊断

结合患儿病史、查体及各项辅助检查，尤其是心脏彩超提示复杂型先天性心脏病：完全型大动脉转位（SDD 型），继发孔房间隔缺损（中央型），室间隔缺损（肌部，小），动脉导管未闭，肺动脉高压。

（五）最终诊断

①新生儿湿肺；②复杂型先天性心脏病：完全型大动脉转位（SDD 型），继发孔房间隔缺损（中央型），室间隔缺损（肌部，小），动脉导管未闭，肺动脉高压；③新生儿呼吸暂停；④Ⅱ型呼吸衰竭；⑤失代偿性代谢性酸中毒；⑥心肌损伤；⑦新生儿贫血（轻度）。

【临床思路及诊治评述】

该患儿出生后出现发绀，完善心脏彩超提示完全型大动脉转位（SDD 型），继发孔房间隔缺损（中央型），室间隔缺损（肌部，小），动脉导管未闭，肺动脉高压。诊断明确，因患儿存在大的房间隔缺损、小的室间隔缺损，非完全依赖动脉导管开放维持循环，给予空氧混合仪低浓度吸氧，控制氧浓度。同时给予前列地尔静脉持续泵入，维持动脉导管开放，维持心功能，为手术创造机会。

完全性大动脉转位是新生儿期较常见的发绀型先天性心脏病，是一种严重的先天性心脏复杂畸形，发病率占先天性心脏病的 7% 左右，若不及时治疗，90% 于 1 岁内死亡。

1. **完全性大动脉转位的解剖特点与分类**　完全性大动脉转位是指主动脉和肺动脉对调位置，主动脉连接右心室；而肺动脉连接左心室，使静脉血回右房、右室后出主动脉又到全身，而氧合血由肺静脉回左房、左室后仍出肺动脉进肺，使体循环与肺循环形成两个并行无效循环。患者必须依靠心内交通（卵圆孔未闭、房间隔缺损、室间隔缺损）或心外交通（动脉导管未闭、侧支血管）进行血流混合，方能暂时存活。根据合并畸形位置，可分为室间隔完整型、室间隔完整伴左室流出道狭窄、伴大型室间隔缺损或单心室，或动脉导管未闭、伴大型室间隔缺损和左室流出道狭窄。

2. **完全性大动脉转位的临床表现**　临床以发绀最为常见，1/2 患儿出生时即存在，绝大多数始于 1 个月内。发绀为全身性，吸氧后不能改善。出生后心脏杂音并不明显，可能有单一的、响亮的第二心音，是出自靠近胸壁的主动脉瓣关闭音，若伴有大的室间隔缺损或大的动脉导管，则可听到相应畸形所产生的杂音。X 线检查，出生时无明显改变，出现心力衰竭后可出现心脏增大。由于主、肺动脉干常呈前后位排列，因此胸正位片可见大动脉阴影狭小，肺动脉略凹陷，心蒂小而心影呈"蛋形"。新生儿期心电图可无特殊改变。超声心动图是诊断完全性大动脉转位的常用方法，若二维超声显示房室连接正常，心室大动脉连接不一致，主动脉发自右心室，肺动脉发自左心室，则可建立诊断，同时可对血流动力学进行评估。

3. **完全性大动脉转位的治疗**

（1）外科治疗：诊断明确应早期进行手术。完全性大动脉转位伴室间隔完整者主张出生后 1 个月内进行大动脉转换术，最佳手术时机为出生后 1～2 周。伴有室间隔缺损但无左室流出道梗阻的患儿，应在出生后 1 个月内进行大动脉转换加室间隔缺损修补术。伴有室间隔缺损、肺动脉口梗阻并有严重低氧血症的新生儿，可先行体-肺动脉分流术，待 1～2 岁后再行二期手术。对发绀严重，体-肺循环交通小的新生儿可先进行房间隔造口术，伴大型室间隔缺损、早期发生难治性心力衰竭者可做肺动脉环束术，锻炼左室心肌发育。

（2）内科治疗：内科治疗的目的在于缓解缺氧状态、改善心功能、维持内环境平衡和防治感染，为进一步手术创造条件。

【典型图表】

术前为患儿行心脏彩超检查，声像示：房间隔中部回声脱失，室间隔左偏移，肌部回声中断；房室水平双向分流（表8-5-1）。

表8-5-1　超声心动图报告单

姓名：×××婴儿	ID号：××××××	检查号：109-689
性别：女	病案号：××××××	图像质量：
年龄：24日	床号：53	使用仪器：Philips IE33

心脏测量（mm）		多普勒测量（m/s）		心功能测量	
主动脉根内径	8/10/9	主动脉瓣	8	左室舒张末容积（ml）	7
左房内径	11	肺动脉瓣	1.5	左室收缩末容积（ml）	2
室间隔厚度	4	二尖瓣（E/A）	0.9/0.9	EF（Telch）	0.68
左室舒张末内径	16	三尖瓣（E/A）	0.8/1	FS（Telch）	0.35
左室收缩末内径	10	降主动脉		SV（ml）	5
左室后壁厚度	4	组织多普勒测量（cm/s）		HR（bpm）	142
右室内径	14	MV（Ea/Aa/S）	6/10/7		
肺动脉内径	7	IVS（Ea/Aa/S）	4/7/5		
右房内径		TV（Ea/Aa/S）	9/10/8		
瓣环（T/M）					

超声描述：

心脏位置正常，心房正位，心室右袢。

各房室内径正常。

房室连接一致。

房间隔中部回声脱失约9mm。　　　　　┌─────────┐
　　　　　　　　　　　　　　　　　　│ 室间隔偏移 │
　　　　　　　　　　　　　　　　　　└─────────┘
室间隔居中，略偏左，肌部回声中断约2mm，距主动脉瓣13mm。

左室壁运动尚可。

主动脉位于右前，起源于解剖右心室；肺动脉位于左后，起源于解剖左心室。

各瓣膜形态、结构、启闭未见明显异常。

主动脉弓降部未见异常。

主动脉峡部与肺动脉间探及导管，肺动脉端内径3.8mm，主动脉端内径5mm，长约5mm。

主动脉内径7.1mm。

多普勒检查：

室水平探及右向左为主的双向分流，右向左流速2.5m/s，左向右流速0.9m/s。

房水平探及双向分流。

三尖瓣微量反流；

二尖瓣微量反流；

动脉水平可见左向右为主的双向分流。

超声提示：

先天性心脏病

完全型大动脉转位（SDD型）

继发孔型房间隔缺损（中央型）

室间隔缺损（肌部，小）

动脉导管未闭

左功收缩功能正常

（夏艳秋　朱俊丞　魏　兵）

参 考 文 献

[1] 邵肖梅, 叶鸿瑁, 丘小汕. 实用新生儿学[M]. 4 版. 北京: 人民卫生出版社, 2013: 548-550.

[2] 魏克伦, 魏兵, 于军, 等. 出生缺陷与精准医疗[M]. 北京: 科学出版社, 2020: 185-190.

[3] 张兴, 闫军. 完全性大动脉转位的治疗进展[J]. 心血管病学进展, 2015 (1): 11-15.

[4] 余波, 林振浪, 李莎莎, 等. 前列腺素 E_1 治疗新生儿完全性大动脉转位的疗效[J]. 中华实用儿科临床杂志, 2007, 22 (1): 57-58.

[5] 洪小杨, 周更须, 许煊, 等. 完全性大动脉转位重症新生儿临床综合救治策略[J]. 中华实用儿科临床杂志, 2013, 28 (1): 65-68.

[6] Bonnet D. Early clinical results of the telemetric adjustable pulmonary artery banding FloWatch-PAB[J]. Circulation, 2004, 110 (11-Suppl-1): II-158-II-163.

[7] 贝斐, 步军, 黄萍, 等. 新生儿发绀型先天性心脏病 156 例的早期诊治分析[J]. 中国实用儿科杂志, 2005, 20 (7): 404-406.

病例 6　间断发热，腹泻半个月余

[极早发型炎症性肠病]

【病例摘要】

患儿男, 29 日龄, 以"间断发热 18 日"为主诉入院。

患儿系 G_2P_1, 母孕 38^{+5} 周, 剖宫产娩出, 出生体重 3300g, 羊水、脐带及胎盘未见异常; Apgar 评分: 1 分钟 10 分, 5 分钟 10 分。出生后 12 日接触"感冒"家属后出现发热, 体温最高 39℃左右, 无寒战及抽搐, 同时伴有吐沫、呛奶、吃奶差及呼吸急促, 偶有咳嗽, 外院住院治疗。住院期间白细胞、CRP 均明显升高, 脑脊液未见异常, 血培养 2 次未见异常, 尿便培养未见异常, 胸部影像学检查考虑"肺炎", 曾给予头孢甲肟、红霉素治疗 9 日, 丙种球蛋白治疗 3 日, 头孢哌酮舒巴坦钠 (舒普深) 2 日, 美罗培南 (美平) 治疗 9 日。患儿仍有反复发热, 住院期间出现腹泻, 排黄色稀水便, 无黏液及脓血, 每日 10 余次。为求进一步诊治转入我院。入院时奶量 70ml/次, 吸吮有力, 时有吐奶, 尿量正常。

孕母第 1 胎自然流产, 此次孕期定期产检, 否认高血压、糖尿病病史, 否认肝炎、结核等传染病接触史, 否认遗传病病史, 否认妊娠期发热、腹泻等病史。孕 4 个月时化验解脲脲原体 DNA 阳性、柯萨奇病毒阳性, 均未予特殊处置, 抗核抗体阳性, 曾服阿司匹林治疗。

入院时查体: T 37.8℃, P 160 次/分, R 48 次/分, BP 62/43mmHg, Wt 3250g, 未吸氧下经皮血氧饱和度可维持正常; 神志清楚, 弹足 3 次哭声响亮, 自主呼吸平稳, 周身皮肤苍白; 前囟平坦, 约 1.5cm×1.5cm, 张力不高; 口腔内可见 3 处 1.0cm×1.0cm 大小溃疡, 双肺听诊呼吸音粗, 可闻及少许痰鸣音; 心音有力, 律齐, 胸骨左缘第 2~3 肋间可闻及 II 级收缩期杂音, 无传导; 腹软不胀, 未触及包块, 肝肋下 1.5cm, 质软, 脾肋下未及, 肠鸣音正常, 睾丸已降; 肢端温暖, CRT 3 秒, 四肢肌张力正常; 觅食、吸吮、吞咽、拥抱、握持反射正常引出。

辅助检查: 入院后白细胞、中性粒细胞百分比及 CRP 趋势见图 8-6-1。其他化验检查, 血培养阴性, 免疫球蛋白 E 194.7U/ml (<100U/ml), 食物、呼吸过敏原检测正常, 淋巴细胞亚群正常, 微量元素钙、锌、铜正常, 肝功能、肾功能基本正常, 血气离子分析正常, 便常规隐血阳性, 便培养阴性。

【诊治经过】

（一）病例特点

新生儿期起病，出生时无症状，10 余日后出现发热及腹泻，伴有口腔溃疡，腹泻逐渐加重，出现腹胀。中性粒细胞百分比及 CRP 持续增高，抗生素及常规止泻治疗效果不佳。禁食后腹泻未见好转。实验室检测提示持续增高的中性粒细胞百分比及 CRP。

（二）诊断及鉴别诊断

1. 入院诊断　①新生儿败血症：患儿反复发热病史，中性粒细胞百分比、白细胞及 CRP 明显增高；②新生儿腹泻病：患儿排黄色稀水便，每日 10 余次。

2. 疾病鉴别　患儿新生儿期起病，出生后 10 余日出现发热及腹泻，伴有口腔溃疡，应注意鉴别如下疾病。

（1）感染性腹泻：本病可由多种细菌、病毒及真菌引起。感染源可由孕母引导或经污染的乳品、水、乳头或食具等直接进入消化道，或由成人带菌者传播，也可由全身感染经血行传播进入肠道。临床症状与感染病原体的种类相关，轻型病例主要表现为一般消化道症状，可出现轻度脱水及酸中毒；重度病例全身症状较重，短时间内即出现脱水、酸中毒及电解质紊乱。细菌性肠炎，早期大便培养阳性率较高，轮状病毒性肠炎也可以进行检测。本例患儿便培养及轮状病毒检测均未见异常，补液治疗及控制感染无效，因此考虑感染性腹泻的可能性不大。

（2）抗生素相关性腹泻（AAD）：本例患儿早期起病时表现为发热，且有"肺炎"症状，感染相关指标明显增高，曾给予较长时间抗生素治疗。应用抗生素后肠道生理菌群受抑制而减少，正常菌群功能紊乱，也可直接引起肠黏膜损伤，进而导致腹泻。AAD 严重者可出现假膜性肠炎、出血性结肠炎和爆发性结肠炎，临床症状较重，目前无权威性抗生素相关性腹泻诊断标准。本例患儿早期曾怀疑 AAD，但给予停用抗生素、禁食、应用微生态制剂等对症治疗无好转，腹泻及腹胀进一步加重，因此考虑 AAD 可能性不大。

（3）非感染性腹泻：原发性或继发性某种消化酶缺乏、免疫反应或免疫缺陷等原因均可导致新生儿期出血、腹泻，可能表现为迁延或反复发作的腹泻。临床上常见的如糖类不耐受（乳糖不耐受症、葡萄糖-半乳糖不耐受症、继发性双糖不耐受症等）、蛋白吸收障碍或不耐受（牛奶蛋白过敏、肠激酶缺乏症等）均可引起腹泻。本例患儿无论使用特殊配方奶粉还是禁食治疗均无效，因此考虑不耐受引起腹泻的可能性较小。

（4）先天性失氯性腹泻（CLD）及先天性失钠性腹泻（CSD）：CLD 也称 Darrow Gamble 综合征，是一种少见的家族性常染色体隐性遗传性疾病。①CLD 是由于回肠和结肠上皮刷状缘顶端选择性缺乏 Cl^-/HCO_3^- 所致。通常在出生后第 1 天即有腹胀和排黄色水样便，很快发生低氯、低钾、低钠血症、失水及代谢性碱中毒。②CSD 也是常染色体隐性遗传性疾病，属于分泌性腹泻病，主要由于小肠上皮细胞刷状缘的 Na^+/H^+ 交换器的遗传缺陷所致。临床症状与 CLD 极为相似，不同之处在于患儿粪便中丢失的不是 Cl^- 而是 Na^+，表现为酸中毒而不是碱中毒。本例患儿无离子紊乱及明显的代谢性酸中毒或碱中毒改变，因此不考虑这两种疾病。

（5）炎症性肠病（IBD）：IBD 是指特发性、慢性炎症性肠道疾病，青少年常见，新生儿期发生 IBD 较少。新生儿期 IBD 主要表现为腹泻、发热、血便、体重不增、口腔溃疡等。实验室检查可有白细胞及 CRP 增高，血红蛋白下降等。本例患儿有腹泻、发热及口腔溃疡表现，高度怀疑本病，病理及基因学检测可明确诊断。

（三）治疗经过

入院后给予患儿去乳糖、部分水解蛋白奶粉喂养，蒙脱石散止泻，益生菌调节肠道菌群，头孢吡肟抗感染及补液、营养支持等对症治疗。患儿仍有反复发热，且腹泻逐渐加重，考虑患儿不能除外抗生素相关性腹泻，头孢吡肟使用 5 日后停用，同时更换为氨基酸奶粉喂养，腹泻仍无好转，逐渐出现腹胀，给予禁食，静脉营养支持治疗。住院第 11 天，腹胀明显，持续发热，感染指标进行性增高，自主呼吸差，给予胃肠减压、机械通气治疗，美罗培南抗感染治疗。住院 2 周时，高度腹胀，完善 X 线腹部平片、超声等检查，诊断肠梗阻。新生儿外科行剖腹探查手术，术中见全部小肠呈粟粒样米粒大小溃疡改变，多处溃疡面已完全穿孔并有大量白色脓样分泌物溢出，外科手术无法纠正或切除，清洗腹腔后返回病房。住院 3 周胃肠减压中持续引出黄绿色液体，高度腹胀，家属要求退院，放弃治疗。

（四）确定诊断

患儿出生后逐渐出现发热、腹泻及口腔溃疡等表现，抗感染及止泻等治疗无效；早期白细胞增高，中性粒细胞百分比及 CRP 持续增高，对抗感染治疗无效；外科手术中可见全部小肠呈粟粒样米粒大小溃疡改变；基因学检测提示患儿存在 *IL10RA* 基因杂合突变（c.301C＞T，c.421G＞A），父亲 *IL10RA* c.421G＞A，母亲 *IL10RA* c.301C＞T，关联疾病为炎性肠病 28 型。

（五）最终诊断

极早发型炎症性肠病（very early onset inflammatory bowel disease，VEO-IBD）。

【临床思路及诊治评述】

患儿新生儿起病，早期发热，感染指标明显增高，但血培养及其他体液培养均为阴性，抗感染治疗无效。后出现腹泻，且逐渐加重并开始伴有腹胀，更换奶粉、禁食、停用抗生素、止泻及微生态治疗均无效。在此期间，未出现明显的钠离子、氯离子异常及代谢紊乱，因此考虑感染性腹泻、抗生素相关性腹泻、喂养不耐受所致腹泻、失氯或失钠性腹泻可能性不大，结合其口腔溃疡表现，考虑炎症性肠病（inflammatory bowel disease，IBD）可能性。

IBD 发病高峰在青少年，但儿童发病率有上升趋势，婴儿期 IBD 占儿童期的 1%左右，出生前 3 个月发病的占 0.25%。随着内镜及基因学的进展，新生儿期 IBD 的诊断逐渐增加。

1. IBD 的临床表现　儿童期 IBD 主要表现为发热、腹泻、腹痛及血便。新生儿因其自身特点以发热及腹泻更多见，可有血便、口腔溃疡及贫血等临床表现。在新生儿 IBD 中，白细胞、中性粒细胞百分比及 CRP 可有不同程度的增高，考虑其增高程度可能与疾病严重程度相关。

2. IBD 的诊断手段　①内镜检查：内镜检查对于诊断 IBD 有着重要地位。近年来，新生儿临床消化内镜检查的广泛应用使新生儿 IBD 确诊率明显提高。本例遗憾之处是因为患儿高度腹胀及家属意愿，未能进行内镜检查。但该患儿外科手术中发现肠道广泛性溃疡改变。②基因筛查：新生儿 IBD 与遗传及易感基因关系密切，26%～42%患者有家族史。2010 年研究发现 IL-10信号转导异常可能引起新生儿期发病。目前新生儿 IBD 以 *IL-10RA* 基因突变为主突变位点较为常见，此型常规治疗效果较差。对于该类型新生儿 IBD，应做到早筛查、早诊断，尽早进行造血干细胞移植。

3. IBD 的治疗　IBD 治疗措施主要包括营养支持、药物治疗及手术治疗。①常规治疗：通常为部分或全部静脉营养支持治疗，合并感染者给予抗感染治疗。②药物治疗：主要的治疗药物为糖皮质激素，包括氢化可的松、泼尼松、甲泼尼龙等。免疫抑制药用于激素无效或依赖的患者。③手术治疗：IBD 发生肠道并发症，如肠梗阻、肠穿孔、消化道出血、中毒性结肠炎等需要急诊手术处理。④自体造血干细胞移植：作为难治性病例最后的有效治疗手段。

4. 疑诊 IBD 的临床症状　当临床出现以下症状时应高度注意炎症性肠病的可能：①反复腹泻、发热、血便的患儿；②具有一级或二级家属家族史；③伴有贫血、口腔溃疡、体重不增等表现；④实验室检查中性粒细胞百分比、CRP 明显增高，无明显失氯或失钠表现。

【典型图表】

1. 入院后监测患儿白细胞、中性粒细胞百分比及 CRP，变化趋势见图 8-6-1。

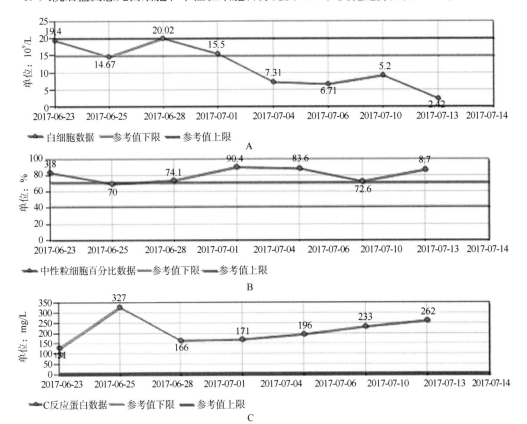

图 8-6-1　患儿住院期间白细胞、中性粒细胞百分比及 CRP 变化趋势

A. 白细胞变化趋势；B. 中性粒细胞百分比变化趋势；C. C 反应蛋白（CRP）变化趋势

2. 基因学检测提示患儿 *IL-10RA* 基因存在 c.421G＞A 杂合突变，其源于患儿父亲（图 8-6-2）。

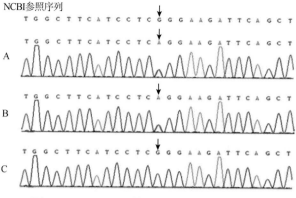

图 8-6-2 *IL-10RA* 基因 c.421G 位点突变情况

A. 患儿存在 *IL10RA* 基因突变（c.421G＞A）；B. 患儿父亲存在 *IL10RA* 基因突变 c.421G＞A；C. 患儿母亲此基因位点正常

3. 基因学检测提示患儿 *IL-10RA* 基因存在 c.301C＞T 杂合突变，其源于患儿母亲（图 8-6-3）。

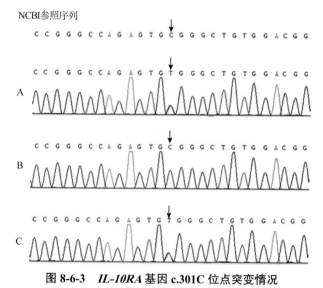

图 8-6-3 *IL-10RA* 基因 c.301C 位点突变情况

A. 患儿存在 *IL10RA* 基因突变（c.301C＞T）；B. 父亲此基因位点正常；C. 母亲存在突变 c.301C＞T

（陈 丹 毛 健）

参 考 文 献

[1] 张慧，李贵南，刘新晖，等. 新生儿溃疡性结肠炎一例[J]. 中华儿科杂志，2009，47（5）：393-394.

[2] 朱敏丽，林振浪，吴百威. 新生儿克罗恩病一例[J]. 中华儿科杂志，2010，48（6）：474-475.

[3] 李朝晖，康文清，张耀东，等. 新生儿炎症性肠病 2 例报告及文献复习[J]. 临床儿科杂志，2018，36（2）：121-125.

[4] 刘黎黎，汤泽中，周丛乐，等. 新生儿严重性肠病三例报道及文献学习[J]. 中华围产医学杂志，2015，18（2）：94-100.

[5] 林云峰，花少栋，王海红，等. 新生儿炎症性肠病七例临床分析[J]. 中华围产医学杂志，2016，19（7）：506-510.

[6] 许永彬，陈玉冰，曾萍，等. 白细胞介素 10 受体突变引起新生儿期炎症性肠病的发病机制及基因诊断[J]. 中华儿科杂志，2015，53（5）：348-354.

[7] De Bie CI，Buderus S，Sandhu BK，et al. Diagnostic workup of paediatric patients with inflammatory bowel disease in Europe：results of a 5-year audit of the EUROKIDS registry[J]. J Pediatr Gastroenterol Nutr，2012，54（3）：374-380.

[8] Shim JO，Seo JK. Very early-onset inflammatory bowel disease（IBD）in infancy is a different disease entity from adut-onset IBD；

one form of interleukin-10 receptor mutations [J]. J Hum Genet，2014，59（6）：337-341.

[9] Ruemmele FM. Pediatric inflammatory bowel disease coming of age [J]. Curt Opin Gastroenterol，2010，26（4）：332-336.

病例 7 皮肤松弛、干燥，容貌特殊

［皮肤松弛症］

【病例摘要】

患儿男，出生后 10 分钟，以"发现发育异常，气促 10 分钟"为主诉入院。

患儿系 G_2P_1，母孕 39^{+3} 周，因母亲多发子宫肌瘤、妊娠期糖尿病剖宫产娩出，羊水、脐带及胎盘未见异常；Apgar 评分：1 分钟 8 分（呼吸-1 分，肤色-1 分），5 分钟 8 分（呼吸-1 分，肤色-1 分）。患儿出生后被发现头颅比例增大，前额突出，四肢短小，同时出现呼吸急促，为求进一步诊治入院。孕母妊娠期定期产检，有妊娠期糖尿病病史，皮下注射胰岛素维持血糖正常；孕 18 周起有甲状腺功能减退病史，口服左甲状腺素钠片（优甲乐）治疗。否认高血压病史，否认肝炎、结核等传染病接触史，否认遗传病病史，否认孕期发热、腹泻等病史；上一胎因怀疑成骨发育不全，40 周时引产。

入院时查体：T 36.8℃，P 120 次/分，R 65 次/分，BP 65/42mmHg，Wt 2540g，未吸氧下经皮血氧饱和度可维持 88% 左右；周身皮肤松弛、干燥；神志清楚，反应一般；自主呼吸促，三凹征（+）；头颅比例增大，头部向左侧歪斜，前额突出，颅缝增宽，前囟平坦，约 3cm×4cm，后囟约 5cm×6cm，张力不高，眼裂小，眼球内陷，嘴不能闭合；双肺听诊呼吸音清，未闻及明显干湿啰音；心音有力，律齐，未闻及病理性杂音；腹软不胀，未触及包块，肝脾肋下未及，肠鸣音正常，脐带结扎完好，无渗出，睾丸未降；肢端凉，CRT 5 秒，四肢短小，四肢肌张力减低，腘角 120°；觅食、吸吮、吞咽、拥抱、握持反射正常引出。

辅助检查：入院后化验血糖正常；血气分析示 pH 7.237（7.35~7.45），PCO_2 46.1mmHg（35~45mmHg），PO_2 114.1mmHg（60~80mmHg），LAC 4.6mmol/L（1.0~1.7mmol/L），BE -8.28mmol/L（-6~6mmol/L），血氨 102.8μmol/L（11~32μmol/L），血清 Ca^{2+} 正常；TORCH- IgM 检测均为阴性。胸部 DR 提示双肺透过度轻度降低，右肺可见叶间积液。左肱骨 X 线片示左肱骨远端骨折可能大；左股骨 X 线片示左股骨近端骨折不除外，股骨中段密度略减低（后请小儿骨科会诊阅片考虑无骨折改变）。眼底照相无异常，听力筛查及脑干听觉诱发电位检查正常。头部磁共振检查正常。

【诊治经过】

（一）病例特点

患儿出生后即发现发育异常，主要表现为张口容貌，囟门大，巨头畸形，斜颈，眼球内陷，皮肤松弛、干燥，四肢短小。此外患儿存在轻度呼吸困难。胸部 DR 提示双肺透过度下降，可见叶间积液。长骨 DR 检查怀疑骨折，后经骨科医师会诊除外骨折，但可见骨质疏松。

（二）诊断及鉴别诊断

1. 入院诊断　①先天性发育异常：患儿出生后被发现张口容貌，囟门增大，巨头，斜颈，

眼球内陷，皮肤松弛、干燥，四肢短小等发育异常表现；②新生儿湿肺：出生后存在轻度呼吸困难，需要吸氧，X 线胸片符合湿肺表现。

2. 疾病鉴别　患儿特殊容貌，伴有其他发育异常，应考虑与如下疾病进行鉴别。

（1）成骨发育不全（OI）：又称为脆骨病或脆骨-蓝巩膜-耳聋综合征，其总发病率约为 1/25 000。临床表现是以骨脆性增高、结缔组织异常为特点，具有明显的遗传异质性。不同的基因突变导致的 OI 患者在表型上呈连续性变化区间，可表现为正常、身材矮小、严重畸形、多发性骨折或进行性骨折，甚至胎儿围生期死亡。本例患儿存在四肢短小及骨质疏松表现符合 OI，且上一胎因怀疑成骨发育不全 40 周时引产。但患儿除骨骼发育异常外，还伴有其他发育异常不符合，最终依靠基因检测鉴别。

（2）Ehlers-Danlos 综合征：主要表现为皮肤弹性过度（拉长后立即弹回）而非松弛，皮肤脆弱易受损，易出现皮下血管淤血、血肿、皮肤裂伤等，修复后形成瘢痕。皮肤外观基本正常。

（3）弹性纤维性假黄瘤：临床可表现为皮肤松弛，以颈两侧和皱褶处为明显，具有典型的特征性黄色斑或斑块，但面部外形一般正常。

（三）治疗经过

患儿主因发现发育异常及气促入院，未吸氧下经皮血氧饱和度可维持 88% 左右，自主呼吸促，X 线胸片考虑湿肺改变。给予 2L/min 氧气吸入，血氧可维持正常，后自主呼吸逐渐平稳，2 日后离氧。长骨 DR 不能除外骨折，请小儿骨科会诊阅片未见确切骨折迹象，但综合患儿遗传史及病史考虑成骨不全不除外，建议襁褓体位，减少四肢活动。入院后予以足月儿奶喂养，自行吃奶，喂养耐受，逐渐增加奶量。1 周后患儿生命体征平稳，自行吃奶好，尿便正常，达出院标准，准予出院。出院后基因回报考虑先天性皮肤松弛症。

（四）确定诊断

患儿出生后即发现发育异常，主要表现为张口容貌，囟门大，巨头畸形，斜颈，眼球内陷，皮肤松弛、干燥，四肢短小。查体见轻度呼吸困难。胸部 DR 提示双肺透过度下降，可见叶间积液。长骨 DR 可见骨质疏松。基因学检测提示患儿存在 PYCR1 基因杂合突变 c.264（exon3）-c.268（exon3）delCAGAC，c.197T（exon3）>C，母亲 PYCR1 c.264（exon3）-c.268（exon3）delCAGAC，其父亲 PYCR1 c.197（exon3）T>C，诊断为常染色体隐性皮肤松弛症。

（五）最终诊断

①皮肤松弛症；②新生儿湿肺。

【临床思路及诊治评述】

患儿出生后即发现四肢短小，且上一胎因怀疑成骨发育不全 40 周时引产，因此入院初期高度怀疑成骨发育不全，但同时存在疑问，因该患儿存在容貌异常等多种表现，尤其存在皮肤松弛、干燥，故认为不能除外皮肤松弛症诊断，最终完善基因学检测证实。结合遗传学规律，考虑上一胎诊断先天性皮肤松弛症的可能性更高。

皮肤松弛症（cutis laxa，CL）系指皮肤弹性纤维先天性发育缺陷引起的以皮肤松弛下垂为特征的疾病，可呈家族聚集，为罕见疾病。

1. CL 的临床特征与分类　CL 通常在出生时或出生后头几个月发病，表现为皮肤渐渐松弛、下垂、皱褶，随着症状的加重，可累及全身皮肤，但以颈、面和皮肤褶皱部位最为明显。皮肤松弛的程度与年俱增，终身不恢复正常，最后小儿的容貌宛如老人。CL 是一种罕见的结缔组织疾病，具有遗传异质性，分为常染色体显性、X 连锁隐性和常染色体隐性遗传。①常染色体显性遗传性 CL：多为良性疾病，通常病情较轻，以典型的面部改变和全身性的皮肤松弛形成皱褶为特征，主要累及皮肤，极少有系统性受累，一般不影响寿命。②常染色体隐性遗传性 CL：受累器官及严重性表现为高度异质性。最常见类型为Ⅰ型常染色体隐性遗传性皮肤松弛症，是一类特殊的伴有典型重度肺气肿和致死性血管病变的疾病。Ⅱ型常染色体隐性遗传性皮肤松弛症是一类伴有发育延迟、智力缺陷和骨骼异常的综合征。Ⅲ型常染色体隐性遗传性皮肤松弛症常表现为头发稀少、角膜异常、宫内发育迟缓和皮肤松弛症等早衰外观为特征。③X 连锁遗传性皮肤松弛症：主要表现为皮肤松弛、关节过度伸展、膀胱憩室和枕骨特征性膨大。

2. CL 的病因　吡咯-5-羧酸还原酶 1（PYCR1）基因突变最近被确认与Ⅱ型皮肤松弛症相关，PYCR1 位于线粒体中，催化脯氨酸合成的最后一步，在骨骼和皮肤中高度表达。根据临床特征，患儿表现出典型的此类型皮肤松弛症表现，包括皮肤松弛、畸形特征、骨骼异常等。但本例患儿母系遗传为常染色体隐性遗传Ⅲ型，父系为Ⅱ型，其中母系 PYCR1 c.264（exon3）-c.268（exon3）delCAGAC 目前无收录，考虑患儿为 CL 诊断明确，但具体类型需进一步观察临床表现以明确。

3. CL 尚无特殊治疗　若无严重的并发症，多数预后良好。目前对于皮肤松弛症尚缺乏有效的药物治疗，对皮肤过度松弛影响生活质量和美容的可行整形手术。但有时手术后，在切除部位又出现新的松弛性皮损。该病预后取决于遗传类型，显性遗传型主要为皮肤损害，预后较好；隐性遗传型伴多脏器损害，受累者常于年轻时死亡。

【典型图表】

1. 基因学检测示 PYCR1 基因发现 c.264（exon3）- c.268（exon3）delCAGAC 基因突变，其突变源于患儿母亲（图 8-7-1）。

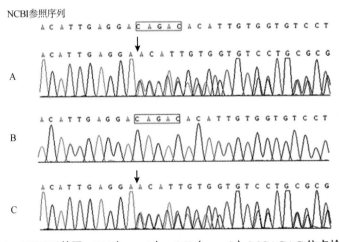

图 8-7-1　PYCR1 基因 c.264（exon3）-c.268（exon3）delCAGAC 位点检测情况

A. 患儿存在 c.264（exon3）-c.268（exon3）delCAGAC 基因突变；B. 父亲此基因位点正常；C. 母亲存在基因突变 c.264（exon3）-c.268（exon3）delCAGAC

2. 基因学检测示 *PYCR1* 基因发现 c.197T（exon3）位点基因突变，其突变源于患儿父亲（图 8-7-2）。

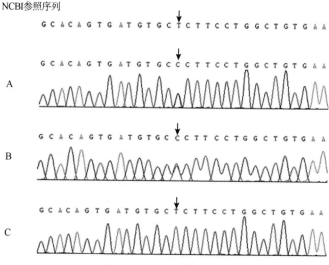

NCBI参照序列

A

B

C

图 8-7-2 *PYCR1* 基因 c.197T（exon3）位点检测情况

A. 患儿存在 c.197T（exon3）>C 基因突变；B. 父亲存在 c.197T（exon3）>C 基因突变；C. 母亲此基因位点正常

（陈 丹 毛 健）

参 考 文 献

[1] 王双燕. 先天性皮肤松弛症一例及文献回顾[J]. 中国优生与遗传杂志，2013，21（12）：123-124.

[2] 路顺. 遗传性皮肤松弛症的研究进展[J]. 中国麻风皮肤病杂志，2009，25（3）：197-199.

[3] Scherrer DZ, Baptista MB, Matos AH, et al. Mutations in PYCR1 gene in three families with autosomal recessive cutis laxa, type 2[J]. Eur J Med Genet，2013，56（6）：336-339.

[4] Steiner CE, Cintra ML, Mrques-de-Faria AP, et al. Cutis laxa with growth and development delay, wrinkly skin syndrome or gerodermia osteodysplastica: a report of two unrelated patients and literature review[J].Genet Mol Biol，2005，28（2）：181-190.

[5] Reversade B, Escande-Beillard N, Dimopoulou A, et al. Mutations in PYCR1 cause cutis laxa with progeroid features[J]. Nat Genet，2009，41（9）：1016-1021.

[6] Chen CP, Lin SP, Su YN, et al.Osteogenesis imperfecta type IV: Prenatal molecular diagnosis and genetic counseling in a pregnancy carried to full term with favorable out come[J].Taiwan J Obstet Gynecol，2012，51（2）：271-275.

病例 8　反复低血糖 11 日

［家族性高胰岛素低血糖症 6 型］

【病例摘要】

患儿女，14 日龄，以"反复低血糖 11 日"为主诉入院。

患儿系 G_1P_1，母孕 40^{+3} 周，剖宫产娩出，出生体重 3750g，羊水、脐带及胎盘未见异常，Apgar 评分不详。出生后第 4 日因少哭、少动、吃奶减少于外院入院治疗。当地监测血糖最低 1.2mmol/L，给予对症治疗，输注葡萄糖速度最高时 10mg/（kg·min），间断给予氢化可的松。糖牛奶喂养，2 小时 1 次，血糖仍不稳定，补充葡萄糖后最低血糖 2.3mmol/L，故家属为求进一步诊治转入我院。孕母妊娠期定期产检，否认高血压、糖尿病病史，否认肝炎、结核等传染病接触史，否认遗传病病史，否认妊娠期发热、腹泻等病史。

入院查体：T 36.6℃，P 142 次/分，R 42 次/分，BP 60/32mmHg，Wt 3900g，未吸氧下经皮血氧饱和度可维持正常；神志清楚，反应好，弹足 3 次哭声响亮，自主呼吸平稳；前囟平坦，约 1.0cm×1.0cm，张力不高；双肺听诊呼吸音清，未闻及明显啰音；心音有力，律齐，未闻及杂音；腹软不胀，未触及包块，肝脾肋下未及，肠鸣音正常，脐带已脱落，大阴唇已覆盖小阴唇；肢端温暖，CRT 3 秒，四肢肌张力正常，腘角 90°，觅食、吸吮、吞咽、拥抱、握持反射正常引出。

辅助检查：入院后空腹血糖、C 肽降低；空腹胰岛素水平增高；ACTH 31.60pg/ml（7.2～63.3pg/ml），皮质醇 0.498μg/dl（6.02～18.4μg/dl），生长激素 0.864ng/ml（0.014～5.219ng/ml），甲状旁腺激素 34.260pg/ml（15～65pg/ml），甲状腺功能三项正常；血常规、CRP 及肝肾功基本正常，TORCH-IgM 检测均为阴性，β-羟丁酸 0.12mmol/L（0.03～0.30mmol/L），血氨 171.3～232.0μmol/L（11～32μmol/L）。肾上腺超声未见异常，胰腺彩超及 CT 均未见异常；头 MRI 示双额叶多发片状稍长 T_1 稍长 T_2 信号影，头 DWI 未见异常，无典型低血糖脑损伤影像改变。听觉诱发电位提示患儿双耳听力诱发电位各波幅、潜伏期在正常范围；双眼闪光视力诱发电位正常。

【诊治经过】

（一）病例特点

新生儿早期发病，临床表现为反复发作的低血糖，不易纠正。持续高糖速及进食糖牛奶下血糖维持不佳，奥曲肽（天然生长抑素的八肽衍生物）早期有一定效果，很快出现效果下降，加用二氮嗪后血糖逐渐恢复到正常范围，后期逐渐停用奥曲肽及停止输注葡萄糖，进食"蔼儿舒"牛奶及口服二氮嗪维持血糖正常。入院时空腹血糖明显降低，胰岛素水平增高，血氨水平增高。

（二）诊断及鉴别诊断

1. 入院诊断　新生儿低血糖：出生后发现反复发作的血糖降低（<2.2mmol/L），高糖速供给下血糖维持不佳。

2. 疾病鉴别　患儿反复发作的低血糖，持续时间长，不易纠正，应考虑以下疾病，并加以鉴别。

（1）高胰岛素血症：暂时性的常见于糖尿病母亲的婴儿，这些婴儿有丰富的糖原和脂肪储备，孕母血糖增高，胎儿血糖随之升高，胎儿胰岛素代偿性增生，胰高血糖素增加，胰岛素-血糖激素分泌失衡及生后来自母亲的糖原中断，导致低血糖。本例患儿孕母否认糖尿病病史，可除外该原因。持续性的高胰岛素血症常见于胰岛细胞腺瘤和 Beckwith 综合征等。本例患儿胰腺超声及 CT 未见占位性病变，查体未见舌大、脐疝等发育异常表现，可除外上述疾病。调控胰岛素的关键基因突变也可以导致先天性高胰岛素血症，如 GLUD1 基因突变，可通过基因筛查确诊。

（2）内分泌及代谢性疾病：如新生儿半乳糖血症时可因血中半乳糖增加，葡萄糖相应减少。糖原贮积症的新生儿由于糖原分解减少，血中葡萄糖量降低。但新生儿期糖类代谢异常伴有黄疸、肝大、惊厥及肝功能异常表现，与本例患儿症状不符。此外，其他如甲状腺或肾上腺等先天性功能不全也可能影响血糖含量，本例患儿甲状腺功能三项检查正常，除外甲状腺功能不全。尽管皮质醇水平略降低，但 ACTH 正常，且肾上腺超声未见异常，且没有明显的失盐或生殖器等异常表现，因此考虑肾上腺功能不全的可能性不大。

（三）治疗经过

患儿因反复低血糖入院，入院后监测空腹血糖低于 2.2mmol/L（3.9～6.11mmol/L），给予输注葡萄糖浓度 12.5%，输注葡萄糖速度 8.5mg/（kg·min），血糖仍波动于 2.1～2.3mmol/L，间断应用 2 次氢化可的松（2.5mg/kg）提升血糖，血糖可维持在 2.3～6.4mmol/L。完善胰岛素（空腹）16.0mU/L（2.3～11.8mU/L），同期空腹血糖 1.47mmol/L。

入院第 2 日，原糖浓度下血糖最低 1.6mmol/L，给予间断推注 10% 葡萄糖后，经外周静脉穿刺中心静脉置管（peripherally inserted central venous catheters，PICC）穿刺术，提升糖浓度至 15%，输注葡萄糖速度 10.5mg/（kg·min），同时静脉输注奥曲肽（每次 3μg/kg，6 小时）抑制胰岛素释放，监测空腹血糖最低 2.2mmol/L，且奶后血糖升高不明显。第 3 日增加奥曲肽剂量至每次 5μg/kg，应用 3 日，期间血糖维持在 3～4mmol/L。应用第 4 天再次出现血糖降低，最低 2.2mmol/L（喂奶后 30 分钟血糖 2.4mmol/L）。复查血胰岛素、C 肽未见异常，给予提高葡萄糖输注速度至 12mg/（kg·min），血糖维持在 3.0～3.8mmol/L。因血糖维持不理想，完善胰腺彩超、CT 均未见异常，不支持胰岛素腺瘤等疾病所致的高胰岛素血症，考虑为难治性低血糖。完善基因检查，查找低血糖病因。应用奥曲肽 8 天时加用二氮嗪 7.5mg/（kg·d），每 8 小时 1 次，口服，血糖多数情况下维持 5.0～6.0mmol/L；停用奥曲肽，逐渐降低输糖速度，二氮嗪口服近 1 周时调整剂量为 5mg/（kg·d），每 12 小时 1 次，口服，空腹及餐后血糖均可维持在 3.5mmol/L 以上。

入院第 28 天，停全胃肠外营养（TPN）2 日，空腹及餐后血糖最低维持在 2.8～3.2mmol/L，增加二氮嗪剂量至 7.5mg/（kg·d），每 8 小时 1 次，口服，血糖维持在 3.0～4.0mmol/L。应用二氮嗪期间患儿无水肿、多毛等药物不良反应发生。后基因检测回报：发现 GLUD1 基因的 1 个变异，关联疾病为家族性高胰岛素低血糖症 6 型（父母检测无异常）。

为提高餐后血糖阈值，减低蛋白（亮氨酸）摄入，入院第 30 天改为含 10% 糖 "蔼儿舒" 奶喂养，餐后血糖均可维持在 3.5mmol/L 以上。患儿入院后体温正常，呼吸平稳，有易激惹，无抽搐，状态及反应好，监测感染指标正常。入院第 3 日曾出现发热，体温最高 38.3℃，伴有呼吸、心率增快，肤色苍白伴花纹，予哌拉西林钠他唑巴坦钠（特治星）抗感染 5 天。体温正常、呼吸平稳、肤色改善后，停抗生素。入院第 31 天，患儿出现鼻塞、咳嗽，呼吸平稳，经皮血氧饱和度维持正常，感染指标未见异常。给予雾化吸入、红霉素静脉应用 1 周，临床症状缓解后停用。感染期间患儿血糖无波动。

入院后给予静脉营养补充氨基酸及脂肪乳等物质，减少能量消耗，给予奶量 50ml/次，喂养间隔 3 小时，患儿吸吮缓慢。第 4 日更换为母乳喂养，奶量增长至 70ml/次，自行吸吮不完全，余奶量鼻饲喂养，喂养耐受。第 24 日，因母亲乳腺炎，更换为足月儿奶喂养。根据基因结果回报，第 30 日改为含 10% 糖 "蔼儿舒" 奶喂养；第 33 天，奶量 100ml/次，可完全经口摄入，拔除胃管，但吸吮力缓慢，分多次喂入。

入院第 39 天，含 10% 糖 "蔼儿舒" 奶经口喂养耐受，动态监测血糖维持正常，办理出院。嘱给予患儿低蛋白（主要亮氨酸饮食＜200mg/次）有利于维持血糖平稳，现国内配方奶无特定低亮氨酸配方，告知家长如有此类特殊配方奶，可转奶治疗；院外继续口服二氮嗪治疗 7.5mg/

（kg·d），每 8 小时 1 次，监测患儿尿量、体重增长情况，注意长期口服二氮嗪的不良反应，如水钠潴留、多毛等现象发生；随体重增长，调整二氮嗪剂量。

（四）确定诊断

新生儿早期发病，临床表现为反复发作的低血糖，不易纠正。基因检测发现 *GLUD1* 基因突变 c.1495（exon12）G＞C，父母正常。关联疾病为家族性高胰岛素低血糖症 6 型。

（五）最终诊断

家族性高胰岛素低血糖症 6 型。

【临床思路及诊治评述】

本例患儿主要的临床特征为顽固低血糖的发生，持续长时间高糖速输液效果不佳，且患儿为足月儿，单胎，无窒息及感染表现，孕母无妊娠高血压，可以除外早期过渡型、继发型、经典型或暂时性低血糖症，考虑严重反复发作性低血糖。此类型低血糖多见于先天性内分泌或代谢性疾病，如胰岛腺瘤、基因突变、糖类代谢障碍、甲状腺及肾上腺功能不全等。综合患儿临床症状及体征，结合实验室及影像学检查后，考虑患儿为基因突变引起的先天性高胰岛素血症可能性最大，基因检测明确诊断。

先天性高胰岛素血症（congenital hyperinsulinism，CHI）是由各种先天性病因导致胰岛素过量分泌而出现低血糖的病症，是婴幼儿和儿童持续性复发性低血糖的重要原因之一。

1. CHI 的关键病因与临床特点　持续性复发性低血糖主要由胰岛 β 细胞异常分泌胰岛素所致，活产儿中 CHI 的发生率为 1/50 000～1/30 000。参与调控胰岛素的关键基因突变是导致 CHI 的关键病因，*GLUD1* 基因突变已确认与 CHI 相关，一般呈散发性，编码蛋白质为谷氨酸脱氢酶，常染色体隐性或显性遗传，通常对二氮嗪治疗有效，临床表型为高胰岛素血症-高氨血症综合征。本例患儿血胰岛素升高，血氨 171.3～232.0μmol/L（高于正常值的 3 倍以上），β-羟丁酸 0.12mmol/L（低于 1.5mmol/L），表现为无嗜睡、呕吐、昏迷等症状的高氨血症及血酮体降低，支持高胰岛素血症-高氨血症综合征，二氮嗪治疗效果满意，符合基因诊断类型。

2. CHI 的治疗　新生儿期低血糖治疗的目标是减少低血糖对脑的损伤，避免低血糖脑病的发生。①葡萄糖：药物治疗中，首先保证葡萄糖的输注，多数患儿因浓度的要求需要留置 PICC 置管以维持必要的葡萄糖输注率。治疗成功的主要标准，是在无静脉输注葡萄糖或胰高血糖素的情况下，血糖维持在 3.3mmol/L 以上。②二氮嗪：钾通道开放药，是国外治疗 CHI 的首选药物，起始剂量通常为 5～25mg/（kg·d），分 3 次间隔 8 小时口服。因其半衰期，疗效评价多在 5 日后进行，常见不良反应如钠水潴留，随着剂量增加而增大。③奥曲肽：也是治疗高胰岛素血症的常用药物，但存在的问题是多数患儿在初期治疗效果良好，给药不久后引发快速耐受性。本例患儿即出现这种情况。奥曲肽常见的不良反应是肝酶升高，通常可自行缓解。④胰高血糖素：可动员肝糖原释放葡萄糖，升高血糖水平，但该药作用时间短，不宜长期使用。⑤外科手术治疗：适用于药物和饮食治疗无法维持正常血糖时，约 60% 的 CHI 患儿需要手术治疗。

3. CHI 的预后　本病预后取决于患儿疾病的类型及严重程度，最严重的并发症是脑损伤，一般情况下对二氮嗪治疗有效的患儿预后良好。本例患儿虽然无低血糖脑病表现，但患儿顽固性低血糖，需注意远期神经系统发育情况，如多动或注意缺陷、行为障碍、癫痫和学习障碍等。

【典型图表】

患儿住院期间空腹 C 肽、胰岛素及葡萄糖变化见图 8-8-1。

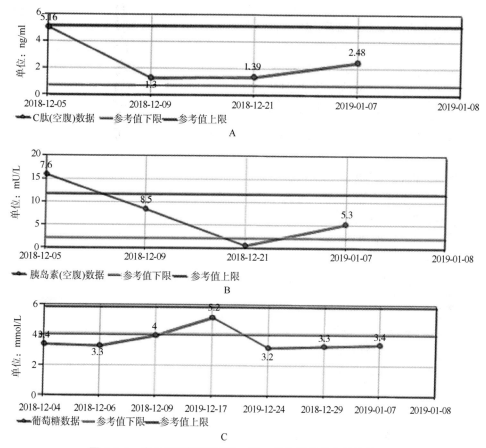

图 8-8-1　患儿住院期间空腹 C 肽、胰岛素及葡萄糖趋势图

A. C 肽（空腹）变化趋势；B. 胰岛素（空腹）变化趋势；C. 葡萄糖变化趋势

（陈　丹　毛　健）

参 考 文 献

[1] Stanley CA. Perspective on the genetics and diagnosis of congenital hyperinsulinism disorders[J]. J Clin Endocrinol Metab，2016，101（3）：815-826.

[2] Demirbilek H，Hussain K. Congenital hyperinsulinism：diagnosis and treatment update[J]. J Clin Res Pediatr Endocrinol，2017，30，9（Suppl 2）：69-87.

[3] Minakova E，Chu A. Congenital hyperinsulinism[J]. Pediatr Ann，2017，46（11）：e409-e414

[4] 罗飞宏. 先天性高胰岛素血症诊治进展[J]. 中华儿科杂志，2015，53（6）：468-470.

病例 9　尿少伴水肿 8 日

［Frasier 综合征］

【病例摘要】

患儿女，9 日龄，以"尿少伴水肿 8 日"为主诉入院。

患儿系 G_2P_2，胎龄 34 周，因羊水过少剖宫产娩出，出生体重 1990g，羊水 Ⅱ 度浑浊，黄绿色；脐带、胎盘未见异常；Apgar 评分：1 分钟 10 分，5 分钟 10 分。患儿出生后出现呼吸困难，逐渐加重，完善 X 线胸片提示右侧气胸，给予机械通气，第 3 天撤离呼吸机。8 日前出现尿少 [1.4ml/（kg·h）]，双下肢、背部水肿明显，化验血肌酐进行性增高，白蛋白明显降低，给予控制液体量、多巴胺[3～5μg/（kg·min）]治疗 5 日，呋塞米（2mg/kg，每 6 小时 1 次）5 日，白蛋白（每次 1g）2 日，头孢哌酮钠舒巴坦钠（舒普深）抗感染治疗 5 日。病情无好转，为求进一步诊治转入我院。患儿病来精神状态欠佳，出生后母乳喂养，目前奶量每次 15ml，喂养耐受，大便正常。母妊娠期定期产检，产前应用 2 次地塞米松促进胎肺成熟，其母为甲状腺功能减低；否认既往高血压、糖尿病病史，否认肝炎、结核、艾滋病、梅毒等传染病接触史，否认遗传病病史，否认妊娠期发热、腹泻等病史。

入院查体：T 36.5℃，P 140 次/分，R 40 次/分，BP 82/58mmHg，Wt 2165g，未吸氧下经皮血氧饱和度 92%；神志清楚，反应可，哭声响亮，周身皮肤苍白，前囟平坦，约 2.0cm×2.0cm，张力不高；呼吸平稳，胸廓对称，三凹征（－），双肺听诊呼吸音弱，未闻及明显干湿啰音；心音有力，律齐，未闻及病理性杂音；腹软稍胀，未触及包块，肝肋下 1cm，质软，脾肋下未及，肠鸣音正常，脐带结扎完好，无渗出，大阴唇未覆盖小阴唇；肢端温，CRT 3 秒，四肢肌张力弱，双下肢及足背水肿，腘角 110°；觅食、吸吮、吞咽、拥抱、握持反射不能正常引出。

辅助检查：入院后监测血气分析，酸碱度基本正常，钙离子水平持续降低。血常规显示白细胞 12.05×10⁹/L，红细胞 2.6×10¹²/L，血红蛋白 89g/L，血小板 341×10⁹/L。CRP 正常，TORCH-IgM 检测均为阴性；肝功能示白蛋白 13.1g/L（35～53g/L），肾功能示尿素氮 15.5mmol/L（2.5～7.2mmol/L），肌酐 246.3μmol/L（45～84μmol/L）；肾小管功能测定示尿微量白蛋白＞864mg/dl（0～1.9mg/dl），尿 α₁-微球蛋白 56.3mg/dl（0～1.25mg/dl），尿转铁蛋白 89.4mg/dl（0～0.2mg/dl），尿免疫球蛋白 G 17.2mg/dl（0～0.8mg/dl），尿液 N-乙酰-β-D-氨基葡萄糖苷酶（UNAG）＞200U/L（0～11.5U/L）。尿常规示隐血（++），尿蛋白（++++），葡萄糖（+++）。24 小时尿蛋白定量 0.99g/d（0～0.15g/d）。血生化示三酰甘油 3.98mmol/L（0.4～1.69mmol/L），胆固醇 8.85mmol/L（3.36～5.69mmol/L）。肾超声提示双肾位置正常，左肾大小约 4.8cm×2.4cm，右肾大小约 4.7cm×2.4cm，肾实质回声普遍增强，皮髓质界线模糊，集合系统未见分离，双肾区未见明显占位性病变，符合双肾弥漫性损伤改变。

【诊治经过】

（一）病例特点

患儿为早产儿，出生后即起病，表现为尿量逐渐减少至无尿，水肿，白蛋白降低，高脂血症及大量蛋白尿，符合先天性肾病表现；同时早期出现血尿素氮及肌酐增高，提示肾功能不全，需要系统检查肾病理及基因学表现，以明确诊断。

（二）诊断及鉴别诊断

1. 入院诊断　①急性肾功能不全，终末肾期：患儿尿量明显减少，入院当天尿量＜1ml/（kg·h），血清肌酐≥88μmol/L，BUN≥7.5mmol/L；②先天性肾病综合征：尿蛋白明显增高，血浆白蛋白明显降低，胆固醇增高。

2. 疾病鉴别　患儿新生儿期起病，以少尿、水肿、低白蛋白及蛋白尿为临床主要特点，迅速进展为肾功能不全，提示为肾病变，需要考虑以下疾病类型并加以鉴别。

（1）芬兰型先天性肾病综合征：又称婴儿小囊性病，是先天性肾病综合征中最多见的一种。该疾病致病基因为 *NPHS1*（19q13.1），编码 nephrin 是肾小球上皮细胞足突之间裂隙膜的重要组成部分。在芬兰，94%的 *NPHS1* 的基因突变为 Fin-主要型（Fin-major）和 Fin-次要型（Fin-minor）。这两种突变可使 nephrin 表达缺失，引起严重的临床症状。本病属常染色体隐性遗传，亚洲人少见。患儿在宫内即出现症状，新生儿低体重，出生后不久即出现严重的肾病综合征，迅速发展为肾小球硬化，激素和免疫抑制药无效，新生儿多于产后 6 个月内死于严重的并发症。可通过基因诊断与其他的新生儿肾病综合征鉴别。

（2）先天性肾病综合征，常染色体隐性遗传的激素抵抗型：致病基因为 *NPHS2*（1q25～32），编码 podocin，与 Nephrin 共同构成裂隙膜。患儿多在 3 个月到 5 岁时出现肾病综合征。肾病理显示早期为微小病变样改变，随后可出现局灶节段性肾小球硬化。类固醇激素治疗无效，出现症状后，迅速进展到终末期肾衰竭，移植后很少复发。对具有该型临床特点的患儿应进行基因突变筛查明确诊断。

（3）Frasier 综合征（Frasier syndrome，FS）：该综合征与 *WT1*（11p13）基因突变有关，患者几乎均为突变杂合子。*WT1* 基因定位于编码一种转录因子，该转录因子在肾和性腺的发育中起关键作用。肾的症状多在出生后或几个月内发生，特征性的改变为系膜区硬化。到目前为止，肾移植是唯一有效的治疗手段。

（4）继发性肾病综合征：可继发于先天性梅毒、肾静脉血栓、巨细胞感染及弓形虫病等。临床表现与先天性肾病综合征相似，通常伴有其他病原学相关临床症状，本例患儿实验室检查除外上述疾病所致肾病。

（三）治疗经过

患儿入院后持续无尿、周身水肿、血压增高，尿蛋白（++++），血清白蛋白降低，血尿素氮、肌酐升高（肌酐高达 246.3μmol/L），24 小时尿蛋白定量升高，肾小管功能测定明显异常，规律监测血气提示低钠、低氯、低钙，血钾正常。限制入液量至 100ml/（kg·d）（葡萄糖生理盐水）补液，早产儿奶喂养，葡萄糖酸钙口服补钙，呋塞米静脉滴注（每 12 小时 1 次）利尿，间断输注白蛋白、红细胞、血浆各 1 次支持治疗。建议行腹膜透析及肾穿刺活检，多次向家属交代相关事项，但家属拒绝。患儿住院期间尿量无增加，水肿及高血压无改善，完善泌尿系彩超提示双肾弥漫性损伤。家属拒绝进一步治疗，要求出院。

（四）确定诊断

患儿为早产儿，出生后即起病，表现为尿量逐渐减少至无尿，水肿，白蛋白降低，高脂血症及大量蛋白尿，同时出现尿素氮及肌酐增高，肾功能不全等表现。基因检测提示基因突变类型为 *WT1* c.1301（exon8）G＞A，父母正常，关联疾病为 Frasier 综合征。此外核型分析为 46，XY。

（五）最终诊断

Frasier 综合征。

【临床思路及诊治评述】

患儿出生后即出现水肿、低白蛋白、大量蛋白尿及高脂血症表现，提示先天性肾病综合征。

但具体类型及基因突变类型不详。后基因检测确诊为 Frasier 综合征，家属拒绝肾活检所以未能确定病理类型。

先天性肾病综合征多在出生后 3～6 个月发病，典型的临床症状多在出生或出生后数周内出现。芬兰型最为常见，Frasier 综合征罕见。先天性肾病的临床表现主要为：发病早，26%患儿出生时即有水肿，其余在出生后 3 个月内出现明显水肿及腹水。蛋白尿出现也较早，19%患儿出生即出现，70%患儿于出生后 1 周内出现。母亲常有胎盘大，胎盘水肿及胎盘功能不足的表现。早产率高。

Frasier 综合征（Frasier syndrome，FS）是一组以进行性肾病、男性假两性畸形、泌尿生殖系统畸形为特征的临床综合征。

1. FS 的病因病理　于 1964 年首次报道。FS 肾病通常在 2～6 岁发病，对激素耐药，并逐步进展至终末期肾病，肾病理主要表现为局灶节段性肾小球硬化症。本病与 Wilms 瘤易感基因 1（Wilms tumor 1，*WT1*）突变相关。主要由于 *WT1* 内含子 9 剪接位点的非编码区域剪接突变，导致 *WT1* +KTS 亚型缺乏所致。FS 为常染色体显性遗传，患者多为自发突变，偶有父母传给子代。

2. FS 的临床表现　①肾病：FS 合并肾病综合征时，激素及免疫抑制药治疗无效，临床表现为难治性肾病。②泌尿生殖系统畸形：是另一常见的临床表现，主要见于男性假两性畸形伴性腺发育不全，但因患者通常发病年龄较小，易被临床医师忽视。本例患者查体为正常女性外生殖器，病初未发现存在生殖系统畸形，后基因筛查时发现染色体核型为 46，XY。此时患儿已退院，很遗憾未能做生殖器超声检查。但通过生殖系统畸形的特点，进一步确认该患儿的 FS 诊断。

3. FS 的治疗与预后　FS 多于 10～30 岁进展至终末期肾病，少数有报道以肾衰竭为首发表现病例，本例患儿即出生后很快进入终末肾阶段，临床罕见。对于 FS，肾移植有一定疗效，但国内尚无 FS 肾移植病例报道。对于肾疾病患儿出现 *WT1* 基因突变时应高度重视，对 *WT1* 基因突变进行分析，有助于早期明确诊断，有助于患儿自身及家族成员进行相关遗传咨询和产前诊断。

【典型图表】

1. 患儿钙离子水平持续降低，其变化趋势见图 8-9-1。

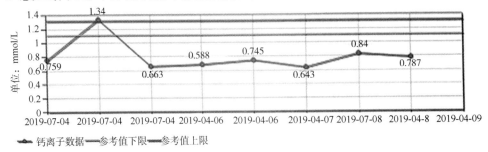

图 8-9-1　患儿住院期间血清钙离子变化趋势

2. 基因学检测示 *WT1* 基因发现 1 处突变（图 8-9-2）。

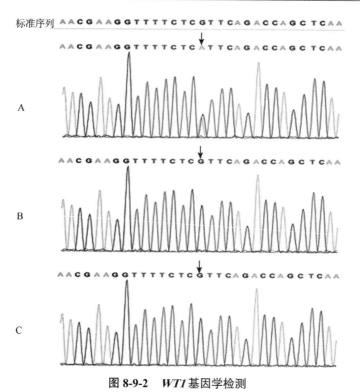

标准序列 A A C G A A G G T T T T C T C G T T C A G A C C A G C T C A A

图 8-9-2　*WT1* 基因学检测

A. 患儿存在 *WT1* c.1301（exon8）G＞A 基因突变；B. 父亲此基因位点正常；C. 母亲此基因位点正常

（陈　丹　毛　健）

参 考 文 献

[1] 梁芳芳，彭程，黄艳艳，等. Frasier 综合征 1 例报告及基因分析[J]. 临床儿科杂志，2019，37（3）：215-217.

[2] Shimoyama H，Nakajima M，Naka H，et al. Agirlwith bilateral ovarian tumours：Frasier syndrome [J]. Eur J Pediatr，2002，161（2）：81-83.

[3] Gwin K，Cajaiba MM，Caminoa-Lizarralde A，et al. Expanding thelinical spectrum of Frasier syndrome[J]. Pediatr Dev Pathol，2008，11（2）：122-127.

[4] Li JG，Zhao D，Ding J，et al. Clinical characteristics and *WT1* genetic analysis of patients with steroid-resistant nephritic syndrome accompanied with genitourinary malformations [J]. Zhonghua Er Ke Za Zhi，2008，46（9）：692-697.

[5] Bache M，Dheu C，I，et al. Frasier syndrome，apotential cause of end-stage renal failure in childhood[J]. Pediatr Nephrol，2010，25（3）：549-552.

[6] Hashimoto K，Horibe YU，Ezaki J，et al. Laparoscopically removed streak gonad revealed gonadoblastoma in Frasier syndrome[J]. Anticancer Res，2017，37（7）：3975-3979.

病例 10　间断抽搐 10 日

［早发性婴儿癫痫性脑病（大田原综合征，OS）］

【病例摘要】

患儿男，10 日龄，以"间断抽搐 10 日"为主诉入院。

患儿系 G_2P_1，母孕 38^{+4} 周，因脐带绕颈 2 周、羊水浑浊，剖宫产出生；否认出生窒息史，出生后 Apgar 评分不详，出生体重 3300g，胎盘正常。出生后当日患儿出现抽搐，表现为意识不清、双眼紧闭、颜面发绀、四肢屈曲抖动，无尿便失禁，持续 1 分钟左右缓解。当日共抽搐 6 次，于当地医院住院治疗，住院期间具体抽搐情况不详。家属诉住院期间曾出现黄疸，但黄疸程度不详，给予光疗治疗。当地医院完善头部磁共振提示左侧颞底蛛网膜囊肿（？）。家属为求进一步诊治来我院就诊。来院途中患儿出现 3 次抽搐，表现同前。出生后无发热，无呕吐，吃奶好，现奶量 30ml/次，尿便正常。孕母妊娠期定期产检，妊娠末期监测血压最高 130/100mmHg，未予特殊治疗。否认低钙、糖尿病病史，否认肝炎、结核等传染病接触史，否认家族癫痫等遗传病病史，否认妊娠期发热、腹泻等病史。

入院查体：T 36.5℃，P 128 次/分，R 40 次/分，Wt 3170g；反应差，弹足 3 次哭声少、弱；自主呼吸平稳，周身皮肤红润；前囟平坦，约 1.5cm×1.5cm；双肺听诊呼吸音清，未闻及明显干湿啰音；心音有力，律齐，未闻及病理性杂音；腹胀，未触及包块，肝脾肋下未及，肠鸣音正常，脐带干洁，睾丸已降至正常；肢端温暖，CRT 3 秒，四肢肌张力减弱；颈牵拉征（+），觅食、吸吮、吞咽、拥抱、握持反射均正常引出。

辅助检查：入院后血气分析、血糖、血清离子均正常；血常规及 CRP 正常；肝功能正常；TORCH-IgM 检测均为阴性；甲状腺功能正常；血氨 40.3μmol/L（11～32μmol/L）。头部磁共振检查未见明显异常。遗传代谢病筛查未见异常。视频脑电图检查提示：发作间期（清醒及睡眠期）双半球广泛性、多灶性中-高波幅棘波、尖波频繁成簇暴发。发作期检测到 2 次临床发作，表现为患儿睡眠中突然醒来，紧闭双眼，痛苦表情，口吐白沫→头后仰，双上肢上举，伴抖动数次→头向左转，双眼向左凝视，伴双上肢强直上举直至发作停止，全程持续约 90 秒钟。同期 VEEG 示睡眠背景中杂乱广泛肌电干扰→一组广泛性高波幅慢波（动作伪迹）→双半球广泛性电压衰减→左枕区低-中波幅尖波样节律开始，迅速波及双枕颞区→双额极中波幅尖慢波样节律发放 8 秒左右→右额、枕、颞区中波幅尖波（间隔 1.5～2 秒）发放 4 秒→双半球广泛性电压低平 30 余秒直至恢复背景节律，全程 90 秒左右。3 日后复查视频脑电图提示脑电图背景为暴发-抑制图形，睡眠期为著，监测到频繁发作期图形。

【诊治经过】

（一）病例特点

患儿出生当天即发病，表现为惊厥发作，早期发作间期无异常，吃奶、反应均正常。转入我院时有肌张力低下等神经功能障碍表现，无发热等伴随症状，血气离子分析、胆红素、血糖等均未见异常，头部磁共振未见明显异常，脑电图提示背景为暴发-抑制，监测到频繁临床发作。

（二）诊断及鉴别诊断

1. 入院诊断　新生儿惊厥：出生当日患儿出现抽搐，表现为意识不清，双眼紧闭，颜面发绀，四肢屈曲抖动，无尿便失禁，持续 1 分钟左右缓解，此后患儿反复抽搐 10 日。

2. 疾病鉴别　患儿出生后即起病，临床早期以无神经功能障碍的惊厥发作为主要表现，需与以下疾病相鉴别。

（1）新生儿缺氧缺血性脑病（HIE）：患儿有脐带绕颈及羊水浑浊病史，不能除外宫内窒息，且出生后早期即出现惊厥发作均需要考虑 HIE 的可能性。由于外院出生，围生期情况不清，不能明确早期的血气及乳酸等情况。但患儿虽然存在反复发作的惊厥，早期喂养等并未受到影响，入我院后头部磁共振检查未见异常，不符合 HIE 特征。入院后的肌张力异常考虑与频繁的惊厥发作相关。

（2）低血糖、低血钙：也是惊厥发生的常见原因，尤其早期患儿反复发作惊厥。但没有神经功能异常表现，更应注意离子及代谢紊乱。转入我院后监测上述指标均正常的情况下仍有反复发作的惊厥，且脑电图特征不支持上述诊断。

（3）先天性代谢性疾病：早期发生的惊厥多见于氨基酸代谢障碍。该患儿吃奶正常，吃奶后无神经功能障碍的发生，化验血气分析及乳酸未见异常及入院后给予维生素 B_6 治疗无效，可排除该诊断。

（4）良性家族性新生儿惊厥：为常染色体遗传性疾病，典型病例在出生后 2～3 日出现惊厥，发作间期神经检查正常。惊厥多发生于活动睡眠期，之前可有短暂觉醒，发作期脑电图表现为突然暂时的全电压衰减，之后长时间泛化重复棘波或尖波发放，发作间期多正常。本例患儿脑电图特征及惊厥进展性发作不支持，基因检测可除外。

（三）治疗经过

患儿入院后给予维生素 K_1 预防出血治疗 3 日。入院第 4 天开始，维生素 B_6 静脉滴注 9 日，苯巴比妥抗惊厥治疗 9 日。入院第 12 日，开始苯巴比妥、托吡酯口服，期间抽搐无缓解，后加用咪达唑仑（力月西）静脉滴注维持。入院第 13 天，抽搐时出现血氧下降，低流量吸氧下经皮血氧饱和度维持正常，吸氧 5 日后停氧。入院第 20 天，咪达唑仑持续镇静中，仍频繁抽搐，家属要求退院。

（四）确定诊断

患儿出生当日即发病，表现为惊厥发作，肌张力低下，脑电图提示背景为暴发-抑制，监测到频繁临床发作。基因学检测提示基因突变类型为 *KCN2A* 基因 c.5645G＞A 杂合突变，父母无异常，关联疾病为早发性婴儿癫痫性脑病。

（五）最终诊断

早发性婴儿癫痫性脑病（大田原综合征；Ohtahara syndrome，OS）。

【临床思路及诊治评述】

本例患儿临床特点为频繁发作并难以控制的惊厥，逐渐加重，无离子及代谢紊乱，无感染问题，没有确切的窒息病史，早期神经功能正常，影像学检查未见异常，常规使用抗惊厥药物及维生素 B_6 无效，脑电图提示严重异常。后期表现为暴发-抑制，考虑为恶性新生儿惊厥综合征。脑电图特征性为暴发-抑制表现，首先考虑为早发型婴儿癫痫性脑病，即大田原综合征（OS）。

1. OS 的脑电图特点及病因　OS 是一种以癫痫发作为特征的神经系统罕见疾病，一般出生后 10 日内出现惊厥，也可晚到 3 月龄。主要临床表现为频繁、难以控制的强直痉挛发作、典型暴发-抑制脑电图及精神运动发育落后。OS 可能的病因包括大脑结构异常、代谢紊乱和某些基因突变。

2. OS 的临床表现　OS 是一种罕见的早期婴儿型癫痫性脑病，临床表现主要为难治性强直痉挛发作，可以成串发作类似婴儿痉挛发作，或孤立性出现，也可有局部运动性发作、一侧惊厥等发作形式。脑电图表现为周期性暴发-抑制，清醒和睡眠状态中持续存在，睡眠期更明显，脑电图是本病重要的诊断依据。

3. OS 的治疗　OS 是癫痫综合征的一种，其治疗方案主要包括抗癫痫药物、类固醇激素、饮食疗法、手术治疗等。已有文献报道使用左乙拉西坦、氨己烯酸、水合氯醛治疗 OS 有一定疗效，临床上也尝试使用苯巴比妥、丙戊酸钠、托吡酯、苯二氮草类等抗癫痫药控制 OS 抽搐，但疗效不一。文献报道使用促肾上腺皮质激素（ACTH）对一部分 OS 患儿有效。还有文献报道表明早期使用生酮饮食（高脂、低糖类和适当蛋白质的饮食）对 OS 患儿的抽搐控制有一定帮助，特别是对于使用常规抗癫痫药物治疗无效的患儿，建议尽早使用生酮饮食。外科手术治疗也是 OS 患儿的一种治疗选择，尤其对于药物治疗无效的患儿。国外已经有多项大脑半球切除术（切除大脑的一侧）治疗 OS 的临床报道，但疗效尚不明确。OS 对药物治疗反应不好，发作后难以控制，预后差，超过 50%的患儿死于婴儿期。存活下来的多在 3～6 个月时可以转变为婴儿痉挛症（West 综合征）、Lennox- Gastaut 综合征（LGS）或部分性癫痫发作，并伴有严重智力低下、脑瘫等神经系统问题。

【典型图表】

基因学检测提示基因突变类型为 *KCN2A* 基因 c.5645G＞A 杂合突变（图 8-10-1）。

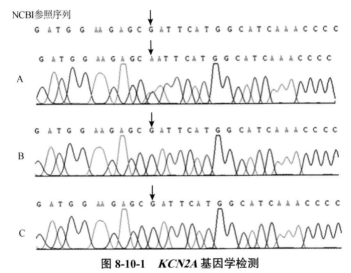

图 8-10-1　*KCN2A* 基因学检测

A. 患儿存在 *KCN2A* 基因 c.5645G＞A 杂合突变；B. 父亲此基因位点正常；C. 母亲此基因位点正常

（陈　丹　毛　健）

参 考 文 献

[1] 厉广栩，喻树峰，黄艳艳，等. *KCNQ2* 基因 c.581C＞T 新发突变致大田原综合征一例报道并文献复习[J]. 中国全科医学，2019，22（21）：2641-2644.

[2] 杨雪，潘岗，李文辉，等. 不明病因早发癫痫性痉挛患儿遗传学研究[J]. 中华儿科杂志，2017，55（11）：813-817.

[3] 白薇，王爽. *KCNQ2* 突变所致大田原综合征 2 例报告及文献复习[J]. 中国实用儿科杂志，2015，30（9）：705-709.

[4] Kato M，Yamagata T，Kubota M，et al. Clinical spectrum of early onset epileptic encephalopathies caused by *KCNQ2* mutation[J]. Epilepsia，2013，54（7）：1282-1287.

病例 11　出生后间断抽搐 7 日

［良性家族性新生儿惊厥］

【病例摘要】

患儿男，7 日龄，以"出生后间断抽搐 7 日"为主诉入院。

患儿系 G_1P_1，母孕 40^{+1} 周，因过期产、体重大剖宫产娩出。出生体重 4400g，羊水、脐带、胎盘未见明显异常，Apgar 评分不详。出生后约 20 小时出现抽搐，表现为头后仰，双上肢僵硬伸直，持续约 1 分钟自行缓解，缓解后排尿，入睡。出生后 36 小时再次出现抽搐，表现为双手握拳、四肢僵直，双眼凝视，持续约 2 分钟自行缓解，立即于外院住院治疗。住院第 2 天疑似抽搐 1 次，表现为双手握拳。心脏超声未见异常，头部磁共振及普通脑电图未见异常。今日出院，午后抽搐 3 次，每次间隔 1 小时，表现为眨眼、咂嘴，双手握拳、四肢僵直抖动，每次抽搐持续 3 分钟，缓解后入睡。家属自觉抽搐多发生于睡眠期。为求进一步诊治来我院。患儿病来无发热，无严重黄疸，出生后约 2 小时开始喂养，现足月儿奶喂养，奶量 90～100ml/次，间隔 3 小时，尿便正常。孕母妊娠期定期产检，妊娠期血糖稍高（餐前 5.2mmol/L），饮食控制良好，否认高血压病史。因甲状腺功能减低，口服左甲状腺素钠片（优甲乐）治疗，否认肝炎、结核等传染病接触史，否认遗传病病史，否认妊娠期发热、腹泻等病史。患儿祖父幼时有抽搐病史，具体不详，母亲幼时有梦游及晕厥病史，现正常。

入院查体：T 36.5℃，P 132 次/分，R 45 次/分，BP 62/38mmHg，Wt 4430g，未吸氧下经皮血氧饱和度维持 95% 以上；神志清楚，弹足 3 次哭声响亮；前囟平坦，约 1.5cm×1.5cm，张力不高；呼吸平稳，双肺听诊呼吸音粗，未闻及明显干湿啰音；心音有力，律齐，未闻及病理性杂音；腹软不胀，未触及包块，肝脾肋下未及，肠鸣音正常，脐带结扎完好，无渗出；四肢肌张力正常，腘角 90°；吸吮反射、觅食反射、拥抱反射亢进、握持反射均引出。

辅助检查：外院常规脑电图及头部磁共振未见异常。入院后血气离子分析、血糖、血清离子钙正常，血常规及 CRP 正常，TORCH-IgM 检测均阴性，乳酸正常，血氨 44.4μmol/L（11～32μmol/L）。遗传代谢病筛查未见异常。视频脑电图提示，发作间期睡眠期左中央、中颞、中央中线取不规则中-高波幅慢波、尖波、尖慢波、多形性慢波近持续发放，以中央中线区为著，有时中央中线区异常放电可波及右中央和颞区。发作期监测到 3 次临床发作，其中 2 次表现为睡眠中突然惊醒，头向右转、双眼向右凝视，四肢强直屈曲→四肢、面肌节律性抖动，伴左口角节律性抽动；同期 VEEG 示睡眠背景中广泛性电压减低，双额区夹杂肌电伪迹→左额区高波幅尖形慢波节律性发放，同时波及右额区→双半球广泛性中-高波幅尖波节律性发放→慢波插入增多，双半球广泛性 3Hz 棘慢波节律性发放，同时左额区夹杂抽动伪迹，直至异常放电停止→双半球广泛性电压低平，持续 50～60 秒，脑电演变 90 秒左右。另外 1 次表现为睡眠中突然惊醒，四肢不对称强直→左侧肢体强直屈曲伴节律性抖动，左上肢为著→左侧肢体、左口角均为节律性抖动→直至发作停止；同期 VEEG 示睡眠背景中广泛性电压减低，双额区夹杂肌电伪迹→右额区高波幅尖波慢波节律性发放，同时波及左额区→右侧半球广泛性中波幅尖慢波发放，波幅渐高、频率减慢→右侧半球中波幅 3Hz 尖慢波节律性发放，同时左额区可见抽动伪迹，直至异常放电停止，右侧半球广泛性电压低平，持续 45 秒，脑电演变持续 90 秒左右。

【诊治经过】

（一）病例特点

新生儿早期起病，临床表现为反复发作的惊厥，发作间期如常，无围生期窒息病史，无发热，自行吃奶好。影像学检查未见异常，实验室检查未见异常。脑电图提示发作间期异常，监测到临床发作。

（二）诊断及鉴别诊断

1. 入院诊断　新生儿惊厥：出生后约 20 小时出现抽搐，表现为头后仰，双上肢僵硬伸直，持续约 1 分钟自行缓解。后间断抽搐 7 日，入院当天抽搐 3 次，每次间隔 1 小时。抽搐时表现为眨眼、咂嘴、双手握拳、四肢僵直抖动，每次抽搐持续 3 分钟，缓解后入睡。家属自觉抽搐多发生于睡眠期。

2. 疾病鉴别　患儿主要表现为出生后早期惊厥发作，睡眠期明显，发作间期如常，实验室及影像学检查未见异常，需与以下疾病进行鉴别。

（1）良性特发性新生儿惊厥：占足月儿惊厥的 5%，一般为足月儿，围生期正常，出生后 Apgar 评分正常。惊厥多在出生后 4～6 日出现，惊厥前及间期表现正常，可出现呼吸暂停及阵挛，发作间期脑电图正常，发作期单侧或继发性泛化节律性棘慢波。惊厥一般短暂剧烈，频繁或持续发作。惊厥逐渐缓解，很少超过 2 周。多数预后好，很少发展成癫痫。良性特发性新生儿惊厥原因不详，可能与锌暂时性缺乏相关。与良性家族性新生儿惊厥的区别在于无家族史，多数生后 5 日左右发生，惊厥为阵挛或呼吸暂停，无强制性发作。临床上这两种惊厥很相似，通过基因检测可鉴别。

（2）低血糖、低血钙：出生后早期可出现惊厥，纠正后惊厥消失，患儿发作间期如常，影像学无异常。但多数无脑电图异常改变，且本例患儿入院后监测代谢指标及离子情况均正常的情况下仍有惊厥发作可排除。

（3）新生儿癫痫综合征：如新生儿肌阵挛脑病、大田原综合征及婴儿游走性部分惊厥。脑电图在发作期及发作间期均有异常，惊厥逐渐加重，逐渐出现神经功能障碍，常规抗惊厥药物治疗无效。本例患儿药物治疗后惊厥逐渐控制，无神经功能进行性异常，可除外。

（三）治疗经过

入院后血气离子分析、血常规及 CRP 未见明显异常，反复惊厥发作，可自行缓解，视频脑电图提示异常。第 3 天起给予维生素 B_6 静脉滴注，当天仍有抽搐临床发作，苯巴比妥镇静处理后缓解，后未再出现抽搐临床发作。入院第 9 天改为口服维生素 B_6 维持，复查视频脑电图提示为正常新生儿脑电图，予以带药出院。出院后第 2 日家属诉患儿再次出现频繁抽搐，持续时间较长，2 日后返院，复查视频脑电图提示异常，继续口服维生素 B_6，在取得家属同意后于返院第 4 天起口服左乙拉西坦治疗，抽搐症状缓解。返院第 7 天监测左乙拉西坦血药浓度 19.2μg/ml（12～46μg/ml），患儿抽搐逐渐缓解至无明显临床发作，吃奶及反应好，予以带药出院。

（四）确定诊断

新生儿早期起病，临床表现为惊厥反复发作，脑电图提示发作间期异常，基因检测提示 KCNQ2 基因杂合突变 c.673（exon4）G＞A，父母无异常，关联疾病为良性家族性新生儿惊厥。

（五）最终诊断

良性家族性新生儿惊厥。

【临床思路及诊治评述】

本例患儿新生儿早期起病，主要表现为不伴有神经功能障碍的惊厥反复发作，睡眠期明显，发作间期如常，无离子及代谢紊乱，无感染及窒息等病史。早期维生素 B_6 治疗有效，后效果不佳，使用左乙拉西坦后惊厥逐渐控制。期间影像学检查及神经功能查体均无异常。因此可排除常见病因中的缺氧缺血性脑病（HIE）、颅内出血、颅内感染、代谢异常、恶性新生儿癫痫综合征等疾病。良性家族性新生儿惊厥及特发性新生儿惊厥的可能性最大，最后根据基因检测确诊为良性家族性新生儿惊厥。

良性家族性新生儿惊厥（benign familial neonatal seizures，BFNS）属于常染色体显性遗传病，患病率为 1/10 万。

1. BFNS 的临床表现　典型病例在出生后 2～3 日发生惊厥，在逐渐缓解前可复发数日到数周，发作间期神经检查正常，大多数患儿远期预后良好，不足 10% 的病例有癫痫发作，多在成年后出现。新生儿惊厥的数量及治疗与远期预后关系不大。BFNS 是原发性全身惊厥的少见形式，临床表现不一，早期可能表现为呼吸暂停，后逐渐发展为阵挛惊厥，主要在睡眠期出现，之前可有短暂觉醒。发作期脑电图表现为突然暂时的全电压衰减，之后长时间泛化重复棘波或尖波发放，发作间期多正常。所有实验室及影像学检查正常。

2. BFNS 的发病基础　目前已经明确位于 20q13.3 的钾离子通道亚单位 *KCNQ2* 和位于 8q24 的与 *KCNQ2* 高度同源的 *KCNQ3* 基因突变是 BFNC 的分子发病基础。*KCNQ2* 和 *KCNQ3* 共同表达形成异寡聚体 M 型离子通道，是一种慢激活、失活的电压门控性钾通道，*KCNQ2* 和 *KCNQ3* 共同表达的电流比单一表达大 10～50 倍，*KCNQ2* 和 *KCNQ3* 基因突变都可导致 M 电流减弱或消失，引起神经元兴奋性升高，导致癫痫症状的出现。

3. BFNS 的治疗　苯巴比妥是许多中心和国家抗惊厥的首选药物，苯二氮䓬类药物（地西泮、咪达唑仑、氯硝西泮）也是常用药物。利多卡因在北欧经常使用，而苯妥英钠或磷苯妥英钠更常用于南欧、英国和美国。作为一线药物，苯巴比妥和苯妥英钠似乎一样有效。利多卡因以前被认为是继苯巴比妥（利多卡因不应与苯妥英钠或磷苯妥英钠联合使用）之后的又一种有效的二线药物，但大量评估证实苯巴比妥和苯二氮䓬类药物使用后，利多卡因作为第三类药物是有效的。左乙拉西坦在许多国家越来越多的使用，但目前为止还没有相关的随机试验。本文患儿使用左乙拉西坦后惊厥控制较好。托吡酯是另一种被寄予希望的药物，但迄今为止还没有进行新生儿对照研究。当新生儿惊厥发作难以控制时，需评估惊厥发作的潜在病因并进行更有效的治疗。

【典型图表】

基因学检测示：患儿 *KCNQ2* 基因发现 1 处杂合突变（图 8-11-1）。

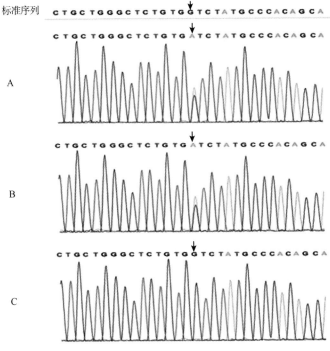

图 8-11-1　KCNQ2 基因学检测

A. 患儿存在 KCNQ2 基因杂合突变 c.673（exon4）G＞A；B. 父亲此基因位点正常；C. 母亲此基因位点正常

（陈　丹　毛　健）

参 考 文 献

[1] 李楠,严新翔. 钾离子通道 KCNQ2、KCNQ3 与良性家族性新生儿惊厥[J]. 国际神经病学神经外科杂志,2012,39(4):319-322.

[2] Loman AM，ter Horst HJ, Lambrechtsen FA, et al. Neonatal seizures：aetiology by means of a standardized work-up[J]. Eur J Paediatr Neurol, 2014, 18(3): 360-367.

[3] Yum MS，Ko TS，Yoo HW. The first Korean case of KCNQ2 mutation in a family with benign familial neonatal convulsions[J]. J Korean Med Sci, 2010, 25(2): 324-326.

[4] Hirose S, Okada M, Kaneko S, et al. Molecular genetics of human familial epilepsy syndromes[J]. Epilepsia, 2002, 43(Supp19): 21-25.

病例 12　出生后气促 24 小时，头部 MRI 初期考虑为脑白质损伤

［新生儿结节性硬化症］

【病例摘要】

患儿女，1 日龄，因"气促 24 小时"由外院转入。

患儿系 G_1P_1，因胎心减慢，足月剖宫产出生，出生体重 3400g。出生后 5 分钟即出现呼吸急促，并逐渐加重，无抽搐等表现。母妊娠期 30 周时发现阴道炎，余无特殊。家庭三代成员均

无特殊病史。X 线胸片提示湿肺改变。

入院查体：T 36.6℃，P 122 次/分，R 65 次/分，BP 58/37mmHg，Wt 3400g；神志清楚，反应好，弹足 3 次哭声响亮；吸入氧浓度 35%条件下经皮血氧饱和度 94%，胸廓饱满，三凹征（＋），周身皮肤无黄染及咖啡斑；前囟平坦，约 2.0cm×2.0cm，张力不高；口唇红润，双肺听诊呼吸音清，未闻及干湿啰音；心音有力，律齐，未闻及病理性杂音；腹软不胀，未触及包块，肝脾肋下未及，肠鸣音正常；肢端温暖，四肢活动自如，肌张力正常，腘角 90°；觅食、吸吮、吞咽、拥抱、握持反射正常引出。

辅助检查：入院后 X 线胸片提示双肺透过度下降，右肺中部可见叶间积液；血常规及 CRP 基本正常；TORCH- IgM 检测均为阴性；肝肾功能正常。眼底成像检查未见异常；头部 MRI 提示显示双额顶叶、半卵圆区及侧脑室旁多发点片状短 T_1、短 T_2 信号，考虑为脑白质损伤。

【诊治经过】

（一）病例特点

患儿出生后因呼吸急促入院治疗，考虑诊断为新生儿湿肺，住院期间无惊厥发作，心脏听诊无杂音，呼吸困难很快缓解，头部磁共振考虑为脑白质损伤，遂予患儿出院。

（二）诊断及鉴别诊断

1. 入院诊断　①新生儿脑白质损伤：头部 MRI 提示显示双额顶叶、半卵圆区及侧脑室旁多发点片状短 T_1、短 T_2 信号；②新生儿湿肺：主因呼吸急促入院，三凹征（＋），需要吸氧治疗，X 线胸片符合湿肺改变。

2. 疾病鉴别　患儿早期无惊厥表现，也没有心功能不全或肾功能不全等表现，考虑为脑白质损伤，需与以下疾病进行鉴别。

结节性硬化症（tuberous sclerosis complex，TSC）：TSC 最常与脑白质损伤混淆，尤其在新生儿期，有缺氧病史的患儿更容易误诊。两者在磁共振上的分布及信号变化过程存在一定差异。①病灶分布差异。脑白质损伤病灶分布在半卵圆中心、侧脑室旁及前、后角旁、三角区，呈点状、簇状或细线状，严重者可累及皮层下白质、深层白质、胼胝体及内囊后肢等部位。TSC 的脑白质异常形状多呈点状或线状，侧脑室旁及皮层灰白质交界处常见，大多无缺血及感染等诱发因素。偶见楔状或圆锥状或弥漫性白质损伤，此类损伤通常在与室管膜下及皮质下结节的连接处中断。②信号演变差异。脑白质损伤早期在 T_1WI 常表现为高信号，弥漫性严重损伤时为广泛低信号或一致性脑水肿样改变；DWI 表现为高信号，损伤越重 DWI 改变越明显；病变早期 T_2WI 表现为低信号或等信号。多数情况下 2～3 周复查病变，较轻者可出现病灶消失，T_1WI 高信号，伴或不伴 T_2WI 高信号；病变较重者出现囊性脑室周围白质软化（PVL），表现为 T_2WI 高信号或高低混杂信号，T_1WI 异常信号消失或高低混杂信号。4 周后复查囊性 PVL 表现为 T_2WI 高信号，T_1WI 与 DWI 低信号。终末期的脑白质损伤表现为脑室周围白质容积减少、脑室不规则扩张（方形化）、髓鞘发育落后和胼胝体明显变薄。TSC 的患儿皮质和皮质下结节新生儿期 MRI T_1WI 上呈现高信号，T_2WI 上为低信号，与较大儿童的 MRI 表现相反。囊性结节与脑脊液信号一致。室管膜下结节（subependymal nodules，SENs）在磁共振上 T_1WI 呈现高信号，T_2WI 上为低信号，不随年龄变化而改变。CT 对 SENs 的监测很有帮助，因为 SENs 钙化非常常见。白质病变包括浅层白质病变、辐射状迁移线样白质病变及囊性白质病变。前两种改变在新生儿

期 T_1WI 上通常表现为高信号，T_2WI 则为低信号，出生后 6 个月左右逐渐出现信号反转，但囊性白质病变则始终与脑脊液信号一致。

（三）治疗经过

患儿入院后给予吸氧等对症治疗，患儿呼吸逐渐平稳。新生儿期头部 MRI 表现考虑为脑白质损伤，但无临床症状，未予处理。3 个月后复查头部 MRI 发现脑白质区信号异常没有明显变化，不符合脑白质损伤影像学的改变规律，考虑结节性硬化症（TSC）可能性大。同时进行心脏超声检查，提示心脏横纹肌肉瘤；肾超声发现多发肾囊肿。每 3 个月监测 1 次 24 小时动态脑电图，第 1 年内均正常；从出生后 12～24 个月，脑电图提示异常放电，主要表现为清醒及睡眠期双侧颞区的尖慢波和棘慢波，大多为非同步性放电。监测期间患儿出现 2 次临床发作，均表现为恶心，第 1 次发作同期脑电图左前颞、中颞可见爆发性高波幅快波节律，第 2 次发作同期脑电图为全导联爆发性慢波。视频脑电图显示双半球多量中波幅棘波、尖波和尖慢波发放，睡眠期明显。监测期间患儿抽搐 7 次，同期脑电图显示广泛性低波幅快波发放，之后为高波幅 δ 波，后变为同步高波幅尖慢波。

在 11、15、25 和 31 月龄时出现 4 次高热惊厥，且为惊厥持续状态。患儿从 12 月龄开始无热情况下出现点头，初始为每日 2～3 次，逐渐发展为成串出现，每日 7～8 串，每串 10 余次，持续时间约 10 秒，主要发生在夜间睡眠状态下。患儿在 12～15 月龄出现发育停滞、语言发育迟缓，颜面部出现色素脱失斑并逐渐增大。患儿自 15 月龄开始口服药物治疗，使用氨己烯酸和左乙拉西坦半个月后临床发作逐渐好转，语言发展迅速；使用雷帕霉素 3 个月后色素脱失斑及心脏横纹肌瘤开始减小。42 月龄后，患儿出现口吃，无法表达自己的想法，但运动发育正常，目前仍定期随访中。

（四）确定诊断

患儿出生后因呼吸急促入院治疗，考虑诊断为新生儿湿肺，住院期间无惊厥发作，心脏听诊无杂音，呼吸困难很快缓解，根据头部磁共振影像考虑为脑白质损伤（图 8-12-1），遂予患儿出院。但 3 个月后复诊，发现头部磁共振表现不符合脑白质损伤的转变规律，从出生后 12～24 个月，脑电图提示异常放电，主要表现为清醒及睡眠期双侧颞区的尖慢波和棘慢波，大多为非同步性放电。出生后 3 个月基因检测提示 *TSC2* 基因 c.2962C＞T 的杂合核苷酸变异，其父母 *TSC2* 基因该位点无异常，关联疾病为新生儿结节性硬化症。

（五）最终诊断

①新生儿结节性硬化症；②新生儿湿肺；③心脏横纹肌肉瘤；④多发肾囊肿（双侧）。

【临床思路及诊治评述】

本例患儿属于新生儿期误诊病例，在新生儿期，由于对 TSC 患儿神经影像学特点认识不足，其临床表现又缺乏特异性，因此早期诊断 TSC 存在困难，国内近 5 年报道的新生儿 TSC 病例很少，其中仅有数例进行了基因筛查。

1. 新生儿期 TSC 的临床表现　呼吸窘迫、心律失常和心脏杂音是新生儿期 TSC 的主要表现，其中呼吸窘迫最为常见，多数 TSC 患儿的呼吸窘迫是由心脏横纹肌瘤引起的。有报道称 5.7% 的 TSC 患者在新生儿期出现惊厥。此外，皮肤改变、多发性肾囊肿等其他病变在新生儿期也可发生。

2. TSC 的神经影像学特点　　TSC 在神经影像上可分为皮质结节，穿通性发育不良，室管膜下巨大星形胶质细胞瘤（subependymal giant cell astrocytomas，SEGAs），脑白质病变和半侧巨脑回。头部 CT 对钙化的 SENs 具有高度敏感性，但对非钙化的病变敏感性低于 MRI。皮质和皮质下结节见于 80%～90% 的 TSC 患者，新生儿期 MRI 中，T_1WI 上呈现高信号，T_2WI 上为低信号，与较大儿童的 MRI 表现相反。囊性结节直径通常小于 1cm，存在于 0～44% 的 TSC 患者中，与脑脊液信号一致。与皮质发育不良相比，穿通性发育不良损伤范围更大，通常为自侧脑室上外侧壁至皮质表面巨脑回样的异常信号区。SEGAs 影响约 80% 的 TSC 患者，在 T_1WI 上为高信号，T_2WI 上低信号，较大儿童中，SEGAs 在 T_1WI 上呈现低-等信号，T_2WI 上呈现等-高信号。出白质病变包括浅层白质病变、辐射状迁移线样白质病变（radial migration lines，RMLs）及囊性白质病变。前两种改变在新生儿期 T_1WI 上通常表现为高信号，T_2WI 则为低信号，出生后 6 个月左右逐渐出现信号反转，但囊性白质病变则始终与脑脊液信号一致。本例患儿通过 MRI 影像结果高度怀疑并最终诊断 TSC，可见影像学检查在 TSC 诊断中存在重要价值。该病例新生儿期被误诊为脑白质损伤，提示临床中识别 TSC 的特征性影像学改变存在难度，尤其是新生儿及小婴儿期。

3. TSC 中的基因变异因素　　基因变异类型与神经影像学改变的相关性目前并不清楚，有研究认为 *TSC2* 基因变异更易导致神经系统损伤，可能是 T*SC1* 突变经常是小的插入或缺失改变，导致蛋白缩短，而 *TSC2* 基因突变常为大段缺失，无义或错义突变。同时 *TSC2* 负责编码 TSC 复合体的催化的间隙域（GAP 域），因此对 TSC 复合体功能可能更为重要。*TSC2* 基因突变的个体中，SEGAs 和结节的发生率更高，且结节的直径更大，更易发生囊性结节，RMLs 也更常见。此外，*TSC2* 基因突变也可以导致穿通性发育不良和半侧巨脑回畸形。但本文病例为 *TSC1* 突变，基因大段缺失，头部 MRI 显示穿通性发育不良。其他研究也发现 *TSC1* 基因突变可能与半侧巨脑回和皮质发育不良有关。因此考虑 TSC 患儿神经影像学改变可能与基因变异的严重性也存在相关性。基因突变的类型及严重程度与神经影像学特征之间的关系仍不确定，需要更多的临床观察和动物实验研究。

4. MRI 在 TSC 诊断中的地位　　新生儿期诊断 TSC 非常困难，头部 MRI 检查在 TSC 的诊断中发挥重要作用，新生儿 MRI 信号特点与年长儿存在明显差异，了解新生儿期 TSC 的影像学特征有助于临床医师尽早做出准确诊断。

【典型图表】

1. 出生后 10 日，患儿头部磁共振检查影像示囊性结节，辐射状迁移线样白质病变（图 8-12-1）。

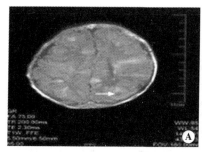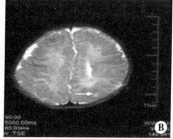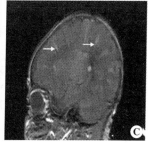

图 8-12-1　出生后 10 日患儿头部 MRI 影像

A. T_1 加权像可见低信号圆形囊性结节（白色箭头）；B. 囊性结节在 T_2 加权像呈高信号（白色箭头）；C. 在矢状位 T_1 像，辐射状迁移线样白质病变（白色箭头）呈高信号

2. 1 岁时患儿头部 MRI 和 CT 检查影像示囊性结节较 10 日时影像增大，形状从圆形向不规则形转变（图 8-12-2）。

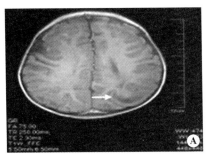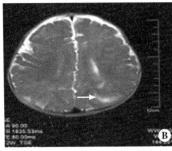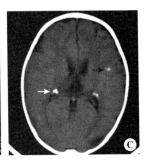

图 8-12-2　1 岁时患儿头部 MRI 和 CT 影像

A、B. 头部 MRI 影像。A.T_1 像可见不规则的低信号囊性结节；B. 同一结节在 T_2 像上成高信号（箭头），与 10 天时相比，囊性结节增大，形状从圆形向不规则形转变。C. 头部 CT 影像，显示皮质结节（黑色箭头）和 SENs（白色箭头）发生钙化

（陈　丹　毛　健）

参 考 文 献

[1] Northrup H，Krueger DA. International Tuberous Sclerosis Complex Consensus Group. Tuberous sclerosis complex diagnostic criteria update：recommendations of the 2012 International Tuberous Sclerosis Complex Consensus Conference[J]. Pediatr Neurol，2013，49（4）：243-254.

[2] 胡玲玲，富建华，薛辛东. 新生儿结节性硬化症一例[J]. 中华儿科杂志，2013，51（2）：156-157.

[3] 谷叶莲，王琳. 新生儿结节性硬化症二例[J]. 中国新生儿科杂志，2015，30（6）：461-462.

[4] 郑旭，翁景文，刘红. 新生儿期结节性硬化症 8 例[J]. 中华实用儿科临床杂志，2017，32（12）：912-915.

[5] 张云朝. 新生儿结节性硬化症六例临床特征分析[J]. 实用心脑肺血管杂志，2017，25（12）：73-76.

[6] Boronat S，Caruso P，Thiele EA. Absence of subependymal nodules in patients with tubers suggests possible neuroectodermal mosaicism in tuberous sclerosis complex[J]. Dev Med Child Neurol，2014，56（12）：1207-1211.

[7] Kothare SV，Singh K，Chalifoux JR，et al. Severity of manifestations in tuberous sclerosis complex in relation to genotype[J]. Epilepsia，2014，55（7）：1025-1029.

[8] Overwater IE，Swenker R，van der Ende EL，et al. Genotype and brain pathology phenotype in children with tuberous sclerosis complex[J]. Eur J Hum Genet，2016，24（2）：1688-1695.

[9] Curatolo P，Moavero R，Roberto D，et al. Genotype/Phenotype correlations in tuberous sclerosis complex[J]. Semin Pediatr Neurol，2015，22（4）：259-273.

病例 13　间断抽搐 4 日，发热 3 日

［新生儿病毒性脑炎（单纯疱疹病毒感染）］

【病例摘要】

患儿男，21 日龄，以"间断抽搐 4 日，发热 3 日"为主诉入院。

患儿 4 日前无明显诱因出现抽搐，表现为右上肢和下肢规律性抖动，双眼凝视，无发绀，2～3 分钟可自行缓解。次日出现发热，体温最高 38.2℃，同时伴有抽搐症状，表现同前，间隔约 2 小时发作 1 次，共发作 6 次。就诊于外院，入院后仍反复抽搐，表现为意识丧失，双眼凝视，双下肢规律抖动，以右侧为主，无口唇及颜面发绀，持续 2～3 分钟可缓解，间隔 2～3 小时发

作 1 次，外院给予苯巴比妥钠、头孢噻肟钠，维生素 K_1 治疗。今日患儿为求进一步诊治就诊于我院，门诊以"抽搐原因待查"为诊断收入我科。

患儿系 G_2P_1，母孕 41^{+4} 周于当地医院应用"催产药"（具体药物不详）、后侧切分娩产出，产程顺利。出生体重 3300g，羊水、脐带及胎盘未见异常，Apgar 评分不详。出生后混合喂养，近 5 日有腹泻症状，表现为排黄色稀便，次数不详，尿量正常。孕母妊娠期定期产检，母孕 37^{+4} 周天时曾有呕吐、腹泻病史，未予以特殊治疗，后自行缓解，否认高血压、糖尿病病史，否认肝炎、结核等传染病接触史，否认遗传病病史，否认妊娠期发热病史。妊娠期检测 TORCH 未见异常。

入院查体：T 37.0℃，P 136 次/分，R 40 次/分，BP 62/36mmHg，Wt 4150g，未吸氧下经皮血氧饱和度维持在 90%以上。呼吸平稳，周身皮肤红润，未见出血点及皮疹；前囟平坦，约 2.0cm×2.0cm，张力不高；颈软，口腔内未见疱疹。双肺听诊呼吸音清，未闻及明显干湿啰音；心音有力，律齐；腹软，腹部不胀，无压痛、反跳痛及肌紧张，肝脾肋下未及，未触及异常包块，肠鸣音听诊正常。肢端温暖，CRT 2 秒，四肢肌张力及肌力正常。觅食、吸吮、吞咽、拥抱、握持反射可引出。查体时抽搐 1 次，表现为意识不清，左侧上肢抖动，并伴有眨眼、口吐白沫，未见颜面及周身发绀，持续约 2 分钟自行缓解。

辅助检查：入院后血气离子分析正常，血糖正常。血常规显示白细胞 $11.5×10^9$/L，红细胞 $3.3×10^{12}$/L，血红蛋白 114g/L，血小板 $414×10^9$/L。C 反应蛋白正常。柯萨奇病毒、EB 病毒、腺病毒等检测均为阴性；肺炎支原体及衣原体抗体检测阴性；便轮状病毒检测阴性；血细菌培养阴性。眼底照相未见异常。入院当天检测 TORCH-IgM 均为阴性，尿巨细胞 DNA 定量小于检测范围下限。脑脊液细胞总数 $30×10^6$/L，白细胞 $30×10^6$/L[参考范围：（0～32）$×10^6$/L，目前无统一标准]，单核细胞百分比 0.967。脑脊液生化糖 2.40mmol/L（参考范围：1.904～6.664mmol/L，目前无统一标准），蛋白质 1.94g/L（参考范围：0.02～1.1g/L 目前无统一标准），细菌培养及涂片未见异常。入院第 4 天复查血液单纯疱疹病毒 IgM 抗体阳性，脑脊液胞总数 $56×10^6$/L，白细胞 $56×10^6$/L，单核细胞百分比 0.982。脑脊液生化糖 1.78mmol/L，蛋白 4.43g/L，细菌培养及涂片未见异常，单纯疱疹病毒（Ⅰ+Ⅱ）IgM 抗体测定为阳性。入院第 11 天复查血液中单纯疱疹病毒 IgM 抗体阳性，脑脊液胞总数 $100×10^6$/L，白细胞 $100×10^6$/L，单核细胞百分比 0.980。脑脊液生化糖 1.64mmol/L，蛋白质 6.38g/L，单纯疱疹病毒 IgM 抗体阳性。入院头部磁共振显示，各序列扫描双侧大脑半球，脑干前部，胼胝体呈略长 T_2 信号，弥散加权图像上呈高信号，形态结构未见异常。21 日后复查头磁共振显示，双侧大脑半球弥漫性脑软化、脑萎缩。入院时视频脑电图（VEEG）提示右中央区宽大尖波周期性发放，监测到频繁临床发作，持续状态。1 周后复查 VEEG 提示背景活动为广泛性低电压，监测到患儿频繁出现右上肢快速甩动，同期监测到在电压低平背景上出现高波幅不规则慢波夹杂快波暴发 1～2 秒，波形多样，不能排除动作伪迹。胸部 CT 提示双肺炎症，双腋下多发增大淋巴结。肾、肝、胆、脾超声未见异常。心脏超声房水平少量左向右分流。

【诊治经过】

（一）病例特点

新生儿期发病，出生后 21 日出现临床症状，主要表现为发热及惊厥，血常规及 CRP 未见异常。早期单纯疱疹病毒监测阴性，随后 2 次均为阳性，脑脊液表现为细胞数增多，单核细胞为主，蛋白质进行性增高，糖水平降低。头部磁共振早期弥散加权成像信号异常明显，表现为多个部位受累。VEEG 提示弥漫性异常。

（二）诊断及鉴别诊断

1. 入院诊断　新生儿惊厥（中枢系统感染可能性大）：患儿新生儿期发生抽搐，表现为意识丧失，双眼凝视，双下肢规律抖动，以右侧为主，无口唇及颜面发绀，持续 2~3 分钟可缓解，间隔 2~3 小时发作 1 次，同时伴有发热。脑脊液检测提示白细胞增多，单核细胞为主，蛋白含量增加。

2. 疾病鉴别　患儿发病时间为出生后 21 日，临床主要表现为发热及惊厥，惊厥形式多变，入院监测未见明显离子紊乱及代谢异常，无重症高胆红素血症。追问病史，家族中无新生儿发病的惊厥病史，无家族癫痫病史。需考虑与如下疾病进行鉴别。

（1）新生儿细菌性脑膜炎：细菌性脑膜炎是新生儿期最常见的神经系统感染，多数与菌血症和脓毒症有关。发展中国家的发生率为 0.48‰~6.10‰活产儿。国内资料报道病原菌仍以大肠埃希菌为主，无乳链球菌（Streptococcus agalactiae，GBS）和葡萄球菌也是常见致病菌。临床表现也是以发热和惊厥为主，部分患儿有脑膜刺激征。实验室检测白细胞多数增高，部分严重病例可表现为降低，CRP 增高。脑脊液正常值范围胎龄及日龄存在差异，多数表现为白细胞增高，中性粒细胞分数为主，蛋白水平增加，糖降低。通常通过脑脊液检测予以鉴别。

（2）新生儿真菌性脑膜炎：真菌性脑膜炎在早产、免疫功能发育不成熟或各种疾病引起继发性免疫功能低下的新生儿中可见，多伴有全身感染。新生儿病房中，早产儿最为常见，其中以念球菌属感染为主。临床表现与细菌感染难以鉴别，如果感染者为早产儿，可能临床并无发热及惊厥表现，可仅表现为食欲缺乏、发热、嗜睡或呼吸暂停。脑脊液检测白细胞多数增高，以淋巴细胞为主，蛋白质明显增高，糖降低（最常见）。通常以血培养、脑脊液检测予以鉴别。

（3）新生儿巨细胞病毒感染：是最常见的先天性感染病原，感染可发生于宫内、分娩时和出生后，宫内传播是最重要的传播途径。围生期新生儿中枢系统巨细胞病毒感染的临床表现主要有惊厥，严重感染的病例 50%~75% 发生小头，50%~60% 发生颅内钙化。脑脊液检测白细胞可增高，以淋巴细胞为主，蛋白质升高。头部磁共振可发现脑白质损伤，神经细胞移行障碍，髓鞘化障碍，小脑发育不良等，但对钙化的诊断不及 CT。脑干听觉诱发电位可发现感音性听觉障碍。需通过巨细胞抗体检测、脑脊液及影像学加以鉴别。

（4）新生儿单纯疱疹病毒感染：主要由 Ⅱ 型单纯疱疹病毒引起，多数发生在围生期，大多数新生儿感染者的母亲无单纯疱疹病毒感染病史。分娩时感染最为常见，约占 85%。新生儿中枢神经系统感染常表现为发热、惊厥、嗜睡、激惹及少吃奶等。脑脊液病初可正常，逐渐出现细胞数增多，单核细胞为主，蛋白质升高，糖正常或轻度降低。头部磁共振早期最常累及单个颞叶，其次为双侧颞叶，随着病情进展，最后发展为全脑炎。需通过单纯疱疹病毒抗体检测、脑脊液及影像学加以确诊。

（三）治疗经过

入院后完善血常规、CRP、血培养、血气离子分析及血氨无明显异常；支原体阴性，第一次单纯疱疹病毒抗体检测阴性；脑脊液检测提示白细胞增高，单核细胞为主，细菌培养阴性。头部磁共振提示两侧大脑半球，脑干及胼胝体均有异常，弥散加权为主，考虑病毒性脑炎。3 日后复查血及脑脊液均提示单纯疱疹病毒感染。入院初患儿发热伴频繁抽搐，逐渐出现神志不清，经过吸氧、控制惊厥、降低颅内压、营养脑细胞等对症处置，同时加用更昔洛韦抗病毒治疗 21 日，患儿热退，抽搐逐渐缓解，神志状态也逐渐好转，可自行吃奶，但易激惹，哭声较直，眼神呆滞，而后患儿出现发育倒退症状，表现不能自行吃奶，需靠鼻饲完成。复查头部 MRI 可见大脑广泛脑软化、萎缩，提示预后不良。

（四）确定诊断

患儿发病时间为出生后 21 日，临床主要表现为发热及惊厥，惊厥形式多变，入院监测未见明显离子紊乱及代谢异常，无重症高胆红素血症。追问病史，家族中无新生儿发病的惊厥病史，无家族癫痫病史，血及脑脊液均提示单纯疱疹病毒感染。

（五）最终诊断

新生儿病毒性脑炎（单纯疱疹病毒感染）。

【临床思路及诊治评述】

本例患儿新生儿期起病，主要临床表现为发热及惊厥，通常新生儿惊厥的常见病因有缺氧缺血性脑病、败血症（脑膜炎、脑炎）、颅内出血、脑梗死、先天性脑发育畸形、代谢性疾病、良性（非）家族性新生儿惊厥、新生儿癫痫等。本例患儿通过病史、血液检测（离子、血氨、血糖、胆红素等）、脑脊液检测及影像学检查，考虑中枢神经系统感染可能性最大。最初的血液病毒学检测均为阴性，而早期脑脊液未做病毒检测，在对磁共振进行阅片后高度怀疑单纯疱疹病毒感染，而后进行的脑脊液监测及血液单纯疱疹病毒复查提示阳性，进而确诊。

1. 先天性单纯疱疹病毒感染的临床分类　3 种类型：①皮肤、眼、口腔感染，占 40%～50%。②中枢神经系统感染，新生儿单纯疱疹病毒感染约 35% 表现为单纯脑炎，其中 40%～60% 可无皮肤黏膜疱疹，本例患儿属于此种情况。患儿常在出生后 10～14 日出现临床表现，其中 50% 的患儿出现惊厥。感染发生后，早期常累及单侧颞叶，逐渐进展发生全脑炎，因此患儿惊厥的表现会发生变化，临床症状也可能从轻到重发展，本例患儿即惊厥表现类型多样，逐渐出现神经功能障碍。未治疗的患儿死亡率约 50%，治疗后死亡率为 15%，但多数存活者遗留神经系统后遗症。远期后遗症包括小头、脑积水、痉挛、失明及学习障碍等。③全身播散型，是最严重的的新生儿单纯疱疹病毒感染类型，约占 22%，2/3 合并脑炎。未治疗者死亡率约 85%，其中肺炎的死亡率最高。

2. 先天性单纯疱疹病毒感染的诊断手段　①在单纯疱疹病毒性脑炎中，脑脊液分离出病毒敏感性最高。②PCR 检测 DNA，有 25%～40% 的患儿脑脊液单纯疱疹病毒培养是阳性的，本例患儿完善脑脊液的 IgM 抗体检测提示阳性进而确诊。③影像学检查在单纯疱疹病毒性脑炎中有着重要的意义，早期多见颞叶受累，逐渐进展为全脑，本例患儿正是通过头部磁共振检查结果高度怀疑单纯疱疹病毒感染，表现为全脑受累，包括脑干系统及胼胝体等部位。我们可以看到入院初期血液的抗体检测为阴性，提示我们影像学检查的重要意义。

3. 先天性单纯疱疹病毒感染的治疗　早期治疗对降低单纯疱疹病毒性脑炎非常重要，单纯疱疹病毒在中枢神经系统大量复制前开始治疗，效果最佳。考虑新生儿药物使用的安全性，推荐使用阿昔洛韦或更昔洛韦治疗。目前推荐皮肤、眼、口腔感染疗程 14 日，中枢神经系统或全身感染 21 日；复查脑脊液恢复正常，或单纯疱疹病毒-DNA 转阴，方可结束治疗。所有感染的新生儿均需要随访到儿童期。

4. 先天性单纯疱疹病毒感染的预后　中枢神经系统单纯疱疹病毒感染的死亡率为 15%，死亡的危险因素包括治疗开始时已出现昏迷、早产及惊厥。其中 50%发生小头，64%发生脑瘫，57%出现智力低下。因此，虽然发生率较低，临床仍应时刻警惕单纯疱疹病毒性脑炎的发生。此外如果一旦发生，需严密随访。

【典型图表】

1. 入院时给予患儿头部 MRI 检查，影像示脑形态、结构未见异常（图 8-13-1）。

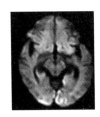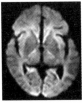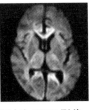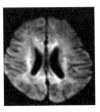

图 8-13-1　入院时头 MRI 影像

入院时（出生后 21 日）弥散加权图像显示双侧大脑半球、脑干前部及胼胝体广泛性高信号

2. 入院第 21 日后头部 MRI 复查，影像示双侧大脑半球弥漫性脑软化、脑萎缩（图 8-13-2）。

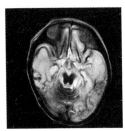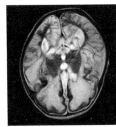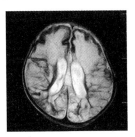

图 8-13-2　入院第 21 天头 MRI 影像

入院第 21 日（出生后 42 日）T$_2$WI 显示双侧大脑半球弥漫性脑软化、脑萎缩

（陈　丹　毛　健）

参 考 文 献

[1] Brown ZA, Wald A, Morrow RA, et al. Effect of serologic status and cesarean delivery on transmission rates of herpes simplex virus from mother to infant[J]. JAMA，2003，289（2）：203-209.

[2] Kimberlin DW，Whitley RJ，Wan W，et al. Oral acyclovir suppression and neurodevelopment after neonatal herpes[J]. N Engl J Med，2011，365（14）：1284-1292.

[3] James SH, Kimberlin DW. Neonatal herpes simplex virus infection：epidemiology and treatment[J]. Clin Perinatol, 2015, 42（1）：47-59.

[4] Bajaj M，Mody S，Natarajan G. Clinical and neuroimaging findings in neonatal herpes simplex virus infection[J]. J Pediatr，2014，165（2）：404-407.

病例 14　拒 乳 2 日

［枫 糖 尿 症］

【病例摘要】

患儿女，8 日龄，以"拒乳 2 日"为主诉入院。

患儿近 2 日来无明显诱因出现进乳差，每天进乳 1～2 次，量少，吸吮力弱，睡眠增多，无抽搐，无呕吐，家长为求进一步治疗来诊。病来无发热，无咳嗽，无呼吸困难，无发绀，尿便正常；平素母乳喂养，自行进乳，吸吮有力，约每次 40ml。

患儿系 G_2P_2，母孕 40^{+2} 周，于外院选择性剖宫产娩出。脐带、羊水及胎盘正常，Apgar 评分：1 分钟及 5 分钟均 10 分；出生体重 3450g。母孕期健康，第一胎生长发育正常。

入院查体：T 36.6℃，P 130 次/分，R 40 次/分，BP 58/33mmHg，Wt 3020g；神志清楚，反应差，呼吸平稳；周身皮肤轻度黄染，干燥脱皮，伴有花纹，弹性欠佳，右下颌部一处密集皮疹呈条索状；前囟平坦，1.0cm×1.0cm；颈软，双肺呼吸音粗，未闻及干湿啰音；心音有力，律齐，未闻及病理性杂音；腹软不胀，肝脾肋下未及，肠鸣音正常，脐带未脱落，无渗出；肢端温暖，CRT 3 秒，四肢肌张力减弱，原始反射未引出。查体时抽搐 1 次，表现为双上肢划船样伴双下肢蹬踏样动作，持续约 30 秒自行缓解，不伴有颜面部发绀。周身可闻及焦糖味。

辅助检查：入院后查血常规及 CRP 正常，肝、肾功正常，TORCH-IgM 均为阴性。血气分析提示 pH 7.340，BE –10.6mmol/L（–3～3mmol/L）。24 小时动态脑电图显示双半球间断低电压，双侧脑区阵发棘慢波、尖慢波，以右中央、顶颞为著。出生后 10 日（住院第 3 天）头部 MRI 表现为侧脑室旁、基底节区、脑干以及小脑弥散加权成像上明显的高信号影，MRS 在 0.9ppm 处发现一个相对特异性的宽峰。

【诊治经过】

（一）病例特点

出生后 1 周内发病，主要表现为反应低下及惊厥，血常规、CRP 及病毒学检测未见异常。入院时存在轻度代谢性酸中毒，头部磁共振成像及 MRS 可见特征性异常。

（二）诊断及鉴别诊断

1. 入院诊断　枫糖尿症可能性大：患儿出生时正常，出生后 1 周左右起病，表现为拒乳及惊厥，伴有神经功能改变（肌张力及原始反射异常），周身可闻及焦糖味。病情进展迅速，很快出现昏迷及呼吸抑制症状。血气分析提示代谢性酸中毒，头部磁共振显示侧脑室旁、基底节区、脑干及小脑弥散加权成像上明显的高信号影，MRS 在 0.9ppm 处发现一个相对特异性的宽峰，为枫糖尿症的常见改变。

2. 疾病鉴别　患儿发病时间为出生后 1 周左右，临床主要表现为拒乳及惊厥。追问病史，家族中无新生儿发病的惊厥病史，需考虑与如下疾病进行鉴别。

（1）新生儿破伤风：多数发生在出生后 4～7 日，系由破伤风梭状杆菌侵入脐部，产生毒素而引起以牙关紧闭和全身肌肉强直性痉挛为特征的疾病。接生断脐时，接生人员的手或所用的剪刀、纱布未经消毒或消毒不严密，或出生后不注意脐部的清洁消毒，致使破伤风梭状杆菌自脐部侵入而引起。早期症状为哭闹、口张不大、吸吮困难，如用压舌板压舌时，用力越大，张口越困难，压舌板反被咬得越紧，称为压舌板试验阳性，有助于早期诊断。随后牙关紧闭，面肌紧张，口角上牵，呈"苦笑"面容，伴有阵发性双拳紧握。上肢过度屈曲，下肢伸直，呈角弓反张状，呼吸肌和喉肌痉挛可引起发绀窒息。任何轻微刺激（声、光、轻触、饮水、轻刺等）即可诱发痉挛发作。该患儿发病时间虽然为出生后 1 周左右，但无不洁接生史，无面肌异常，惊厥表现非痉挛发作，不支持此病。此外，影像学检查也不支持破伤风诊断。

（2）新生儿中枢系统感染：可有反应低下及惊厥表现，某些病毒学脑炎可存在血常规及 CRP 等正常表现，但中枢系统感染的患儿很少早期迅速进入昏迷及呼吸抑制等阶段，且不具备该病例影像学上的特异性改变，必要时可通过脑脊液检查除外。

（3）其他类型的遗传性代谢疾病：如甲基丙二酸血症、丙酸血症、异戊酸血症等，与枫糖尿症发病原理相似，均为基因突变导致蛋白质分子在结构上缺陷，或蛋白质合成、分解异常，使蛋白质功能发生改变，导致相应的病理生理改变和临床表现。新生儿期发病的遗传代谢疾病病情一般较为严重，临床表现相似，如喂养困难、呕吐、脱水、嗜睡、低体温、惊厥等，严重者可出现昏迷及呼吸抑制。惊厥发生的时间多于出生后 1～2 周。但不同的遗传性代谢疾病会有其自身存在的一些特点，如枫糖尿症患儿可闻及枫糖味，异戊酸血症患儿可闻及汗脚气味，多种羧化酶缺乏有猫尿气味等。部分遗传代谢性疾病存在容貌异常，如 GM1 神经节苷脂病在出生后 1 周可呈现丑陋面容；而苯丙酮尿症、白化病、同型胱氨酸尿症可见色素减少；皮肤黏膜加深见于肾上腺脑白质营养不良；脱发见于多种羧化酶缺乏，脆发病见于 Menkes 病等。黏多糖病可见角膜浑浊，白内障则见于半乳糖血症和同型胱氨酸尿症等。通过血、尿的遗传代谢病筛查及影像学予以鉴别，基因学筛查可确诊。

（三）治疗经过

患儿以拒乳及惊厥为主要临床表现，入院时有代谢性酸中毒，考虑遗传性代谢病的可能性，给予患儿禁食，维生素 B_1、维生素 B_6 口服治疗，同时限制蛋白质入量（静脉营养液中未加入氨基酸）等治疗。入院后患儿反复惊厥发作，抗惊厥药效果不佳，逐渐出现昏迷；第 2 天患儿自主呼吸差，给予机械通气治疗 1 周，自主呼吸未见好转。根据影像学及遗传性代谢病筛查检测结果考虑诊断为枫糖尿症，家属拒绝进一步治疗，要求出院。

（四）确定诊断

患儿出生后因拒乳入院，入院后出现频繁惊厥发作，进而出现昏迷及呼吸抑制。血气分析提示轻度代谢性酸中毒；尿气相色谱-质谱分析：2-羧基异戊酸、2-酮-异戊酸、2-酮-3 甲基戊酸、2-酮-异己酸增高；血氨基酸串联质谱：亮氨酸明显增高；基因检测提示患儿 BCKDHA 基因 2 号外显子 c.117dupC 的杂合突变，其父及哥哥 BCKDHA 基因该位点无异常，其母携带 c.117dupC 杂合突变（图 8-14-3）。关联疾病为枫糖尿症。

（五）最终诊断

枫糖尿症。

【临床思路及诊治评述】

本例患儿出生后 1 周左右起病，主要临床表现为拒乳及惊厥，入院时有轻度代谢性酸中毒。病史中无发热等感染症状，实验室检查也未发现感染相关证据。入院后患儿病情呈现进展性，很快出现昏迷及呼吸抑制，完善影像学检查提示侧脑室旁、基底节区、脑干及小脑弥散加权成像上明显的高信号影，MRS 在 0.9ppm 处发现一个相对特异性的宽峰。同时通过可闻及患儿焦糖气味的特征，考虑枫糖尿症的诊断。最终通过遗传性代谢病血、尿筛查及基因学检测确诊。

1. 枫糖尿症的发病机制　枫糖尿症是氨基酸代谢病的一种，为常染色体隐性遗传病。其发

病机制是由于支链 α-酮酸脱氢酶复合体（BCKDH）缺乏，导致亮氨酸、异亮氨酸和缬氨酸代谢异常，从而造成支链氨基酸、α-酮酸及羟基酸在血和脑脊液中蓄积，产生神经毒性反应，危重者可危及生命。同时尿液中有大量的支链氨基酸和相应的酮酸及还原酸排出，出现特异性的尿臭味（枫糖味）。

2. 枫糖尿症的分型　枫糖尿症在全世界新生儿的发病率在 1/185 000 左右，在某些特定族群发病率可高达 1/380。根据酶的活性将枫糖尿症分为 5 型：经典型、中间型、间歇型、维生素 B_1 反应型和二氢脂酰脱氢酶缺乏型。而其中经典型最多见，常发生于新生儿早期，出生时往往正常，后逐渐出现呕吐，喂养困难，反应低下，嗜睡，频繁惊厥甚至昏迷，呼吸困难和呼吸暂停。

3. 枫糖尿症的确诊手段　目前，本病的确诊主要依靠的就是对血和尿液的氨基酸分析，通常为血中支链氨基酸和支链有机酸水平增高，急性期血中 α-酮异戊酸浓度增高，并大量排出于尿中形成 α-羟异戊酸，血中可检测本病特有的 L-别异亮氨酸。枫糖尿症在 MRI 成像的特点为弥漫性的脑白质水肿，遍及大脑和小脑半球的高信号，尤其在基底节及脑干区。该症异常代谢造成髓磷脂蛋白的降解，因此易累及髓鞘发育成熟或快速区域，如小脑深部白质区、脑干背侧、大脑脚、内囊后肢、半卵圆中心后部区等。DWI 表现为脑干、基底节、丘脑、脑室周围白质及脑皮质的细胞毒性水肿，其比 MRI 更为敏感，同时在 MRS 上则表现为 NAA 峰的下降及 LAC 峰的升高，在 0.9ppm 处可发现一个相对特异性的宽峰，这是由于氧化脱羧作用异常所造成的支链氨基酸和支链 α-酮酸上甲基质子聚集所形成。氨基酸检查耗时相对较长，本例患儿早期完善了头部磁共振及频谱检测，发现其头部 MRI 及 MRS 上的特异性表现，因此早期即考虑到枫糖尿症的可能，并在遗传代谢检查未回报前即进行了早期对症治疗。因此头部 MRI 及 MRS 可成为更早的诊断手段。

4. 枫糖尿症的治疗　①饮食治疗：枫糖尿症终身需要进行饮食治疗，食物中支链氨基酸摄入量必须限制，以维持血中支链氨基酸浓度正常，每周随访血氨基酸浓度，进行饮食调整。当发生急性代谢危象时，由于血中有大量支链氨基酸及其酮酸累积，出现重度酮症、酸中毒及神经系统功能迅速衰退，必须采取积极措施，迅速减少体内累积的毒性代谢产物，提供足够的营养物质，促进机体合成代谢或抑制分解代谢。②腹膜透析：可以使血中支链氨基酸和支链酮酸降低，改善神经系统症状，同时补充水分和热量，给予去除支链氨基酸的静脉营养。③维生素 B_1：对硫胺素有效型可给予维生素 B_1 治疗。本例患儿早期高度怀疑为枫糖尿症，并在遗传代谢检查未回报前就进行了早期对症治疗，但比较遗憾的是患儿神经系统受累出现较早，呼吸系统受累较重，治疗效果不佳，家属放弃了治疗。

枫糖尿症早期临床表现与其他先天代谢性疾病很难鉴别，血、尿代谢病筛查及基因检测时间较长，可以利用枫糖尿症患儿头部磁共振特殊的 DWI 及 MRS 表现，在遗传代谢检查前更早的对疾病进行诊断，从而进行更早期的治疗，减少并发症的发生。

【典型图表】

1. 入院第 3 天（出生后 10 日）给予头部 MRI 检查，影像特点：弥漫性的脑白质水肿，遍及大脑和小脑半球的高信号，尤其在基底节及脑干区（图 8-14-1）。

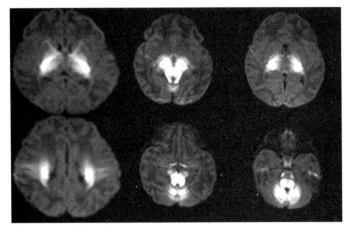

图 8-14-1　患儿头部 MRI 影像

MRI 弥散加权成像显示侧脑室旁、基底节区、脑干及小脑广泛性高信号

2. 入院第 3 天（出生后 10 日）给予 MRS 检查，在 0.9ppm 处发现一个相对特异性的宽峰（图 8-14-2）。

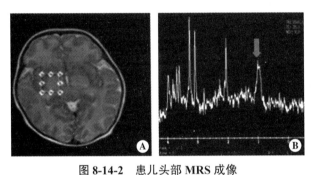

图 8-14-2　患儿头部 MRS 成像

A. 检查部位为基底节区；B. 箭头示 0.9ppm 处发现特异性宽峰

3. 基因学检测示 *BCKDHA* 基因杂合突变 c.117A＞C，此突变源于患儿母亲（图 8-14-3）。

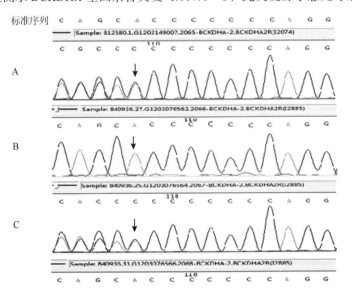

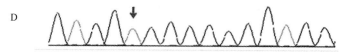

图 8-14-3 *BCKDHA* 基因学检测

A. 患儿存在 *BCKDHA* 基因杂合突变 c.117A＞C；B. 患儿父亲此基因位点正常；C. 患儿母亲此基因位点存在 *BCKDHA* 基因杂合突变 c.117A＞C；D. 患儿哥哥此基因位点正常

（陈　丹　毛　健）

参 考 文 献

[1] Zinnanti WJ，Lazovic J. Interrupting the mechanisms of brain injury in a model of maple syrup urine disease encephalopathy[J]. J Inherit Metab Dis，2012，35（1）：71-79.

[2] Kilicarslan R，Alkan A，Demirkol D，et al. Maple syrup urine disease：Diffusion-weighted MRI findings during acute metabolic encephalopathic crisis[J]. Jpn J Radiol，2012，30（6）：522-525.

[3] Wang J，Liu H，Chen G，et al. Identification of two novel BCKDHA mutations in a Chinese patient with maple syrup urine disease[J]. J Pediatr Endocrinol Metab，2011，24（9-10）：827-829.

[4] Wang YP，Qi ML，Li TT，et al. Two novel mutations in the BCKDHB gene（R170H，Q346R）cause the classic form of maple syrup urine disease（MSUD）[J]. Gene，2012，498（1）：112-115.

[5] Yang N，Han L，Gu X，et al. Analysis of gene mutations in Chinese patients with maple syrup urine disease[J]. Mol Genet Metab，2012，106（4）：412-418.

[6] 于文婷，毛健. 新生儿枫糖尿症早期诊断 2 例并文献复习[J]. 发育医学电子杂志，2014，2（1）：28-31.

第 9 章
神经系统疾病

病例 1 发育倒退，角弓反张

[戊二酸血症 Ⅰ 型]

【病例摘要】

患儿男，1 岁 3 月龄，以"发现发育倒退 2 个月，角弓反张 10 余日"为主诉入院。

患儿 2 个月前出现咳嗽，无发热，就诊于当地诊所（具体治疗不详），治疗 7 日后好转。病情恢复后家属发现患儿发育逐渐倒退，不能说"爸爸""妈妈"，病前可独立行走，现不能行走及爬行。1.5 个月前就诊于外院，完善相关检查（具体不详），给予患儿营养神经药治疗（具体药物不详），发育倒退未见明显好转。10 余日前患儿剧烈哭闹后出现抽搐，表现为意识丧失，头后仰，双上肢强直，颜面无发绀，无口吐白沫，无尿便失禁，1～2 分钟可缓解，缓解后精神状态无异常。患儿抽搐发作次数逐渐增加，均为哭闹后发作，一日发作 4～5 次，发作持续 7～8 分钟，表现为双眼向右斜视，口角歪斜，余抽搐表现同前，为求进一步诊治入院。病来患儿无呼吸困难、无烦躁、无颧红、盗汗、消瘦、乏力，无皮疹，无呕吐，精神尚可，食欲正常，睡眠正常，尿便正常。

既往史：平素健康，否认肝炎、结核、疟疾等传染病史，否认手术史，否认外伤史，否认输血史，否认药物、食物过敏史，预防接种随当地进行。

个人史：出生于辽宁省，G₃P₂，足月剖宫产，脐带绕颈 1 周，出生后无窒息抢救史；3 个月会抬头，6 个月可独坐，8 个月可爬行，1 岁会说爸、妈单字。出生后单纯母乳喂养，未添加辅食。久居于本地，无疫区居住史，无疫源接触史，无放射物、毒物接触史。

家族史：父母体健，非近亲婚配，患儿有一个 12 岁姐姐，体健。家族中无传染病及遗传病史。

查体：T 36.5℃，P 122 次/分，R 36 次/分，BP 96/54mmHg，身高 82cm，Wt 11kg；神志清楚，精神尚可，营养良好，自动体位，抱入病房；周身皮肤黏膜无黄染、皮下出血，右侧腹壁可见一处色素脱失斑，大小约 1cm×1cm，双侧腹股沟可见弥漫性红色皮疹，压之褪色，融合成片；全身浅表淋巴结未触及；前囟闭合，颜面部外形对称、无畸形；无眼睑水肿，巩膜无黄染，双侧瞳孔等大等圆，对光反射灵敏，直径约为 3mm，眼球活动自如；口唇无发绀，伸舌无偏斜，口腔黏膜无溃疡，咽部无充血、水肿；颈软，胸廓对称无畸形，听诊两肺呼吸音清，未闻及干湿啰音和胸膜摩擦音；心前区无隆起及凹陷，心率 122 次/分，律齐，各瓣膜听诊区未闻及杂音；腹部膨隆，无腹壁静脉曲张，未见肠型及蠕动波，全腹软，无压痛反跳痛，未触及包块，肝脾肋下未触及，肠鸣音正常，双侧睾丸未降；四肢肌张力增高，肌力正常，双侧肱二头、肱三头肌腱反射正常，双侧膝、跟腱反射正常，双侧掌颏反射、Hoffmann 征、Babinski 征及 Kernig 征均阴性。

【诊治经过】

（一）病例特点

患儿男，1 岁 3 月龄，病程 2 个月，以感染为诱因，后出现发育倒退表现，感染控制后给予营养神经治疗，发育倒退未见改善，且出现频繁抽搐及角弓反张表现。

（二）诊断及鉴别诊断

1. 入院诊断 ①癫痫：患儿入院后可见频繁抽搐，表现为意识丧失，头后仰，双上肢强直，颜面无发绀，不伴有发热；②隐睾：患儿入院时查体触诊双侧睾丸未降。

2. 疾病鉴别 患儿感染后出现发育倒退表现，感染控制后给予营养神经治疗，发育倒退未见改善，且出现频繁抽搐及角弓反张表现，应与以下疾病进行鉴别。

（1）中枢神经系统感染：支持点为患儿发病前有前驱感染病史，感染后出现发育倒退、抽搐；不支持点，患儿精神状态良好，无头痛及呕吐等表现，感染治愈后病情仍在进展。

（2）屏气发作：该病常见于 2～3 岁患儿，可于剧烈哭闹后出现口唇发绀、四肢强直，严重者可出现短暂意识丧失及四肢肌肉的阵挛性抽动。支持点，患儿抽搐均为哭闹后出现，伴有意识丧失及肢体强直；不支持点，患儿发作时无颜面发绀及口唇发绀，屏气发作不会影响发育，而该患儿出现了发育倒退。

（3）颅内占位病变：可表现为发作性头痛、呕吐、癫痫，也可出现精神及意识障碍，可伴有头围增大及颅缝分离现象。支持点，患儿出现抽搐，不伴有发热；不支持点，患儿无头围进行性增大，完善头部影像学检查后可明确。

（4）遗传代谢病：是因维持机体代谢的必需物质发生代谢异常，而致机体出现异常的一类疾病的总称。此类疾病临床表现各异，缺乏特异性，可出现不明原因抽搐，发育倒退等情况。支持点，该患儿出现发育倒退及抽搐；不支持点，完善遗传代谢病筛查后可确诊。

（三）诊治经过

入院后完善相关检查，血气离子分析示：pH 7.28（7.35～7.45），PCO_2 50.9mmHg（35～45mmHg），PO_2 72mmHg（83～108mmHg），BE –2.7mmol/L（–3～3mmol/L），Na^+ 136mmol/L（136～146mmol/L），K^+ 3.6mmol/L（3.4～4.5mmol/L），血浆 LAC 2.7mmol/L（0.5～1.6mmol/L），血糖 4.6mmol/L（3.89～5.83mmol/L）；血常规：白细胞 $8.1×10^9$/L，中性粒细胞百分比 0.310，淋巴细胞百分比 0.572，单核细胞百分比 0.100，红细胞 $5.29×10^{12}$/L，血红蛋白 117g/L，血小板 $302×10^9$/L。生化：血清丙氨酸氨基转移酶 21U/L（9～50U/L），血清天冬氨酸氨基转移酶 55U/L（15～40U/L），血氨 27μmol/L（9～54μmol/L），血清尿素氮 3.39mmol/L（2.9～8.2mmol/L），血清肌酐 48.6μmol/L（44～133μmol/L），肌酸激酶 124U/L（38～174U/L），肌酸激酶同工酶 24U/L（0～24U/L）。脑电图：睡眠期全导可见少量中高幅棘慢波发放，背景活动未见异常；头部 MRI：双侧基底节、大脑脚异常信号减低；右额叶脑外积液。血串联质谱：戊二酰肉碱增高，提示戊二酸血症Ⅰ型；尿气相色谱：戊二酸增高，提示戊二酸血症Ⅰ型。

给予患儿低脂肪、低蛋白饮食（自行购买特殊配方奶粉）。住院期间给予左卡尼汀 100mg/

（kg·d）静脉滴注；苯巴比妥钠间隔 12 小时 1 次，镇静止搐，连续 3 天；左乙拉西坦 15mg/kg，每日 2 次，口服；维生素 B_2 口服。抽搐发作频繁时临时给予水合氯醛灌肠，镇静止搐治疗。

（四）确定诊断

结合患儿病史、查体及各项辅助检查，尤其是血串联质谱及尿气相色谱结果，提示戊二酸血症Ⅰ型。

（五）最终诊断

①戊二酸血症Ⅰ型；②继发性癫痫；③隐睾。

【临床思路及诊治评述】

患儿为 1 岁 3 个月婴儿，急性起病，感染后出现发育倒退，频繁抽搐。根据患儿临床表现及相关化验，除外中枢神经系统感染及屏气发作等疾病，头部 MRI 未见明显占位性病变，因此高度怀疑遗传代谢病，给予患儿完善血串联质谱及气相色谱筛查后得以确诊。待进一步完善基因检测，家属拒绝。

戊二酸血症Ⅰ型（glutaric academia Ⅰ，GA-Ⅰ）为常染色体隐性遗传病，在世界范围的总发病率为 1/10 万，具有种族和地区差异。

1. GA-Ⅰ的发病机制　主要是戊二酰辅酶 A 脱氢酶活性缺陷，导致赖氨酸、色氨酸及羟赖氨酸代谢受阻而引起疾病。在赖氨酸、羟赖氨酸、色氨酸的分解代谢中，戊二酰辅酶 A 脱氢酶可催化戊二酰辅酶 A 生成 3-甲基巴豆酰辅酶 A。因戊二酰辅酶 A 脱氢酶活性降低或丧失，导致赖氨酸、羟赖氨酸和色氨酸的分解代谢受阻，从而使戊二酸、3-羟基戊二酸等异常堆积，并与肉碱结合形成戊二酰肉碱。

2. GA-Ⅰ的临床表现　GA-Ⅰ的临床表现不特异，往往因头围增大，被疑为脑积水，可伴有轻微非特异性神经系统症状，如喂养困难、呕吐及易激惹等。发热、感染、腹泻、常规免疫接种等诱因后可出现急性脑病危象，出现急性肌张力减退、意识丧失和类似癫痫发作表现，发育倒退现象明显。辅助检查可以发现低血糖、高乳酸、高血氨、代谢性酸中毒、转氨酶及心肌酶异常等情况。头部 MRI 典型的早期表现有额颞叶脑实质萎缩、蛛网膜下腔增宽，急性发作时可见基底节细胞毒性水肿改变。血串联质谱检测戊二酰肉碱及戊二酰肉碱/乙酰肉碱比值增高。尿气相色谱检测戊二酸、3-羟基戊二酸增高。戊二酰辅酶 A 脱氢酶基因位于染色体 19p13.2，含 11 个外显子，目前世界范围内报道约 200 种突变。基因突变分析有助于轻型患者的诊断及产前诊断。

3. GA-Ⅰ的治疗　戊二酸血症为可治疗的遗传代谢病中的一种，治疗原则为通过食物及药物来维持代谢，尽量避免急性脑病危象的发生，减少致残率及致死率。①饮食治疗：给予低脂肪、低蛋白，6 周岁以内蛋白质的摄取量控制在 1.0～1.25g/（kg·d），限制赖氨酸摄入，减轻异常堆积的代谢产物对神经系统的损害。赖氨酸的摄入量随着年龄的增长而逐渐降低，6 月龄以下应小于 100mg/（kg·d），6～12 月龄应小于 90mg/（kg·d），1～3 岁 60～80mg/（kg·d），至 6 岁时应减为 50～60mg/（kg·d）。也要保证患儿正常生长发育，保证热量供给 420～483kJ/（kg·d）。少食多餐，避免长时间饥饿导致低血糖。②药物治疗：目前尚无特效药物，左卡尼汀可以预防继发性肉碱缺乏，稳定期 50～200mg/（kg·d），口服，6 岁以后可减少到 50mg/（kg·d），需要终身补充；维生素 B_2 50～300mg/d，口服，部分患者有效。急性期主要是对症处理，有感染者积极控制感染，发热者及时退热治疗，发生癫痫者可给予抗癫痫治疗。用药的同时需保持水、电解质的平衡，纠正内环境紊乱。

【典型图表】

1. 患儿抽搐时意识丧失，头后仰，双上肢强直（图 9-1-1）。

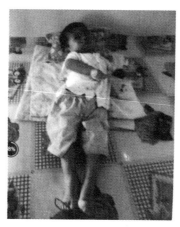

图 9-1-1　患儿抽搐

抽搐时四肢强直，角弓反张

2. 血串联质谱筛查，结果示戊二酰肉碱增高（表 9-1-1）。

表 9-1-1　遗传代谢病氨基酸和酰基肉碱谱分析报告

姓名：张××	科室：儿科	实验号：P14009134
性别：男	门诊/住院号：××××××	送检标本：干血滤纸片
年龄：1 岁 3 个月	床号：×××	样本情况：无肉眼可见异常
患者电话：	申请医师：×××	采样时间：
临床诊断：		送检时间：

项目	结果（μmol/L）	参考范围（μmol/L）	提示
丙氨酸（Ala）	118.25	60.00～250.00	
天冬氨酸（Asp）	22.58	10.00～50.00	
谷氨酸（Glu）	209.80	45.00～225.00	
甲硫氨酸（Met）	21.00	9.00～40.00	
苯丙氨酸（Phe）	40.36	25.00～120.00	
酪氨酸（Try）	45.00	20.00～120.00	
亮氨酸（Leu）	90.51	60.00～250.00	
色氨酸（Trp）	51.79	10.00～75.00	
缬氨酸（Val）	95.91	60.00～220.00	
精氨酸（Arg）	28.01	2.00～65.00	
瓜氨酸（Cit）	22.43	7.00～40.00	
甘氨酸（Gly）	342.72	80.00～400.00	
鸟氨酸（Orn）	25.94	10.00～80.00	

续表

项目	结果（μmol/L）	参考范围（μmol/L）	提示
谷氨酰胺（Gln）	14.76	2.50～30.00	
组氨酸（His）	92.17	10.00～350.00	
丝氨酸（Ser）	83.30	20.00～200.00	
苏氨酸（Thr）	41.55	15.00～120.00	
脯氨酸（Pro）	795.30	350.00～2100.00	
Arg/Orn	1.08	0.08～2.50	
Cit/Arg	0.08	0.35～8.00	↑
Orn/Cit	1.16	0.05～4.00	
Met/Phe	0.52	0.20～1.00	
Leu/Phe	2.24	1.20～5.00	
Phe/Tyr	0.88	0.40～2.00	
Gly/Phe	8.45	1.50～8.00	
Tyr/Phe	1.14	0.50～2.50	
Glu/Cit	9.35	2.00～20.00	
His/Phe	2.28	0.10～7.50	
Thr/Phe	1.03	0.35～3.00	
Trp/Phe	1.28	0.35～1.50	
Cit/Phe	0.55	0.15～1.00	
Glu/Phe	5.20	1.00～6.00	
游离肉碱（C0）	22.97	8.00～60.00	
乙酰肉碱（C2）	19.60	7.00～40.00	
丙酰肉碱（C3）	0.83	0.50～4.00	
丙二酰肉碱（C3DC）	0.10	0.02～0.20	
丁酰肉碱（C4）	0.15	0.05～0.45	
3-羟基丁酰肉碱（C4-OH）	0.16	0.40～0.45	
丁二酰肉碱（C4DC）	0.21	0.20～1.50	
异戊酰肉碱（C5）	0.08	0.04～0.50	
异戊烯酰肉碱（C5：1）	0.03	0.00～0.05	
3-羟基异戊酰肉碱（C5-OH）	0.22	0.06～0.60	
戊二酰肉碱（C5DC）	0.63	0.02～0.20	
己酰肉碱（C6）	0.07	0.02～0.15	
己烯酰肉碱（C6：1）	0.03	0.01～0.10	
3-羟己酰肉碱（C6-OH）	0.06	0.01～0.10	
己二酰肉碱（C6DC）	0.04	0.01～0.10	
辛酰肉碱（C8）	0.13	0.02～0.25	
辛烯酰肉碱（C8：1）	0.15	0.03～0.50	
辛二烯酰肉碱（C8：2）	0.01	0.00～0.01	
辛二酰肉碱（C8DC）	0.07	0.00～0.10	
葵酰肉碱（C10）	0.12	0.02～0.30	
葵烯酰肉碱（C10：1）	0.18	0.03～0.30	

续表

项目	结果（μmol/L）	参考范围（μmol/L）	提示
葵二烯酰肉碱（C10：2）	0.04	0.01～0.10	
葵二酰肉碱（C10DC）	0.17	0.10～0.50	
月桂酰肉碱（C12）	0.12	0.02～0.20	
月桂烯酰肉碱（C12：1）	0.09	0.02～0.15	
月桂二烯酰肉碱（C12：2）	0.02	0.01～0.10	
3-羟基月桂酰肉碱（C12-OH）	0.02	0.01～0.10	
月桂二酰肉碱（C12DC）	0.08	0.02～0.20	
肉豆蔻酰肉碱（C14）	0.11	0.04～0.30	
肉豆蔻烯酰肉碱（C14：1）	0.10	0.02～0.25	
肉豆蔻二烯酰肉碱（C14：2）	0.09	0.01～0.15	
3-羟基肉豆蔻酰肉碱（C14-OH）	0.03	0.01～0.10	
肉豆蔻二酰肉碱（C14DC）	0.02	0.01～0.05	
棕榈酰肉碱（C16）	0.97	030～2.00	
棕榈烯酰肉碱（C16：1）	0.16	0.02～0.20	
棕榈二烯酰肉碱（C16：2）	0.03	0.01～0.10	
3-羟基棕榈酰肉碱（C16-OH）	0.03	0.01～0.10	
3-羟基棕榈烯酰肉碱（C16：1-OH）	0.05	0.01～0.10	
棕榈二酰肉碱（C16DC）	0.01	0.01～0.05	
十八碳酰肉碱（C18）	0.40	0.15～1.00	
十八碳烯酰肉碱（C18：1）	1.01	0.30～2.00	
十八碳烯酰肉碱（C18：2）	0.37	0.10～0.80	
3-羟基十八碳酰肉碱（C18-OH）	3.01	0.01～0.05	
3-羟基十八碳烯酰肉碱（C18：1-OH）	0.02	0.01～0.10	
十八碳二酰肉碱（C18DC）	0.03	0.01～0.05	
C3/C2	0.04	0.03～0.25	
C3DC/C4	0.69	0.10～1.50	
C4/C2	0.01	0.01～0.03	
C4/C3	0.18	0.04～0.45	
C4-OH/C2	0.01	0.01～0.02	
C4-OH/C3	0.28	0.02～0.40	
C5/C2	0.00	0.01～0.02	↓
C5/C3	0.05	0.02～0.40	
C5-OH/C3	0.26	0.02～0.40	
C5-OH/C8	1.73	0.50～12.00	
C5DC/C3	0.75	0.01～0.20	↑
C5DC/C8	4.97	0.30～3.50	↑
C5DC/C16	0.65	0.02～0.40	↑
C6/C3	0.08	0.01～0.20	
C8/C3	0.15	0.01～0.25	

项目	结果（μmol/L）	参考范围（μmol/L）	提示
C8/C10	1.04	0.35～2.50	
C10/C3	0.15	0.01～0.35	
C12/C3	0.14	0.01～0.20	↓
C14/C3	0.13	0.01～0.30	
C14：1/C8：1	0.64	0.15～3.00	
C14：1/C16	0.10	0.03～0.35	
C16/C2	0.05	0.03～0.12	
C16/C3	1.16	0.15～1.58	
C18/C3	0.48	0.10～1.00	
C14-OH/C3	0.03	0.01～006	
C16-OH/C3	0.04	0.01～0.06	
C18-OH/C3	0.01	0.01～0.05	
（C16+C18：1）/C2	0.10	0.05～0.25	
CO/（C16+C18）	16.81	9.00～65.00	

建议与解释：①本次结果显示戊二酰肉碱增高，提示戊二酸血症-Ⅰ型；②临床专家建议：尽快给予左旋肉碱及戊二酸血症奶粉治疗，试用大剂量维生素 B_2 治疗（300mg/d），治疗 2 周后采血复查，若无效则停用维生素 B_2；③请结合临床表现、尿气相质谱有机酸检测及其实验室结果综合分析

3. 尿有机酸气相色谱检查，结果示戊二酸增高（表 9-1-2）。

表 9-1-2　尿液有机酸综合分析报告

姓名：张××	科室：儿科	实验号：U1406731
性别：男	门诊/住院号：××××××	送检标本：尿渗透滤纸
年龄：1 岁 3 个月	床号：×××	标本情况：无肉眼可见异常
患者电话：	申请医师：×××	采样时间：
临床诊断：		送检时间：

项目	结果（μmol/L）	参考范围（μmol/L）	提示
乳酸-2	28	0.0～4.7	↑
己酸-1	0.0	0.0～0.0	↑
草酸-2	3.9	0.0～0.0	↑
乙醛酸-OX-2	34.7	0.0～6.1	↑
丙酮酸-OX-2	20.2	0.0～24.1	
3-羟基丁酸-2	9.8	0.0～3.7	↑
2-羟基异戊酸-2	5.0	0.0～0.0	↑
丙二酸-2	0.0	0.0～0.1	
2-酮-异戊酸-OX-2	0.0	0.0～0.1	
乙羟基丙酸-2	0.0	0.0～2.9	
4-羟基丁酸-2	3.0	0.0～0.0	↑

续表

项目	结果（μmol/L）	参考范围（μmol/L）	提示
3-羟基戊酸-2	0.0	0.0～0.0	
2-羟基-3-甲基酸-2	0.0	0.0～0.0	
乙酰乙酸-OX-2	0.0	0.0～0.0	
2-酮-3-甲基戊酸-2	0.4	0.0～0.0	
甘油酸-3	11.1	0.0～0.8	↑
2-甲基-3-羟基戊酸-2（2）	0.0	0.0～0.0	
2-酮-异己酸-OX-2	0.4	0.0～0.0	
苯乙酸-1	0.0	0.0～0.4	
琥珀酸-2	41.1	6.5～65.8	
甘油酸-3（1）	0.0	0.0～1.6	
福马酸-2	3.2	0.0～7.3	
乙酰甘氨酸-1（1）	0.0	0.0～0.0	
甲基戊酸内脂-1	0.0	0.0～0.0	
2-丙基-3-羟基戊酸-2	0.0	0.0～0.0	
戊二酸-2	39.7	0.0～0.4	↑
3-甲基戊二酸-2	0.0	0.0～4.5	
丙酰甘氨酸-2	0.0	0.0～0.0	
2-脱氧-4-羟基-乙酰乙酸	0.0	0.0～6.3	
3-甲基戊烯二酸-2（1）	1.5	0.0～4.2	
琥珀酰丙酮-OX-2（1）	0.0	0.0～0.0	
2-丙基-5-羟基戊酸-2	0.0	0.0～1.6	
异戊酰甘氨酸-1	0.0	0.0～0.4	
苹果酸-3	0.0	0.0～0.7	
异戊酰甘氨酸-2（1）	0.0	0.0～0.0	
5-氧合脯氨酸-2	0.0	0.0～7.8	
亚硫基二乙酸-2	10.1	0.0～0.0	↑
7-羟基-辛酸-2	0.0	0.0～0.0	
甲基巴豆酰甘氨酸-2	0.0	0.0～0.0	
甲基巴豆酰甘氨酸-1	0.0	0.0～0.0	
2-羟基戊二酸-3	13.4	0.6～5.9	
苯乳酸-2	15.6	0.0～4.9	
3-羟基-3-甲基戊二酸-3	5.2	0.0～25.7	
2-酮戊二酸-OX-2（1）	16.0	3.0～102.9	
4-羟基苯乙酸	168.9	8.6～73.2	
己酰甘氨酸-1	0.0	0.0～0.0	
N-乙酰天冬氨酸-2	1.5	0.0～3.7	
辛烯二酸-2	0.0	0.0～0.0	
辛二酸-2	1.0	0.3～4.7	

续表

项目	结果（μmol/L）	参考范围（μmol/L）	提示
2-酮己二酸-OX-3	1.2	0.0～6.5	
乳清酸-3	0.0	0.0～1.5	
高香草酸-2	18.7	5.8～24.9	
马尿酸-2	0.0	0.0～11.7	
枸橼酸-4	640.8	31.4～572.3	↑
马尿酸-1	61.5	0.0～284.0	
3-（3-羟苯基）-3-羟基丙酸-3	0.1	0.0～0.0	↑
3-羟基辛烯二酸-3	0.0	0.0～5.3	
尿香草扁桃酸-3	23.5	11.7～84.6	
癸二烯酸-2	0.0	0.0～2.3	
4-羟基苯丙酮酸-OX-2	0.6	0.0～0.9	
吲哚-3-乙酸-2	0.0	0.0～78.7	
棕榈酸-1	34.0	11.7～13.8	↑
3-羟基葵二酸-3	0.0	0.0～4.4	
十二烷二酸-2	0.0	0.0～0.0	
尿酸-4	0.0	0.0～0.0	
3-羟基-十二烷二酸-3	0.0	0.0～1.4	
2-羟基异丁酸-2	7.4	0.0～0.0	↑
乙醇酸-2	4.9	0.0～2.2	↑
2-羟基丁酸-2	0.0	0.0～0.0	
3-羟基丙酸-2	3.3	0.0～1.1	↑
丙戊酸-1	0.0	0.0～0.0	
3-羟基异丁酸-2	7.0	0.0～9.0	
2-甲基-羟基丁酸-1-1	0.0	0.0～0.3	
3-羟基-异戊酸-2	29.8	0.0～2.3	↑
甲基丙二酸-2	9.5	0.2～3.6	↓
尿素-2	0.0	104.6～763.0	↓
2-羟基-异葵酸-2	0.0	0.0～0.0	
乙酰乙酸	0.0	0.0～0.0	
安息香酸	9.1	0.0～18.7	
辛酸-1	0.0	0.0～0.4	
2-甲基-3-羟基戊酸-2（1）	0.0	0.0～0.0	
磷酸-3	98.7	0.0～43.0	↑
乙基丙二酸-2	3.8	0.0～6.2	
乙酰甘氨酸-1	0.0	0.0～0.1	
马来酸-2	0.0	0.0～0.4	
甲基琥珀酸-2	0.0	0.0～6.4	
尿嘧啶-2	0.0	0.0～7.0	

续表

项目	结果（μmol/L）	参考范围（μmol/L）	提示
丙酰甘氨酸-1	0.0	0.0～0.0	
甲基戊酸内脂-2	0.0	0.0～0.0	
异丁酰甘氨酸-1	0.0	0.0～0.4	
甲基福马酸-2	1.6	0.0～8.9	
3-甲基戊烯二酸-2	0.0	0.0～0.0	
2-丙基-3-酮-戊酸-2	0.0	0.0～0.0	
异丁酰甘氨酸	0.0	0.0～0.0	
丁酰甘氨酸-1	0.0	0.0～0.0	
戊烯二酸-2	2.5	0.0～0.0	↑
癸酸-1	0.0	0.0～0.4	
3-甲基戊烯二酸-2（2）	2.3	0.0～2.9	
异戊酰甘氨酸-2	0.0	0.0～0.7	
己二酸-2	8.9	0.5～5.0	
2-己烯二酸-2	0.0	0.0～16.4	
3-甲基己二酸	0.0	0.0～23.3	
2-丙基-羟基戊二酸-2	0.0	0.0～0.0	
5-羟基-甲基-2-糠酸-1	2.0	0.0～0.0	↑
3-甲基巴豆酰甘氨酸-1	0.0	0.0～0.0	
3-甲基巴豆酰甘氨酸-2	0.0	0.0～0.0	
3-羟基戊二酸-3	7.5	0.0～0.0	↑
庚二酸-2	5.9	0.0～9.3	
3-羟基苯乙酸-2	0.0	0.0～0.9	
4-羟基安息香酸-2	11.1	0.0～7.8	↑
2-酮戊二酸-OX-2（2）	0.0	0.3～21.3	
苯丙酮酸-OX-2	0.0	0.0～0.0	
2-羟基己二酸-3	0.0	0.0～2.0	
3-羟基己二酸-3	0.0	0.1～3.6	
3-甲基戊烯二酸-2（3）	0.0	0.0～0.0	
乌头酸-3	115.2	15.1～86.1	↑
香草酸-2	2.0	0.0～0.0	↑
壬二酸-2	2.5	0.0～10.7	
异枸橼酸-4	21.4	8.3～29.0	
尿黑酸-3	0.0	0.0～1.4	
甲基枸橼酸-4（1）	0.0	0.0～1.1	
甲基枸橼酸-4（2）	0.0	0.0～1.0	
3-羟基辛二酸-3	0.0	0.0～4.8	
癸二酸-2	0.0	0.4～7.0	↓
4-羟基苯乳酸-2	172.2	0.0～7.0	↑

续表

项目	结果（μmol/L）	参考范围（μmol/L）	提示
2-羟基马尿酸-3	0.0	0.0～0.0	
辛二酰甘氨酸-2	0.0	0.0～0.0	
2-羟基葵二酸-3	0.0	0.0～6.3	
2-羟基基马尿酸-2	0.0	0.0～17.6	
N-乙酰酪氨酸-3	0.0	0.0～0.0	
3，6-环氧-十二烷二酸-2	0.0	0.0～5.2	
3，6-环氧-十四烷二酸-2	2.5	0.0～3.9	

（杨　明　魏　兵）

参 考 文 献

[1] 顾学范，王伟，王建设，等. 临床遗传代谢病[M]. 北京：人民卫生出版社，2015：103-130.

[2] 魏克伦，魏兵，于军，等. 出生缺陷与精准医疗[M]. 北京：科学出版社，2020：31-33.

[3] 鄂慧姝，韩连书，叶军，等. 戊二酸血症Ⅰ型患儿 62 例临床表现及质谱检测结果分析[J]. 中华内分泌代谢杂志，2017，33（9）：730-734.

[4] Yamada K, Kobayashi H, Bo R, et al. Clinical, biochemical and molecular investigation of adult-onset glutaric acidemia type Ⅱ: Characteristics in comparison with pediatric cases[J]. Brain Dev，2016，38（3）：293-301.

[5] 施晓容，柯钟灵，郑爱东，等. 一个戊二酸血症Ⅰ型患者家系的临床分析及基因突变研究[J]. 中华医学遗传学杂志，2014，31（5）：608-611.

[6] 刘丽英，邹丽萍，王旭，等. 戊二酸尿症Ⅰ型11例诊断及治疗分析[J]. 临床儿科杂志，2009，27（12）：22-24.

[7] 高金枝. 戊二酸尿症Ⅰ型发病机制研究进展[J]. 国际儿科学杂志，2012，39（5）：525-528.

[8] 王峤，杨艳玲. 戊二酸尿症1型的复杂临床表型与基因型[J]. 中国当代儿科杂志，2016，18（5）：460-465.

病例 2　发育障碍，毛发异常

[Menkes 综合征]

【病例摘要】

患儿男，11 月龄，以"生长发育延迟半年余"为主诉入院。

患儿 G_4P_2，孕 40 周剖宫产，出生体重 3.5kg，出生史正常，否认窒息抢救病史。出生后听力筛查未通过，新生儿筛查无异常。1 月龄时患儿头发开始生长异常，卷曲伴有枕部头发脱落。出生后 3 个月不会竖头，复查听力筛查未通过，脑干听觉诱发电位示双耳极重度感音神经性耳聋，头发脱落加重，发色变浅，发质较脆易折，完善微量元素检查示血清铜降低，血红蛋白降低，母亲饮食中加入"坚果类"补充铜。4 月龄时家属自觉患儿四肢活动减少。5～6 月龄时患儿四肢活动显著减少，家属自认为营养不良，给予添加辅食治疗。现患儿 11 月龄，不能翻身、独坐、爬行及站立，不能说"爸""妈"等。

既往史：出生后未患感染性疾病，否认肝炎、结核、疟疾等传染病史，否认手术史，否认外伤史，否认输血史，否认药物、食物过敏史，预防接种随当地进行。

个人史：出生于辽宁省，出生后母乳喂养，已添加辅食。久居于本地，无疫区居住史，无疫源接触史，无放射物、毒物接触史，无毒品接触史。

家族史：母孕期无异常，父母均为农民，体健，否认近亲结婚，患儿有一个姐姐，体健。家族中无传染病及遗传病史。

查体：T 36.6℃，P 110 次/分，R 32 次/分，BP 92/48mmHg，身高 80cm，Wt 9kg；神志清楚，精神可，发育欠佳，抱入诊室。皮肤粗糙、松弛、苍白，面颊饱满，毛发稀疏，集于顶部，头发卷曲干枯，色浅，头颅及五官外形正常，前囟约 1.0cm×1.0cm，平坦；颈软，颈部及腹股沟处可触及多个淋巴结，最大约 0.5cm×0.5cm，无粘连；颜面部外形对称、无畸形；眼睑无水肿，巩膜无黄染，双侧瞳孔等大等圆，对光反射灵敏，直径约为 3mm，眼球活动自如；口唇无发绀，伸舌无偏斜，口腔黏膜无溃疡，咽部无充血水肿；漏斗胸，听诊两肺呼吸音清，未闻及干湿啰音和胸膜摩擦音；心前区无隆起及凹陷，心尖搏动位于第 5 肋间左锁骨中线内 1cm，搏动范围正常，未触及震颤和心包摩擦感，心率 110 次/分，律齐，各瓣膜听诊区未闻及杂音；腹部平坦，腹壁皮肤褶皱松弛，无腹壁静脉曲张，未见肠型及蠕动波，全腹软，无压痛、反跳痛，未触及包块，肝脾肋下未触及，肠鸣音正常，双侧睾丸已降；脊柱、四肢、关节无异常，左手通贯掌，四肢肌力 4 级，肌张力减低，双侧肱二头肌、肱三头肌、膝、跟腱反射正常，巴氏征、脑膜刺激征均阴性。

辅助检查：肌电图正常；头部 MRI 示双侧额颞叶脑外间隙增宽，小脑蚓部较小，枕大池增大；尿液有机酸综合分析示酮尿；遗传代谢病氨基酸和酰基肉碱谱分析未见异常；发育迟缓或智力障碍基因突变检测未见异常；培养细胞的染色体分析示 46，XY；脑干听觉诱发电位，双耳极重度感音神经性耳聋。

【诊治经过】

（一）病例特点

患儿为慢性起病，以发育迟缓为发病特点，11 月龄不能翻身、独坐、爬行及站立，皮肤粗糙、松弛、苍白，头发稀疏，卷曲干枯，色浅，左手通贯掌，四肢肌力 4 级，肌张力减低。头部 MRI：双侧额颞叶脑外间隙增宽，小脑蚓部较小，枕大池增大。

（二）诊断及鉴别诊断

1. 入院诊断 发育迟缓原因待查（遗传代谢病可能性大）：患儿存在发育迟缓，现 11 月龄，不能翻身、独坐、爬行及站立，不能说"爸""妈"等。

2. 疾病鉴别 患儿慢性起病，发育迟缓，有特征性毛发改变，需要考虑以下疾病。

（1）Menkes 综合征：是一种铜代谢异常引起的疾病，主要表现为智力及运动发育异常、脆发、特殊面容、肌张力低下。支持点，患儿存在发育障碍，且表现出特有的毛发改变。不支持点，患儿暂时未完善该疾病相关检查，待完善检测后明确诊断。

（2）苯丙酮尿症：为苯丙氨酸代谢异常引起的疾病，可表现为发色逐渐变黄，皮肤颜色浅淡，尿液和汗液散发出鼠尿味，伴有智力发育及生长发育落后。支持点，该患儿可见发色及肤色浅，伴有智力发育障碍；不支持点，该患儿尿液中无明显鼠尿味，出生后新生儿筛查未见异常。

（3）有机酸尿症：临床表现复杂，可出现不明原因智力运动障碍、惊厥、代谢异常等情况，但该种疾病在尿气相色谱检测中可见异常。支持点，该患儿存在不明原因发育障碍。不支持点，患儿完善尿气相色谱筛查未见异常。

（4）线粒体脑肌病：是线粒体代谢过程中某些酶缺乏引起的以脑和肌肉受累为主的多系统疾病，可出现食欲缺乏，肌肉受累时可出现四肢无力等。支持点，患儿表现为四肢肌力减低；不支持点，患儿暂无多脏器受累表现。必要时完善基因筛查进一步明确。

（三）治疗经过

未予特殊治疗。完善血气分析：pH 7.40（7.35～7.45），PCO_2 33mmHg（35～45mmHg），PO_2 85mmHg（83～108mmHg），Na^+ 134mmol/L（136～146mmol/L），K^+ 3.5mmol/L（3.4～4.5mmol/L），Ca^{2+} 1.29mmol/L（1.15～1.29mmol/L），血糖 6.6mmol/L（3.89～5.83mmol/L），LAC 3.3mmol/L（0.5～1.6mmol/L）；血常规：白细胞 $9.3×10^9$/L，中性粒细胞百分比 0.102，淋巴细胞百分比 0.839，血红蛋白 109g/L，血小板 $216×10^9$/L。建议家属完善基因检测。经家属同意后给予患儿及父母抽取标本送检。

（四）确定诊断

1 个月后基因检测结果回报，Menkes 病 *ATP7A* 基因 MLPA 检测：未检测到 *ATP7A* 基因外显子的缺失突变或重复突变。Menkes 病 *ATP7A* 基因测序：检测到一个半合子的基因突变，*ATP7A* c.3362G＞A p.（Cys1121Tyr）。患儿父亲未检测到特定位点的基因突变。患儿母亲未检测到特定位点的基因突变。

（五）最终诊断

Menkes 综合征。

【临床思路及诊治评价】

患儿出生后 1 个月内无异常病史，1 月龄时开始出现毛发改变，随后逐渐表现出发育落后。就诊时可见患儿特征性改变为：稀少且卷曲的毛发，皮肤苍白、松弛，面颊肥胖。回顾患儿病史，微量元素检测曾提示低铜，而补充相应元素后并未改善患儿病情，且患儿发育落后的情况与单纯微量元素缺乏并不相符，因此考虑金属元素代谢异常类疾病，而铜元素代谢异常疾病包括肝豆状核变性、Menkes 综合征等，按照患儿临床表现，高度怀疑 Menkes 综合征，行相关基因检测后最终确诊。

1. Menkes 病的发病机制　Menkes 病为 X 连锁隐性遗传性疾病，常为男性患病，女性携带。其中 1/3 病例为非家族性的，表现为新的突变。该病由于 *ATP7A* 基因缺陷导致 *ATP7A* 表达减少或功能减低，影响铜在胃肠道黏膜细胞的吸收，使血浆及脑中的铜含量降低及一些其他组织的异常蓄积，可影响细胞呼吸、神经递质生物合成等而表现为进行性神经系统病变。

2. Menkes 病的临床表现

（1）典型表现：毛发的特征性改变为典型的临床表现。典型的改变为发短、稀少、粗糙和扭曲，在光镜下可见发杆扭曲 180°，并常伴有脆发症（发杆横向折断）及羽样脆发病（发杆纵向裂开），常在颞部及枕后部为主，可伴有毛发色素脱失。皮肤苍白，松弛，面颊肥胖，下垂，双下巴，双耳下垂，腭弓高。可有漏斗胸等胸廓畸形，还出现脐疝或腹股沟疝。

（2）临床分型：根据临床表现可分为经典型及轻型。①经典型患儿一般于出生后 2～3 个月起病，可出现肌张力低，发育停滞，智能障碍。早期即可表现出难治性癫痫，初期可为局灶性发作，逐渐成为婴儿痉挛，强直痉挛。随着病情的进展，出现生长发育倒退，特殊面容及毛发的改变。约 1/3 表现为早产，新生儿期可表现出低体温，低血糖及喂养困难，多于 3 岁内死亡。②轻型患儿多于青年期发病，智力落后为轻中度，小脑功能障碍，神经系统受累较轻。③枕骨角综合征为该病的特殊类型，为临床表现最轻的一种，主要以骨骼发育异常为主，患儿头部侧位 X 线片见枕骨外生骨疣。可有轻度智力落后和自主神经症状。本型多在年长儿或成年后被发现。

（3）影像学表现：头部 MRI 往往有脑白质异常、大小脑萎缩、硬脑膜下积液或积血、基底节区异常等表现。MRA 检查有颅内血管纤曲、扩张、扭曲，呈"螺丝椎"样的特征性表现，为诊断本病的重要依据。

3. Menkes 病的治疗　对于该病，应早期诊断及早期治疗。由于肠道吸收铜障碍，所以口服铜制剂治疗无效。国外研究证实皮下注射组氨酸铜治疗可以明显改善神经系统症状，但对于已经存在的神经系统损伤则不能逆转，所以强调早期治疗。剂量为元素铜 50~150μg/（kg·d）。国内目前尚无正规的组氨酸铜制剂，治疗主要以对症治疗及加强家庭护理为主，口服抗癫痫药，保证能量摄入为重点。

【典型图表】

Menkes 综合征患儿的特殊体貌（图 9-2-1）。

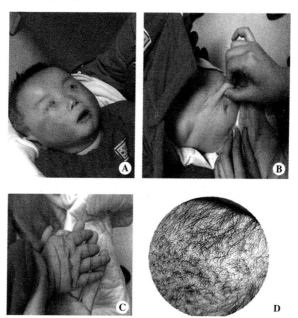

图 9-2-1　Menkes 综合征患儿的体貌

A. 特殊面容：皮肤白皙、松弛，面颊肥胖，下垂，双下巴，双耳下垂，腭弓高；B、C. 全身皮肤苍白、松弛；D. 毛发特征性改变：毛发短、稀少、粗糙和扭曲

（杨　明　魏　兵）

参　考　文　献

[1] 王峤，丁圆，王静敏，等. 3 例 Menkes 病患儿的临床与 *ATP7A* 基因分析及 1 例产前诊断研究[J]. 中国当代儿科杂志，2014，

16（6）：624-628.

[2] 李杏，袁海，陈晓兰，等. Menkes 病一家系的临床与遗传学研究[J]. 中华实用儿科临床杂志，2018，33（24）：1900-1902.

[3] Donsante A，Yi L，Zerfas PM，et al. ATP7A gene addition to the choroid plexus results in long-term rescue of the lethal copper transport defect in a menkes disease mouse model[J]. Molecular Therapy，2011，19（12）：2114-2123.

[4] Jain P，Kannan L，Chakrabarty B，et al. Menkes disease-An important cause of early onset refractory seizures[J]. J Pediatr Neurosci，2014，9（1）：11-16.

[5] Tümer Z，Møller LB. Menkes disease[J]. Eur J Hum Genet，2010，18（5）：511-518.

[6] 程晓悦，肖江喜，袁新宇，等. Menkes 病的 MR 影像表现[J]. 中华放射学杂志，2013，47（7）：599-602.

[7] 黄琼辉，王静敏，吴晔，等. Menkes 病临床及 ATP7A 基因突变和拷贝数改变分析[J]. 实用儿科临床杂志，2012（08）：20-23.

病例 3　四肢无力 4 个月余

［肢带型肌营养不良 2J 型］

【病例摘要】

患儿女，1.5 岁 29 日龄，以"四肢无力 4 个月余，加重 2 个月"为主诉入院。

患儿 4 个月前开始出现四肢无力，不能爬，手扶可行走。病初发热 1 次，体温不详，四肢无力逐渐加重，于外院就诊。化验心肌酶明显升高，给予患儿口服"维生素 B_1、维生素 B_2、维生素 B_{12}、叶酸、辅酶 Q_{10}、果糖二磷酸钠口服液、左卡尼汀口服液"治疗。近 2 个月患儿四肢无力进行性加重，逐渐出现站立困难，抬臂费力，就诊于我院。完善肌电图检查提示"肌源性受损"，收入院。

既往史：既往有湿疹、鼻窦炎病史。

家族史：父母体健，否认近亲婚配，家族中无传染病及遗传病史。

个人史：患儿为 G_1P_1，足月选择性剖宫产，出生体重 3.0kg，出生后无窒息抢救病史。2 个月抬头，8 个月独坐、向前爬行，9 个月可独站，1 岁可独立行走几步，智力、语言发育基本正常。无疫源接触史，无放射物、毒物接触史。父母体健，否认近亲婚配，适龄婚育，家族中无类似疾病病史。

入院查体：T 37.9℃，P 120 次/分，R 30 次/分，BP 100/60mmHg，Wt 9kg，身高 76cm；神志清楚，营养中等，发育倒退，身材匀称，抱入病房，查体欠合作。颜面部可见散在红色粟粒样红色皮疹，压之褪色，无痒感，全身浅表淋巴结未触及增大及压痛；头颅大小正常，无畸形及肿块，可见额纹；双眼睑无下垂，眼睑无水肿，眼球无突出，无眼球震颤、斜视，巩膜无黄染，双侧瞳孔等大等圆，对光反射灵敏，辐辏反射正常，双眼球各方向运动正常，各鼻窦区无压痛，鼻唇沟对称；咽部无充血、水肿，扁桃体无肿大；颈软，双侧对称，活动无受限；双肺叩诊清音，听诊两肺呼吸音粗糙，未闻及干湿啰音和胸膜摩擦音；心脏相对浊音界正常，心率 120 次/分，律齐，各瓣膜听诊区未闻及杂音，双侧桡动脉搏动整齐，对称，脉率规则；腹软不胀，全腹无压痛、反跳痛，未触及包块，肝脾肋下未触及；脊柱、四肢无畸形及压痛、叩击痛，关节无红肿、活动受限，双下肢无水肿；痛觉、触觉、温觉、位置觉未见明显异常；双上肢肌力 3 级、双下肢肌力 2 级，肌张力减低，无肌肉萎缩及肥大，双侧肱二头、肱三头肌腱反射减弱，双侧膝腱反射减弱，双侧跟腱反射减弱，双侧 Hoffmann 征、Babinski 征及 Kernig 征均阴性，双掌颏反射（－）。

辅助检查：血常规示白细胞 8.6×10^9/L，淋巴细胞百分比 0.341，中性粒细胞百分比 0.559，血小板 251×10^9/L，血红蛋白 103g/L，平均红细胞体积 70.9fl，平均血红蛋白量 22.0pg，平均血红蛋白浓度 310g/L；C 反应蛋白 1.0mg/L（≤10mg/L）；肝功能示血清丙氨酸氨基转移酶 37.01U/L（7～40U/L），血清天冬氨酸氨基转移酶 109.51U/L（13～35U/L），血清白蛋白 41.5g/L（40～55g/L），血清三酰甘油测定 2.26mmol/L（0.45～1.7mmol/L），血清高密度脂蛋白 0.70mmol/L（0.93～1.81mmol/L）；心肌酶谱示血清磷酸肌酸激酶 167U/L（38～174U/L），血清磷酸肌酸激酶同工酶 28U/L（0～24U/L）。心电图示窦性心动过速；心脏彩超正常；肌电图示疑肌源性受损。

【诊治经过】

（一）病例特点

患儿为幼儿，慢性病程，临床表现为四肢无力进行性加重，给予维生素 B$_1$、维生素 B$_2$、维生素 B$_{12}$、叶酸、辅酶 Q$_{10}$、果糖二磷酸钠口服液、左卡尼汀口服液治疗无好转。近 2 个月患儿逐渐出现站立困难，抬臂费力表现。

（二）诊断及鉴别诊断

1. 入院诊断　①肌无力原因待查：患儿 1 岁 6 个月，因"四肢无力 4 月余，加重 2 个月"入院。查体见双上肢肌力 3 级，双下肢肌力 2 级，肌张力减低，双侧肱二头、肱三头肌腱反射减弱，双侧膝腱反射减弱，双侧跟腱反射减弱。②小细胞低色素性贫血（轻度）：血常规示血红蛋白 103g/L，平均红细胞体积 70.9fl，平均血红蛋白量 22.0pg，平均血红蛋白浓度 310g/L。

2. 疾病鉴别　患儿四肢无力进行性加重，应与以下疾病进行鉴别。

（1）进行性肌营养不良：本病是一种遗传性骨骼肌进行性乏力和萎缩，最终完全丧失运动功能的疾病。主要表现为步行摇摆，易跌倒，Gower 征（+），可伴心肌损害，肌电图可表现为肌源性受损，血清中肌酸磷酸激酶在病程早期即增高，另外乳酸脱氢酶、天冬氨酸氨基转移酶或丙氨酸氨基转移酶等活力均升高。该患儿表现为四肢无力，行走及站立困难，伴心肌损害，肌电图表现为肌源性受损，可进一步基因检测，必要时肌活检检查以明确诊断。

（2）重症肌无力：该病如果累及四肢，可导致行走及上肢抬举不持久，累及眼肌，可表现为单侧或者双侧眼睑下垂，晨轻暮重，重者可有咀嚼、吞咽、构音等困难；还有程度不同的呼吸无力，腱反射减弱或消失，无肌萎缩或纤维颤动，感觉正常。该患儿表现为四肢无力，可进一步化验检查以明确。

（3）吉兰-巴雷综合征：该病是常见的周围神经脱髓鞘疾病，又称急性特发性神经炎或对称性多神经根炎。临床表现为进行性、上行性对称性麻痹，四肢软瘫及不同程度的感觉障碍。脑脊液检查可见蛋白细胞分离现象。初期或者恢复期常有多汗，汗臭味较浓，可能是交感神经受刺激的结果。该患儿表现为四肢无力，初期大汗，不能除外该病，必要时可行腰穿检查脑脊液，进一步明确诊断。

（三）治疗经过

完善相关检查，未予特殊药物治疗。辅助检查回报：超敏 TNT 0.073ng/ml（0～0.0ng/ml），血氨 79μmol/L（9～54μmol/L），血 LAC 2.40mmol/L（0.7～2.1mmol），同型半胱氨酸 8.71μmol/L（0～15μmol/L），血清肌红蛋白 24.0ng/ml（28～72ng/ml），血清 K$^+$ 4.23mmol/L（3.5～5.3mmol/L），

血清 Na$^+$ 137.3mmol/L（137～147mmol/L），血清 Cl$^-$ 107.7mmol/L（99～110mmol/L），血清 Ca^{2+} 2.32mmol/L（2.08～2.6mmol/L），血清磷 1.71mmol/L（0.87～1.45mmol/L）；血清 Mg$^+$ 0.87mmol/L（0.67～1.04mmol/L），血清铁 6.91μmol/L（9～27ng/ml）；转铁蛋白饱和度 11.52%（20%～55%），铁蛋白 175.3ng/ml（11～306.8ng/ml），血叶酸＞24.50ng/ml（3.1～19.9ng/ml），维生素 B$_{12}$ 687pg/ml（180～914pg/ml）；补体 C3 0.79g/L（0.88～2.01g/L），补体 C4 0.162g/L（0.16～0.47g/L），IgA 0.449g/L（0.68～3.78g/L），IgG 13.8g/L（6.94～16.2g/L），IgM 1.19g/L（0.6～2.63g/L）；甲状腺功能正常；ANA 滴度、抗核抗体系列均阴性。头部 MRI 未见异常；脑电图未见明显异常；双肺及胸腺 CT 扫描未见异常；肝、胆、脾、胰彩超未见异常。

（四）确定诊断

二代基因测序结果回报：在患儿的 *TTN* 基因中共检测到 3 个位点发生突变，分别是 c.101766G＞C，母亲携带与其相同的突变；c.4874C＞G、c.61289G＞A，父亲携带与其相同的突变。患儿的复合杂合突变分别来自父亲与母亲。关联疾病为"肢带型肌营养不良 2J 型"。

（五）最终诊断

肢带型肌营养不良 2J 型。

【临床思路及诊治评述】

患儿为 1 岁 6 个月婴幼儿，临床表现为四肢无力进行性加重，呈慢性病程，逐渐出现站立困难，抬臂费力表现。二代基因测序确定为肢带型肌营养不良 2J 型。

1. 肢带型肌营养不良的病因与分型　肢带型肌营养不良（1imb-girdle muscular dystrophy, LGMD）是一组由于骨骼肌细胞膜蛋白基因突变所导致的以进行性肩胛带肌与盆骨带肌无力和萎缩为特征的神经肌肉退行性疾病。总发病率 1/10 万～6/10 万，仅低于抗肌萎缩蛋白病（Duchenne 肌营养不良和 Becker 肌营养不良）、强直性肌营养不良及面肩肱肌营养不良。可为常染色体显性遗传、常染色体隐性遗传或性连锁遗传。每种类型根据致病基因的不同又可分为不同的临床亚型，分别在 *LGMD1* 与 *LGMD2* 后面以字母的排列顺序表示不同致病基因或不同致病基因位点被发现的顺序。迄今，已有 30 多个亚型被发现。

2. 肢带型肌营养不良的临床表现　该患儿为肢带型肌营养不良 2J 型，属于常染色体隐性遗传，主要表现为近端肌肉进行性萎缩无力，以肩胛带肌与盆骨带肌受累为主要症状。多于儿童期起病，发病年龄一般在 5～25 岁，平均年龄为 11.5 岁，该患儿为目前为止发现的患病最小年龄。最终确诊需要依靠基因诊断，主要是 *TTN* 基因发生突变，该患儿突变的 3 个位点为新发现位点，该突变的致病性均无文献报道，且该突变均不属于多态性变化，在人群中发生的频率极低。该病发病机制及治疗措施尚有待进一步研究。

3. 肢带型肌营养不良的治疗　到目前为止，LR PhD 等也只是发现肢带型肌营养不良 2D 型存在 α-肌聚糖缺乏，利用转基因的方法可以有效缓解该病进展。LINA H 等发现适度的抵抗性训练可以改善肢带型肌营养不良的预后。但是对于 2J 型尚无明确的治疗方案，因此该患儿的预后尚属未知。随访至 6 个月后，该患儿在未应用任何药物治疗下，临床症状较前略有缓解，目前可自行扶物站立，搀扶可以行走。

【典型图表】

见图 9-3-1。

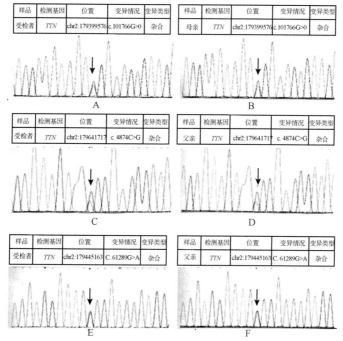

图 9-3-1　二代基因测序结果

A. 患儿 *TTN* 基因 c.101766G＞C 杂合突变；B. 患儿母亲 c.101766G＞C 杂合突变，提示患儿 *TTN* 基因 c.101766G＞C 杂合突变源于其母亲；C. 患儿 *TTN* 基因 c.4874C＞G 杂合突变；D. 患儿父亲 c.4874C＞G 杂合突变，提示患儿 *TTN* 基因 c.4874C＞G 突变源于其父亲；E. 患儿 *TTN* 基因 c.61289G＞A；F. 患儿父亲 c.61289G＞A 杂合突变，提示患儿 *TTN* 基因 c.61289G＞A 突变源于其父亲

（吕红娇　魏　兵）

参 考 文 献

[1] Liewluck T，Milone M. Untangling the complexity of limb girdle muscular dystrophies[J]. Muscle Nerve，2018，58（2）：167-177.

[2] Iyadurai SJ，Kissel JT. The limb-girdle muscular dystrophies and the dystrophinopathies[J]. Continuum（Minneap Minn），2016，22（6）：1954-1977.

[3] Khadilkar SV，Patel BA，Lalkaka JA. Making sense of the clinical spectrum of limb girdle muscular dystrophies[J]. PractNeurol，2018，18（3）：201-210.

[4] Witherick J，Brady S. Update on muscle disease[J]. J Neurol，2018，265（7）：1717-1725.

[5] 刘敏娟，谢敏，毛君，等. 第 2 代测序技术在假肥大型肌营养不良基因诊断中的应用[J]. 中华医学遗传学杂志，2012，29（3）：249-254.

[6] 白莹，李双，宗亚楠，等. 杜氏/贝氏肌营养不良症 433 个家系的基因突变分析[J]. 中华医学杂志，2016，96（16）：1261-1269.

[7] 张莹，李懋，张小兰. Dysferlinopathy 患者临床表现与基因突变分析[J]. 北京医学，2015，37（5）：415-418.

[8] Yuan R，Yi J，Xie Z，et al.Genotype-phenotype correlation in Becker muscular dystrodystrophy in Chinese patients[J]. J Hum Genet，2018，63（10）：1041-1048.

[9] Bai Y，Li S，Zong YN，et al. Mutation screening of 433 families with Duchenne/Becker muscular dystrophy[J]. Zhonghua Yi Xue Za Zhi，2016，96（16）：1261-1269.

病例 4　喂养困难，肌张力低下，发育落后

［普拉德-威利综合征（Prader-Willi 综合征）］

【病例摘要】

患儿男，9 月龄，以 "生长发育落后 9 个月" 为主诉入院。

患儿出生后即出现吸吮力差、喂养困难、体重不增，2 月龄时曾诊断 "蛋白质-能量营养不良（重度）"，给予 "乳蛋白深度水解配方粉（霭尔舒）" 喂养后体重有所增加，但一直进食差，再次因 "体重增长不良" 就诊。患儿生长发育延迟，但逐渐进步，4 个月抬头，8 个月翻身，9 个月独坐，可扶站，不会爬，不会主动取物，不认人。以 "生长发育落后原因待查" 收入院。患儿病来精神状态可，反应可，无抽搐史，无呕吐、少尿，大便正常，睡眠可。

个人史：G_1P_1，足月臀位剖宫产，出生后 Apgar 评分 1 分钟 8 分，出生体重 2.5kg，于当地医院新生儿科住院 6 天，吸氧 3 天。

过敏史：否认药物过敏，对牛奶蛋白轻度敏感。

家族史：父系家表姐的孩子患 "脑瘫"。

体格检查：T 36.1℃，P 126 次/分，R 32 次/分，Wt 4.5kg（在标准曲线第 3 百分位以下）。神志清楚，营养不良，反应迟钝，全身皮肤未见牛奶咖啡斑及色素脱失斑，毛发正常，肤色白，颅骨骨缝重叠，前囟平，大小 1.0cm×1.0cm，特殊面容。心、肺、腹查体未见阳性体征。双侧睾丸未降。掌纹无异常，四肢末梢凉。四肢活动正常，粗测肌力 5 级，肌张力低下，腱反射正常引出，双巴宾斯基征阴性。

辅助检查：入院后血常规、CRP、肝肾功能、心肌酶谱、血气离子、血浆氨、血乳酸、同型半胱氨酸、血糖、甲状腺功能等未见异常。心脏彩超示卵圆孔未闭；头部 MRI 未见明显异常；泌尿系彩超示双侧隐睾。尿液有机酸分析（GC-MS）和血氨基酸、酰基肉碱谱分析（MS/MS）未见异常。

【诊治经过】

（一）病例特点

9 月龄男孩，足月，出生体重 2.5kg。出生后即出现吸吮力差、喂养困难、体重不增，发育落后，特殊面容，肤色白，颅骨骨缝重叠，睾丸未降，四肢肌张力低下。代谢、血液生化未见异常，泌尿系彩超提示双侧隐睾。

（二）诊断及鉴别诊断

1. 入院诊断及诊断依据

（1）肌张力低下待查，普拉德-威利综合征（？）：①围生期及出生史正常，无明显出生缺陷，新生儿和婴儿期吸吮力差、喂养困难、体重不增；②发育落后、延迟，但仍逐渐进步；③特征性面容（窄脸、小下颌、杏仁眼），皮肤色素减退表现为皮肤白皙；④外生殖器发育不良——隐睾；⑤四肢肌张力低下；⑥代谢、血液生化未见异常。

（2）隐睾：双侧睾丸未降，泌尿系彩超示双侧隐睾。

2. 鉴别诊断　婴儿期肌张力低下，应与以下疾病进行鉴别。

（1）新生儿缺血缺氧性脑病：是围生期新生儿因缺氧所引起的脑部病变，常见的原因有胎儿宫内紧迫、脐带绕颈、羊水异常等，也可见于分娩过程及出生后的窒息缺氧。初期表现为嗜睡、拒乳，随着病情进展可出现惊厥、精神状态的改变，严重者可出现昏迷，危及生命。需详细询问个人史及出生史，完善血气分析、动态脑电图、头部 MRI 及发育迟缓基因筛查可鉴别。

（2）肌营养不良症：是指一组以进行性加重的肌无力和支配运动的肌肉变性为特征的遗传性疾病群。肌营养不良症包括先天性肌营养不良症、其他 BECKER 型 MD 等多种类型。部分肌营养不良症会导致运动受损甚至瘫痪。临床上主要表现为不同程度和分布的进行性加重的骨骼肌萎缩和无力，也可累及心肌。需询问家族史，进行详细地查体，完善血清肌酶学检测、尿常规、肌电图甚至肌活检及发育迟缓基因筛查可鉴别。

（3）快乐木偶综合征（Angelman syndrome，Angleman 综合征）：与普拉德–威利综合征同属于 15 号染色体长臂部分缺失所致。其临床表现以发育迟缓、癫痫发作及特殊面容为著。在发育迟缓基因筛查基础上需结合病史及体格检查进行鉴别。

（4）其他：如脆性 X 染色体综合征、脊肌萎缩症、糖原贮积症 2 型等。

（三）治疗经过

入院后主要采取对症治疗。保证足够的热量摄入，给予鼻饲或特殊配方奶粉喂养；隐睾暂时未予处理，待青春期实行手术治疗；发育落后，适当进行功能锻炼；嘱咐家属定期随诊。遗传学检测（利用 MLPA 技术筛查常见引起发育迟缓的染色体微缺失综合征）：提示 15q11.2 的 3 个检测位点显示杂合性缺失突变。

（四）确定诊断

结合患儿病史、查体及各项辅助检查，尤其是 MLPA 技术筛查提示 15q11.2 的 3 个检测位点显示杂合性缺失突变，提示普拉德-威利综合征。

（五）最终诊断

普拉德-威利综合征（Prader-Willi syndrome，PWS；Prader-Willi 综合征）。

【临床思路及诊治评述】

患儿围生期及出生史正常，无明显出生缺陷，新生儿和婴儿期吸吮力差、喂养困难、体重不增；发育落后、延迟；四肢肌张力低下；外生殖器发育不良、特殊面容、皮肤色素减退。临床上需要与引起新生儿和（或）婴儿期喂养困难、肌张力低下、发育落后等相关疾病鉴别，如消化系统疾病中的各种消化道畸形、食物不耐受等；内分泌系统疾病中的甲状腺功能减低症等；代谢性疾病中的各种有机酸代谢障碍等；神经肌肉病中的各种肌营养不良、脊肌萎缩症、糖原贮积症、线粒体脑肌病等。特殊面容、皮肤色素减退等临床特征，需要考虑到染色体病和基因病的可能。结合外生殖器发育不良，需高度警惕 PWS 的可能，需利用能够检测出包括 PWS DNA 异常的技术手段。

普拉德-威利综合征（PWS）又称肌张力低下-智能障碍-性腺发育滞后-肥胖综合征，由 Prader 等于 1956 年首次报道并命名。据统计，该病国外不同人群的发病率为 1/30 000～1/10 000，国内目前暂无该病发病率报道。

1. PWS 的病因及临床特征　　PWS 是由于父源染色体 15q11-q13 基因表达缺失而引起的多系统遗传性疾病，是最常见的可危及生命的肥胖综合征和第一个被发现涉及基因组印记遗传的与人类疾病相关的遗传综合征。其主要临床特征为肌张力低下、智能减退、性腺发育不良和肥胖，其临床特征随年龄的不同而有所改变。PWS 诊断不仅依据临床特征，还必须进一步做细胞染色体分析和分子遗传学检查。

2. PWS 的合并症与并发症　　既往研究中 PWS 合并癫痫的发病率为 16%～35%，由此可以看出，PWS 患儿具有更高的罹患癫痫的风险。PWS 患儿合并癫痫的发病率与性别无关，而与基因型明显相关，基因型为微缺失的 PWS 患儿更易发展为癫痫。全面性发作是 PWS 患儿最常见的癫痫类型，全面性强直-阵挛发作（GTCS）的发病率最高，其次是非典型性失神发作。其他常见的癫痫类型还有失张力发作，并且发作类型与基因型有关，基因型为微缺失的 PWS 患儿更易表现为全面性发作。但也有文献报道，局灶性发作是 PWS 患儿最常见的癫痫类型。另外，睡眠相关呼吸紊乱是 PWS 常见的并发症，其中以阻塞型睡眠呼吸暂停低通气综合征（obstructive sleep apnea hypopnea syndrome，OSAHS）为主，其在 PWS 中发病率为 44%～100%。大龄 PWS 患者常与严重肥胖及 2 型糖尿病相关。

3. PWS 的诊断标准　　Holm 等在 1993 年提出了普拉德-威利综合征的临床诊断标准。

（1）主要指标：①新生儿和婴儿出现中枢性肌张力低下，吸吮力差，但随年龄增长会逐渐改善。②婴儿期出现喂养困难，常需要特殊喂养工具；体重增长不满意。③12 个月至 6 岁期间，体重迅速增加（大于两个标准差）。④婴儿期特征性面容：长颅、窄脸、杏仁眼、小嘴、薄上唇、口角向下（应含上述特征>3 点）。⑤各年龄段出现相应的性腺功能减退，生殖器官发育不全，男性有阴囊发育不良、隐睾、小阴茎和（或）小睾丸［小于同龄人第 5 百分位（P5）］；女性有生殖器官缺如或严重发育不良，小阴唇和（或）小阴蒂；若不治疗，16 岁后仍有性腺成熟延迟和不完全，同时有青春期性征发育延迟（男性小性腺、面部或身体毛发少、不变声，女性仍无月经或月经少）。⑥6 岁前患儿整体发育延迟，6 岁以后有轻度到中度的神经发育延迟或学习障碍。⑦摄食过度或强迫摄食。⑧15q11-q13 缺失，通过高分辨染色体分析（>650 带）或其他方法检测到染色体或基因的异常，包括母源同源二倍体。

（2）次要标准：①妊娠期胎动减少；婴儿期无生气或哭声弱小，可随年龄增长有所改善。②特征性行为问题：易怒，猛烈的情感爆发和强迫行为，好争辩、对抗，程序化行为及固执，语言重复，偷窃和撒谎（应含上述特征>5 点）。③睡眠紊乱或睡眠呼吸暂停。④6 岁时身材仍矮小（无遗传背景，未经生长激素干预者）。⑤色素减退，与家庭其他成员相比头发、皮肤颜色较浅。⑥与同龄儿相比手小（小于同龄儿标准 P25）和（或）足小（小于同龄儿标准 P10）。⑦上肢尺侧腕部缺乏弧度。⑧眼睛内斜视、近视。⑨唾液黏稠。⑩语言清晰度欠佳。⑪有自损皮肤的现象。

（3）支持证据：①痛域高；②生病时不易出现呕吐；③婴儿期体温不稳定，年长儿及成年人体温敏感性改变；④脊柱侧凸或后凸；⑤肾上腺皮质功能早现；⑥骨质疏松；⑦智力拼图游戏中显示超常技能；⑧神经肌肉检查正常。

（4）计分方法：主要标准每项 1 分，次要标准每项 0.5 分，支持证据可增加诊断的确定性，但不得分。0～3 岁患儿计分 5 分（其中主要标准得分为 4 分）即可诊断，>3 岁儿童和成年人累计 8 分（其中主要标准得分>5 分）即可诊断。

4. PWS 的治疗　由于 Prader-Willi 综合征患者临床表现多样，因此没有特异性治疗方案，最好针对不同个体，制订出一系列的治疗方案，以求最佳效果。根据不同年龄组，以下方案可做参考。①新生儿期或婴儿期：首要问题是喂养困难。早期用大孔眼少量多次的奶瓶喂养或可考虑短期鼻饲。②幼儿期：发育延迟成为主要问题。物理治疗很必要，早期教育干预及语言治疗可以改善认知发育及语言发育落后。③18 个月到 3 岁：喂养困难被摄食过度所取代，饮食控制治疗是必要的。小于 2 岁的生长激素（growth hormone，GH）治疗仍处于实验性阶段，在应用 GH 治疗前应先除外中枢性或梗阻性呼吸问题。④学龄期（青春前期）：肥胖及食物摄取相关的行为问题更加突出。3～9 岁时严格控制每日热量摄入，监测体重（同身高儿童）应降到第 75到 90 百分位。这一年龄阶段，Prader-Willi 综合征患儿多出现肥胖相关社会心理问题及其他行为问题，行为治疗计划的合理制订并实施可改善食物的占有欲强、睡眠紊乱、脾气暴躁和强迫行为，青春前期的 GH 治疗能改善身高及体重，改善生活质量。⑤青春期和成年：性发育不成熟成为主要问题。性激素替代治疗可改善性征，并促进心理成熟，特别在男性患者，可促进男性第二性征发育。脊柱侧弯可见于 Prader-Willi 综合征患者，严重者可通过手术治疗。

5. PWS 的预后　PWS 的预后不良，目前尚无彻底治愈的方法，但由于 PWS 发病率低，早期症状不典型，加上临床医师对 PWS 认识的欠缺，容易漏诊和误诊。故建议对于具有肌张力低下、吸吮无力、喂养困难、哭声低弱和皮肤、毛发色素减退的婴儿应进行分子遗传学检查，一旦确诊，尽早进行合理喂养、早期干预。PWS 早期诊断和及时干预有助于控制症状、延长患儿存活时间、提高生存质量，改善预后。

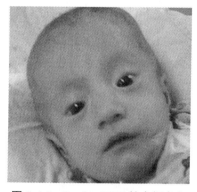

图 9-4-1　Prader-Willi 综合征患儿的特殊面容

患儿肤色白，窄脸、小下颌、杏仁眼

【典型图表】

Prader-Willi 综合征患儿的特殊面容见图 9-4-1。

（吴　琼　刘雪雁）

参 考 文 献

[1] Gilboa T，Gross-Tsur V. Epilepsy in Prader-Willi syndrome：experience of a national referral centre[J]. Developmental Medicine & Child Neurology，2013，55（9）：857-861.

[2] 吴琼，刘雪雁，谭春迎，等. Prader-Willi 综合征患儿合并癫痫的临床特征及相关因素分析[J]. 中国小儿急救医学，2019，26（5）：363-367.

[3] Vendrame M，Maski KP，Chatterjee M，et al. Epilepsy in Prader-Willi syndrome：clinical characteristics and correlation to genotype[J]. Epil Behav，2010，19（3）：306-310.

[4] Verrotti A，Cusmai R，Laino D，et al. Long-term outcome of epilepsy in patients with Prader–Willi syndrome[J]. J Neurol. 2015，262（1）：116-123.

[5] Hess L，Votava M，Málek J，et al. Sedative effects of intranasal oxytocin in rabbits and rhesus monkeys[J]. Physiological Research，2016，65（Supplementum 4）：S473.

[6] Cataletto M，Angulo M，Hertz G，et al. Prader-Willi syndrome：A primer for clinicians[J]. International Journal of Pediatric Endocrinology，2011，18（1）：12-25.

[7] Holm VA，Cassidy SB，Bulter MG，et al. Prader-Willi syndrome：consensus diagnosis criteria[J]. Pediatrics，1993，91（2）：398-402.

[8] Eiholzer U，Whitman BY. A comprehensive team approach to the management of patients with prader-Willi syndrome[J]. J Pediatr Endocrinol Metab，2004，17（9）：1153-1175.

病例 5　抽搐，低血钙，血小板减少，发育落后

［迪格奥尔格综合征（Digeorge 综合征）］

【病例摘要】

患儿女，12岁，以"腹痛3天，无热抽搐2次，周身乏力2天"为主诉入院。

入院前3天无明显诱因出现腹痛，以脐周为著，持续性钝痛，可忍受，不伴呕吐及腹泻。1天前于睡眠中突然出现抽搐，表现为意识丧失，头后仰，双眼紧闭，四肢松软无抖动，无二便失禁，持续约1分钟缓解，抽后疲乏入睡。半小时后再次出现抽搐，表现及持续时间同前。抽搐后周身疲乏无力，门诊以"抽搐原因待查"收入院。病来精神状态差，不发热，无咳喘，睡眠正常，二便正常。

既往史：入院20天前因"抽搐"于当地医院就诊，化验结果示"低钙血症、低钾血症、血小板减少症"（具体数值不详），头部CT"未见异常"。去年因呕吐发现血钙低，对症治疗好转，未再复查。6岁时曾做过"室间隔缺损修补手术"。7岁时曾血小板一过性减少，具体数值不详，给予抗炎治疗后好转，未再复查。自幼无反复感染病史，无肢体麻木及手足搐搦。

患儿系 G_1P_1，足月顺产，出生后无窒息，生长发育较同龄儿落后（具体发育不详），学习成绩差，按时预防接种。否认遗传代谢病家族史。

入院查体：T 36.5℃，P 92次/分，R 22次/分，BP 92/61mmHg，Wt 34kg。患儿神志清楚，精神状态可，呼吸平稳；周身皮肤未见出血点及色素沉着；眼距宽，甲状腺无肿大，心肺查体未见异常；腹软，肝脾未触及增大，脐周、右下腹轻压痛，无反跳痛及肌紧张；四肢末梢温，四肢肌力、肌张力正常，腱反射正常引出，双侧巴宾斯基征阴性。

辅助检查：血白细胞 $7.5×10^9/L$，中性粒细胞百分比 0.706，淋巴细胞百分比 0.174，红细胞 $3.8×10^{12}/L$，血红蛋白108g/L，血小板 $64×10^9/L[（135～350）×10^9/L]$；血 pH 7.418，血清离子 Ca^{2+}0.85mmol/L（1.15～1.29mmol/L）、K^+ 3.8mmol/L（3.5～5.5mmol/L）；血钙 1.62mmol/L（2.1～2.55mmol/L），无机磷3.05mmol/L（1.2～1.9mmol/L）；碱性磷酸酶249U/L（40～375U/L），甲状旁腺激素（PTH）19.53 pg/ml（15～65pg/ml），25-羟基维生素D 16.13ng/ml（≥30ng/ml）；24小时尿钙 1.88mmol/d（2.5～7.5mmol/d），24小时尿磷 12.61mmol/d（23～48mmol/d）；肌酸激酶281U/L（29～200U/L），乳酸脱氢酶317U/L（125～243U/L），羟丁酸脱氢酶243U/L（72～182U/L）；肝肾功能、心肌酶谱、肌钙蛋白、DIC、血氨、血乳酸、血糖、血清钾钠氯镁离子、甲状腺功能、血免疫球蛋白定量测定、淋巴细胞绝对值计数及血清补体检测未见异常。腹部CT示盆腔肠系膜淋巴结稍大，局部多发钙化灶，淋巴结钙化（？），异位阑尾内粪石（？）；甲状腺CT示甲状腺及甲状旁腺区未见异常，上纵隔气管周围见软组织密度影，脂肪间隙不清；肺CT示"右肺中叶少许斑片索条影，右肺斜裂上部胸膜稍增厚，右位主动脉弓；头部MRI示左侧脑室前角旁边界清晰长 T_1、长 T_2 信号影，提示软化灶。视频脑电图示背景节律偏慢，双半球广泛阵发棘慢波；心电图示窦性心律，心率85次/分，前壁T波低平、倒置；动态心电图示基础节律为窦性节律，偶发房性期前收缩共4次，T波低平（心率快时）。心脏彩超示室间隔缺损修补术后，静息状态下左室整体收缩功能正常。骨髓穿刺结果示增生活跃骨髓象，可见产板巨核细胞。血

象示异形淋巴细胞比值升高占 0.060，RC 比值偏高占 0.021。腕骨 X 线片示腕部可见 8 枚骨化核，尺骨、桡骨远端骨骺未愈合，提示骨龄约 12 岁；智力测验 IQ 58（韦氏）。

【诊治经过】

（一）病例特点

患儿 20 天内无热抽搐 3 次；血钙低、磷高、PTH 在正常范围偏低、碱性磷酸酶及维生素 D 正常，24 小时尿钙、尿磷低，骨龄与年龄基本相符；血小板减少。眼距宽。既往曾发现血钙减低，曾一过性血小板减少。患"先天性心脏病"。幼时发育落后，学习困难，IQ 58（韦氏）。

（二）诊断及鉴别诊断

1. 入院诊断及诊断依据

（1）甲状旁腺功能减退症，Digeorge 综合征不除外：①患儿 12 岁女孩，无热抽搐 3 次；化验显示低血钙、高血磷，尿钙、尿磷减少，碱性磷酸酶正常，PTH 19.53pg/ml（15～65pg/ml）未见反馈性升高；②患儿除甲状旁腺功能减退外，既往曾化验发现血钙减低，还有特殊面容、智力低下、反复血小板减少症、先天性心脏病等。

（2）血小板减少症：血小板 64×10⁹/L[（135～350）×10⁹/L]。

（3）癫痫不除外：反复无热抽搐 3 次，幼时发育迟缓，现智力低下。头部 MRI 检查示左侧脑室前角旁边界清晰长 T_1、长 T_2，提示软化灶；视频脑电图示背景节律偏慢，双半球广泛阵发棘慢波。

（4）智力低下：幼时发育落后，学习困难，IQ 58（韦氏）。

（5）室间隔缺损修补术后：6 岁时"室间隔缺损修补手术"。

2. 疾病鉴别　患儿反复低钙血症和（或）无热抽搐，应与以下疾病相鉴别。

（1）维生素 D 缺乏：可引起低血钙及手足搐搦或惊厥发作，血磷常偏低，同时碱性磷酸酶增高，骨骼 X 线片可见佝偻病改变。

（2）碱中毒：碱中毒时，血中的游离钙相对减少，可以出现低钙血症的临床表现，通过检验血气离子分析即可鉴别。

（3）药物使用：一些利尿药（如呋塞米）可以增加尿钙排出，使血钙降低；肿瘤化疗药物（如天冬酰胺酶、顺铂、多柔比星等）及降钙素也可能造成血钙水平降低。

（4）重症疾病：低钙血症经常并发于急性重症胰腺炎患者，并且是预后不良的一个指标。中毒性休克、败血症时也可出现低钙血症。

（5）肾功能不全：可有低血钙、高血磷，因为有酸中毒，游离钙不低，故抽搐不常见。有尿的改变及肾功能不全表现，尚可有高血压，必要时可查血 PTH 常升高。

（6）癫痫：甲状旁腺减退有低血钙时出现慢波、棘波，血钙正常后即消失，脑电图可鉴别。但本例患儿脑电图异常放电，头部磁共振示有"软化灶"，故需补钙等治疗后，动态复查脑电图及随访进一步明确。

（7）假性甲状旁腺功能减退：除血钙低，血磷高，尿钙、尿磷均低外，尚具备有矮胖身材、圆脸、短掌骨、短跖骨畸形、皮下钙化、智力低下、抽搐、家族遗传史阳性。某些患者长骨相可有纤维囊性变。可做 Ellsworth-Howard 试验或其他试验等区别。

（8）假性特发性甲状旁腺功能减退：血中 PTH 正常或增高，对外来 PTH 反应好，是由于 FTH 活力差，或 Prepro PTH、Poo PTH 转化为有生物活性的 PTH 受到阻碍。

（三）治疗经过

患儿以癫痫样发作为主要症状入院，首先应急检血气离子分析及血清离子钙、磷、镁水平，降颅压及营养脑细胞治疗。化验提示低钙血症，行心电血氧监护，并及时静脉补充钙剂药物。应用 10%葡萄糖酸钙 10ml 溶于等量 10%葡萄糖液中稀释后，按 0.5～1ml/min 的速度静脉缓慢推注；做好血管护理，避免钙剂药物外渗；若钙离子外渗可能会造成皮下钙化甚至坏死。根据症状轻重及血钙水平每天可输入 1～3 次。监测血清钙水平，避免高钙血症及致死性心律失常。同时给予钙尔奇 D 600mg，每天 2 次，口服。补钙 3 天后需补充维生素 D，选用起效快、作用强的 1，25-（OH）$_2$D$_3$（骨化三醇），剂量为每天 0.25µg，口服。高钙、低磷饮食，忌服牛奶、奶酪和蛋黄等。入院第 4 天，再次惊厥发作 1 次，给予水合氯醛灌肠镇静后缓解。住院 7 天复查血钙 1.97mmol/L，无机磷 2.35mmol/L，血小板 76×10^9/L，予以出院。嘱院外长期口服钙剂药物及维生素 D，告知家长按时服药及复查验血的必要性，监测血钙、血磷、尿钙排量，根据化验结果个体化调整药量，谨防高钙血症和泌尿系结石的发生。因患儿既往曾化验发现血钙减低，还有特殊面容、智力低下、反复血小板减少症、先天性心脏病等，考虑到染色体微缺失综合征（Digeorge 综合征）的可能，给予患儿行血染色体分析、发育迟缓基因检测及基因突变检测。

（四）确定诊断

利用 MLPA 技术筛查 21 种常见引起智力障碍的染色体微缺失综合征，提示 22q11.21 的 3 个检测位点均显示杂合性缺失突变；进一步确认检测，利用 MLPA 技术检测迪格奥尔格综合征致病染色体区域 22q11 的 LCR22-ABC 区可见杂合性缺失突变。

（五）最终诊断

迪格奥尔格综合征。

【临床思路及诊治评述】

迪格奥尔格综合征（DiGeorge syndrome，DGS；Digeorge 综合征）属罕见病，临床表现多样，基层对本病缺乏认识，因此很多患儿多年误诊、漏诊、漏治。该病的诊断应结合临床表现、实验室和影像检查，确诊需基因检测。很多因无热惊厥就诊的患儿不可忽视血清离子钙、磷、镁及甲状旁腺激素（PTH），应将上述内容作为常规检测项目。本例患儿有反复惊厥发作，化验显示低血钙、高血磷，尿钙、尿磷减少，碱性磷酸酶正常。甲状旁腺功能减退时 PTH 一般降低，本例患儿虽绝对数值未见明显降低，但在正常范围低值，血钙明显降低时并未反馈性升高，故认为 PTH 相对降低。患儿反复血小板减少，经完善骨髓穿刺排除其他血液病，考虑为与免疫性或自身免疫性相关，虽患儿无自幼反复感染病史，但亦应考虑到免疫缺陷。另外，主诉中的腹痛，不伴发热、呕吐及腹泻，可能与甲状旁腺功能减退时副交感神经功能紊乱，如胆、肠和膀胱平滑肌痉挛有关。患儿甲状旁腺功能减退、既往血钙减低、特殊面容、智力低下、反复血小板减少症（自身免疫性疾病）、先天性心脏病（特殊心血管畸形）等，应考虑到染色体微缺失综合征（DGS）的可能。

1. DGS 的病因　　迪格奥尔格综合征属于 22q11.2 微缺失综合征，是最常见的微缺失综合征。发病率 1∶5000～1∶6000，且发病率处于逐渐上升趋势，发病无性别差异。DGS 是胚胎发育早期，因第Ⅲ、第Ⅳ咽囊神经嵴发育障碍导致胸腺（常伴甲状旁腺）发育不全或不发育所引发的以 T 细胞免疫缺陷为主的先天性免疫缺陷病。约 90%患者的 22q11.2 存在一段 1.5～3Mb 的序列缺失区域，又称为典型缺失区域（TDR），最常见的是杂合性缺失，包含 30 多个基因，其中 *TBX1*

是其中一个非常重要的基因。

2. DGS 的临床表现 DGS 分为完全型和不完全型，主要临床表现为两种。

（1）甲状旁腺功能减退：①神经肌肉应激性增加。初期主要有麻木、刺痛和蚁行感，严重者呈手足搐搦，典型表现为"助产士手""芭蕾舞足"，更甚者全身肌肉收缩而有惊厥发作。也可伴有副交感神经功能紊乱，如出汗、声门痉挛、气管呼吸肌痉挛及胆、肠和膀胱平滑肌痉挛等。体征可见佛斯特征（面神经叩击征）阳性和陶瑟征（束臂加压试验）阳性。②神经系统表现突出（常首诊神经科）。癫痫发作常见，可有全面性发作或局灶性发作，可见精神运动性发作和癫痫持续状态。脑电图示一般节律慢波、暴发性慢波及有尖波、棘波、癫痫样放电改变。③骨骼改变。病程长且病情重者可有骨骼疼痛，以腰部和髋部多见。骨密度正常或增加。④胃肠道功能紊乱。有恶心、呕吐、腹痛和便秘等。⑤心血管异常。低血钙刺激迷走神经可导致心肌痉挛而突然死亡。患儿心率增加或心律失常，心电图示 QT 间期延长。重症患儿可有甲状旁腺功能减退性心肌病、心力衰竭。⑥转移性钙化。多见于脑基底核（苍白球、壳核和尾状核），常呈对称分布，脑 CT 发现率高。重症的小脑、齿状核大脑额叶和顶叶等脑实质也可见散在钙化处。其他软组织、肌腱、脊柱旁韧带等均可发生钙化；还可因长期低血钙皮肤色素沉着、干燥等，毛发稀少脱落，晶体发生白内障，牙齿发育不全等。

（2）T 细胞缺陷：①反复感染。大多数患者轻度 T 细胞数量异常，且没有临床免疫缺陷表现，0.5%～1%患重症联合免疫缺陷病（severe combined immunodeficiency，SCID）。临床可见轻重不一的反复感染，大多在婴儿期发生。感染部位以呼吸道、消化道、泌尿道及皮肤多见，可表现重症肺炎、慢性腹泻、脓皮病等。感染的病因以胞内病原体为主，包括细菌、真菌、病毒和原虫，以多种病原体混合感染多见。②自身免疫性疾病。由于潜在的免疫调节缺陷，约 10%患者可发生，如自身免疫性血细胞减少、关节炎、肠病或自身免疫性甲状腺疾病等。在 DGS 患儿中哮喘和湿疹等过敏性疾病的发病率增加。③心血管畸形。多数是严重和复杂的心脏圆锥动脉干畸形，出生后不久出现严重的发绀或反复心功能不全。④特殊面容，包括眼距增宽、鼻梁平、下颌小、鱼状嘴、耳郭畸形等。⑤其他部位畸形。

3. DGS 的治疗 ①完全型 DGS：主要以婴儿的急性处理为主，包括心脏急症、低钙血症、喂养和吞咽问题的对症处理。完全型 DGS 的免疫学治疗包括培养的胸腺移植和造血细胞移植。②不完全型 DGS：主要为长期治疗，包括监测腭部缺陷的矫正、遗传咨询。不完全型 DGS 的免疫治疗包括监测免疫功能、感染治疗及预防、疫苗接种。

4. DGS 的预后 先天性心脏病是判断该病预后的主要指标，其他预后因素包括免疫缺陷及甲状旁腺功能状况。

【典型图表】

给予患儿 DNA 测序，结果示：22q11.21 的 3 个检测位点均显示杂合性缺失突变（表 9-5-1）。

表 9-5-1 DNA 测序结果

检测目的	利用 MLPA 技术筛查 21 种常见引起智力障碍的染色体微缺失综合征
检测方法	DNA 测序
检测结果	22q11.21 的 3 个检测位点均显示杂合性突变，其余检测点未见异常
	提示：可能为迪格奥尔格综合征
	建议：进一步进行确诊检测

（霍 亮 刘雪雁）

参 考 文 献

[1] de la Chapelle A，Herva R，Koivisto M，et al. P. A deletion in chromosome 22 can cause DiGeorge syndrome[J]. Hum Genet，1981，57（3）：253-256.

[2] Shaikh TH，Kurahashi H，Saitta SC，et al. Chromosome 22-specific low copy repeats and the 22q11. 2 deletion syndrome：genomic organization and deletion endpoint analysis[J]. Hum Mol Genet，2000，9（4）：489-501.

[3] Rauch A，Zink S，Zweier C，et al. Systematic assessment of atypical deletions reveals genotype-phenotype correlation in 22q11. 2[J]. J Med Genet，2005，42（11）：871-876.

[4] Breckpot J，Thienpont B，Bauters M，et al. Congenital heart defects in a novel recurrent 22q11. 2 deletion harboring the genes CRKL and MAPK1[J]. Am J Med Genet A，2012，158A（3）：574-580.

[5] Sellier C，Hwang VJ，Dandekar R，et al. Decreased DGCR8 expression and miRNA dysregulation in individuals with 22q11. 2 deletion syndrome[J]. PLoS One，2014，9（8）：e103884.

[6] Donna M. McDonald-McGinn，MS，CGC，et al. Chromosome 22q11. 2 Deletion Syndrome（DiGeorge Syndrome/Velocardiofacial Syndrome）[J]. Medicine[J]，2011，90（1）：185-189.

[7] Anne S. Bassett，MD，Donna M，et al. Practical Guidelines for Managing Patients with 22q11. 2 Deletion Syndrome[J]. The Journal of Pediatrics，2011，159（2）：332-339.

[8] Market ML，Devil BH，McCarthy EA，et al. Thymus tansplantation[J]. Clin Immunol，2010，135（2）：236-246.

[9] Al-Sukaiti N，Reid B，Lavi S，et al. Safety and efficacy of measles，mumps，and rubella vaccine in patients with DiGeorge syndrome[J]. J Allergy Clin Immunol，2010，126（4）：868-869.

病例 6 呕吐，酸中毒，高乳酸血症，发育迟缓

［果糖-1，6-二磷酸酶缺乏症］

【病例摘要】

患儿男，2.5 岁。以"呕吐 7 天、间断发热 6 天"为主诉入院。

患儿 7 天前因不洁饮食后出现呕吐，呕吐物为胃内容物，为非喷射性，不含胆汁及咖啡样物，家属未予特殊处置。6 天前，患儿出现发热，热峰 37.5℃，不伴寒战及抽搐，于当地诊所用药后可退至正常，发热间隔约 8 小时可复升。4 天前因呕吐未见明显缓解就诊于当地医院，完善生化常规等相关检查，给予补液治疗，仍无好转，转入我院。门诊以"呕吐原因待查"收入我科。患儿病来精神状态差，近 3 天气促，无咳嗽，无喘息，睡眠、饮食欠佳，排便排气困难，给予开塞露通便后可排墨绿色软便。

患儿既往于出生后第 3 天因拒乳、嗜睡于新生儿科住院。住院期间辅助检查：血常规示 WBC 18.8×10⁹/L，中性粒细胞百分比 0.843，Hb 98g/L，PLT 393×10⁹/L；血气分析示 pH 6.98（7.35～7.45），BE–25.8mmol/L（–3～+3mmol/L），HCO₃⁻5.2mmol/L（21.4～27.3mmol/L），AG 34mmol/L（10～14mmol/L）；血糖 1.6mmol/L（3.9～6.1mmol/L）；尿液有机酸分析（GC-MS）示尿中乳酸、丙酮酸、甘油、甘油酸-3 排泄增多；血氨基酸和酰基肉碱谱分析（MS/MS）未见异常。出院诊断：失代偿性代谢性酸中毒，遗传代谢病可能性大，急性肾衰竭，呼吸衰竭，心力衰竭，卵圆孔未闭，动脉导管未闭，新生儿脑病，颅内出血，糖代谢紊乱，胃食管反流。院外未按医嘱进行随访。

患儿系 G₁P₁，38⁺³ 周剖宫产，出生体重 2550g，出生史无异常。发育落后（具体不详），目前不能独站、独走，会说"爸""妈"等单字。父母非近亲结婚，否认家族阳性病史。

入院查体：T 37.0℃，P 124 次/分，R 32 次/分，BP 106/62mmHg；神志清楚，状态反应差，轻度脱水貌，无发绀；周身肤色苍白，周身未见皮疹及出血点；球结膜未见水肿。听诊双肺呼吸音粗，未闻及明显干湿啰音；心音低钝，律齐，未闻及杂音。腹软，肝肋下 5cm，质韧，脾

未触及。四肢末梢温，CRT 3 秒，肌力及肌张力正常，病理反射阴性。

辅助检查：血常规示 WBC 23.1×10^9/L，中性粒细胞百分比 0.894，Hb 111g/L，PLT 390×10^9/L；血气分析示 pH 7.22（7.35～7.45），BE −23.2mmol/L（−3～+3mmol/L），Na^+ 124mmol/L（135～145 mmol/L），K^+ 1.9mmol/L（3.5～5.5mmol/L），HCO_3^-4.5mmol/L（21.4～27.3mmol/L），AG 23mmol/L（10～14mmol/L）；血糖 10.7mmol/L（3.9～6.1mmol/L）（转运途中静脉滴注葡萄糖）；CRP、肝功能、肾功能、心肌酶谱、出凝血功能正常；LAC 11mmol/L（0～2.1mmol/L），血氨、同型半胱氨酸正常。头部 MRI 示双侧脑室增宽，胼胝体发育不良，Dandy-Walker 畸形（第四脑室孔闭塞综合征）。

【诊治经过】

（一）病例特点

幼儿，急性起病，主要表现为呕吐、发热、气促，轻度脱水，肝大；代谢特点：伴阴离子间隙增高的失代偿性代谢性酸中毒，高乳酸血症，低钾血症、低钠血症，血氨正常；发育落后；头部 MRI 示双侧脑室增宽，胼胝体发育不良，Dandy-Walker 畸形；新生儿期曾因拒乳出现伴阴离子间隙增高的失代偿性代谢性酸中毒及低血糖，血尿遗传代谢病筛查示尿中乳酸、丙酮酸、甘油、甘油酸-3 排泄增多。

（二）诊断及鉴别诊断

1. 入院诊断及诊断依据　①急性胃肠炎：不洁饮食后出现呕吐、发热；②伴阴离子间隙增高的失代偿性代谢性酸中毒：气促，周身肤色苍白，血气分析示 pH 7.22，BE −23.2mmol/L，HCO_3^-4.5mmol/L，AG 23mmol/L；③轻度脱水；④离子紊乱——低钾血症、低钠血症：血 K^+ 1.9mmol/L，Na^+124mmol/L；⑤高乳酸血症：血 LAC 11mmol/L；⑥精神运动发育迟滞：2.5 岁不能独站、独走，会说"爸""妈"等单字；⑦遗传代谢病不除外：患儿于出生后 3 天即出现伴阴离子间隙增高的失代偿性代谢性酸中毒及低血糖，尿液有机酸分析（GC-MS）示尿中乳酸、丙酮酸、甘油、甘油酸-3 排泄增多。此次呕吐、发热后再次出现严重不易纠正的伴阴离子间隙增高的失代偿性代谢性酸中毒，高乳酸血症，肝大，发育迟缓。

2. 疾病鉴别　患儿呕吐、发热后出现严重的伴阴离子间隙增高的失代偿性代谢性酸中毒、乳酸增高，应与以下疾病相鉴别。

（1）糖原贮积症I型：空腹诱发严重低血糖，存在乳酸酸中毒、高尿酸血症、高脂血症。此类患儿多存在肝大、生长迟缓、向心性肥胖，葡萄糖-6-磷酸酶缺乏可确诊。

（2）脂肪酸氧化障碍：感染、饥饿后出现低血糖和代谢性酸中毒，脂肪酸氧化障碍为低血酮性低血糖，有心脏受累表现（如心肌病和心律失常）、复发性横纹肌溶解、生长发育迟缓及智能障碍等，血、尿代谢病筛查有二羧酸尿和肉碱缺乏，进行基因检测或特异性代谢产物定量分析可明确诊断。

（3）有机酸血症：常在新生儿期、婴儿早期急性起病，常表现为严重、顽固性、高阴离子间隙性代谢性酸中毒。临床常表现为发作性呕吐、喂养困难、生长发育迟缓、肌张力低下、惊厥、意识障碍、严重代谢性酸中毒等一系列症状，缓解期也有轻重不一的代谢异常。代谢紊乱期行尿气相色谱-质谱分析可明确诊断。

（4）线粒体呼吸链功能障碍：该病乳酸酸中毒更常见，少数患儿会出现低血糖。多表现为神经、肌肉、肝、肾等多系统受累，线粒体基因检测可明确诊断。

本患儿入院时血糖不低，但考虑转运途中静脉滴注葡萄糖，患儿于出生后 3 天曾出现酸中毒及低血糖等代谢异常，且肝大，故还应与以下疾病相鉴别。

（5）瑞氏综合征：见于 2 个月至 13 岁小儿，高峰年龄是 6 个月至 3 岁。病前数天至 1 周内有呼吸道或消化道前驱感染，常以频发呕吐起病，呕吐物可含咖啡渣样物，甚至导致脱水、酸中毒、电解质紊乱，伴发热或无热。患儿很快出现神经精神异常、意识障碍和颅内压增高的表现，惊厥反复发作并迅速转入昏迷，呼吸节律不整，锥体束征阳性。多数患儿有肝功能障碍，50%患儿肝轻度至中度增大，质地硬。

（6）果糖不耐受症：系因果糖二磷酸醛缩酶缺陷所致。表现为婴幼儿时期给予含蔗糖或果糖的辅食后短时间内出现呕吐、腹痛，甚至昏迷和惊厥等低血糖症状，长期摄入果糖，患儿会出现生长迟缓和肝病变、肾小管损害等，通过酶学及基因学检测可鉴别。

（7）先天性高胰岛素血症：出生后即出现难以纠正的、持久性的低血糖症，常导致中枢神经系统不可逆损伤。低血糖时血清胰岛素水平异常增高，45%～55%病例由于基因突变所致，早期基因检测有助于诊断。

（三）治疗经过

入院后给予抗感染、补液、纠酸、补钾、补钠、止吐等治疗，酸碱失衡（10 小时后）、离子紊乱得以纠正，乳酸正常（38 小时后）；注意饮食控制，食用生玉米淀粉，限制果糖、蔗糖、山梨糖的摄入；避免长时间饥饿、感染等诱因。

（四）确定诊断

患儿家系全外显子组测序（Trio WES）：果糖-1，6-二磷酸酶缺乏症相关的 *FBP1* 基因第 7 外显子 961 位点纯合突变，插入 1 个 G 碱基（c.960/961insG），致移码突变，其父母该位点均存在 c.960（exon7）_c.961（exon7）insG 杂合突变。

（五）最终诊断

①果糖-1，6-二磷酸酶缺乏症；②急性胃肠炎，轻度脱水，离子紊乱（低钾血症、低钠血症）。

【临床思路及诊治评述】

患儿在消化道前驱感染后出现频繁呕吐，严重失代偿性代谢性酸中毒伴阴离子间隙增高，且不易纠正，同时存在持续性高乳酸血症，肝大，发育落后。结合患儿新生儿期即因拒乳出现伴阴离子间隙增高的失代偿性代谢性酸中毒及低血糖，且血尿代谢病筛查结果提示异常，首先考虑遗传代谢疾病。完善基因学检测，经家系全外显子组测序确定为果糖-1，6-二磷酸酶缺乏症。

果糖-1，6-二磷酸酶（fructose-1，6-bisphosphatase，FBPase）缺乏症是一种罕见的常染色体隐性遗传病，由 Baker 和 Winegrad 于 1970 年首次报道，我国首个确诊病例报道于 2014 年。

1. FBPase 缺乏症的诊断　①基因诊断：本病的基因诊断开始于 1995 年，El-Maghrabi 等明确了 FBPase 基因 *FBP1* 的结构及定位后，在此之前均为酶学诊断。*FBP1* 基因定位于染色体 9q22.2- q22.3，由 7 个外显子和 6 个内含子组成，共含有约 31 000 个碱基对。FBPase 缺乏患儿糖异生代谢异常，其血糖的维持主要依靠肝糖原降解及葡萄糖的摄入。②临床表现：多缺乏特异性，多表现为呕吐、腹痛等消化道症状，以及意识障碍、呼吸窘迫、肝大、惊厥、发育迟缓等。③实验室检查：三大改变，即伴阴离子间隙增高的失代偿性代谢性酸中毒，高乳酸血症及酮症性低血糖。尿液有机酸分析中的乳酸、丙酮酸、甘油及甘油酸-3-磷酸浓度增高，并且纠正迅速等。疾病恢复期血尿代谢筛查无任何临床意义（代谢指标无改变），急性发作期阳性率亦非 100%。

2. FBPase 缺乏症的发病诱因 该类患者无性别差异，近 50%患者起病年龄在新生儿期和婴儿期，大部分患儿于 2 岁内起病，起病都有诱因可循，包括进食差或长时间禁食，呼吸道或消化道相关感染性疾病，进食大量含果糖或蔗糖的食物，新生儿期糖原储备不足及消耗等。

3. FBPase 缺乏症的漏诊原因 FBPase 缺乏症起病至确诊的间隔时间不尽相同，少数患儿于首次发病即得到了确诊，然而大部分患儿都是在多次发病后经历数年才得以明确诊断。究其原因有如下可能：①由于本病临床罕见，临床认识不够；②疾病急性发作期未采集血尿代谢筛查标本，恢复期采集，导致阳性率低；③基因检测技术近年才得以深入认识及开展。

4. FBPase 缺乏症的治疗 本病的治疗主要是：①急性发作期采取对症治疗，如尽快纠正酸中毒及低血糖，止惊，改善意识障碍等，避免多器官系统衰竭的发生；②平素注意饮食控制，食用生玉米淀粉，限制果糖、蔗糖、山梨糖的摄入，避免长时间饥饿、感染等诱因。

5. FBPase 缺乏症的预后 急性期治疗十分关键，存活患儿预后大部分较好，少部分患儿可能会有轻度发育落后。

综上所述，果糖-1，6-二磷酸酶缺乏症是目前少数可治疗的遗传代谢病之一。对于在感染或饥饿时出现惊厥发作和（或）意识障碍，伴有阴离子间隙增高的代谢性酸中毒、高乳酸血症和低血糖的患儿，尤其是反复多次出现类似表现的患儿，要考虑到果糖-1，6-二磷酸酶缺乏症的可能。急性发作期及时、正确地治疗及长期饮食控制、避免诱因、早期基因诊断，预后良好。

【典型图表】

给予患儿及其父母 *FBP1* 基因 Sanger 测序，结果提示患儿 *FBP1* 基因存在的致病突变为 c.960（exon7）_c.961（exon7）insG，源于其父母该位点的突变（图 9-6-1）。

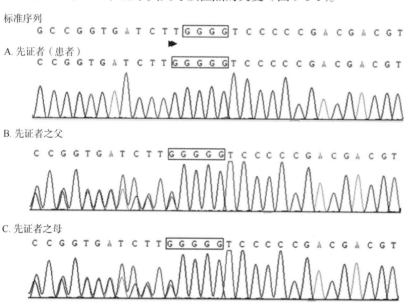

图 9-6-1 患儿及其父母 *FBP1* 基因 Sanger 测序验证

A. 患儿 *FBP1* 基因存在 c.960（exon7）_c.961（exon7）insG 纯合突变；B、C. 患儿父母均存在 c.960（exon7）_c.961（exon7）insG 杂合突变。提示患儿 *FBP1* 基因存在的致病突变为来源于其父母

（杨凤华 刘雪雁）

参 考 文 献

[1] Baker L, Winegrad AI. Fasting hypoglycaemia and metabolic acidosis associated with deficiency of hepatic fructose-1, 6-diphosphatase activity[J]. Lancet, 1970, 2 (7662): 13-16.

[2] 徐可, 刘雪芹, 张春雨, 等. 果糖-1, 6-二磷酸酶缺乏症基因诊断 1 例[J]. 北京大学学报, 2014, 46 (5): 681-685.

[3] Li N, Chang G, Xu Y, et al. Clinical and Molecular Characterization of Patients with Fructose 1, 6-Bisphosphatase Deficiency[J]. Int J Mol Sci, 2017, 18 (4): 857.

[4] Bhai P, Bijarnia-Mahay S, Puri RD, et al. Clinical and molecular characterization of Indian patients with fructose-1, 6-bisphosphatase deficiency: Identification of a frequent variant (E281K) [J]. Ann Hum Genet, 2018, 82 (5): 309-317.

[5] Moey LH, Abdul Azize NA, Yakob Y, et al. Fructose-1, 6-bisphosphatase deficiency as a cause of recurrent hypoglycemia and metabolic acidosis: Clinical and molecular findings in Malaysian patients[J]. Pediatr Neonatol, 2018, 59 (4): 397-403.

病例 7　抽搐，精神行为异常，发热

[抗 NMDAR 脑炎]

【病例摘要】

患儿女，12 岁，因"间断抽搐 3 个月余，精神行为异常、发热 20 余天"入院。

3 个多月前无明显诱因出现抽搐发作，表现为左下肢麻木感，随后出现左下肢强直，无抖动，逐渐演变为双下肢及双上肢强直抖动，持续约 20 秒缓解，不伴意识丧失。发作间期无头痛及头晕，无嗜睡，无恶心、呕吐，无肢体活动障碍，无情绪及行为改变。病初曾就诊于"当地医院"，完善头部 CT 平扫未见异常，动态脑电图检查未见明显异常（家属指认事件不伴异常波发放），家属拒绝腰椎穿刺，曾完善血常规、生化、病原学检测等"未见异常"，住院 1 周，无抽搐发作，出院。之后间断抽搐，3～7 天发作 1 次，表现形式同前。20 天前患儿无诱因出现发热，体温波动于 37.3～38.5℃，口服解热药物热可退，间隔 4～6 小时体温复升，发热不伴寒战，不伴咳嗽、咳痰，不伴呕吐、腹泻，并出现行为异常，表现为沉默少言、不爱与人沟通。再次就诊于当地医院，静脉滴注"头孢替唑"7 天，发热未见好转，行为异常逐渐加重，表现为词不达意，答非所问，吐字不清，喜怒无常，时有喃喃自语，烦躁不安，哭闹，安抚后不易好转。近 5 天出现双侧下肢抽动，持续 15～30 秒自行缓解，无明显规律，每日发作 2～5 次，同时出现走路不稳，不会咀嚼，吞咽慢，仅能进流食，睡眠差，严重时每天睡眠时间 2 小时左右，为求进一步诊治来诊。尿便正常。

既往体健，精神运动发育正常，病前学习成绩中等；按时预防接种；否认遗传代谢病家族史或精神疾病家族史。

查体：T 36.9℃，P 80 次/分，R 28 次/分，BP 120/64mmHg；发育正常，营养中等，呼吸平稳，查体欠合作，目光呆滞，压眶有反应，神志恍惚，不能正确对答，间断烦躁，双瞳孔等大正圆，瞳孔直径 3.0mm，对光反射迅速，球结膜无水肿；咽部无充血，双侧扁桃体 I 度肿大，颈软；双肺呼吸音粗，未闻及干湿啰音；心音有力、律齐，未闻及杂音，腹软、肝脾未触及，无压痛及反跳痛；四肢末梢温，肌力正常，肌张力略增高；双膝腱及跟腱反射减弱，病理征阴性，脑膜刺激征阴性。

辅助检查：①血常规示白细胞 $12.01×10^9/L$，淋巴细胞百分比 0.194，中性粒细胞百分比

0.735，血红蛋白 128g/L。②尿便常规正常。③炎症指标示 C 反应蛋白 3.28mg/L（0~8mg/L），血沉及降钙素原正常。④生化指标示肝肾功能、血气离子分析正常。⑤病原学检查示血细菌培养、肺炎支原体抗体、肺炎衣原体抗体、EB 单疱等病毒抗体阴性，结核感染 T 细胞斑点试验、布氏杆菌阴性。⑥免疫学检查示免疫球蛋白、淋巴细胞绝对计数未见明显异常，抗核抗体系列、ANA 滴度阴性，ASO 正常，甲状腺功能系列正常，甲胎蛋白、癌胚抗原、绒毛膜促性腺激素均阴性。⑦腰穿脑脊液检查示压力正常，潘氏试验阴性，脑脊液白细胞数 8×10^6/L[（0~32）$\times 10^6$/L，目前无统一标准]，氯化物 130.3mmol/L（120~132mmol/L），糖 3.97mmol/L（2.5~4.5mmol/L），蛋白 0.274g/L（0.15~0.45g/L），病原学阴性。⑧物理检查，胸部 CT 示双肺下叶背侧散在局灶炎症，全腹 CT 示盆腔少量积液，头部 CT 平扫未见异常，头部 MRI 平扫未见确切异常；常规心电图示窦性心律；心脏彩超、泌尿系彩超未见异常；长程脑电图示 a. 背景节律以 δ 波活动为主，无明显枕区优势节律；b. 前头部 1.5~3.0Hz δ 活动突出于背景；c. 左侧 Rolandic 区尖波、尖慢波、尖形 θ 波发放；d. 家属指认患儿异常动作或行为未见异常波同步发放。

【诊治经过】

（一）病例特点

患儿为青少年，亚急性起病，间断抽搐，发热，精神行为异常、情绪改变进行性加重；语言及运动功能障碍逐渐加重，意识水平下降；进食困难，睡眠障碍。血白细胞略高，其他炎症指标正常，病原学阴性；脑脊液白细胞数 8×10^6/L，略高；脑电图背景节律减慢，异常动作或行为未见异常波同步发放；头部 MRI 未见异常。

（二）诊断与鉴别诊断

1. 入院诊断及鉴别诊断　脑炎（免疫性？）：不能用癫痫解释的抽搐发作（同期脑电图不伴异常波同步发放），发热但炎症指标正常，病原学阴性且无前驱感染史，精神行为异常、意识水平下降、语言及运动功能障碍、进食困难、睡眠障碍等局灶性神经缺陷，提示定位在脑实质，以皮质为主；脑脊液白细胞数 8×10^6/L，略高；脑电图背景节律减慢、无规律活动，与临床的抽搐、发作性动作和异常行为无关；头部 MRI 未见异常。

2. 疾病鉴别　患儿间断抽搐、发热，精神行为异常需与下列疾病相鉴别。

（1）病毒性脑炎：是由病毒直接侵袭脑实质引起的中枢神经系统感染性疾病，尤其单纯疱疹病毒性脑炎早期可表现为精神症状、不自主运动、肌张力改变，脑脊液改变为淋巴细胞、蛋白轻度升高。但单纯疱疹病毒性脑炎起病更急，进展快，临床症状重，常有发热、抽搐等局灶性神经功能缺损以及进行性意识水平下降，头部 MRI 显示额叶、颞叶广泛病变，并可有出血性改变，脑脊液中病毒抗体阳性有助于诊断和鉴别诊断。应用阿昔洛韦等抗病毒治疗后患者的症状可缓解。

（2）其他自身免疫性脑炎：如抗 Hu、CV2、Ma2 等神经元内抗体脑炎、桥本脑病等，在临床表现上难以与抗 NMDA 受体脑炎鉴别，需进行血清和脑脊液相关特异性抗体确诊。

（3）精神障碍：是大脑功能活动发生紊乱，导致认知、情感、行为和意志等精神活动不同程度障碍的总称。一般无明确器质性病理基础。许多抗 NMDA 受体脑炎患儿早期精神症状明显，常被误诊为精神疾病，如精神分裂症、妄想障碍、短暂精神病性障碍、精神活性物质（如氯胺酮、甲基苯丙胺）所致的精神障碍、分离（转换）障碍、急性应激障碍、抑郁障碍等。当患儿出现运动障碍等其他神经系统症状时，应考虑自身免疫性脑炎（AE）。但抗精神病药导致的恶性综合征也会出现肌强直、自主神经功能紊乱、肌酶升高，故应及时对患儿进行 AE 特异性抗体检测。

（4）舞蹈症：多见于儿童和青少年，尤以 5～15 岁女性多见。常发生于链球菌感染后，与风湿密切相关的一种弥散性脑病，主要影响大脑皮质、基底节及小脑，由锥体外系功能失调所致。一般为缓慢起病，主要表现为不自主动作及肌张力低下，面部及上肢不自主动作多见，下肢动作较少，在情绪紧张时加剧，睡眠时消失。患者常伴有精神症状，从情绪不稳演进到哭笑无常。严重病例可有视幻觉，甚至谵妄状态和躁狂。

（三）治疗经过

入院后给予对症及营养支持治疗。给予奥卡西平、氯硝西泮控制抽搐发作；给予丙种球蛋白 400mg/（kg·d），冲击治疗 5 日；甲泼尼龙 10mg/（kg·d），冲击治疗 3 日，后给予泼尼松片 1mg/（kg·d）。体温逐渐趋于平稳，抽搐减少，进食、睡眠改善，仍有不自主运动，精神行为异常改善不明显。给予环磷酰胺 5mg/（kg·d），冲击治疗 2 日，患儿精神改善，情绪稳定，无抽搐发作，肢体动作减少，可扶站及扶走，睡眠可达 5～6 小时/天，住院 14 天，好转出院。给予口服泼尼松片及吗替麦考酚酯免疫抑制治疗，定期随访。

（四）确定诊断

脑脊液特异性 IgG 寡克隆区带阳性，抗 N-甲基-D-天冬氨酸受体（NMDA-R-Ab）阳性，明确诊断为抗 NMDA 受体（N-methyl-D-aspartate receptor，NMDAR）脑炎。

（五）最终诊断

抗 NMDAR 脑炎。

【临床思路及诊治评述】

患儿为青春期女孩，亚急性起病，不能用癫痫解释的抽搐发作（同期脑电图不伴异常波同步发放），一般感染无法解释的发热，精神行为异常、意识水平下降、语言及运动功能障碍、进食困难、睡眠障碍等局灶性神经缺陷，脑电图背景节律减慢、无规律活动。定位诊断提示大脑皮质病变；脑脊液白细胞数稍高，排除其他肿瘤、感染、代谢、内分泌、中毒等因素，考虑自身免疫性脑炎，拟诊抗 NMDAR 脑炎。脑脊液寡克隆区带阳性，抗 NMDA-R 抗体阳性，确定诊断抗 NMDAR 脑炎。

自身免疫性脑炎（autoimmune encephalitis，AE）是一种与抗神经细胞表面抗原、受体抗原或细胞内抗原的抗体相关的脑炎症病变。而在各类的自身免疫性脑炎中，抗 NMDA 受体（N-methyl-D-aspartate receptor，NMDAR）脑炎在儿童中最常见。

1. 抗 NMDAR 脑炎的发病机制　　NMDAR 主要存在于额叶和边缘系统，在海马中最为显著。NMDAR 的重要作用包括调节突触传递、触发突触重塑及参与学习记忆等，其功能障碍与脑发育、精神行为异常、神经退行性变等有关。抗 NMDAR 脑炎的机制多与病毒感染相关，已知病原体有单纯疱疹病毒、带状疱疹病毒、流感病毒等。其中，单纯疱疹病毒感染引起的单纯疱疹性脑炎（herpes simplex encephalitis，HSE）与抗 NMDAR 脑炎关系最密切。这可能是由于病毒感染后神经元被破坏，神经元表面抗原暴露，机体免疫耐受被打破，引发了自身免疫反应。与病毒感染类似，肿瘤、尤其是畸胎瘤已经被认为是该病的病因之一。水痘-带状疱疹性脑炎（VZV脑炎）可以触发产生 NMDAR 抗体，导致自身免疫性疾病。脱髓鞘疾病与抗 NMDAR 脑炎也有一定的相关性，因为在抗 NMDAR 脑炎患者中可出现水通道蛋白（AQP4）和髓鞘少突胶质细胞糖蛋白（MOG）的抗体。当视神经脊髓炎患者出现运动障碍、脑炎症状等非典型症状，也要考虑抗 NMDAR 脑炎的可能。

2. 抗 NMDAR 脑炎的临床表现　抗 NMDAR 脑炎在儿童多表现为抽搐、异动症等神经系统症状。青年人则多在起病之初出现典型症状为精神症状，包括激动、幻觉、错觉、妄想等，迅速进展出现认知功能或行为异常、记忆缺失、意识水平下降、言语障碍（持续性强制言语、言语减少）、癫痫发作、运动障碍（异动症或肌强直）、自主神经功能障碍或中枢性低通气。其中自主神经紊乱引起心律失常、心脏停搏及中枢性低通气可能是致死的主要原因。

抗 NMDAR 脑炎的疾病进展包括 4 个不同的阶段：前驱期、精神病和（或）癫痫发作期、无反应期和多相期。

（1）前驱期表现：70% 患者会有前驱期，患者通常会经历 5～14 天的流感样症状，包括低热、不适、头痛、上呼吸道症状、疲劳、恶心、呕吐和腹泻。未经治疗会进展到精神病阶段。

（2）精神病期表现：包括妄想、幻觉、抑郁、偏执、躁动和失眠等症状。

（3）癫痫发作期表现：在精神病期随后可能导致癫痫发作（通常是全身性强直性阵挛）、运动障碍（主要是口周运动如咀嚼、撅嘴和做鬼脸）、紧张症、注意力受损和间歇性记忆丧失。癫痫发作是这种疾病的常见表现，可在整个疾病过程中的任何时间发生。

（4）无反应期表现：通常表现为缄默症或运动障碍，但也可能发生手足徐动症。自主神经不稳定是多相期的标志，可能表现为低血压、高血压、心律失常、通气不足、低热或高热。低通气是疾病的重要特征，进展中的患者通常需要通气支持。

约 1/3 儿童的首发症状是局灶性或全身性强直-阵挛性癫痫发作和（或）癫痫持续状态，随后出现诸如注意力不集中、攻击性、脾气暴躁、多动或易怒等行为问题。

3. 抗 NMDAR 脑炎的诊断标准　2016 年 Graus 等基于临床表现、CSF、头部 MRI 和脑电图的证据及 CSF 和（或）血清中针对 NMDAR 的 MRI 亚基的抗体制定了抗 NMDAR 脑炎的临床诊断标准，分为拟诊和确诊 2 个级别（表 9-7-1）。

表 9-7-1　抗 NMDAR 脑炎诊断标准

拟诊标准

必须同时满足以下 3 项标准可诊断。

（1）快速起病（<3 个月），临床表现具备其中 6 项主要表现中的至少 4 项：①异常行为（精神症状）或认知功能障碍；②语言功能障碍（连续的无法被打断的强制语言、言语减少、缄默）；③癫痫发作；④运动障碍、异动症或肌强直/异常姿势；⑤意识水平下降；⑥自主神经功能障或中枢性通气不足

（2）至少有其中一项辅助检查的异常发现：①异常脑电图（局灶性或弥漫性慢波或节律失常、癫痫样放电或异常 δ 刷）；②脑脊液细胞数增多或出现寡克隆带

（3）可排除其他病因的可能

注：如伴发畸胎瘤则只需满足 6 项主要症状中的至少 3 项即可诊断

确诊标准

临床表现出现前述 6 项症状中 1 项或多项，且抗 NMDAR（GluN1 亚基）IgG 抗体阳性；排除其他可能病因即可诊断

注：抗体检测应包括脑脊液。如仅有血清样本，血清检测抗体阳性后需再做验证检测方可认为自身抗体阳性

在抗 NMDAR 脑炎中 90% 以上的患者脑脊液常规检验会出现轻中度淋巴细胞增多、蛋白水平度轻度升高和脑脊液特异性寡克隆带等异常表现。脑脊液及血清中的抗体检测是诊断的基础。目前通用的检测抗体的方法是基于细胞的（CBA）间接免疫荧光抗体（IFA）测定；脑脊液的敏感性高于血清。抗 NMDAR 脑炎的脑电图通常有异常，非特异性广泛的弥漫性减慢是最常见的脑电图表现，也可以观察到部分局灶性减慢、癫痫样放电、极端 δ 刷（EDB）、多形态的 δ 节律和弥漫性 β 活动等脑电图表现。头部 MR 检查中约 50% 的患者表现出 T_2/FLAIR 高信号，多位于括颞叶内侧、额叶皮质下白质和脑室周围区。

4. 抗 NMDAR 脑炎的治疗　该病尚未建立标准化治疗方案，主要为免疫治疗和肿瘤切除，配合对症与支持治疗。①免疫治疗：目前以皮质醇激素冲击疗法、注射丙种球蛋白（IVIG）和血浆置换（PE）作为一线免疫治疗。疗效欠佳的患者，需要使用二线免疫治疗，如环磷酰胺或利妥昔单抗或二者合用。②肿瘤治疗：合并肿瘤的患者需尽早切除肿瘤，有研究发现尽早切除肿瘤能有效改善预后并缩短病程。③对症及支持治疗：如积极抗癫痫治疗，减轻不自主运动；定时翻身拍背，预防肺炎及肺不张；出现中枢低通气时积极进行气管插管、机械辅助通气；合并感染者及时使用抗生素；进食困难时积极采取鼻饲喂养；加强护理，避免意外伤害、压疮。恢复期及早进行被动及主动的功能锻炼。

5. 抗 NMDAR 脑炎的预后　本病临床恢复慢，常需数月。多数预后良好，大多数的患者能基本恢复神经系统功能，但也会存在额叶功能失调的表现，如注意、记忆和执行功能的下降，冲动，行为失控等。

（孙晶晶　刘雪雁）

参 考 文 献

[1] Salovin A, Glanzman J, Roslin K, et al. Anti-NMDA receptor encephalitis and nonencephalitic HSV-1 infection[J]. Neurol Neuroimmunol Neuroinflamm, 2018, 5 (4): e458.

[2] 江载芳, 申昆玲. 诸福棠实用儿科学[M]. 8 版. 北京：人民卫生出版社, 2015: 2044.

[3] Dalmau J, Graus F. Antibody-Mediated Encephalitis[J]. New England Journal of Medicine, 2018, 378 (9): 840-851.

[4] 宋旭霞, 付先军, 曲毅, 等. 抗 N-甲基-D-门冬氨酸受体脑炎[J]. 中华神经医学杂志, 2010, 9 (11): 1182-1185.

[5] Lazar-Molnar E, Tebo AE. Autoimmune NMDA receptor encephalitis[J]. Clinica Chimica Acta, 2015, 438: 90-97.

[6] Nosadini M, Mohammad SS, Corazza F, et al. Herpes simplex virus-induced anti-N-methyl-D-aspartate receptor encephalitis: a systematic literature review with analysis of 43 cases[J]. Dev Med Child Neurol, 2017, 59 (8): 796-805.

[7] Graus F, Titulaer MJ, Balu R, et al. A clinical approach to diagnosis of autoimmune encephalitis[J]. Lancet Neurol, 2016, 15 (4): 391-404.

[8] 中华医学会神经病学分会. 中国自身免疫性脑炎诊治专家共识[J]. 中华神经科杂志, 2017, 50 (2): 91-98.

[9] Titulaer MJ, Mccracken L, Gabilondo I, et al. Treatment andprognostic factors for longterm outcome in patients with anti NMDA receptor encephalitis: an observational cohort study[J]. The Lancet Neurology, 2013, 12 (2): 157-165.

[10] Suh-Lailam BB, Haven TR, Copple SS, et al. Anti-NMDA-receptor antibody encephalitis: Performance evaluation and laboratory experience with the anti-NMDA-receptor IgG assay [J]. Clinica Chimica Acta, 2013, 421 (5): 1-6.

病例 8 抽搐，低血糖，发育落后，特殊面容

［歌舞伎综合征（Kabuki 综合征）2 型］

【病历摘要】

患儿女，10 个月，主因"间断点头拥抱样抽搐 1 月余"入院。

1 个月前患儿无明显诱因出现点头拥抱样抽搐，多于睡醒后，表现为点头、双上肢突然伸展拥抱，间隔数秒 1 下，每次 3～10 余下不等的成串发作，多伴有哭闹，表情痛苦，每日发作 2～10 余次不等。不伴发热、呕吐、身体无力等。患儿在外院治疗，曾静脉应用维生素 B_6 1 周无效，口服"托吡酯"2.5mg/（kg·d），1 个月，仍每日抽搐发作 5～6 次，无明显控制。患病以来吃奶可，二便正常，睡眠易惊，不爱笑，眼神发呆，追视差。

既往史：患儿出生后 7 天时因"抽搐、低血糖"，曾完善腰椎穿刺，脑脊液常规生化等正常，住院治疗 9 天后好转出院，未再随访。

个人史：G_1P_1，足月剖宫产，出生体重 3.72kg，无窒息史；6 个月抬头，7 个月会翻身，目前 10 月龄，会坐，不会爬。

家族史：否认家族抽搐或其他遗传病史。

体格检查：T 36.9℃，R 30 次/分，P 108 次/分，BP 96/70mmHg，Wt 10.5kg。神志清楚，全身状态可，呼吸平稳，营养中等。头颅无畸形，头围 44cm，前囟平，张力不高，无骨缝分离。面容特殊，大耳突出，眼裂狭长，眉弓宽，眼距稍宽，鼻梁低。皮肤较白，全身未见黄染、皮疹、出血点、咖啡斑及色素脱失斑等异常。双眼有注视，追视差，无眼震，双眼球活动自如。双肺未闻及明显干湿啰音，心音有力、律齐，未闻及杂音；腹软，肝肋下 1.5cm，质软，脾未触及。四肢自主活动好，断掌，肌力、肌张力正常；膝腱反射存在，双巴氏征阴性，踝阵挛阴性。

辅助检查：血糖（空腹）2.65mmol/L（3.9～6.11mmol/L），胰岛素、C 肽、生长激素、糖化血红蛋白等正常；血常规、血氨、血乳酸、同型半胱氨酸、DIC、肝功能、肾功能、心肌酶谱、血脂及血清离子等正常。头部 MRI 示双侧额颞部蛛网膜下腔略宽，髓鞘发育较同龄稍落后，垂体体积略小。视频脑电图显示睡醒各期弥漫性高波幅慢波背景上，夹杂大量杂乱多灶性棘波、多棘慢波发放，双侧后头部为主；全导间断暴发出现高幅不规则慢波，夹杂棘波、尖波、棘慢波、尖慢波等，呈高度失律；监测到觉醒期及清醒期数次孤立和成串痉挛发作。X 线左手正位片示左腕部可见两枚骨化核，左手诸骨形态及骨质密度未见异常，左尺骨、桡骨远侧干骺端先期钙化带纵行骨小梁清晰，尺骨、桡骨干骺端未见成角。尺骨、桡骨远端骨骺未闭合。

【诊治经过】

（一）病例特点

婴儿期起病，8～9 月龄时出现点头样痉挛发作，两臂前举、头和躯干向前屈曲（屈曲型），丛集性成串发作，多于刚睡醒时发生，也可出现在睡眠中。新生儿期即出现抽搐发作、低血糖，精神运动发育迟滞。面容特殊，呈大耳突出，眼裂狭长，眉弓宽，眼距稍宽，鼻梁低。断掌。视频脑电图见发作间期背景活动呈高峰节律紊乱。

（二）诊断及鉴别诊断

1. 入院诊断及诊断依据　根据患儿精神运动发育落后，频繁抽搐，定位在大脑皮质。定性诊断，婴儿痉挛症。根据起病年龄、点头样痉挛发作、精神运动发育落后、脑电图高峰节律紊乱不难诊断。

2. 疾病鉴别　患儿血糖低，发育落后，特殊面容，癫痫的病因考虑遗传性（？）或代谢性（？），需要进一步行染色体、基因检测及代谢筛查查找病因，并应与以下疾病相鉴别。

（1）Reye 综合征：该病发病年龄以 6 个月至 4 岁多见，亦可见于任何年龄。起病前常有呼吸道或消化道感染症状，数日或 2～3 周后出现急性脑病和肝功能异常。3～7 天后突发高热、频繁呕吐、惊厥和意识障碍（昏睡或昏迷）等脑病症状。常伴循环紊乱、低血糖或腹泻等症状。婴幼儿的临床表现多不典型，主要特点是呕吐少或无，惊厥早而频，中枢性呼吸衰竭突出。头部 MRI 可见弥漫性脑水肿等表现。本例患儿有低血糖及抽搐表现，但缓解后一般状态良好，肝功能无异常。

（2）低血糖脑病：低血糖脑病是由于血液中葡萄糖浓度过低，脑组织能量缺乏及身体代偿性调节反应失常所引起的综合征。临床主要表现为意识障碍、精神行为异常、癫痫样发作或神经系统局灶损害体征等。影像学特征为双侧顶枕叶对称性水肿或梗死，重者见顶枕叶密度减低伴弥漫性脑肿胀；慢性期显示皮质及皮质下白质萎缩、囊性变（脑软化）。该患儿新生儿期有低血糖及抽搐病史，头部 MRI 未见上述特征性表现。

（3）遗传性果糖不耐症：遗传性果糖不耐症是一种常染色体隐性遗传病，由于 1-磷酸果糖缩醛酶缺失导致肝、肾及小肠中果糖-1-磷酸蓄积。多在新生儿和婴幼儿期发病。在急性症状出现时患儿血液生化检查可有低血糖，血磷、血钾呈一过性降低，血清果糖乳酸、丙酮酸和尿酸增高。低血糖时还可见患儿血清胰岛素降低，而胰高血糖素、肾上腺素和生长激素浓度增高。该患儿虽有血糖降低，血清胰岛素、生长激素等均正常。

（4）糖原贮积症：是因肝、肌肉和脑组织的糖原代谢中某些酶的缺乏，使糖原不能正常分解或合成，致结构和数量异常的糖原沉积在组织中所引起的一组隐性遗传性糖原代谢紊乱疾病。主要表现为肝大、低血糖，常伴有惊厥、昏迷及生长迟缓，部分患者合并腹部膨胀、肌无力。由于糖原利用障碍，通常伴有血乳酸升高，血脂升高，尿酸升高及骨质疏松、骨龄落后。该患儿有低血糖及抽搐表现，但乳酸、胰岛素及尿酸均正常，X 线腕骨片提示骨龄正常，不合并肝、肾增大体征。需要基因检测以资鉴别。

（5）枫糖尿症：枫糖尿症（maple syrup urine disease，MSUD）是一种常染色体隐性遗传病。特征表现是患儿尿液中带有枫糖浆的气味，这是由于排出了大量 α-酮-β-甲基戊酸。典型枫糖尿症的始发症状包括喂养困难、呕吐、体重下降和嗜睡，病情可迅速进展，出现去大脑样痉挛性瘫痪、惊厥和昏迷。血液氨基酸和尿液有机酸分析结果可作为确诊依据。①血中支链氨基酸和支链有机酸水平增高；②在急性期，血中 α-酮异戊酸浓度增高，并大量排入尿液中，α-酮异戊酸在尿液中形成 α-羟异戊酸；③血中可检出本病特有的 L-别异亮氨酸。而该患儿血氨基酸测定未见特异氨基酸异常。

（6）CHARGE 综合征：有生长发育迟缓，面部改变包括眼部缺陷（如虹膜缺损、眼部畸形）、后鼻孔闭锁或狭窄，脑神经病变，耳部畸形等。突变的基因是 CHD7，为常染色体显性遗传。需要基因检测鉴别。

（7）22q11 缺失综合征：有发育迟缓，面部畸形见眼距宽，睑裂短，鼻梁低，小嘴，小耳，腭裂，可合并心脏缺陷、胸腺缺如，或发育不良及感染、喂养困难等，新生儿期部分患者可出现低钙血症。该患儿面部特征与该病类似，不伴有低钙血症，需要基因检测鉴别。

（三）诊治经过

静脉滴注 ACTH 25U/d，3 天后发作减少，7 天后发作停止。ACTH 治疗期间监测血压，血清离子及血糖，并继续口服托吡酯。治疗 14 天后复查视频脑电图：清醒期双侧弥漫性低中波幅去同步化混合波活动，其中双枕、顶区有时可见低波幅 5～6Hz θ 波间断发放，枕区优势节律不明显。改为口服泼尼松 2mg/（kg·d），2 周后逐渐减量停用，托吡酯目标剂量 5mg/（kg·d）。

（四）确定诊断

血氨基酸和酰基肉碱谱分析（MS/MS）未见异常，尿有机酸分析（GC-MS）未见异常，（家系）全基因组 CNV 检测未见异常；Trio 全外显子检测示 KDM6A 基因的 1 个杂合 denovo 变异，c.3737-2（IVS25）A＞G。

（五）最终诊断

①歌舞伎综合征（Kabuki syndrome，KS）2 型；②婴儿痉挛症。

【临床思路及诊治评述】

根据起病年龄、点头样痉挛发作、精神运动发育落后、脑电图高峰节律紊乱，婴儿痉挛症不难诊断。但患儿血糖低，发育落后，特殊面容，断掌，头部 MRI 未见明显结构异常，癫痫的病因考虑为遗传性或代谢性可能性大，需要进一步行基因检测及代谢筛查，查找病因，明确诊断。

歌舞伎综合征（Kabuki syndrome，KS）又称为 Niikawa Kuroki 综合征、歌舞伎化妆综合征。1981 年在日本首次诊断，是一种罕见的先天畸形综合征。

1. KS 的发育畸形　①面部畸形：KS 有着独特的面部特征，即睑裂向外延长，眼内眦赘皮，下眼睑外侧 1/3 轻度外翻，弓形眉伴外侧 1/3 眉毛稀疏或缺如；鼻尖扁平或鼻中隔较短；耳朵大且突出或杯状耳；牙齿萌出和排列异常，下颌小；后发际线低等，这种面部表现与日本歌舞伎演员的妆容非常相似，因此得名。②其他系统的畸形：KS 患者通常伴有骨骼异常、产后生长迟缓、智力低下和各种异常，如听觉障碍，心脏缺陷和肤纹异常，泌尿生殖系统和眼科异常。临床还可有唇裂和（或）腭裂、肌张力下降、持续性胎儿的手指垫、免疫缺陷及胃肠道畸形。

2. KS 的病因　KS 的发病率约为 1/32 000。KMT2D 是 2010 年发现的第一个 KS 患者致病基因，大部分患者存在 KMT2D 基因突变。少数患者 KDM6A 发生突变或缺失。约 30% 的 KS 患者存在潜在的遗传缺陷。

3. KS 患者的主要表现　①典型的面部特征：长睑裂，高度弓形和宽眉毛，眉外侧 1/3 稀疏或缺如；鼻尖凹陷，鼻梁短小；耳朵大而突出或杯状耳。②骨骼异常：脊柱畸形包括矢状裂、裂、半椎体、蝶椎体、狭窄的椎间盘间隙和（或）脊柱侧凸；第 5 指短和（或）弯曲，短中指（趾）畸形。③皮肤纹理异常：胎儿期指尖垫，出生后持续存在。④轻度至中度智力残疾。⑤产后生长受限。⑥其他结构异常：眼科异常包括上睑下垂和斜视；先天性耳前瘘管；兔唇和（或）腭裂；牙齿异常，包括间隔较宽的牙齿和牙缺失；先天性心脏病；胃肠异常，包括肛门闭锁；尿生殖系统异常，包括男性隐睾。⑦功能异常：听力损失，喂养问题，内分泌异常包括女性的孤立性早衰，增加对感染和自身免疫性疾病的易感性，癫痫发作。

4. KS 的诊断标准　2019 年发表于 Med Genet 上的歌舞伎综合征的诊断标准共识如下：KS 的诊断是建立在任何年龄的先证者具有婴儿低张力症、发育迟缓和（或）智力残疾的历史，以及下列一项或两项中的一项。

（1）典型的畸形特征：包括长睑裂（睑裂测量值≥2SD，高于年龄平均值），下睑外侧 1/3 外翻，并有以下两种或以上：眉弓高而宽，眉外侧 1/3 稀疏或缺如；鼻梁短且低，鼻尖凹陷；耳朵大且突出的或杯状耳；持久的指尖垫。

（2）基因致病性变异：在 KMT2D 中为杂合致病性变异，在 KDM6A 中为杂合或半合致病性变异。KS 的致病基因有 KMT2D 和 KDM6A，它们分别称为 Kabuki 综合征 1 型及 Kabuki 综合征 2 型。它们通过表观遗传调控起作用。

5. KS 的发病机制　KMT2D 基因定位于 CHR12q13，该基因在大多数细胞和组织中均有表达。它编码的组蛋白赖氨酸 N-甲基转移酶 2D 发挥组蛋白甲基转移酶的功能，可以甲基化组蛋白 H3（H3K4）的 Lys4 残基。甲基化的 H3K4（Methylated H3K4，H3K4Me）是一种与基因激活相关的全基因组标志物，在人类基因转录起始位点中最多可发挥 75%的作用。KMT2D 基因突变导致与基因表达相关的组蛋白甲基化中断，影响正常生长发育。KMT2D 躯干型突变患者的面部特征更具有 KS 特征。在婴儿期，KDM6A 突变组的临床体征包括低张力、第 5 指短小和眉弓高的发生率低于 KMT2D 突变组。KMT2D 也调节发育、代谢、细胞分化和肿瘤抑制。KMT2D 基因已成为胃癌、淋巴瘤和成神经管细胞瘤等多种癌症中最常见的突变之一。KMT2D 基因突变组的先天性心脏病发病率较高。同时 KMT2D 基因也与神经系统发育密切相关，促进神经元分化。

KDM6A 基因被认为是 KS 患者的第二个致病基因,该基因编码 H3 赖氨酸 27 特异性的组蛋白去甲基酶，与 KMT2D 组成 KYM2D 蛋白复合物，并与 KMT2D 相互作用。KDM6A 基因位于 Xp 11.3 上，编码特异性赖氨酸脱甲基酶 6A。由 KDM6A 突变引起的 KS 病例不超过 5%。在婴儿期，KS 2 型患者的典型临床表现为低血糖、青春期前发育不良和矮小的喂养困难。所有 KDM6A 突变患者和 50%KMT2D 突变患者可能存在矮小和出生后生长迟缓。发育落后和学习障碍通常在男孩中更严重。男孩患有中度至重度智力落后，女孩患有轻度至中度智力落后。此外，中切牙肥大、外展是 KS 2 型的特征，提示可能为 KDM6A 突变。

6. KS 的治疗　所有 KS 患者都应进行多器官功能的评估。就目前来说，KS 患者的治疗主要是针对不同的临床表现给予治疗。对于喂养困难的婴儿可采取直立位方式喂养浓稠的食物，有的可能需要鼻饲甚至胃造口。针对身材矮小的患者可考虑生长激素治疗。如有唇腭裂，可咨询口腔外科医师制订相应的手术方案。其他系统畸形的治疗包括畸形矫治、器官移植等。对于患者的发育迟缓以及智力低下问题，建议早期于专业机构干预，以获得最佳的语言和运动能力训练，来改善日常生活技能和行为。

【典型图表】

1. 歌舞伎综合征患者的面容特征为长睑裂，高度弓形和宽眉毛，眉外侧 1/3 稀疏或缺如；鼻尖凹陷，鼻梁短小；耳朵大而突出或杯状耳（图 9-8-1）。

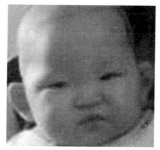

图 9-8-1 歌舞伎综合征患儿的面容畸形

患儿大耳突出，眼裂狭长，眉弓宽，眼距稍宽，鼻梁低

2. Trio 全外显子检测，结果示：*KDM6A* 基因的 1 个杂合 denovo 变异（图 9-8-2）。

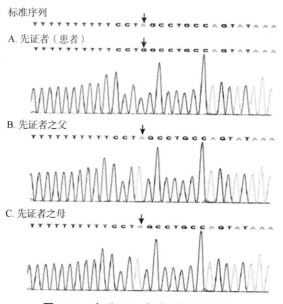

图 9-8-2 家系 Trio 全外显子检测结果

A. 患儿 KDM6A 基因的 1 个杂合 denovo 变异，c.3737-2（IVS25）A＞G；B、C. 患儿父母 KDM6A 基因的该位点正常，野生型

（郭廷宜 刘雪雁）

参 考 文 献

[1] Long A，Sinkovskaya ES，Edmondson AC，et al. Kabuki syndrome as a cause of non-immune fetalhydrops/ascites[J]. Am J Med Genet A，2016，170（12）：3333-3337.

[2] Ng SB，Bigham AW，Buckingham KJ. Exome sequencing identifies MLL2 mutations as a cause of Kabuki syndrome[J]. Nat Genet，2010，42（9）：790-793.

[3] Adam MP，Banka S，Bjornsson HT，et al. Kabuki syndrome：international consensus diagnostic criteria[J]. Med Genet，2019，56（2）：89-95.

[4] Yi-Rou Wang，Nai-Xin Xu，Jian Wang，et al. Kabuki syndrome：review of the clinical features，diagnosisand epigenetic mechanisms[J]. World Journal of Pediatrics，2019，15（6）：528-535.

[5] Froimchuk E，Jang Y，Ge K. Histone H3 lysine 4 methyltransferase KMT2D[J]. Gene，2017，627：337-342.

[6] Rangasamy S，D'Mello SR，Narayanan V. Epigenetics，autismspectrum，and neurodevelopmental disorders[J]. Neurotherapeutics，2013，10（4）：742-756.

[7] Miyake N，Koshimizu E，Okamoto N，et al. *MLL2* and *KDM6A* mutations in patients with Kabukisyndrome[J]. Am J Med Genet A，2013，161（9）：2234-2243.

[8] Banka S，Lederer D，Benoit V，et al. Novel *KDM6A*（UTX）mutations and a clinical and molecular review of the X-linked Kabuki syndrome（KS2）[J]. Clin Genet，2015，87（3）：252-258.

[9] Caciolo C，AlfieriP，Piccini G，et al. Neurobehavioral features in individuals with Kabuki syndrome[J]. Mol Genet Genomic Med，2018，6（3）：322-331.

病例 9　抽搐，意识障碍，发育落后

［戊二酸血症 I 型］

【病例摘要】

患儿女，8 岁，以"发热 1 天，无热抽搐 3 次"为主诉入院。

2 天前因"发热"于当地诊所静脉滴注药物（具体不详）治疗 1 天，症状好转。入院当天上课时出现抽搐，表现为意识丧失，头后仰，双眼上翻，口周发绀，身体僵硬，四肢抖动，不伴尿便失禁，持续约数分钟缓解。来诊途中又发作 2 次，抽后双下肢无力，不能独站及独走，精神差，睡眠增多，间断哭闹、烦躁。病来不咳，无呕吐，进食差，睡眠可，二便正常。

既往史：患儿 3 岁时无热抽搐 1 次，7 岁时头部磕碰后行头部 MRI 检查，提示"双侧额、顶、颞部脑外间隙增宽，髓鞘化延迟"。

个人史：G_2P_2，足月顺产，出生体重 3.2kg，无窒息史，出生后母乳喂养至 1.5 岁，之后普通饮食，不挑食。按时接种疫苗，生长发育较同龄儿落后，16 个月独走，语言落后（具体不详）。目前小学 2 年级，学习成绩差。哥哥现 18 岁，体健，就读于某职业高中。

家族史：父母非近亲婚配，否认家族遗传病史。

体格检查：T 36.4℃，P 92 次/分，R 28 次/分，BP 90/50mmHg，Wt 26kg。神志恍惚、谵妄，不能正确对答，间断烦躁，对疼痛及语言刺激反应弱，查体不合作；双瞳孔等大正圆，瞳孔直径 3mm，对光反射正常，球结膜无水肿；咽部充血；心、肺、腹查体未见异常，肝脾不大。四肢肌张力减低，肌力减弱，双上肢肌力 IV 级，双下肢肌力 III 级。双侧肱二、三头肌腱反射正常，双侧膝腱反射活跃；腹壁反射、肛门反射正常；脑膜刺激征阴性，双巴宾斯基征阳性。

辅助检查：血常规示 WBC $5.5×10^9$/L，中性粒细胞百分比 0.804，Hb 120g/L，PLT $112×10^9$/L[（130～350）$×10^9$/L]；血氨 45.2μmol/L（9.0～33.0μmol/L）；CK 385U/L（29～200U/L），免疫球蛋白 M 1.61g/L（0.4～1.59g/L），支原体抗体（凝集法）1：640，单纯疱疹病毒（I+II）IgM 抗体阳性；脑脊液压力增高，80 滴/分，水样透明，细胞数 $4×10^6$/L，蛋白 0.64g/L（0～0.4g/L）；CRP、肝功能、肾功能、心肌酶谱、出凝血功能正常，血乳酸、血同型半胱氨酸测定、血气离子分析等正常；动态脑电图（AEEG）：双半球 θ、δ 波，醒睡各期右顶区阵发高幅阴性棘慢波，临床哭闹、手脚僵硬等频繁发作，但同期脑电图无异常放电；头部 CT（急诊）示双侧额、顶、颞部脑外间隙增宽，额、顶叶脑白质密度降低；头部 MRI 示双侧额、顶、颞部脑外间隙增宽，双侧脑室旁、胼胝体压部、半卵圆中心可见对称性分布大片稍长 T_1 信号，稍长 T_2 信号，FLAIR 及 DWI 序列呈高信号（图 9-9-1）。查找 1 年前头部 MRI，发现相似改变。X 线胸片、心电图等正常。

【诊治经过】

（一）病例特点

发热后频繁抽搐，意识障碍，运动、语言等神经功能障碍，无尿便障碍；肌力、肌张力减低，膝腱反射活跃，巴氏征阳性，腹壁反射正常。既往抽搐史，发育延迟，学习成绩差。脑脊液蛋白略高；AEEG（监测期间无发作）示背景节律减慢，双半球 θ、δ 波，右顶区棘慢波灶；头部 CT 及 MRI 示脑外间隙增宽，双侧脑白质对称性改变，查找 1 年前头 MRI，发现相似改变。

（二）诊断及鉴别诊断

1. 入院诊断及诊断依据　①代谢性脑病，遗传代谢病可能性大，癫痫不除外：发热感染后抽搐、意识障碍，运动、语言等神经功能障碍；病理征阳性。既往有抽搐史，发育里程碑延迟，学习成绩差。脑脊液蛋白稍高，脑电图背景减慢，头部 MRI 提示双侧脑白质对称性改变，查找 1 年前头部 MRI 影像，发现相似改变。②急性上呼吸道感染，肺炎支原体感染：支原体抗体（凝集法）1：640。

2. 疾病鉴别　患儿发热后频繁抽搐，意识障碍，运动、语言等神经功能障碍，需与以下疾病进行鉴别。

（1）病毒性脑炎：为常见的中枢神经系统感染，急性发病，任何年龄、季节均可发病。多有高热、意识障碍、惊厥、头痛、呕吐等表现。脑脊液常规、生化异常或病原学检测阳性以及头颅影像学检查可见细胞毒性水肿等均可鉴别。遗传代谢病首次脑病发作与病毒性脑炎较难鉴别，再次发作时容易鉴别。本例患儿既往抽搐史，发育延迟，学习成绩差，尤其头部 MRI 示双侧脑白质对称性改变，且 1 年前即已存在，无法用病毒性脑炎解释。

（2）脑性瘫痪：是由于出生前到出生后 1 个月内各种原因所致的非进行性的脑损伤。主要表现为中枢性运动障碍及姿势异常，可伴有智力低下、癫痫、行为异常等。婴儿期起病，静止性病程，智力、运动发育落后，病情呈现逐渐好转趋势。本患儿围生期无异常病史，但发热感染后抽搐频繁、意识障碍加重，病情进行性进展不支持脑性瘫痪诊断。

（3）遗传性脑白质病：属于髓鞘发育缺陷性脑白质病，临床上以智力、运动发育倒退为主要表现，头部 MRI 提示有脑白质的异常信号。不同疾病在头部 MRI 有不同的表现，头部 MRI 能帮助确定诊断。血尿有机酸、氨基酸分析是正常的。

（三）治疗经过

入院后给予抗感染、减轻脑水肿、营养神经、止抽、降温等对症支持治疗。入院前 3 天内频繁抽搐，意识障碍进行性加重，肌张力减低、吞咽反射减弱等神经功能障碍逐渐加重，第 5 天出现昏迷，在完善腰椎穿刺、脑电图及头部 MRI 后，尤其结合 1 年前头部 MRI，考虑代谢性脑病。给予低蛋白、高糖类、高纤维素饮食，左卡尼汀静脉滴注。第 15 天开始神志转清，神经功能渐恢复。22 天出院，认知和运动功能基本恢复病前，语言稍差，欠流利。嘱院外限制蛋白饮食，口服左卡尼汀、维生素 B_1、维生素 B_2、辅酶 Q10 等。半年后复查头部 MRI，病变未进展，血游离肉碱正常，尿 GC-MS 有机酸好转。

（四）确定诊断

1. 尿液有机酸分析（气相色谱-质谱法，GC-MS）　结果见表 9-9-1。

表 9-9-1　患儿尿液有机酸分析结果

项目	结果（μm）	参考值（μm）	项目	结果（μm）	参考值（μm）
戊二酸-2	150.5	0～4.0	戊烯二酸-2	33.5	0.0
3-羟基戊二酸-3	12.3	0.0	乳酸-2	33.4	0.0～4.7
2-羟基戊二酸-3	41.0	0.6～5.9	3-羟基丁酸-2	47.5	0.0～3.7

2. 血氨基酸和酰基肉碱谱分析（高效液相色谱-串联质谱法，MS/MS） 结果见表 9-9-2。

表 9-9-2　患儿血氨基酸和酰基肉碱谱分析结果

项目	结果	参考值	项目	结果	参考值
戊二酰基肉毒碱	0.66μm	0～0.21μm	C5DC/C3	0.87	0～0.2
游离肉碱	4.74μm	11～48μm	C5DC/C16	1.21	0～0.39
C5DC/C8	5.24	0.05～0.46	C8/C10	8.33	0.35～4.00

3. 基因学检查　戊二酸辅酶 A 脱氢酶（GCDH）c.1064 G＞A 和 c.1147C＞T 杂合突变。

（五）最终诊断

①戊二酸血症 I 型（glutaric aciduria typeI，GA1），代谢性脑病；②急性上呼吸道感染，肺炎支原体感染。

【临床思路及诊治评述】

感染、发热等后频繁抽搐，意识障碍逐渐加重，甚至昏迷。运动、语言、吞咽等神经功能障碍，病理征阳性，提示定位诊断大脑实质，结合既往抽搐史、发育落后、脑脊液蛋白高、脑电图背景节律减慢、头部 MRI 脑白质对称性改变，尤其 1 年前头部 MRI 即已存在相似改变。提示定性诊断：代谢性脑病，经血、尿代谢病筛查证实。患儿有机酸代谢筛查出现异常结果后，追问患儿哥哥病史，生长发育正常，挑食，爱吃咸菜，不爱吃肉，2 岁时发热抽搐 1 次，学习成绩中下，曾通过入伍体检，就读于某职业高中。建议患儿哥哥完善血、尿有机酸代谢筛查及基因检测（表 9-9-3～表 9-9-5），进一步完善头部 MRI（图 9-9-2）。患儿哥哥亦为戊二酸血症 I 型，代谢性脑病。综合分析兄妹俩的血、尿有机酸代谢共同点：戊二酸、3-羟基戊二酸、游离肉碱、戊二酰基肉碱均高，哥哥血尿中各项指标均较妹妹高的多，且头部 MRI 示脑白质改变较妹妹严重，但临床无症状。

表 9-9-3　患儿之兄尿液有机酸分析结果（气相色谱-质谱法，GC-MS）

项目	结果（μm）	参考值（μm）	项目	结果（μm）	参考值（μm）
戊二酸-2	523.2	0～4.0	戊烯二酸-2	14.6	0.0
3-羟基戊二酸-3	5.0	0.0	3-（3-羟苯基）-3-羟基丙酸-3	25.8	0.0
3-羟基戊二酸-2	2.4	0.0～1.1	庚二酸-2	13.1	0.0～9.3

表 9-9-4　患儿之兄血氨基酸和酰基肉碱谱分析结果（高效液相色谱-串联质谱法，MS/MS）

项目	结果（μm）	参考值（μm）	项目	结果	参考值
戊二酰基肉毒碱	0.54	0～0.20	C5DC/C8	26.36	0.10～2.50
游离肉碱	2.11	10～60	C5DC/C3	2.7	0～0.2
			C5DC/C16	2.55	0.01～0.15

表 9-9-5　患儿之兄基因学检查结果

项目	结果
戊二酸辅酶 A 脱氢酶（GCDH）	c.1064 G＞A 和 c.1147C＞T 杂合突变

1. GA1 的发病机制　戊二酸血症I型是一种少见的常染色体隐性遗传的先天性代谢疾病，是由于戊二酸辅酶 A 脱氢酶（GCDH）缺乏导致赖氨酸、羟赖氨酸和色氨酸代谢障碍，有毒的代谢中间产物（如戊二酸、3-羟基戊二酸、戊烯二酸）堆积在血液和组织中，排泄到尿液。首例是 1975 年由 Goodman 等报道。Greenberg 等将戊二酰辅酶A脱氢酶的基因定位于 19p13.2。国外报道新生儿患病率 1/100 000，浙江省新生儿筛查发病率 1/64 708。

2. GA1 的临床表现　多于出生时或出生后不久即表现为大头畸形或仅有轻微的非特异性神经系统症状，如肌张力低下、兴奋、喂养困难、惊厥、发育延迟等，易被忽视。神经系统症状进展缓慢，但在出生后 3～36 个月时，感染、发热、饥饿、疫苗接种、外科手术等应激易诱发急性脑病危象，加重神经系统症状、惊厥或昏迷、运动功能缺失、肌张力障碍、吸吮和吞咽反射减弱等神经功能障碍甚至死亡。随着慢性病程进展，脑白质、中脑进行性病变，甚至基底节不可逆性损伤，部分患者无急性脑病危象发作而在数年后逐渐出现运动延缓、肌张力异常和随意运动障碍等，此类患者为隐匿型。神经系统障碍多出现在 6 岁以内，但也有病例在成年后出现，此类为晚发型。急性发作期可有酸中毒、低血糖、酮血和酮尿、高氨血症等。脑脊液正常或蛋白增高。尿有机酸分析是诊断本症的重要方法，患者尿液戊二酸、3-羟基戊二酸多显著增高，血和脑脊液中戊二酸浓度亦增高，患者血清肉碱水平常明显降低，酯化肉碱比例增高，血浆和尿中可检测到戊二酰肉碱。

3. GA1 的神经影像学特点　神经影像学检查为疾病诊断和生化分析提供线索，表现为额颞部脑脊液间隙扩大和双侧大脑外侧裂前部或颞极蛛网膜囊肿。基底节（最多见于壳核，其次为尾状核，而苍白球罕见）和脑室周围白质内长 T_2 信号改变，脑白质的改变在病程早期可不出现。髓鞘化延迟，随着病程进展，出现基底节萎缩和脑沟扩大。Hoffman 等曾报道，20%～30% 的患者有慢性硬膜下血肿。最终，患者发展为弥漫性脑萎缩。CT 可发现额颞部脑萎缩、大脑外侧裂增宽、伴或不伴蛛网膜囊肿。MRI 是评估 GA1 患者脑损伤的重要手段，T_2 加权可见患儿额颞叶脑萎缩，双边大脑外侧裂囊样扩张呈"蝙蝠翼样"或"盒样"裂、豆状核及白质区异常信号、硬膜下积液或血肿。该患儿 1 年前曾完善头部 MRI，虽有相似改变，但未引起影像及临床医师重视，只考虑脑外间隙增宽或脑萎缩或双侧颞叶蛛网膜囊肿、髓鞘化延迟等。另外，很多临床医师遇到硬膜下积液及积血，只考虑为化脓性脑膜炎并发症或者外伤后出血，但在某些先天遗传代谢病，尤其是戊二酸尿症I型可以出现硬膜下积液的表现。

4. GA1 的治疗　戊二酸血症I型一经确诊，应补充维生素 B_2 以促进戊二酸-COA 脱氢酶合成，左旋肉碱用于促进戊二酸排泄。本病除了维生素 B_2、左旋肉碱对症治疗外，还应严格控制蛋白质的摄入量（尤其是赖氨酸、色氨酸），给予高热量、多种维生素以减少血、尿中戊二酸的浓度。急性期治疗的关键是输入葡萄糖，减少机体蛋白的分解，控制血糖在 5.6～8.3mmol/L；扩容、纠酸（尿 pH＞7.5），保证肾清除代谢产物的能力。对于发育落后、姿势异常的患儿可做适当的康复治疗。

5.GA1 的预后　早期诊断，积极治疗对患儿的预后有着重要意义。因此应仔细询问病史，结合临床特点和影像学特点、实验室检查（尤其是尿有机酸分析），尽早明确病因，合理治疗，以免贻误病情，做到早发现，早治疗。

【典型图表】

1. 患儿头部 MRI 影像（图 9-9-1）。

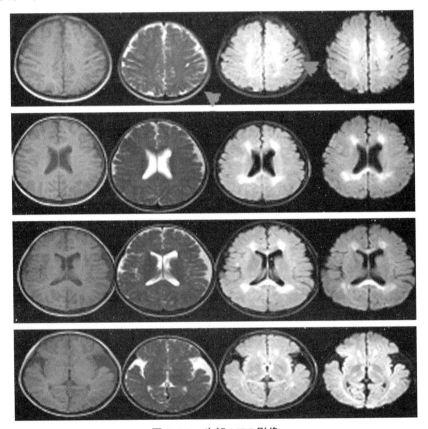

图 9-9-1　头部 MRI 影像

影像示：双侧额、顶、颞部脑外间隙增宽，双侧脑室旁、胼胝体压部、半卵圆中心可见对称性分布大片稍长 T_1 信号，稍长 T_2 信号，FLAIR 及 DWI 序列呈高信号

2. 患儿之兄头部 MRI 影像（图 9-9-2）。

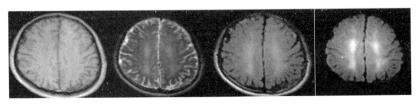

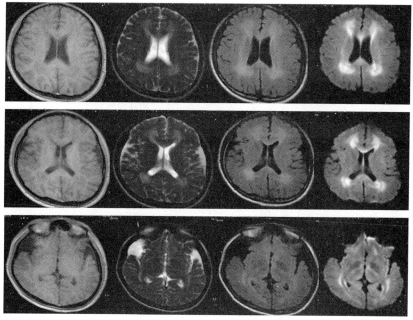

图 9-9-2　患儿之兄头部 MRI 影像

影像示：双侧颞部脑外间隙明显增宽，双侧脑室旁、胼胝体压部、半卵圆中心可见对称性分布大片稍长 T_1 信号，稍长 T_2 信号，FLAIR 及 DWI 序列呈高信号

（刘雪雁）

参 考 文 献

[1] Twomey EL，Naughten ER，Donoghue VB，et al. Neuroimaging findings in glutaric aciduria type1 [J]. Pediatr Radiol，2003，33（12）：823-830.

[2] Goodman SI，Markey SP，Moe PG，et al. Glutaric aciduria：a "new" disorder of aminoacid metabolism[J]. Biochem Med，1975，12（1）：12-21.

[3] Greenberg CR，Duncan AM，Gregory CA，et al. Assignment of human glutarli-CoA dehydrogenase gene（GCDH）to the short arm of chromosome 19（19P13.2）by in situ hybridization and somatic cell hybrid analysis [J]. Genomics，1994，21（1）：289-290.

[4] Brismar J，Zand PT. CT and MR of the brain in glutaric academia type I：a review of 59 published cases and a report of 5 new patients[J]. AJNR Am J Neuroradiol，1995，16（4）：675-683.

[5] 钟乐、杨于嘉、罗芳、等.I型戊二酸尿症 1 例[J]. 中华儿科杂志，2004，42（7）：557.

附 录

病例主要临床诊断

第 7 章　呼吸系统疾病

第 8 章　新生儿疾病

第 9 章　神经系统疾病

彩　　插

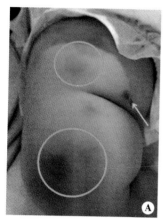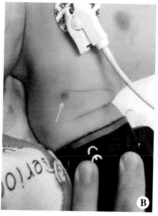

图 1-1-1　入院初期皮疹

A.圈内皮肤表面红肿，其下出现硬结；B.与水痘相似的疱疹（箭头）

图 1-1-2　皮疹溃疡

箭头示皮疹中心出现坏疽和溃疡

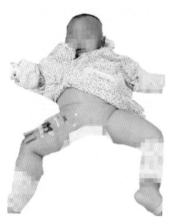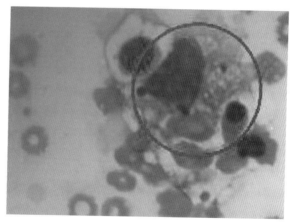

图 1-2-1　患儿全身明显水肿，
呈压陷性水肿

图 1-2-2　甲基丙二酸血症患儿的骨髓象

圈内为骨髓象检查所见的噬血细胞

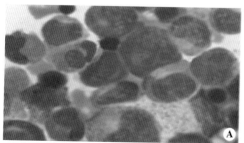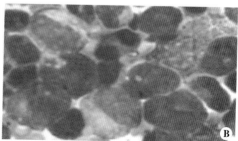

图 1-7-1　骨髓细胞形态

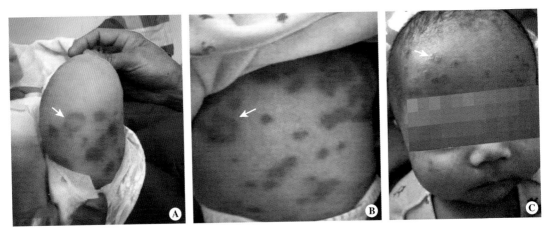

图 2-13-1 新生儿红斑狼疮的皮肤损害

A. 下肢环形红斑；B. 躯干部环形红斑；C. 头部斑丘疹

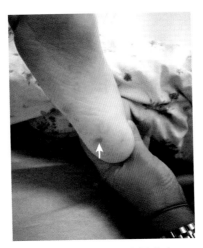

图 2-18-1 足底栓塞样皮疹

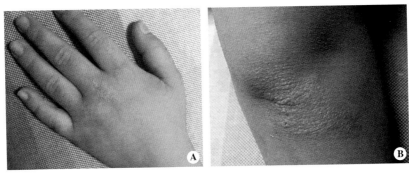

图 2-19-1 Gottron 皮疹

A. 掌指关节 Gottron 皮疹，伴少量鳞屑、色素减退；B. 肘关节伸面 Gottron 皮疹

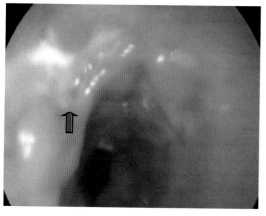

图 3-1-1 结肠镜检查

可见结肠黏膜多发深大溃疡，表面白苔，病理未见到典型的
非干酪样坏死（与肠结核相鉴别）

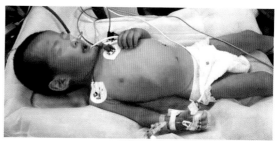

图 3-2-1 患儿呈营养不良、脱水貌

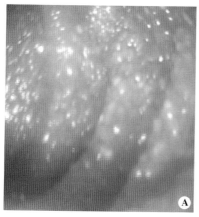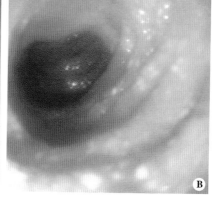

图 3-3-2 PIL 在十二指肠黏膜的典型表现

胃镜下可见十二指肠黏膜弥漫性水肿，表面可见白色点状绒毛和黏膜下扩张的淋巴管

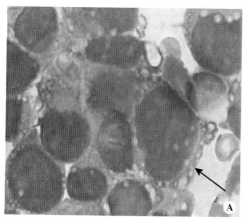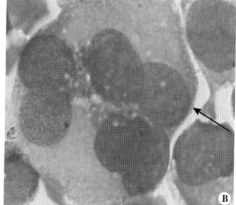

图 4-1-1 骨髓形态学

A.骨髓转移瘤细胞成团分布；B.多核型瘤细胞

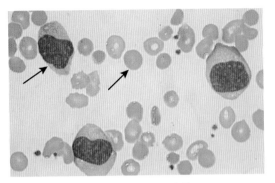

图 4-2-1　外周血涂片

可见球形红细胞及异型淋巴细胞

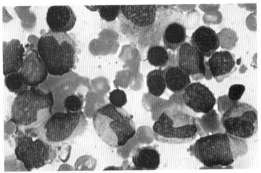

图 4-2-2　骨髓形态

可见红系增生旺盛和异型淋巴细胞

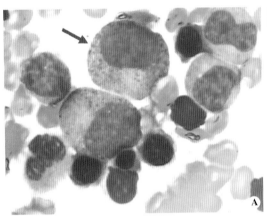

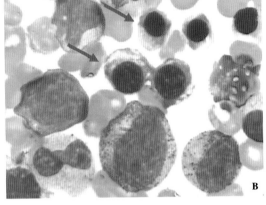

图 4-7-1　APS 患儿的骨髓检查

A.可见中性中幼粒细胞（箭头所示）；B.可见中晚幼红细胞（箭头所示）

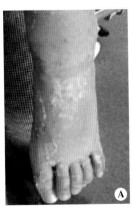

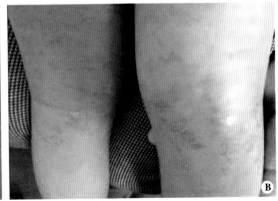

图 7-2-1　应用激素后皮肤药疹的改变

应用激素 5 日后皮肤症状改善，皮疹消退，水肿减轻，出现脱皮。A.皮疹消退后出现脱皮；B.水肿减轻

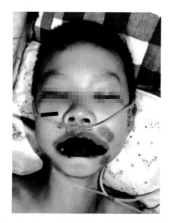

图 7-3-3　入院查体所见面部病变

入院查体见：患儿睁眼困难，眼睑缘有溃疡和黄色脓性分泌物；口周布满破溃水疱，脓性和血性分泌物结成厚痂

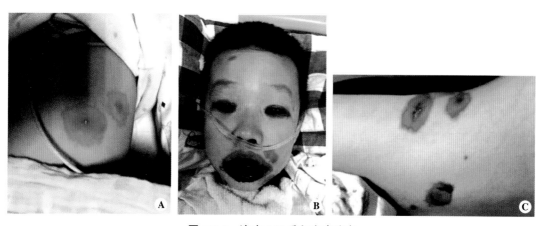

图 7-3-4　治疗 4 日后和皮疹改变

入院第 6 天，患儿明显好转，呼吸平稳，周身水疱干瘪、结痂，环状变暗紫色皮疹；口腔、眼部及外生殖器溃疡逐渐好转，分泌物减少

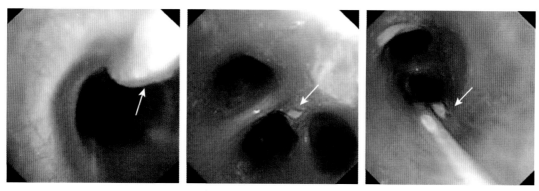

图 7-5-2　支气管镜检查

黏膜表面充血、水肿，右肺各叶段可见大量灰白色分泌物

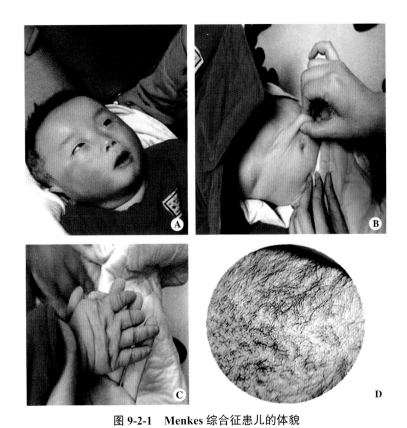

图 9-2-1　Menkes 综合征患儿的体貌

A. 特殊面容：皮肤白皙、松弛，面颊肥胖，下垂，双下巴，双耳下垂，腭弓高；B、C. 全身皮肤苍白、松弛；D. 毛发特征性改变：毛发短、稀少、粗糙和扭曲